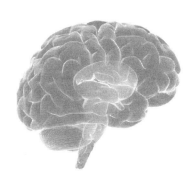

# 脑心命門說與臨床應用

贾　耿　周德生◎主编

C|S|K 湖南科学技术出版社

图书在版编目（CIP）数据

脑心命门说与临床应用 / 贾耿，周德生主编. — 长沙：湖南科学技术出版社，2022.8
ISBN 978-7-5710-1272-4

Ⅰ. ①脑… Ⅱ. ①贾… ②周… Ⅲ. ①神经系统疾病—中医治疗法 Ⅳ. ①R277.7

中国版本图书馆 CIP 数据核字(2021)第 210926 号

NAOXIN MINGMEN SHUO YU LINCHUANG YINGYONG
脑心命门说与临床应用

主　　编：贾　耿　周德生
出 版 人：潘晓山
责任编辑：王跃军
出版发行：湖南科学技术出版社
社　　址：长沙市芙蓉中路一段 416 号泊富国际金融中心
网　　址：http://www.hnstp.com
湖南科学技术出版社天猫旗舰店网址：
　　　　　http://hnkjcbs.tmall.com
邮购联系：0731-84375808
印　　刷：长沙超峰印刷有限公司
　　　　　（印装质量问题请直接与本厂联系）
厂　　址：宁乡市金洲新区泉州北路 100 号
邮　　编：410600
版　　次：2022 年 8 月第 1 版
印　　次：2022 年 8 月第 1 次印刷
开　　本：710mm×1000mm　1/16
印　　张：45.75
字　　数：650 千字
书　　号：ISBN 978-7-5710-1272-4
定　　价：180.00 元

## 《脑心命门说与临床应用》编委会

# 序 一

　　中国传统文化博大精深，其哲学思想与生命智慧蕴涵丰厚。中医药学源于中华民族，根于中华文化，具有自然科学和人文科学双重属性，堪称中华传统文化之杰出代表。

　　中医学之基本构架为中华传统文化所缔造，丰厚于临床应用之继承与发展，遂逐渐形成完美之生命医学体系。道教医学所原创之"头有九宫""脑有九瓣""泥丸百节"等解剖学概念，以及"元神""脑窍""上丹田"等生理学概念，实为"脑心命门说"发轫之始。继之，滥觞逶迤，锻造锤炼，隐现起伏，流派纷呈。长期以来，"心主神明"亦或"脑主神明"之争辩，各持己见，可谓耽于一纹一理之识见矣！

　　"脑心命门说"渊源于"太极命门"概念。天人相应，天人一理。以天道之太极，明人伦之太极；以天地之心，明人体之心。《黄帝内经》明载"命门者目也""精成而脑髓生"之说，张景岳则确认目睛命门即"脑心"。故可将"脑心为太极"与"命门为太极"相统一，则人体真正之中心即脑心命门。

　　贾耿、周德生教授原创新著《脑心命门说与临床应用》，以《周易》、《道德经》、《黄帝内经》三部经典理论为思源，以儒、释、道思想为脉络，汲纳现代医学学术营养，旁征博引、融汇中西，深入理论发掘与学术提炼，明确脑心乃脑中之脑、脑之核心，深度解读脑心命门之生命原理，系统整合精气神学说之内核，形成"脑心命门说"，针对中医脑科理论予以新诠释，并分析脑病专科众多有效医案，用以印证"脑心命门学说"之临床应用价值。

中医药学之发展必须遵循传承精华、守正创新之指引，凡食古不化、故步自封或崇洋师外、以西律中，皆有方枘圆凿之弊。湖南科学技术出版社全力推出《脑心命门说与临床应用》一书，以期展示中医脑科理论研究之全新视野，或可有助于中医学术之百家争鸣、百花齐放，从而推动中医药学术进步和中医药事业发展。

爱为之序。

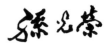

2020 年 6 月

---

【序言作者】

孙光荣，第二届国医大师，第五届中央保健专家组成员，首届全国中医药杰出贡献奖获得者，首届中国中医科学院学部执行委员；北京中医药大学主任医师、研究员、教授、博士后合作导师；湖南中医药大学顾问兼中医学院名誉院长。

# 序 二

　　哲学指导医学，中医即中道。太极是中国传统文化最具特征的一个哲学概念，具有逻辑思辨、自然规律、有序运动、生命过程等。赵撝谦说："尝熟玩之，有太极函阴阳，阴阳函八卦自然之妙。"虽然中医学早有命门为太极的认知，但是，由于对命门部位和形态的不确定，太极命门说没有得到足够的重视，现代人鲜有提及者。

　　贾耿、周德生主编的《脑心命门说与临床应用》，从理论源头入手，依据张景岳"睛明所夹之处是为脑心，乃至命之处，故曰命门"的释义，认为两目之间脑髓中央形似泥丸的丘脑就是脑中之脑的"脑心"，脑心即《黄帝内经》所谓目睛命门归藏的先天之精，故而认为"精成而脑髓生"的本质应该是"精成而脑心生"。作者运用天人合一的思维方法，把邵雍"心为太极"的哲学概念与中医"太极命门"的医学概念相融合，即此"脑心命门"；把脑心命门与心脉藏器相比照，脑心就是颈椎七节之上的"小心"，这是一个认识的突破口，并就此以脑心为根本，对督脉的起源、足太阳的源头以及脏腑经脉的关系进行了深刻的剖析，从而诠释了人身小天地的取象比类判断，厘清了脑心与全身脏腑经络上下升降的主从关系，形成了脑心命门学说完整的理论体系。本书还对历代中医争议最大的丹田、膻中、膈肓、心包、三焦、君火、相火、命火、心火、阴火的概念及其相互关系进行了全新的解读，正本清源，中西合璧，图文并茂，令人耳目一新。

　　《脑心命门说与临床应用》突破了现有中医理论研究方法的篱笆，充分借助现代生命科学和脑髓功能通路的研究成果，解读道教的泥丸宫和形似泥丸的丘脑脑心，脑心泥丸宫不仅聚集了道学生命文化的合理内核，还显示了现代医学与道学在生命根源上的高度吻合；对一些重要概念抽丝剥茧般的分析，自始至终闪耀着新思维、新观点，传承创新，涅槃新生；并通过脑病科的医案实证，以印证脑心命门学说的临床应用价值，具有启发性、可重复性。知行合一，循道悟医，行之证之，弘扬精粹。

　　基于以上原因，我特书数语以为弁言。

王行宽

2022 年 6 月 15 日

# 序

## 三

在整体观高度观察事物是全息的视野，一切都在相互流动，呈现出蓬勃的生命力。基于整体观的生命哲学，其天人合一的理论构架，造就了中医学的博大精深和蓬勃发展，也造就了中医学与现代科学的多元通约和融合嬗变。在中医经典范式下发展起来的现代中医学，融汇中西，会通新知，去芜存菁，创新补阙，自觉遵循现代科学规范的洗礼。中医学的发展已进入全新的阶段。

在《黄帝内经》时代，是以睛明穴或眼睛为命门的。眼睛之所以是命门，是因为目以五脏六腑的精气为基础，能够反映人的意识、精神、心理、智能和健康状态。这种命门学说经过明代张景岳的脑心命门释义，长期以来并没有引起足够的重视。古人基于自然时空和社会规律构建的人体结构，之后受理学太极思想的影响进行了重构，现代医学的强势必然再次深刻改变中医身体观。脑心命门说的崛起，主要原因在于脑科理论散乱落后与脑科实践客观需要的内在矛盾，并直接得益于现代医学对脑结构和脑功能的认识进步。随着中西医结合学科的深入发展，脑心命门说越来越绽放出科学理论的光辉，彰显出临床应用的价值。印证了周秦两汉时代宣称的共识："善言天者必有征于人，善言古者必有验于今。"

中医脑病的范围甚广，发病率高、致残率高、死亡率高，消耗了大量的医疗卫生资源和社会经济资源。理论研究如何切实回应临床需求？这是现代中医学面临的一个重大问题。作为医者担当，必须坚毅履行！宋代袁燮诗曰："大开公道延时髦，相与同心究民病。"笔者与贾耿主任医师分别身处南北之域，各自事职不同单位，从未谋面，通过文章惜缘相识十余年，微信联系又三载，深感在中医脑科临床飞速发展的同时脑科理论研究的重要性。于是，道同气合志相感，虽旷千里如同事。在繁杂的临床工作之余，研易悟道，衷中参西，勤勉力学，潜心笔耕，以脑心命门为指归。这里呈献的合著《脑心命门说与临床应用》，系统挖掘脑心命门说的理论内涵，并且广泛应用于脑科实践。述作新故相承，拓造体系，来源可考。医案心得体会，总结经验，真实客观。

元代朱丹溪告诫朱嗣汜说："医学亦难矣！"虽然历年已多，研精竭虑，反复磨合，但是，我们的努力和尝试，不一定能够将脑心命门理论解释得圆融通透，临床实证医案也很难做到恰如其分。由于才疏学浅，草创不易，定论与否，见仁见智，心里惴惴栗栗，迂拙欠缺之处，敬请高明者指正。

2022 年 6 月 9 日

# 前言

　　命门乃人体生命的根本，是人体功能结构的重要组成部分。然而，历代中医名家关于命门的位置属性、形态结构、功能作用等众说纷纭，至今尚无定论。自《黄帝内经》和《难经》分别对命门的部位和功能做过不同论述后，迨至明代，孙一奎、赵献可、张景岳等著名医学家对命门学说集其大成，及至现在，命门太极论、命门真君论、命门本源论、命门动气说、命门相火说、水火命门说等理论竞相成为医家争鸣的热点话题。概览中医理论，命门概念兼具形而下与形而上的两重属性，是功能结构和结构功能的高度统一，命门学说是最精妙、最超观、最思辩、最丰富、最实用的基础理论之一，几乎完美的融合了中国传统文化经验主义、实用主义、抽象主义的基本特征。关于命门学说的争鸣，推动了中医学的长足发展。

　　命门的本义，指性命的关键通路，交通内外上下，启闭开合自控。许慎《说文解字》记载："命，使也。"蔡邕《独断》说："出君下臣名曰命。"宋均注《春秋元命苞》有言："命者，天之令也。"班固《白虎通》曰："门，以闭藏自固也。"顾野王《玉篇》云："门，人所出入也。"大自然在漫长的演变中造就了生命。人身小宇宙，宇宙大身心。万物一体，气化为常。按照《易经》的说法："阖户谓之坤，辟户谓之乾，一阖一辟谓之变。"运动是绝对的，生命是变化的。命门即天地"德流气薄"运动与"万物沉浮"的"生长之门"。因此，命门是生命之门，是生命的根本，乃人体阴阳与天地精气交会的通道，气机升降出入化生神机的场所，在生长壮老巳的生命过程中极具重要性。人命至重，命门为尤。命门既非虚无，亦非实指，乃综合了实象与虚象、体用兼备并且重在释用的概念。尽管历代诸家对命门的形态和位置见解不一，但对其在人体生命活动中的功能作用，认识都十分相似。

脑心命门说其来有自。《灵枢·根结》篇明确记载："太阳根于至阴，结于命门。命门者，目也。"目为命门实际上是指脑为命门。元稹《和乐天赠吴丹》诗有"雌一守命门，回九填血脑"之句，知雄守雌，还精补脑。张景岳在《类经附翼·求正录》有三焦包络命门辨，阐释"命门者，目也"的理论，确认以"睛明所夹之处是为脑心，乃至命之处，故曰命门。"所谓太阳，指的是足太阳膀胱经；至阴是该经的至阴穴，位于足小趾外侧趾甲角旁；膀胱经最上边是睛明穴，位于目内眦，也可以说命门是泛指眼睛。人的眼睛是适应太阳光的漫长进化的产物，白天开眼清醒，夜里闭眼睡觉。人的大脑与眼睛有密切关系，大脑中大约有80%的知识都是通过眼睛获取的。因此，眼睛是心灵的窗户。中医学认识人体的基本方法之一是"司外揣内"，通过观察眼睛的开阖、神采的有无来了解人体内心理、生理乃至病理活动，进而将之视为"心灵之窗""生命之门"。《阴符经·天机经》中指出："目者视之门。神者，心之主。神之出入，莫不游乎目。"命者，人所禀受；门者，出入之所。命门即天人相通与合一同流的枢纽部位，也是内在神机与外显神明的关键通路。道学将两目之间称为祖窍、神目、天目、天心、玄牝之门等，静神定心存想，神目内照返视；佛学认为，从凡夫至佛位有肉眼、天眼、慧眼、法眼和佛眼，内观禅修净化，以天眼证智通。《灵枢·大惑论》也有："五脏六腑之精气，皆上注于目而为之精……目者，五脏六腑之精也。"《素问·生气通天论》说："阳气者，若天与日，失其所则折寿而不彰，故天运当以日光明。"2017年《鹦鹉螺季刊》报道，意大利博洛尼亚大学的天体物理学家弗兰克·瓦扎（Franco Vazza）和意大利维罗纳大学的神经外科医师阿尔贝托·费莱蒂（Alberto Feletti）合作团队研究发现，宇宙结构与人脑的形状高度相似，二者之间的复杂程度和自组织性竟然也表现出惊人的一致。杂志编辑和作家朱迪思·霍珀（Judith Hopper）和她的先生伦敦大学的迪克·特瑞西（Dick Teresi）合写的《三磅宇宙》（Three Pound Universe），把人脑比作三磅重的宇宙。这种现代认识似乎佐证了邵雍《皇极经世书·观物外篇》的说法，"天之神栖于日，人之神发于目"。所以，脑心命门说是"天人合一"思想的典型透射与反映，承载了以农业文明为基础的人与自然关系和谐的生存智慧。

　　传统医学认为脑为"元神之府"，是生命的枢机，主宰着人体的生命活动。脑髓生肾精，肾精补养脑髓。《易经》以"乾为首"，乾阳为万物之根蒂，万物资始的原动力。因此，脑心命门才是人体生命的根本，即脑心上丹田。《素问·本病论》云："神失守位，即神游上丹田。"脑为髓海，即上丹田。梁丘子注《黄庭经》"脑神精根字泥丸"说：脑为"阴阳之根"。脑为奇器故为奇恒之府，器者生化之宇，府者聚集之处，有形而无形，精气化神机，脏腑显神志，窍牖见神气，此精气神乃人之三奇也。《庄子·知北游》记载："万物一也。臭腐化为神奇，神奇复化为臭腐。"《阴符经·强兵战胜演术章》称："爰有奇器，是生万象，八卦甲子，神机鬼藏。阴阳相胜之术，昭昭乎进乎象矣。"上丹田就是脑心命门、太极命门，此即人体之核心。脑心命门将元精、元气、元神涵三为一，交媾摩荡，消长平衡，奇恒变化，精气化神，诸神流通，为生命枢机，为一身之主。生命是脑心中的性命生生不已的外在征象，是身形五脏之生理和心理活动的总称。脑髓神窍化生神机，分属于五脏，形神一体，神机根于中，神明显于外。神明因部位命名，综合为神、魄、魂、意、志之五神，表现为喜、怒、忧、思、恐之五志，以及喜、怒、忧、思、悲、恐、惊之七情。五神是五志七情产生的基础，五神、五志、七情主要与精神心理活动相关联。情志活动属于神志活动范畴，均由脏腑主宰调控。中医学认为五志七情是统一的，悲与忧合，惊归于恐。五志是神机气化产生的心理活动，即人体自身生命状态的情感反应；七情即人对外界客观事物的情感反应，七情可以是中和适度的正常心理活动反映，也可以是过度过激的失常失和的心理活动反映。道学以先天元神分为阴魄、阳魂，后天识神为欲神，欲神为情识所移，元神凝则思虑之神自然泰定。另外，儒学又以喜、怒、哀、惧、爱、恶、欲为七情。佛学认为神明与认识器官眼、耳、鼻、舌、身、意之六根结合，根者能生，由视、听、嗅、味、触、脑之六识发动，表现为色、声、香、味、触、法之六欲。可见，种种神明千变万化，都是神机气化外显，表现为颜色、形状、动态等。欲神、情志、情欲、情绪等都归属于感性反应，以及不同类别不同程度感性反应的组合。由此可见，脑主管人的精神活动包括认知活动、情感活动与意志活动，主管人的视、听、言、动等。所以，神志病变固可以治命门，全身病变亦可以治命门。动静调养，形神兼养，应当更加重视脑心命门。

现代医学在中国的普及和发展，神经功能解剖越来越清晰，对脑结构和脑功能的认识进步，深刻影响了中医学关于"脑奇恒府"藏象概念的解构、扬弃、融合、衍变，造就了脑心命门说的长足发展，在中西交融视域下重构了脑藏象理论。1851年《全体新论》第一次将解剖生理学介绍到中国，明确指出：脑为全身的主宰，神经遍布全身。为了与传统观念接续，创立"脑气筋"名称代指神经。"脑气筋宣贯人之耳目、手足、五脏、六腑""脑为一身之主。"1904年10月30日《新闻报》刊载的黄楚九《艾罗补脑汁功用录》引用后，成为医学名言，广为传播，家喻户晓，使当时人们普遍接受了脑与智力相关，摒弃了心主神明的观念。《灵枢·经脉》说："人始生，先成精，精成而脑髓生。"《素问·上古天真论》也说："肾者主水，受五脏六腑之精而藏之。"《外经微言·五脏互根篇》说："脑属肾。……脑有五脏之阴也。"可见，《黄帝内经》延续了《易经》及《道德经》以道统为核心的学术思想。先天八卦乾坤立位，后天八卦坎离立位。之后，医家有先天后天之说。生命而言，先天为元精元神，先天以天道恒准为主导，以气机流转为主线；后天为水火血气，后天以心肾为轴，以四维为本。故脑为先天之本，肾为后天之本。《医宗必读》以脾为后天之本说，掩盖了"四象枢土"才能"土运四方"的天人合一本质。中医认为脑具有主宰人体精神意识、思维活动的功能，脑还可以支配人体四肢关节的活动、人体头面五官的运动和感觉的功能以及调控脏腑功能。所以，凡是精神情志的功能异常以及四肢关节活动的失常，包括头面五官功能的失常、感觉障碍、运动失常，乃至脏腑病变都可以从脑的病理机制来解释，用脑病的防治方法来进行诊疗。

《脑心命门说与临床应用》是贾耿主任医师和周德生教授倾力合作的中医脑病著作。本书紧扣脑心命门理论，围绕脑病专科临床应用，较为系统地反映了脑心命门说的独特学术见解和处方用药心得。内容分为绪论、源流篇、理论篇、临床篇。绪论、源流篇和理论篇来源于贾耿主任医师的学术论文，并由贾耿主任医师撰写定稿。其中，第十四章，高晓峰撰写；第十五章，尹倩撰写；第十六章，马强撰写；第十七章，苏晓舟撰写。源流篇为构建脑心命门理论的哲学溯源，从易学和道学探索太极命门的理论渊源，把"心为太极"和"命门为太极"统一起来，并为太极命门、脑心命门是有形的实体性脏器寻找哲学依据。理论篇为脑心命门说的理论研究，基于《黄帝内经》的目睛命门记载，从张景岳的脑心命门概念剖析挖掘，结合道学生命哲学的泥丸、元神、上丹田、泥丸宫、太极、太一、太岁概念及脑髓的神经功能解剖学来论证人体的脑心命门。认为脑心相当于形似泥丸的间脑，正好位于脑髓的中心，是脑中之脑、脑之核心。脑心是脑髓的重要组成部分，是人的根本所在。脑心命门所藏之精，是人体生命的起点和根源，主宰着五脏六腑的生理活动，是以生生为本的元精。脑心命门之元精是生命之根源，精足则火旺，火旺则神明，添精即固命。元精化生元气，元气化生元神，元神是元精气化产生的机能，精合其神，就是精神；精是脑心之体，所以神来自于脑心，心神合一为人身之主，所以脑心命门就是"精神之所舍"而为"五脏六腑之大主"。临床篇来源于周德生教授的临床医案，由马强为首的研究生团队记录、汇集、采选、编撰，高晓峰副教授核定诊断正确性、考订理法方药规范性、修改部分按语。本书收入脑病专科典型的有效医案 123 个实例，通过对脑科常见疾病及疑难病的病机认知、诊疗策略、立法处方、遣药经验等分析探讨，示范性地表达了脑心命门说的临床应用价值，反映了作者的中西医结合神经内科和中西医结合精神科学术思想及临床经验。全书由周德生教授审改定稿，并撰写前言。国医大师孙光荣教授、全国名中医王行宽教授允为本书作序，使编委会各位同志倍感荣耀和鼓舞激励。帛体书法名家、湖南省书法教研会谭石光理事长题写书名，增色添彩。特此鸣谢！

我们的宗旨是：传承经典，会通新知，融汇中西，发掘创新。闻道：天心化育万物生，奇恒枢机在命门，脑中之脑天中天，总统五脏徽神明。可叹苍生误谬说，常将血肉当黄庭，自持泥丸君脑心，臧否古今引宋论。《脑心命门说与临床应用》科学规范系统，逻辑清晰严谨，理论分析透彻，切合临床实用，疗效真实可靠，中医特色显著，具有时代性和开拓性。本书重点突出，富于创新，实用性强，有较大的理论价值和临床意义，相信对中医脑病专科医师、中西医结合神经内科医师、中西医结合精神科医师、中医全科医师、中西医结合全科医师、中医院校师生有较大的参考价值，对广大中医临床工作者、中西医结合临床工作者以及中医药文化爱好者也有所裨益。

《脑心命门说与临床应用》编委会

2022 年 6 月 26 日

# 目录

## 理论篇

# 临床篇

# 绪　　论

　　万物之总，皆阅一孔，百事之根，皆出一门。执元德于心，
而化驰若神。

——西汉·刘安

　　在中医学，心和命门是两个非常重要的概念，都被认为是生命之本，但人体不可能有两套"生之本"的生命系统。《黄帝内经》的"心者，生之本"是有争议的，它作为人体的最高主宰，却不能从根本上阐明人体的生理和病理，受到质疑；命门为"生命之本"也是有争议的，它作为人体的阴阳之根，却因为部位的不明确，而不能拥立其君主的地位。主不明，则国之乱，所以中医的脏腑关系含混不清，不能一以贯之，故有"废医存药"的声音。

　　心就是根本，就是主宰，它是中医学的核心内容。《黄帝内经》的心作为人体最高主宰，首先存在一个概念问题，它究竟是指医学上的血脉之心，还是指哲学上的本心？在《黄帝内经》中本身就有两个心：一个是"心藏脉，脉舍神"的血脉之心，占主导地位；一个是"七节之傍，中有小心"的心，小心为命门，命门所藏的先天之精是公认的生命之根源，根就是本，本就是心，此才是人体之本心，但小心命门却因为存在着部位之争和有形无形之争，而被现在的教科书搁置。但是命门作为人体的"造化之枢纽，阴阳之根蒂，先天之太极"，是"五脏六腑之本，十二经脉之根"，是"诸精神之所舍，原气之所系"的先天之脏器，它就具备了"心"

作为生命之本和最高主宰的理论依据，就应是人体内真正的心、本来的心，故哲学上强调"本心"说，中医学上有"真心""真君""真主"说，显然都是有针对性的。

哲学指导医学。天人一理，万物一体，天之心即人之心，人之心即天之心，它是中国古代哲学的一个缩影。实际上这是一个生命根源及主宰的问题，如果从根源上来讲，我们就得从宇宙的起源"无极生太极"，天地的起源"太极生两仪"，来探讨生命的起源"天地生万物"，顺藤摸瓜，以天地之心来论证人体之心的根本性和主宰性。

北宋邵雍有"心为太极"的论断，而人体的太极是命门，命门与心应是同一个哲学内涵，二者是相通的，命门就是心，心就是命门，它们都是根本的意思。"无极生太极"，太极是"无中生有，有生于无"的有形者，所以作为太极之体的心和命门都应是有形的实体，二者其实是同一个指向！

"道生一""无极生太极"是宇宙的生成论，"一生二""太极生两仪"是天地的生成论，"二生三""天地生万物"是生命的生成论。太极即太一，太一是未分化的太极，阴阳是已分化的太极。太极是天地万物的根源，根源就是心，所以"心为太极"。命门藏先天之精是人体生命的根源，所以命门为人身之太极，是"心为太极"的心，称之为"小心"。

四太创世的气、形、质是宇宙最初始、最基本的三种元素，是宇宙的本原，堪称"三元"，三元合一、三位一体产生了太极。无极生太极，宇空中有了太极，宇宙诞生了，所以四太就是创世主。无极之道的气、形、质是宇宙的基质，三是宇宙的基数，三元合一、三位一体的三联体就是宇宙的遗传基因，所以函三为一的太极就是宇宙的三联体遗传基因，基因专司造化。太极造化天地，天地造化万物，生命诞生了，所以三位一体的太极就是造物主，既是道教中的上帝，也是圣经中的上帝。一花一世界、一物一太极，太极就是宇宙的三联体遗传密码。宇宙物质从无机界到生物界都遵循着函三为一、三位一体的三联体结构形态，几乎所有的生物体都使用同样的三联体遗传密码，三元合一、三位一体的太极就是宇宙的遗传基因。八卦的三爻就是宇宙的三联体遗传密码，它蕴意了宇宙的基因，所以"八卦定吉凶，吉凶生大业"。

宇宙中无处不在的三联体结构，决定了物质世界的运化模式。太极之道"一生二，二生三"的"一析三"是源自于无极之道气、形、质三位一体"道生一"的基本结构及其三重潜能，遵循着三一三的生成法则。函三为一是宇宙的组织原则，一析三是宇宙的运化法则，二者是体用关系。函三为一的组合与一析三的运化是宇宙观、天地观、生命观三观世界普遍存在的生成法则，"三"就是宇宙的密码。

宇宙是由无极（无形）和太极（有形）组成的宇空，是"有尤相生""虚实共存"的太虚，太虚是"无极生太极"的时空场所，太极是先天四太产生的"无极之真，二五之精"，是能够化生天地万物的"天地之专精"，是"道之为物……其中有精，其精甚真，其中有信（三联体遗传密码）"的先天之精，含有宇宙的遗传信息。太极以精为体，是四太创世的果实、宇宙的精华，称之为"天精"。

太极就是太一，太一就是太阳，太阳是先天四太产生的先天之精，是能够化生天地万物的"天地之专精"。《说文解字》的"太阳之精"就是"天精"，天精就是天根，是化生天地万物一切的根源，根以生为本而主宰一切，主宰就是心，所以天根就是天心，天心就是根源而主宰的心，是《周易》的"天地之心"，是朱熹"天地以生物为心"的生物之心，是邵雍"心为太极"的心。

天精"精化为气"，生生不息，所以太阳之精是阳气之源泉；天心以天精为体，精化为气，气化为神，函三为一，所以太阳是"心为太极"的心；神来自于精，来自于心，精神就是心神，心神就是天神，《说文解字》的"天神引出万物者也"实质上是神以精为体的天地造化运动，所以心神就是太极的灵魂，心神灵动就是太极的造化运动。

医源于易，医道同源，"易"和"道"一直是中医生命学的指路明灯。

以天道推人道，以大喻小，以小探微，以微知著，以弥纶天人之道，明白万物之理。以天道之太极明人伦之太极，以天地之心明人体之心，与天相似而不违，应是我们探讨太极的最终目的。

命门藏先天之精，是人体"十二脏之化源"的"二五之精""天地之专精""五脏之专精"，所以命门就是人体的先天太极；精就是根，根就是心，所以命门就是"心为太极"的心；命门先天之精"精化为气"，生生不息，所以命门是人体一身阳气之根本，是人体的"造化之枢纽，阴阳之根蒂，先天之太极"；心以精为体，以神为用，"精化为气，气化为神"，神来自于精、来自于心，无精则无神与无心则无神是同一个概念，精神、心神是"体用一源，显微无间"不可分割的关系，所以心和命门都是"精神之所舍"而为"五脏六腑之本""五脏六腑之大主"，无论是《黄帝内经》还是《难经》，它们的认识是一致的。

心为太极，命门为太极，二者合二为一，是人体的生命之本和最高主宰，就应是至高至上、大中至正，深藏于脑髓中央的脑心。形似泥丸的丘脑位于脑髓中央的上丹田泥丸宫，是脑中之脑、脑中之核心，称为"脑心"，它既是机体内外所有感觉信息"百神所集"的反馈中心和转换中心，又是所有运动信息"百神之主"的指挥控制中心。泥丸脑心是丹田里面的丹心，是泥丸宫中的"太一帝君"，是泥丸宫中的"昆仑"，是泥丸宫宫城中的"心主"，泥丸宫是脑心元神所住之宫，是人体的最高主宰。

脑髓有脑心和大脑先后天之分，位于脑髓中央泥丸宫中的脑心才是"人始生，先成精，精成而脑髓生"的根本所在，是《黄帝内经》的目睛命门所藏的先天之精，"精成而脑髓生"应当是"精成而脑心生"！脑神精根字泥丸，生命之根先天之精就应是上丹田泥丸宫中的泥丸，根扎丹田才能生，根得泥丸才能长，脑髓中央的丹田泥丸宫蕴含着生命哲学的原理；命门就是脑心的代称，太极有形，命门就有形，脑心命门就是有形的实体性脏器，与血脉之心相比，它就是"小心"。"小心"命门元精、元气、元神三元合一就是人体的三联体遗传基因，它精化为气，气化为神，"一析三"而主宰着人体的生命活动,是人体的生命之根源而专司造化,所以是人体的"造化之枢纽,阴阳之根蒂,先天之太极"。

目睛命门脑心为人体的生命之根,所以《黄帝内经》"目者宗脉之所聚"的经脉是"归根复命"的经脉,"诸脉者皆属于目"的经脉是"奉天承运"的经脉,人体所有的经脉都归根于目睛命门脑心所有,所以脑心命门上丹田泥丸宫是机体内外所有感觉信息(阴精)的反馈中心(归根复命)和运动信息(阳气)的发射中心(奉天承运),是"炼精化气,炼气化神"的场所,是阴进阳出、阴阳转换的中心,是经脉循环、一气周流的原动力,是人体经络信息系统的枢纽和指挥控制中心,人体所有的六十条经脉只有在脑心命门的统一指挥控制下,才能在纵横交错的网络中有条不紊的运行,否则就会群龙无首、杂乱无章。脑心命门就是人体的生命之根和最高主宰,所以抓住"命门"、抓住"心",就是抓住了根,天道人道无所不解。

无极生太极,是先天的先天;太极生天地,是后天的先天;天地生万物,是阴阳生五行。太极即太一,太一即太岁,太岁即太阳,太阳即天精,天精即天根,天根即天心,所以心是天地万物之根源,是阴阳五行之根源,是四时五气、五运六气之根源,是天干地支六十甲子循环往复之根源,自然也就是人体六十条经络之根源,是六十甲子、六十条经脉、六十个神灵的"诸神之领袖",是六十甲子、一年一岁的"一岁之主宰",是六十甲子、六十一轮回的"太岁总神"。

梁丘子注《黄庭经》"脑神精根字泥丸"时云:"丹田之宫,黄庭之舍,洞房之主,阴阳之根,泥丸脑之象也。"元精产生元神,神来自于精,元精是脑神之根,丹田黄庭泥丸宫中的泥丸"脑神精根"是人体的阴阳之根,是人体的最高主宰。南宋白玉蟾的《玄珠歌注》云:"头有九宫,中为泥丸,上帝所居……泥丸万神会约之所,乃上帝所居。"泥丸既是"百神所集"又是"百神之主"的上帝,与现代医学脑髓中央形似泥丸的丘脑是机体内外所有感觉信息的转换中心相一致,这是道教医学的重大成就,是对传统医学的重大突破。遗憾的是，直到现在，教科书仍然对道家道教的泥丸元神说不屑一顾！

对"心为太极"的探讨，实际上就是对生命之根源的探讨。天人一理，万物一体，在哲学的指导下，寻根问祖，探本穷源，只要认识了天地之心，就可以从根本上去认知人体之心，以寻回人体失落的心——脑心命门之"小心"。

人有心，树有根，根就是心，心就是根。天植灵根，草木皆有心。唐代张九龄曰："草木有本心，何求美人折。"将心比心，天之心即人之心，人之心即天之心，天人一理，万物一体，心心相印，心连着心，都是一个以生为本的根，雨大不润无根草，生命岂能没有根?! 修心养性，滋润灵根，三花聚顶在命门，五气朝元润脑心。

道为太极，心为太极。道心即天心，天心即天一，天一即太一，太一即太阳，太阳即太极，太极即脑心，脑心即元精，元精即基因，基因就是生命的根，根即本，本即心，所以太极是以精为体的心，道家的哲学文化蕴含着深刻的生命原理。一丸红日是太阳，一息真阳在脑心，太一帝君精气神，脑心丹田泥丸宫，早在千年之前的正阳帝君就感慨："可叹苍生错认心，常将血肉当黄庭。"真是，错认君主上千年，仍将血肉当黄庭，不信道教难成真，亦缘中西未汇通。道教是中国文化的根蒂，是东方科学智慧之源，蕴含着生命哲学的原理，因为道家的修炼更能参天地，所以道医养生是上医。医道本是一家人，不敬道医难取经，黄帝内经道德经，不尊道教失半壁，中医西医皆是医，衷中参西是上医。在科技迅猛发展的今天，我们需要中西汇通，古今贯通，合力寻找生命的根；我们需要唤醒沉睡的良心，呼唤道心，突破自我，认识真正的心。拨云见日，明心见性，性在心中，脑心命门才是真正的心，是生命之根源，是真正的主，拥护脑心命门真君真主的地位，这是良知的呼唤，这是时代赋予我们的使命和责任。

去故就新才是科学之道，医学的进步必然要不断汲取同时代的科技营养，用现代科学解读中医学原理，西为中用，才能符合当代中医的发展之道。衷中参西，只有理论创新才是科学进步的里程碑，而道教的传统文化是拯救人类灵魂和良知的无上良方。

四太创世无极之蕴"气、形、质"的三元混一孕育了宇宙的三联体基因——太极，它是中国传统文化的核心。"心为太极"，心是《黄帝内经》的核心思想，是中医的灵魂，是儒、释、道交汇的中心，是宋明理学聚集的焦点，是生命的根源。找到生命的根，顺势而生、顺势而动、顺势而为、顺道而行，才能有中医的枝繁叶茂、鲜花盛开、以成正果，让生命走向辉煌。

# 源流篇

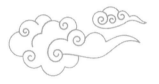

# 第一章 四太创世与太极

　　道家哲学中的先天四太代表着无极过渡到太极诞生前的四个阶段，分别为：太易→太初→太始→太素，太极则是四太创世的果实，合称为"先天五太"。四太属于无极的范畴，无极是看不见的暗物质（无），为宇宙的本原，太极是看得见的明物质（有），为天地的本原。"无极生太极"是宇宙的生成论，无极是创世主；"太极生两仪"是天地的生成论，太极是造物主。宇宙是由无极（无形）和太极（有形）组成的宇空，是"有无相生""虚实共存"的太虚。太极是先天四太产生的"无极之真，二五之精"，是能够化生天地万物的"天地之专精"，是"道之为物……其中有精，其精甚真，其中有信"的先天之真精。

## 第一节 太极由四太创世产生

　　四太创世的终结是太极，太极是四太创世的果实、宇宙的精华。

　　《列子·天瑞》短短的 200 余字就阐明了四太创世的全过程：

　　"昔圣人因阴阳以统天地。夫有形者生于无形，则天地安从生！故曰：有太易，有太初，有太始，有太素。太易者，未见气也；太初者，气之始也；太始者，形之始也；太素者，质之始也。气形质具而未相离，故曰浑沦。浑沦者，言万物相浑沦而未相离也。

　　"视之不见，听之不闻，循之不得，故曰易也。易无形埒。易变而为一，一变而为七，七变而为九。九变者，究也。乃复变而为一。一者，形变之始也，清轻者上为天，浊重者下为地，冲和气者为人，故天地含精，万物化生。"

"夫有形者生于无形，则天地安从生！"就是指先天五太从虚到实、从无到有的演变，"虚→气→形→质→体"从虚无到实体，从无极到太极，从零到一，从无形到有形，太极就是"无中生有"的有，就是"有形生于无形"的有形者，就是"道生一"的一，就是气、形、质"有物混成，先天地生"的浑成物，然后才是"一生二""太极生两仪"的开天和辟地，"则天地安从生"。

始点就是零状态，零就是无，列子把太初的"气之始"、太始的"形之始"、太素的"质之始"的三种状零态相混合称之为浑沦，浑沦是气、形、质"妙合而凝""混而为一""而未相离"未分化的一个太极体。从零到一，就是"一"，从无到有，就是"有"，从太易→太初→太始→太素的演变到太极的产生，就是《易传·系辞》"易有太极"的太易生太极，就是周敦颐《太极图说》的"自无极而太极"，就是老子的"道生一"，"故曰：有太易，有太初，有太始，有太素"的四太（无极），其最终的发展趋势必然是气、形、质相混融"而未相离"的浑沦，浑沦就是气、形、质"有物混成""妙合而凝""函三为一""气聚而有形""先天地生"而未分化的太极。

"易无形埒"，就是指"视之不见，听之不闻，循之不得"的太易，是无边无际、无形无态的宇空（无极）。

"易变而为一"，就是无形生有形，就是太易生太一，就是无极生太极，就是道生一，"一"就是有形有质"气、形、质"函三为一的太极。虞翻说："太极，太一也。"邵雍说："太极，一也。"一就是太极，太极就是太一，太一就是天一，天一就是太阳，在太阳系这个天体中，太阳体至大、阳至极，就是太极，太极就是一个客观存在的实体（有）。

"易变而为一"，易就是太易，一就是太极，太易产生了太极，四太创世就成功了，宇宙就诞生了，四太就是创世主。有了太极、太一、太阳

（恒星）这个实体之后，便是它的开天和辟地，它"一生二""太极生两仪"，天地诞生了，太极就是造物主。

"一变而为七，七变而为九"，在太阳系几十亿年的形成和演化过程中，它的星体数量肯定是有变化的，太阳由最初的恒星（太一）经历了"一变而为七，七变而为九"的两次重大演变，才形成了现在由 9 个星体组成的太阳系。"九变者，究也"，是太阳系之天地目前的终极状态。

"一者，形变之始也"，有形的"一"是后天天地万物的开始，是"一生二""太极生两仪"开天辟地的造化者。零生一，无极生太极，"一"是生于无形的有形者，有了一，才有了"一生二""太极生两仪"的开天和辟地，所以"夫有形者生于无形，则天地安从生"！

有生就有死，如同太阳和行星的出生一样，太阳系之天体最终也会死亡，大约在 50 亿年后，太阳终将会独自一个，不再有其他星体在太阳系的轨道上，"乃复变而为一"。

从"易变而为一"到"复变而为一"，就是一个从生到死、复归于无极的过程。

"夫有形者生于无形……易变而为一。"太一太阳是生于无形的"有形者"，是"易变而为一"的一，是"道生一"的一，是"无极而太极"的太极，它是先天四太演变的果实，是后天的开端，是先后天的分水岭，是"一生二""太极生两仪""天地安从生"的产生者，是"一者，形变之始也"天地万物的肇化者，是一者太极"圣人因阴阳以统天地"而为天地万物的最高主宰。

一就是道，"道之为物……其中有精，其精甚真"，所以"一生二""故天地含精，万物化生"，天地之精是天地万物化生之根源。

"一者，形变之始也，清轻者上为天，浊重者下为地，冲和气者为人"，是一者太极生天地，"上而清者为天，下而浊者为地"。然后天地阴阳之气上下升降，二气交感激荡，冲气以为和，"冲和气者为人"，"和气"则"万物化生"，形成了天、地、人（万物）三才之道，成为已分化的太极。

无极生太极，太极本为先天，而无极则是先天的先天。太易、太初、太始、太素、太极都属于先天，但太极是太易、太初、太始、太素修炼成道的正果，是四太创世产生的"无极之真，二五之精"，是能够化生天地万物的"天地之专精"。当太极之体生成时就开始进入到后天，"一生二""太极生两仪"是后天阴阳五行的开始，太极是后天的先天，最接地气，所以四太创世到了太极后作为一个分判，它就是先后天的分水岭。

道家认为："太易"是宇宙的起始，是虚空无气的阶段；"太初"是气的起始，是有气无形的阶段；"太始"是形的起始，是有气有形无质的阶段；"太素"是质的起始，是有气有形有质而尚未成体的阶段。四太创世的太初之气、太始之形、太素之质的"气、形、质"是宇宙最初始的三大基本元素，是宇宙的本原，堪称"三元"，是气、形、质的三元合一、三位一体形成了浑沦，浑沦函三为一就是"气、形、质具而未相离"未分化的太极，"太极"则是气、形、质"妙合而凝""函三圉一"的聚合体，是气、形、质"有物混成，先天地生"的混成物，是"无中生有""气聚而有形"的有形者，是无极而生的太极，是"无极之真，二五之精"的"天地之专精"。"太极生两仪"又是天地万物的根源，太极既是先天四太创世的终结者，是四太产生的无极之真精，又是后天天地万物的缔造者，是"天地之专精"，具有双重身份，是四太创世之下的造物主。

道家对先天五太的起点太易之虚不说，终点的太极之体不论，中间的太初→太始→太素则是其气、形、质的演变过程，它是太易（虚无）而生太极（实有）的一个起始阶段，匡调元先生在其《无极哲学》一文中认为这是"无中生有""无极而太极"的一个中间过程，是一个"有序而隐""似有似无""似显未显""似一非一"的境界，是在"虚空"和"有形"之间的一个量变，只是虚空的程度不同，是一个尚未成体的过渡阶段，所以太初的"气之始"、太始的"形之始"、太素的"质之始"的三种原始状态还都是属于无极的范畴，是"无极态"。气形质"函三为一""妙合而凝"

的有机融合则是它成体的阶段，称之为"浑沦"，浑沦就是气形质"函三为一"的聚合体（有），是太极的前身，只是实有的程度不同，是太易而生的太极，亦即"无极而太极"，所以四太创世、宇宙的演变实际上是虚和实、无形和有形的两个阶段。

冯前进、刘润兰的《艺术中医》对四太创世的过程有形象的描述（图1-1）。

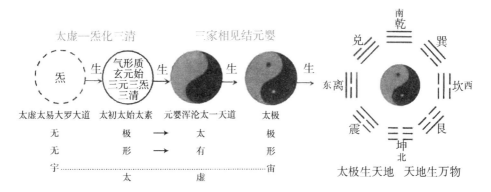

**图 1-1　太易、太虚、无极、太极关系图**

太极即太一，太一即浑沦，浑沦是太极的前身。太一是太初、太始、太素"三家相见结婴儿"产生的元婴（恒星），《吕氏春秋》曰："太一出两仪，两仪出阴阳。"《礼记》曰："太一分而为天地，转而为阴阳。"太一（恒星）是未分化的太极，阴阳（恒星星系）是已分化的太极（图1-1）。

道生一，无极生太极，宇宙诞生了；一生二，太极生两仪，天地诞生了；二生三，天地生万物，生命诞生了。三极之道的宇宙观、天地观、生命观应是人类的三观世界。

太极源自无极，生出万物。北宋周敦颐的《太极图说》曰："自无极而太极。太极动而生阳，动极而静，静而生阴，静极复动，一动一静，互为其根，分阴分阳，两仪立焉。阳变阴合，而生水火木金土。五气顺布，四时行焉。五行一阴阳也，阴阳一太极也，太极本无极也。五行之生也，各一其性。无极之真，二五之精，妙合而凝。乾道成男，坤道成女，二气交感，化生万物。万物生生，而变化无穷焉。"这既是对天地万物发展变化规律的概括，又是对宇宙万物本源的追溯，是"生生之谓易"从头到尾的全过程，是从虚无到实有、从无形到有形、从先天到后天的全过程，是生命源与流的全过程，而太极则是这一过程中先后天的分水岭，它既是先天四太创世的终结者，又是后天天地万物的缔造者，起着承前启后的作用。"五行—阴阳也，阴阳—太极也，太极本无极也"是对宇宙万物本源的追溯，无极是源头；"无极之真，二五之精，妙合而凝，乾道成男，坤道成女，二气交感，化生万物，万物生生，而变化无穷焉"是对太极—阴阳、阴阳—五行、五行—万物、万物—万物生命发展变化规律的概括。周敦颐的《太极图说》就是展示生命源和流的理论图说。

太极是四太创世产生的"无极之真，二五之精"，是能够化生天地（阴阳）万物（五行）的"天地之专精"。《素问·至真要大论篇》曰："先岁物何也？天地之专精也！""先岁物"就是先天四太产生的先天之精，先天之精就是能够化生天地万物的"天地之专精"，谓之"天精"，它来自无极，是"有形生于无形"的有形者，是"天地安从生"的缔造者，是天地万物化生的本原性物质。明代大医张景岳在《类经图翼·大宝论》中曰："所谓阴者，即吾之精而造吾之形也。"所以"形以精成，形即精也"。太极"天地之专精"就是先天四太产生的"先岁物"，它是有形的物体。

太极是先天四太产生的无极之真精，"无极之真"的"二五之精"能够化生天地万物的"天地之专精"，是先天四太产生的先天之精化生了天地和万物。列子说："天地含精，万物化生。"是天地之精化生了天地万物。太极以精为体，是天地万物化生之根源，是后天的先天，无极生太极的无极则是先天的先天。张锡纯的《医学衷中参西录》说："所谓先天之先天者，未生以前是也。"从生命起源而言，先天与后天应以先天之精前后为分界，太极"天地之专精"造化天地万物，是造物主，是后天的先天，产生太极的无极则是先天的先天，是创世主，是根源的根源。

宇宙万物的演变分为无极—太极、太极—阴阳、阴阳—五行、五行—

万物、万物—万物 5 个漫长的过程。万物是在五行的基础上产生的，五行是在阴阳的基础上产生的，阴阳是在太极天地之精"精化为气"的基础上产生的，是太极"一动一静"的"分阴分阳"产生了阴阳二气，再由阴阳二气两方面的不断运动才产生了在天的风、热、湿、燥、寒五气和在地的木、火、土、金、水五形。《易传·系辞》的"天数五，地数五，五位相得，而各有合……此所以成变化而行鬼神也"，是风、热、湿、燥、寒五气的"五位相得"形成了天，是"清轻者上为天"，是木、火、土、金、水五形的"五位相得"形成了地，是"浊重者下为地"，然后阳五行与阴五行"而各有合"的"二气交感"才有了生、长、化、收、藏五运的生命万物生死（鬼神）之变化。周敦颐的《太极图说》说透了宇宙的起源和生命的发展变化规律，实际上这也是对《易传·系辞》"易有太极，太极生两仪，两仪生四象，四象生八卦，八卦生万物"的另一种解说。太极之上是太易，"易有太极"是太易有太极、无极而太极，所以《太极图说》的"无极而太极"说与《周易》的"易有太极"说都是在阐述太极的来源和它的发展变化规律。

# 第二节　太极与太易

《易传·系辞》曰："生生之谓易。"易和道一样，以生生为本，贯穿始终，但太易是宇宙的开始。列子的"易无形埒"，就是指"视之不见，听之不闻，循之不得"的太易是无边无际、无形无态的宇空（无极）。

太易就是无，是一个虚无的宇空，太极就是有，是一个实有的实体，是无极之真。太易即太虚，太虚即是无边无际的宇空，没有任何实指；太极即浑沦，是"气、形、质""妙合而凝"的聚合体。在太虚中，"有"是看得见的物质，如日月星辰，一物一太极，它们是无极之真、宇宙的精华，太极在太虚中多得数也数不清，是无极之真精；"无"是看不见的物质，如暗物质（炁），所以"无"不是真空，不是不存在，而是看不见，是《正蒙·太和篇》"太虚无形,炁之本体"的无极态。太虚无形是炁之体,炁无形是太虚之用。炁就是暗物质暗能量。

"太虚寥廓"就是空,太虚中空的地方既有看得见的日月星辰(有),又有看不见的暗物质(无),太虚就是一个"有无共存,随缘而化"的宇空。在太虚中,暗物质(无)"肇基化元"经过太初气之始→太始形之始→太素质之始的三元之变最后形成了气形质"函三为一"的太极(有),太极就是看得见的明物质(有),是无极之真,太虚(空)就是一个"无中生有"的时空场所。张景岳在《类经·摄生类》中说:"先天者,真一之炁,炁化于虚;因炁化形,此炁从虚空来。"炁看不见(无)来自于虚空,"因炁化形"就是"无中生有""炁聚而有形",从而构成了宇宙。炁与气不同,太虚一炁化为"气、形、质""玄、元、始三炁"(图1-1)。

宇宙的诞生应当是:太易生太极,亦可表述为"易有太极"或"无极而太极"。太易即太虚,太虚里面有了太极,四太创世就成功了,宇宙就诞生了,宇宙是由无极和太极构成的,太极是四太创世、宇宙诞生的标志。《易传·系辞》的"易有太极,太极生两仪,两仪生四象,四象生八卦,八卦生万物"则是完整地表述了宇宙的诞生、天地的诞生和生命的诞生,它是一个由虚无向实有逐渐演变的过程。易有太极(太易生太极、无极生太极、无中生有、道生一),宇宙诞生了;太极生两仪,天地诞生了;天地生万物,生命诞生了。

"易"既是名词也是动词:"易有太极"的"太易里面有太极"是名词,是完成时;太易生太极是动词,是进行时;"无极而太极"既是完成时又是进行时,太虚中既有已形成的太极,又有正在形成的太极,各有不齐,形态多样,太虚就是一个"无中生有""随缘而化"的宇空。

太易之虚就是宇宙的虚无空间(无),"太虚寥廓,肇基化元",经过太初→太始→太素"气形质"三元"有序而隐""似显未显""似一非一""妙合而凝""有物混成"的演变而能产生出无穷多的太极(有),从而"无中生有""虚实共存"构成了宇宙的本体,所以"易有太极"就是太虚里面有太极，太极是太虚"肇基化元"的产物，太虚则是一个"有无相生""虚实共存"的时空场所，只此一个，太极则是多得数也数不清，如同果树一样，四太创世的果实不止一个。

"太易"是宇宙的起始，宇宙由此开始，太易→太初→太始→太素→太极的演变就是宇宙的造化运动，太易就是创世主；"太极"是天地的起始，天地由此开始，太极生两仪，两仪生四象，四象生八卦，八卦生万物，是天地万物的造化运动，太极就是造物主。太易与太极、宇宙与天地、创世主与造物主不在同一个层次上，不可混为一谈。

列子曰："既然物出，始俾太易者也。太易始著，太极成。"太极是太易产生的物体，气、形、质是构成太极的三个要素，是构成生命物质的本原，为生命的成形做好了准备。"易有太极"是太易（无极）生太极，太极是太易的产物，不能脱离太易而存在，如同日月星辰是宇宙的产物，不能脱离宇宙而存在，所以太极的根基是太易。太易是宇宙的开端，是太极的根源，是先天的先天，是创世主；太极是天地的开始，是阴阳的根源，是后天的先天，是造物主。那么太易就是阴阳源头的源头，是宇宙的最顶端，而太虚则是无极生太极，太极生两仪的时空场所，无极则是宇宙的本原（图1-1）。

# 第三节　太极与太虚

太虚寥廓，无边无际，无状无象，就是无极。无极可以产生出无数个星体的太极，如同宇宙间有数不清的星体一样，它们都是"无中生有"的有形者，都是"有形生于无形"的太极。无极和太极"有无相生""虚实共存"构成了宇宙，但无极是太极之外的一个时空场所，而太虚则是无极和太极"有无共存，隐而互化"的一个宇空。

太虚并不是一个真空，如果太虚中没有暗物质、暗能量（无）的存在（潜在），日月星辰（有）没有暗物质、暗能量（无）的支撑，就会漂浮不定。

在宇宙中，暗物质、暗能量（无）占据了整个宇宙质量的95％，明物质（有）只占到5％，暗物质占有绝对的优势，符合"无"（暗物质暗能量）是道之体，"有"（明物质）是道之用的体用关系，"道"有暗道、明道"幽明之分""体用之分"。"道之为物"，无极就是暗物质、暗能量、暗道，是构成宇宙的本原，为道之体，"无极之真"的太极就是暗物质、暗能量、暗道产生的明物质、明道，它"一生二""太极生两仪"是创生天地和万物的"二五之精"，为道之用。《淮南子·天文训》"道始于虚廓，虚廓生宇宙"的道是暗道，"道始于一"的道是明道，暗道生明道，明道生天地，天地生万物，太极是天地的本原，无极是宇宙的本原。

宇空中的星体包括星云和星系两种：如太阳系是由一个太阳（天）和围绕它旋转的8个行星（地）组成的小星系（小太极），银河系是由一个银核（天阳）和围绕它旋转的数千亿颗行星（地阴）组成的大星系（大太极），更有无数个比银河系或大或小的河外星系；星云则是宇宙中正在变化的多种多样的星状云团，和星系一样数也数不清，但它们总共只占宇宙质量的5％，它们都是由看不见的暗物质、暗能量产生的明物质，是无极之中的太极，是"道之为物（炁）⋯⋯其中有精，其精甚真"的"无极之真，二五之精"。

太极脱胎于无极，无极可以派生出无数个太极，无极是太极之母，只此一个，太极是无极之子，多得数不清。在太虚中，无极是太极之体，太极是无极之用；太极是阴阳之体，阴阳是太极之用；天地是万物之体，万物是天地之用，它们都是不同层次"体用一源，显微无间"的先后逻辑关系，都在太虚的范畴之内。

一物一太极，宇宙处处有太极，太极就是一个有形的物体。"太虚寥廓"的无极只是一个无边无际的宇空，在这个宇空中的暗物质暗能量经过"肇基化元""四太混成"的演变产生出"气、形、质"三元合一的星体却是数也数不清，它们就是由无极而生的太极，是看得见的"无极之真"，是四太创世的果实。"无极而太极，太极本无极"就是一个"有无相生"的宇宙本体，太极与无极同体，都在太虚之中，但无极是太极的时空场所，太极则是太虚中的星辰，是天地运化的主宰，天地运化的主宰不能脱离无极的时空场所。

无数的星体充斥在无边无际的宇空，它们就是无极之中的太极。宇空中的星体有星云和星系两种，在宇宙杳杳冥冥、自然而然的演化过程中，首先会产生出许许多多有形有质，"气、形、质"皆具"而未相离"、未分化的原始星状云团，它们就是鸿蒙未判、混沌未分、天地未开的浑沦（有），是"无中生有"最初始的有，是"炁聚而有形""有形生于无形"的有形者，是气、形、质"有物浑成，先天地生"而未分化的太极，是"其精甚真"的"无极之真"，是能够化生天地万物的"二五之精"，是先天四太产生的先天之真精，是构成天地的原始物质，它们正在变化着，各有不齐，所以星云的形状是多种多样的。

在宇空中还有许许多多像太阳系、银河系这样的恒星星系，它们是已分化的太极，是太极生天地（二），天地生万物（五），所以"无极之真"的太极（有）就是天地万物之母的"二五之精"，是化生天地万物的"天地之专精"。已分化的星系太极往往是由一个中心（天）和无数层次的行星（地）组成的系统，如太阳系、银河系等所有的星系，它们都是围绕着一个质心旋转的恒星星系。

在宇宙中，星云会收缩凝聚成恒星，恒星就是"气、形、质""妙合而凝""有物混成""三元混一""而未相离"未分化的太极，称之为浑沦，它是太极的前身（图1-1）。太极生两仪，恒星会分化成至少有一个行星（地）运转的星系，形成天地阴阳系统，所以恒星就是未分化的太极（太一），恒星星系则是已分化的太极（阴阳），这就是"无极之真，二五之精"的星云"妙合而凝"，慢慢地凝聚，炁聚而有形，最终会形成"气、形、质"三元合一质量巨大的恒星（乾元之体），成为太极之本体，故古人有浑沦为太阳说。

恒星就是由"气、形、质""有物混成"的"星状云团凝聚而成（混成）"的浑沦，浑沦是太极的前身。孙进在其《"有物混成"与中国古代宇宙本体论》一文中论证："有物混成，先天地生"的"物"肯定就是太阳（恒星），"混成"是指在"浑沦"当中形成，先于天地而产生的物体（这就相当于恒星是在星云当中产生的物体一样），这个物体非常神秘并具有无限的生机，它妙合而凝，蓄积待发，是创生天地万物的本原，它肯定就是太一太阳（恒星）、一阳独大的乾元之体，太一与太阳完全一致。

气、形、质三元合一的浑沦就是"无极之真"，它是暗物质产生的明物质，是化生天地万物的"二五之精"，无极之真的浑沦（星云）"妙合而凝"最终升华为恒星，成为未分化的太极（太一），恒星（太一）再开天辟地"一生二""太极生两仪""乾道成男，坤道成女"，分化成恒星星系，成为已分化的太极（阴阳），星系中的天地阴阳再"二气交感，化生万物"，这就是周敦颐《太极图说》所描述的天地万物的演化过程。

一物一太极，太虚中盛有无数个太极。《乾坤凿度》曰："太易始著，太极成；太极成，乾坤行。"前者是太易生太极的"易有太极""无极而太极"的宇宙生成义，后者是"太极生两仪""一生二"的天地生成义。《庄子·大宗师》曰："道……在太极之上而不为高，在六极之下而不为深。"道，是生生之道，生生之谓易，道就是易，"易道深矣，世历三古"，太极之上有太易，历太初、太始、太素三古而创世，太极之下有六十四卦的"六爻之动，三极之道"，是天地万物（天、地、人）三极之道的终极演变，它们都在太虚的范畴之内。

# 第四节　太极与无极

无极是"无名天地之始"的"无"。"无"具有层次性，如"有太易，有太初，有太始，有太素。太易者，未见气也；太初者，气之始也；太始者，形之始也；太素者，质之始也。"列子把无极分为四个层次，具有不同的内涵，但数量上为零，是零状态，就是始点。无极生太极，就是零生一，就是老子的"无中生有，有生于无。"一就是"有，为万物之母"的"有"，零则是"无，为天地之始"的"无"。零生一，零和一是二进制的初始来源，是自然界最基本，也是最原始的进位制，它标志着天地万物的开始和向前发展。有了天地之始的零，又有了万物之母的一，才有了今天的一切。

四太混成，修炼成了太极之体，所以邵雍《皇极经世书·观物外篇》说："太极，道之极。""道生一"的道是"无极生太极"的道，是暗道，为"无"，为"零"，是"无名天地之始"的无，是"无极而太极"的宇宙论；"道始于一"的道是"太极生两仪"的道，是明道，为"有"，为"一"，是"有名万物之母"的有，是"一生二""太极生两仪"的天地论。"道生一"与"无极生太极"及"无中生有"是同一个哲学概念，"道始于一"与"一生二"及"太极生两仪"是同一个哲学范畴。老子的"道生一、一生二、二生三、三生万物"与《易传·系辞》的"易有太极，太极生两仪，两仪生四象，四象生八卦，八卦生万物"及周敦颐的"无极生太极，太极生天地，天地生万物"都是由虚无向实有逐渐演化的过程，道理是一样的。

邵雍在《观物外篇》中说："道为太极"，"有天地之始者，太极也。"所以"道生天地"与"太极生天地"是同一个哲学概念。太极是指无极（太易、太初、太始、太素四太）产生的"气、形、质"皆具的浑沦，浑沦是气、形、质三元合一"有物混成，先天地生""而未相离"未分化的太极太一（恒星），恒星就是太一（一），它"一生二""太极生两仪"分化为天和地（二），天地（二）阴阳"二气交感""冲气以为和"而产生了生命万物（三），万物生万物是"三生万物"。太极之道"一生二，二生三，三生万物"的一分为三是源自于无极之道"气、形、质""三元合一""函三为一"的内涵。

太极是造化天地万物的原始物质，而能够形成造化天地原始物质的是无极，是无极生太极，无极是创世神，太极是造物神，所以无极（无）是"天地之始"，太极（有）是"万物之母"。太极既是先天四太创世的终结者，又是后天天地万物的缔造者，具有双重身份，所以它既是"天地之始"，又是"万物之母"。"无名天地之始，有名万物之母"是不能截然分开的。

吕洞宾《道德经》注说："无名即无极，有名即太极。物所自来曰始，物所含育曰母。"太极来自于无极，故无极（无）为"天地之始"，太极化育万物，故太极（有）为"万物之母"。有和无都属于道，二者共处于道之中，所以道具有"有"和"无"两种特性，无极之道是暗道，为"无"、为"零"，孕育着"气、形、质""三元合一"的组织原则；太极之道是明道，为"有"、为"一"，蕴含着"一生二，二生三""一析三"的生化原则。老子《道德经》说：有和无"此两者，同出而异名，同谓之玄，玄之又玄。"有和无、太极和无极其实是一个东西，它们都属于道，"同出"于先天，只是"前后相随"，"幽明之配"，道行（heng）不一而"异名"，都在"无生有，有生无""有无相生""有无同一"的宇宙论范畴之内，虽然层次不同，但都在"无极而太极，太极本无极"的先天变化范畴之内，是先天的先天，根源的根源，故"同谓之玄"，是"玄之又玄"的道。

朱子在其《太极图说解》中说："无极者无形，太极者有理。"无极里面有太极，理在太极，道在理中，太极→阴阳→五行→万物的这些变化规律都是在太极一动一静范围之内的理，无极只是太极之外的本底。

明儒周琦说："太一是未发之阴阳，阴阳是已发之太极。"恒星太极是"而未相离"未分化的阴阳（浑沦），天地则是已分化的阴阳（太极），太极是阴阳之体，阴阳是太极之用，二者是"体用一源"的关系。

无极生太极，道生一，一是未分化的太极；一生二，天和地、阴和阳是已分化的太极；天和地、阴和阳各为一太极，是一个太极体裂变成两个太极体，但乾坤圆通、阴阳合抱、天地一体又同处一太极体中；二生三，天地人又是函三为一的太极。太极阴阳，函三为一，概而言之。无极是太极之母，只此一个，太极是无极之子，日月星辰无穷的多。

陈抟的《无极图》有"炼精化气，炼气化神，炼神还虚，复归无极（炼虚合道）"的精辟论述，"炼精化气，炼气化神"是万物"生、长、化"的旺盛期，"炼神还虚，炼虚合道"则是万物"收、藏"复归无极的衰退期，最终由太极"复归于无极"，说明无极是本底。

无极生太极，太极可以化为无，复归于无极，是老子"无中生有，有复归于无"的思想，这就构成了一个"有无相生"物质不灭的循环系统，即：太易→太初→太始→太素→太极。太极是"无极之真，二五之精"的"天地之专精"，是四太创世产生的先天之精，然后下一步就是"炼精化气，炼气化神，炼神还虚，炼虚合道"的"生、长、化、收、藏"或"生、长、壮、老、已"复归于无极的生死鬼神之变化。宇宙天地"有无相生"的循环过程可表述为：太易→太初→太始→太素→太极→精→气→神→虚→无，前者是从无到有、从虚到实、从无极到太极的演变，后者是从实到虚、从有到无、从太极到无极、复归于无的演变，前者是先天的演变，后者是后天的演变，太极"天地之专精"则是先后天的分水岭，起着承前启后的作用，它既是"天地之始"，又是"万物之母"，具有双重身份。原始反终，有生就有死，死化为无，复归无极，归为太虚，是幽明之分，老子的"有无相生"是相互为生的，这是物质不灭的守恒定律。

# 第五节　太极乃"天地之专精"

"道生天地""道为太极""太极生两仪"，所以太极就是能够化生天地万物的"天地之专精"。

无极生太极，太极是明道，无极是暗道。老子对"道"的描述是："道之为物，惟恍惟惚。惚兮恍兮，其中有象；恍兮惚兮，其中有物；杳兮冥兮，其中有精。其精甚真，其中有信。"首先明确"道"是物质的，是"视之不见，名曰夷；听之不闻，名曰希；搏之不得，名曰微"的暗物质，而列子明确"太初者气之始也，太始者形之始也，太素者质之始也"的"气、形、质"此三者就是"视之不见，听之不闻，循之不得"的暗物质，是宇宙最原始最基本的物质。列子的"气、形、质具而未相离，故曰浑沦"与老子的"此三者不可致诘，故混而为一"最终都是形成了函三为一的太极太一之道。暗物质气、形、质"此三者"经过"惟恍惟惚，惚兮恍兮"的不断变幻才能形成"混而为一""其精甚真"的明物质，这实际上就是太易→太初→太始→太素→太极"先天五太"从无到有、从虚到实、从暗到明的演变，是"无极生太极"的演变，是"道生一"的演变，待产生了"其精甚真，其中有信"的"无极之真，二五之精"的"天地之专精"后，才是"先天生后天"的"一生二""太极生两仪"的开天和辟地，太极之真精承前启后，是先后天的分水岭，是天地万物一切的根源。

老子"道"的演变过程也包含着"浑沦"函三为一的演变过程："道之为物（炁）……其中有象（形）……其中有物（质）……其中有精，其精甚真（质）。"后面的"其中有物"与前面"道之为物"的物是不同的，前面的物是"炁"，后面的物是物中之物的"精"，则是"质"了。"气""形""质"三元皆具则是浑沦"函三为一"的本质特征。"炁聚而有形"，"形即精也"，精化为气，生生不息，是天地万物化生之根源，所以太极就是能够化生天地万物的"天地之专精"。"吾之精而造吾之形也"，太极"天地之专精"就是一个有形的物体。

炁，是象形字，上面是个无，它就是一种杳杳冥冥、朦朦胧胧看不见（无）的微粒物质，其"惟恍惟惚"在不停地流动着，其"惚兮恍兮"在不断地变幻着，其"恍兮惚兮"又在不断地反复着，其"杳兮冥兮"暗含着先天信息（其中有信）而具有无限的生机，它"肇基化元"经过"太易→太初→太始→太素"四个阶段的演变过程才能修成正果，它"四太混成""从无到有""从虚到实""从暗到明"，才形成了"其精甚真"的太极太一（恒星）之体。

"惟恍惟惚，惚兮恍兮"的炁就是看不见的暗物质、暗能量（"无"）

026

而蕴含着无限的创造力，是构成宇宙的本原，它是看不见的太虚（无），是老子"迎之不见其首，随之不见其后"的"无状之状，无物之象"的无极态。"太虚寥廓，肇基化元"，产生出了无穷多的太极（有），形成了宇宙本体，是"无中生有""无极生太极"的有物之象，无极"无为而无不为"自然而然的产生出了无穷多的太极，宇宙诞生了，所以"无极而太极"就是宇宙的生成论，无极在先，太极在后，太极"源于虚，始于无""有生于无"；占宇宙质量 5% 的明物质（太极）是构成天地的本原，是看得见的物体（有），是"无极之真，二五之精"的"天地之专精"，是未分化的太极（恒星），它可以分化为天地（星系），是天地万物之根源，所以"太极生两仪"就是天地的生成论，天地是已分化的太极（阴阳）。

紫阳真人在《青华秘文》中曰："元炁生则元精产……精炁只是一物，言炁则精在其中。"精炁与精气不同，精炁之炁是先天四太创世的"气、形、质"之炁，"道之为物（炁）……其中有精"，是"炁聚而有形""形即精也"，显然是先有炁后有精，精是先天之炁（无）"妙合而凝"产生的物体（有），是无极生太极的"无极之真，二五之精"的"天地之专精"，精气之气则是"无极之真"的先天之精"精化为气"产生的气，具有元阳之气的作用。《金丹大要》亦曰："炁聚则精盈，精盈则气盛。"太阳是"气、形、质""妙合而凝"形成的先天之精，是"炁聚则精盈""炁聚而有形"；精足则火旺，火旺则神明，太阳之精"精化为气"产生了太阳之阳气，是"精盈则气盛"。"炁"无阴阳属性，是构成宇宙的本原；"气"则是元阳之气，具有化育万物的作用。

张景岳在《类经图翼·运气类》中说："太极者，天地万物之始也……则太虚之初，廓然无象，自无而有，生化肇焉，化生于一，是名太极。"太虚"廓然无象"就是无极，"自无而有"就是"无中生有"，"太虚寥廓，肇基化元"产生一，一就是"有"，一就是气、形、质三元混一的一，就是道生一的一，一就是"太极"，太极虽然是天地万物之根源，但它是出生于无极，所以太极之上的无极才是宇宙万物的总根源。

张景岳还说："无者，先天之炁；有者，后天之形。""无极而太极者先天，太极而阴阳者后天。"无极是太极的先天，是先天的先天，所以是看不见的先天之炁，故为无（无形）；太极是后天的先天，是看得见的"天地之专精（有）"，所以是"后天之形"，故为有（有形）。太极与无极就是有与无的关系，"无极而太极者先天"是宇宙的生成义，"太极而阴阳者后天"是天地的生成义，天地是太极的产物，太虚则是"有无相生"的时空场所，有和无与太极和无极的关系及宇宙化生的过程，张景岳已经全部解说明白了。

正是：

> 四太创世创世主，太极造物造物主；
> 四太创世生太极，太极造物生三才；
> 有形者生于无形，气形质具而有形；
> 三元之炁气形质，三元合一生太一；
> 太一未分化太极，阴阳已分化太极；
> 太一恒星是浑沦，阴阳星系是太极；
> 无极太极太虚含，有形无形虚实分；
> 杳杳冥冥是无极，日月星辰是太极；
> 太虚寥廓是无极，肇基化元生太极；
> 太虚为母只一个，太极为子无穷多；
> 无中生有是太极，有形物物皆太极；
> 太易之下气形质，鸿蒙未判是无极；
> 混沌未分是浑沦，混沌已开是太极；
> 四太创世太阳果，太极造物人身果。
> 大道无形育太一，太一有形育天地；
> 天地有形育万物，万物万物道生道；
> 道生一来一生二，二生三来物生物。

# 第六节　太极者一分为三

太极是先天四太产生的"无极之真，二五之精"，是能够化生天地万物的"天地之专精"，是"道之为物……其中有精，其精甚真，其中有信（DNA）"的先天之精，先天之精就是遗传物质，遗传物质就是基因，基因就是三联体遗传密码，所以函三为一的太极就是宇宙的三联体遗传基因。

［宋］张栻在《南轩易说》中曰："易有太极者，函三为一。"

"三"的本质是什么？从宇宙的生成论来看，它应是四太创世的气、形、质此三者。"气、形、质"是宇宙最原始、最初始、最基本的三种元素，堪称"三元"。是气、形、质的三元合一、三位一体形成了浑沦，浑沦函三为一就是"气形质具而未相离"未分化的太极，所以太极函三为一的"三"应是气、形、质的三，一是函"三元"为一的一，即道家的"太一三元"说。无极生太极，太极含三元之气，故《汉书·律历志》曰："太极元气，函三为一。"

"一者，形变之始也，清轻者上为天，浊重者下为地，冲和气者为人"，形成了天、地、人三才之道，成为已分化的太极。三而一，一而三，是函三为一而一分为三的"三一三"演变模式。

三位一体、一本含三，"一"是指未分化的太极，亦称之为太一，"三"是指太极所蕴含的气、形、质三，这应是太极"函三为一"最原始、最高级别的内涵，也是宇宙之数最原始、最基本的组合。气、形、质是宇宙的基质，三是宇宙的基数，这是宇宙最基本的结构，也是构成宇宙的三大基本因素，构成了宇宙的基因，是宇宙的三联体遗传信息。气、形、质三元合一形成的太极是天地万物一切的根源，所以函三为一的太极就是宇宙的三联体遗传基因，而能造化一切。宇宙物质从无机界到生物界都遵循着"函三为一"的三联体结构形态，几乎所有的生物体都使用同样的三联体遗传密码，所以三联体的太极就是宇宙的基因，基因专司造化，无所不能、无处不在、无时不有，所以太极是天地万物一切的根源。

四太创世无极之蕴的气、形、质是宇宙最深层、最基础的空间结构，气、形、质三元合一、三位一体构成了宇宙的三联体基因密码，从而决定了物质世界的命运，也注定了物质世界的运行方式。

《天符经》曰："一始无始。一析三。"一即太一，太一即太极，太极太一始于无极，无极产生了太极，太虚中有了太极，宇宙诞生了，宇宙是由无极和太极组成的宇空。太极"太一三元"产生后，便"一生二，二生三，三生万物"，以"一析三"一分为三的分化方式产生了天、地、万物（人）三才之道。"一析三"是在"函三为一"的结构基础上发生的分化，是三而一，一而三"三一三"的生成模式。

〔北宋〕张载在《横渠易说·说卦》中曰："易一物而三才备。"易有太极而三才备，太极之上有气、形、质三，是宇宙的三才，太极之下有天、地、人三，是太极的三才。太极"函三为一"，是函三元而为一，函三才而为一，"函'三元'为一"是未分化的太极，"函'三才'为一"是已分化的太极。

结构决定规律，规律支配现象。太极"函'三元'为一"的基本结构决定了一析三的运行规律，一析三的运行规律支配着天地万物三才之道，形成了大千世界，每个世界又有各自不同的结构，从而演绎出不同的规律，发生着不同的现象，构成了五彩缤纷的世界。

向世陵在《"函三为一"与三数的法则》一文中认为：太极函三为一，它的造化是按照太极内涵"三"数的生成法则一步步展开的，三是宇宙之数最原始、最基本的组合，在这最基本的组合中包含了宇宙未来发展的全部信息和密码。"三"就是宇宙的基因密码。

〔宋〕邵雍在《皇极经世书·观物外篇》中论及宇宙初始之数时曰："《易》有真数，三而已矣。""气、形、质"是宇宙最原始的基质，"三"是宇宙最基本的基数，基质＋基数就是宇宙的基因，"气、形、质"三"混而为一"形成了太极，太极就是宇宙产生的基因，含有三种元素。一花一世界、一物一太极、物物皆太极，太极基因无处不在，都是宇宙的遗传物质，所以"气、形、质"就成为宇宙的三大基本因素，"三"就成为宇宙的三联体基因密码。

古人认为"天地生成，莫不有数"。以"数"为最高层道理而称之为"真数""至数"。孟庆云在《中国古代数学与中医学》一文中指出：按照数的规律和数的方法去做，具有公理性价值和方法论意义，数不仅是数学的数，而且包含着道理、规律、占筮和文化的内涵，还具有阴阳、五行的属性和特定的象征。

气、形、质"三"是宇宙生成发展的基数，也是宇宙发生的第一个完整的单元，而成为宇宙的基因密码。《史记·律书》曰："数始一，终于十，成于三。"一为"一三五七九"奇数之始，为原始奇数，二为"二四六八十"偶数之始，为原始偶数。三为原始奇数与原始偶数的第一次相和所组成，三者为众，组合成了宇宙间的第一个体，故曰："三者，数之成。"所以基数三就成为宇宙的三联体基因密码，而具有造化性和遗传性。周德生在《孙一奎命门学说新探》一文中指出：函三为一是太极之体，太极之象，万物各有一太极，都是按照函三为一的规律存在的，函三为一是太极的组织原则。万物各有一太极，所以函三为一的三联体太极就是宇宙的遗传基因，基因专司造化，无所不能、无处不在、无时不有，所以太极能够造化天地万物，是天地万物一切的根源。

太易有太极，无极生太极，太极即太一，太极就是"无中生有""有形生于无形"的有形者，就是"道生一"的一，它"一生二""太极生两仪"分化为天和地（二），天地阴阳"二气交感""冲和气者为人"而产生了生命万物（三），形成了天、地、人的三极之道。太极通过自身的分化生成作用，使得原内涵于太极之中的"三元"得以展开，原来的一太极变形为三太极，形成三才之道。太极之道"一生二，二生三，三生万物"的"一析三"是源自于无极之道"气、形、质""三元合一""函三为一"的基本结构，太极造化天地万物只能是在以"气、形、质""三元合一"而"一析三"的"三"之真数为内核的情况下才具有可能，它是宇宙起源的基本阵地。

"太易"是宇宙的起始，宇宙由此开始；"太极"是天地的起始，天地由此开始；天地是万物的起始，生命由此开始。道是宇宙万物的根源，"道生一，一生二，二生三，三生万物"则是涵盖了宇宙的起源、天地的起源、生命的起源，形成了三观世界。太易与太极、宇宙与天地、道生一与道始于一，不在同一个层次上，不可混为一谈。

气、形、质"此三者混而为一"形成的浑沦（星云）就是"无极之真精"，它"妙合而凝"最终升华为恒星（元婴），成为未分化的太极（太一），太极是能够造化天地万物的"二五之精"，它再开天辟地"一生二""太极生两仪"分化成恒星星系，成为已分化的太极（阴阳），星系中的天地阴阳再"二气交感""冲和气者为人"，产生了第三者，这就是"道生一"的"函三为一"及其"一生二，二生三"的三一三之道。"冲气以为和"是天与地相和的最佳状态，如此才能产生第三者的生物体，天、地、人"三才"与"冲气"密切相关，本质相连。

三者以上为众。如同草木一样，根须众多（三）深藏于地下看不见为"无"；树干唯一看得见为"有"；树干分叉产生树枝为"一生二"，如同星系一样，太阳和银心就是一（阳），太阳系的八大行星和银河系的数千亿个星系就是二（阴），二是阳＋阴的二，系统论认为任何物体都是由一个中心和多个层次组成的系统，生命之树也不例外；树枝产生树叶为"二生三"，树叶众多（三）为"万物"。根须为顶端，枝叶为末端，树干居中，承前启后，是先后天的分水岭。树干为枝叶之母，是后天的先天，根须为树干之始，是先天的先天，根须（无）为天地之始，树干（有）为万物之母，遵循着三一三的生成模式。

列子的"太初者气之始也，太始者形之始也，太素者质之始也"的气、形、质此三者就是"视之不见，听之不闻，循之不得"的暗物质，它与老子的"道之为物"就是"视之不见（气），名曰夷；听之不闻（形），名曰希；搏之不得（质），名曰微"的暗物质是一致的，它们都是宇宙最原始、最基本的物质，是宇宙的本原。列子的"气形质具而未相离"形成的太一与老子的"此三者不可致诘，故混而为一"形成的太一是一致的，最终都是形成了函三为一的太一三元之道，成为宇宙的三联体遗传基因。

列子的"易变而为一"与《易系辞》的"易有太极"同义，就是太易生太一、无极生太极、道生一。"一"就是无极之道"气、形、质"三元合一形成的三联体，三联体是宇宙之数最原始、最基本的组合，构成了宇宙的基因。基因就是太极，函三为一的太极是按照三联体太初之气→太始之形→太素之质的基因程序一步步展开的，最终变化生成了天地万物（人）三才之道，所以"一生二，二生三"的"一析三"是函三为一的太极之道运化天地万物的必然程序，这应当是宇宙基因密码"三"的机制和功能，它来自先天的先天，具有遗传性。

太极太一始于无极，"一"是无极之道"气、形、质""妙合而凝"三元合一的"一"，三是一的内涵，"三"不是经由"一"即太极化生而来，而是太极本来就是由"三"所构成，一本含三就必然要按三分的方式分化，故"一析三"是太极之道运化的必然法则。

"道生一""无极生太极"是宇宙的生成之道，宇宙之道是暗道，暗道蕴含着气、形、质"三元合一"的组织原则，气、形、质"三元合一"的三联体就是宇宙的基因，基因就是太极，具有遗传性，所以物物皆太极；"道始于一"是三元合一的"一"，一就是太极，太极"函三为一"就是宇宙的基因，含有宇宙的遗传信息，是先天之精，所以太极具有造化的机制和功能；"一生二""太极生两仪"是天地的生成之道，天地之道是明道，明道蕴含着"一生二，二生三""一析三"的三重潜能。

道有明道、暗道之分，暗道是道之体，明道是道之用，无极之道的"气、形、质"是道之体，是大道，大道无形；太极之道的"一析三"是道之用，是有形之道。道是宇宙万物一切的根源，所以宇宙万物都必将打上"函三为一"的组织烙印并遵循"一析三"逐步分化的运行方式。

"易有太极"的无极生太极，宇宙诞生了。宇宙诞生后，便是"太极生天地，天地生万物"的"一生二，二生三""一析三"的生成之道。

宋代理学家的"易有太极者，函三为一""《易》有真数，三而已矣""三者，数之成"都是同一个指向。"三"是无极和太极的内涵，是先天的基数。具有真正意义的数就是太易属下的"气、形、质"三，它既是宇宙的基质，也是宇宙的基数，是宇宙最原始、最基本的数。气、形、质三元合一组成的三联体就是宇宙的基因，三联体基因就是函三为一的太极，所以它专司造化，是万事万物之根源，故"三"就是"真数"，是"天真"之数，是宇宙的密码。《黄帝内经·素问》开篇就是"上古天真"，应是上古太初、太始、太素"气、形、质"此三真，由于太易之下的"气、形、质"此三者还都是属于看不见的无极态（炁），故又称之为"真气"，是上古天真之炁。

太易有太极，太极是太易"气、形、质"三元合一的三联体，三联体就是宇宙的基因，基因就是遗传物质，遗传物质就是先天之精，所以函三为一的太极就是先天四太产生的"无极之真，二五之精"，就是能够化生天地万物的"天地之专精"，就是"道之为物……其中有精，其精甚真"的先天之真精。

先天之精就是遗传物质，它含有宇宙的三联体基因，它存在于所有的生物界和无机界。一物一太极，物物皆太极，太极就是宇宙的基因，具有遗传性，无处不在。

三爻成八卦，遗传信息就是三联体遗传密码。在生物遗传密码中，DNA中的四种核苷酸A、G、C、T每3个一组相连构成了三联体遗传密码，即每3个为一个基因片段，每个基因都是"三元合一""函三为一"的太极组合，太极八卦的三爻蕴涵了三联体遗传密码的原理（图1-2），所以基因司造化，八卦生万物，太极生天地，都是一个理。八卦的三爻就是"三联体"的符号，三爻的八卦蕴乂了宇宙的基因，而基因决定着事物

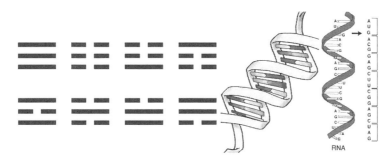

图 1－2　三爻卦与三联体密码在结构、表达和组合方式类比

的种类和形态结构，所以"八卦定吉凶，吉凶生大业"。

太极生两仪，两仪生四象，四象生八卦，八卦生万物。"八卦定吉凶，吉凶生大业"，是由于八卦已经孕育了宇宙的基因（三爻三联体密码），是组成六十四卦六爻的基因片段，而决定了生物的种类和形态结构。太极是三联体基因，三联体基因是太极神，无所不能，专司造化。

气、形、质"混而为一"的三联体是"上古天真"宇宙基因的宏观世界，DNA 的三联体是"六爻之下"生物基因的微观世界，三爻的三联体是《易经》的哲学世界，道理是一样的、互通的。

太极是由"三"构成的，是老子"负阴而抱阳，冲气以为和"的天（阳）、地（阴）、人（和）三极之道。"三"是一个统一的整体，气、形、质的三元合一是无极之蕴、四太创世既定的宇宙开端，是宇宙最原始、最基本的组合，在这最基本的组合中，它包含了未来天地万物发生、发展和变化的全部信息和密码，形成了宇宙的基因，具有遗传性，所以无极之下的太极天地万物就必然要打上"三"的基因烙印，折射出"三"的生成法则，"函三为一"的组织原则和"一析三"的分化方式，便是太极之道天地万物必须遵循的演变规律和规则。

太易之下的"气、形、质"三元是宇宙的原本和起源，道家的"三花聚顶"也可喻之为"气、形、质"三元位于宇宙的最顶端。三元合一，三花聚顶，三元三官，三道演明，太极含用。太一三元，浑沦磅礴，其神太一，寓妙理于无极之中，实乃日月星辰天地万物资生之本。

[宋]李杞在《用易详解》中说："太极未分，函三为一；既分，则天地人各一太极也。"气、形、质三元合一的"函三为一"是未分化的太极（恒星），"一析三"是太极（恒星）最终分化为天、地、人的三极之道（恒星星系），前面是三元合一，后面是一析三，是"函三""生三"的太极结构及其分化方式，揭示了天地万物的生成法则。

太极是宇宙的精华，万物是天地的精华，而万物又各具有一"太极"，故而能"变化无穷"。[元]郝经在其所撰的《太极图说》中说："自天地观之，则天地各一太极；自五行观之，则五行各一太极；自八卦观之，则八卦各一太极；自人与万物观之，则人与万物各一太极。合天地、五行、人物观之，则共一太极。"因为"太极"是万物化生的根柢，所以万物无不具有"太极"，没有"太极"则没有根柢了。太极虽然完美，但必须是道生道、一极化三极，"分一极而立三极"，才能彰显太极的功用，三才之道才能完备。

"无极生太极"与"道生一"同步；"太极生天地"与"一生二"同步；"天地生万物"与"二生三"同步，"万物生万物"与"三生万物"同步，《易》和《道》完全是同步的。《周易》的"无极生太极，太极生天地，天地生万物"的二分法与老子的"道生一，一生二，二生三"的三分法完全是一致的，前者侧重的是太极阴阳对立统一观的体现，后者侧重的是太极函三为一而一析三的体现。

先天就是遗传，基因就是太极，它来自于先天。先天者，超乎后天之上，最初最始，为本为元，为一炁之尊称。此先天之炁有三义：先出于太易者，一也，气、形、质"此三者，混而为一"，是"有物混成，先天地生"的混成物（星云），是先天四太产生的"先岁物"，为无极之先天，为生天之先天，是先天的先天，是"无名天地之始"的先天，是"无极生太极""道生一"的先天生先天。"一"是函三为一的一，是天一太一的一，先出于天一者（恒星），二也，《礼记》"太一分而为天地，转而为阴阳"，先源于天一，从天而起，为生地的先天。是后天的先天，是最接地气的先天；先出于天地者，三也，"男女构精，万物化生"，天地父母是生人生物之先天。天地合前二义兼而有之，与先出于先，先源于天者，为三相类，所以也称为先天，是一脉相承的遗传关系，是生命之树根须（无极）、树干（太一）、树枝（太极）、树叶（万物）的关系。

生天一之先天，无极也；生地二之先天，天一太一也（未分化的太极）；生人生物生三之先天，天地也（已分化的太极），是老子"道生一，一生二，二生三"的宇宙万物生成之道，是邵雍"三以二为本，二以一为本"的本原之道。三而一，一而三，一者天一太一也，三者"气、形、质"无极之道也，"天、地、人"三极之道也，宇宙万物不离三—三的生成之道。

《周易》的"无极生太极（零生一），太极（一）生天地（二），天地（二）生万物（三）"的生成法则与老子的"道生一，一生二，二生三"的生成法则完全是一致的，这既符合太极阴阳动静的生成原则，又符合太极函三为一的组织原则和一析三的生成法则。

清代道学家董德宁曰："三元者，三才也。"气、形、质是"宇宙观"之三才；天、地、人是"天地观"之三才；精、气、神是"生命观"之三才。宇宙观、天地观、生命观是由"三才"构成的三观世界，是"《易》有真数，三而已矣""三者，数之成"的真谛。

《黄帝内经》开篇就讲："其知道者，法于阴阳，和于术数。"法于太极阴阳，和于函三为一，是太极之道的基本法则。"阴阳既判，三才遂分"，《周易》"太极生两仪"一分为二的思想是阴阳对立统一的天和地的两个实体观念，老子"一生二，二生三"一分为三的思想是"负阴而抱阳，冲气以为和"的天、地、人三个实体并重观念。一分为三是以一分为二为基础的，是对一分为二的引申、补存和完善，"三"是天地阴阳"和谐"的中间状态，是天地阴阳"相感""相和""相爱"的果实，它揭示了动态的对立统一思想和中庸中和的价值观。

# 第七节　太极者三位一体

中国的古代是信奉上帝的，"上帝"一词在卜辞中屡见，其原型为"雷神居于天庭"，是天地间最高的神。雷神司生死，早在殷商时期就已顶礼膜拜，《吕氏春秋·顺民》记录："昔者汤克夏而正天下，天大旱……以身为牺牲，用祈福于上帝，民乃甚悦，雨乃大至。"《尚书·商》中，伊尹告诫太甲："惟上帝不常，作善降之百祥，作不善降之百殃。"商汤："夏氏有罪，予畏上帝，不敢不正。"《逸周书》周武王曰："予言非敢顾天命，予来致上帝之威命明罚。"《素问·移精变气论篇》曰："不离其常，变化相移，以观其妙，以知其要……此上帝之所贵，以合于神明也。"《素问·六节藏象论篇》曰："此上帝所秘，先师传之也。""上帝"这个词本来就是中国的，只是被后来的基督教顶礼膜拜奉为至上。中国的上帝自古就是玉皇大帝，他是人格化的天神、上帝，俗称"老天爷"，"老天爷保佑"与"上帝保佑"是同一个概念。

四太创世、无极之道的"气、形、质"三元合一、三位一体形成了太极，太虚中有了太极，宇宙诞生了，四太就是创世主；太极造化天地万物，天地间有了万物，生命诞生了，太极就是造物主。圣经中的三位一体就是上帝，上帝是造物主，主宰天地万物，所以"气、形、质"三元合一、三位一体产生的太极就是上帝。

道教《玉皇宝诰》中的玉皇上帝是无极之道气、形、质三清之下最大的神，是气（玉清元始天尊）、形（上清灵宝天尊）、质（太清道德天尊）三清天尊三元合一、三位一体产生的"上帝""天神""太极神"，太虚中有了太极神，宇宙就诞生了，所以四太创世的气、形、质三元三清是道教的创世神，是气、形、质三清天尊三位一体创造了玉皇上帝太极神。玉皇上帝太极神造化天地万物，统领三才十方诸神及芸芸众生，是天、地、人三界之主，众神之王，是宇空中的"玉皇大天尊，玄穹高上帝"，是《说

038

文解字》"天神引出万物者"的造物神，是创造万物的天神，所以气、形、质三清天尊、三圣合一、三位一体产生的太极就是天地万物的造物主，称之为上帝。

太虚"一炁化三清"，气、形、质"三号虽殊，本同为一"，都是无极状态下的"炁"。玉清元始天尊、上清灵宝天尊、太清道德天尊就是无极之蕴气、形、质三炁三元的化身，是属于无极状态下宇宙的创造者。三清天尊是"天地未形，混沌未开，万物未生"时的"无极状态"和"混沌之时，阴阳未判"的第一大世纪，所以应是无极之蕴气、形、质三元的化身。气、形、质是构成宇宙最初始、最基本的三种元素，故以太初、太始、太素名之，称之为"太上三元"。太初、太始、太素三元之上是太易，元始天尊、灵宝天尊、道德天尊三清天之上是大罗天，太初、太始、太素"气、形、质"三元合一产生了太极，太上元始天尊、太上灵宝天尊、太上道德天尊三清合一产生了上帝，太极和上帝都是太易大罗天之下最高的神，它们的内在逻辑是一致的。

《道门十规》中说："玄、元、始三炁，其本则一。"《道教义枢》说："妙炁本一，唯此大罗生玄、元、始三炁，化为三清天也。"玄、元、始三炁就是大罗天太易所生的太初、太始、太素"气、形、质"之三炁，三清天尊就是玄、元、始"气、形、质"三炁的化身，质而言之，无极之道化为玄、元、始三种炁，再化成三位至高无上的神，即太上元始天尊、太上灵宝天尊、太上道德天尊，它们都是无极大道的化身，大道无形，它们都是在混沌之先、太极之前、宇宙诞生之前便已存在，长存不灭，是象征"天地未形，混沌未开，万物未生"时的无极状态和"混沌之时，阴阳未判"的第一大世纪，所以玄、元、始三炁即是四太创世无极之蕴的太初、太始、太素"气、形、质"之三炁，是创世的三圣。三圣合一、炁聚而有形，从而创生宇宙，产生太极，化生诸天，产生了诸多的星辰、诸多的上帝，上帝再造化天地万物，掌管天、地、人三才三界及芸芸众生，所以太极是在太上之下，上帝是在三清之下，如同浑沦是在气、形、质太上三元之下一样，天地沦坏、日月星辰崩盘、太极化灭，三元三清三圣也不受丝毫影响而长存不灭。

太虚空旷为谷，永存不灭。三清天尊是宇宙的最高神，三清不灭，谷神不死，所以三清不死谓之谷神，是无极不死谓谷神。天地沦坏、太极化灭，元神失守，太极元神是有生死的。谷神在元神之上，无极神在太极神之上，是无极生太极，谷神生元神。

"一炁化三清"，太易之下无极之蕴的气、形、质是太虚的本底、宇宙的母体，太初、太始、太素"气、形、质"三家相聚、三圣合一、三位一体的无极神可以产生出无穷多的太极、无穷多的上帝，如同太虚中的星辰一样，多得数也数不清，是"炁聚而有形"，是太初、太始、太素"气、形、质"三家相聚产生的元婴，它们都是不同星辰、不同层次、不同时段、不同神格的太极神、上帝神。

正是：

> 太易之下初始素，三清之上大罗天；
> 三元之炁化三清，三性会合共宗祖；
> 三元相聚出浑沦，三清相聚出上帝；
> 太极上帝太极神，太易大罗是宗祖；
> 无极太极太虚含，太虚为谷永不灭；
> 太上三清不死神，无极不死谓谷神；
> 太极天地有沦坏，太极生死谓元神；
> 元神之上是谷神，三清天尊最高神；
> 太上谷神无极神，太一元神太极神；
> 太上谷神言其体，太一元神言其用；
> 无极不死生太极，谷神不死生玄牝；
> 天人合一在玄牝，元神先天接谷神；
> 玄牝之门天地根，为有源头活水来；
> 谷神元神与识神，无极太极与生灵。

道教中的上帝与基督教的上帝都是三圣合一、三位一体的组合，是气、形、质三元合一、三位一体形成的"太一三元"，三位共是一体，其本质绝无分别，同受钦崇，同享尊荣，同为永恒。三位一体是《圣经》对上帝本性认识的三个中心要素，是时空中的三种物质性元素，是神的三重潜能，是第一因、最本源的东西，并具有客观性，与四太创世的三个要素完全一致，是来自于宇宙气、形、质的三重本原结构，其所形成的太极之体就是上帝，是天地万物的造化者，是造物主，所以道教认为玉皇上帝只是天、地、人三界领袖，不是宇宙的领袖，那么圣经中的上帝也只是天地间的上帝，并非是宇宙的最高神（图 1-3）。

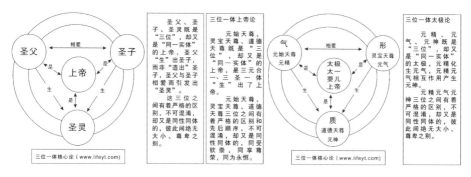

**图 1-3　基督教与道教的三位一体比较**

基督教中的圣父、圣子、圣灵（圣神）三圣合一产生了上帝，道教中的玉清元始天尊、上清灵宝天尊、太清道德天尊三清合一产生了玉皇上帝，以及太极元精、太极元气、太极元神三元合一产生了太一帝君一样，是三清、三圣、三元、三位一体产生了上帝，圣经与道德经、基督教与道教的始祖完全是一致的。

基督教的圣父→圣子→圣灵与道教的太初之气（太上元始天尊）→太始之形（太上灵宝天尊）→太素之质（太上道德天尊）以及太极元精→太极元气→太极元神的产生顺序完全是一致的：圣父产生圣子，圣灵（圣神）则出自于圣父与圣子，这与太极元精产生元气，元精、元气产生元神是一致的；圣父与圣子是对立统一的两个方面，这与元精与元气是元阴和元阳对立统一是一致的；圣父与圣子的实在性必须在圣灵（圣神）中才能实现，这与元精与元气的实在性必须是在元神的生命中才能实现是一致的，这也与《易传·系辞》"精气为物，游魂为变，是故知鬼神之情状"的最终结果是一致的；圣经中唯有圣父、圣子、圣灵三位一体的联合才能创世造物，与道家的唯有气、形、质三位一体的三联体才能创世造物是一致的；圣父→圣子→圣灵具有同一性，共同产生了上帝并参与了创世造物，但是有次第不可混淆，在行为和权能上有差别，圣父是本源、是根本，圣子次之，圣灵再次之，有先后之分，这与元精→元气→元神的同一性（先天性）、造化性及次第、行为、效能的区别是完全一致的；相对于父与子来说，圣灵是父与子的灵，如同元神是元精与元气的神一样，它们之间的关系是一种难以言喻的共融或团契，三位共为一体产生了一个全能的上帝；道家的"太一三元"，是一本含三，"一"包含着三个层次的结构和潜能，自然也就包含了《圣经》神学中的三位一体学说，它们的内在逻辑结构是一致的（图1-3）。

道教典籍《太上说真武本传妙经》记载："圣父""圣母"是道教对真武玄天上帝之亲生父母的尊称，显然圣父与圣母是对立统一的两个方面，这与圣经中的圣父与圣子是对立统一的两个方面是一致的，这种最基本的共融产生的上帝恰好形成了一种完美的契合，生命是同源的。道教与基督教有着基本的共同点，只是道教的圣父、圣母产生的上帝未被现代的人们广泛的认识而已。

宋代诗人白玉蟾祖师曰："怪事教人笑几回，男儿今也会怀胎；自家精血自交媾，身里夫妻真妙哉。"正是对上帝——太极阴阳雌雄一体的真实写照。男子怀胎，父生子，为人世间真正的大丈夫事业，所以《圣经》中"圣父生圣子"的父生子是上帝的事业。看似男子怀胎父生子，实则是圣父圣母夫妻二人的事业，基督教与道教的渊源是一致的。"三家相见结婴儿"是道教的金句，上帝就是三圣相见产生的婴儿。

太易之下"气、形、质"的三元合一、三位一体产生了太一，"太一三元"函三为一，使得上帝具有了三重潜能。太极精→气→神一分为三形成了三才之道，有着开始（一）→中间（二）→终点（三）实现自身的前进之路，不可分割。但是没有元精，就没有元气和元神，元精的潜能是通过元气和元神来实现的，如同没有圣父，就没有圣子和圣灵一样，圣父的意志只有通过圣子和圣灵才能实现，它们的目标是一致的，功能是统一的。

学者肖清和在《三一论在中国的翻译与诠释：以清初马若瑟〈三一三〉为中心》一文中指出：马若瑟"东儒西儒，皆同一原"，"西海东海，海二而天一"，"论东不论西不备，论西不论东不明"，换言之，在人类同源的前提下，古代东西方经典所记载的内容应该是一致的，"东经西经，合如符契"。可以用东西方古代经典互证：既可以从中国古代经典中发现西方圣经的信息，也可以用圣经来解读中国古代经典，从而解决中国古代经典解释之中的矛盾与疑难。

西方基督教保持了经典及其诠释的连续性，而先秦经典遭受过秦火及后儒的增删，如陶弘景编撰的《登真隐诀》原本有二十四或二十五卷，现仅残存三卷，而这三卷中却有难能可贵的太极上帝三一论。马若瑟认为太极的"函三为一"就是圣经中的"三一论"，"太一三元"即为"圣三上帝"，他首次提出了三而一，一而三的"三一三"模式是中西经典互证上帝本原的典范，所以中国古代经典中的天帝、上帝与圣经基督教中的上帝完全是一致的，四太创世的"气、形、质"三元合一、三位一体的三联体无疑是构成上帝的本原，上帝、太极、基因都是同一个"造物主"。

道教经典陶弘景的《登真隐诀卷上》中有多处频繁出现太极上帝三一说："太极帝君者，是太极之天帝……所受三一之师矣……是太上召三一守形也。以符召一，令一守身……凡言与一相见者，非但见己身之三一也，谓太微中三一帝皇之君……此言三一，举其纲会，且尊君之称，亦止谓帝君是三一之尊者矣……故三一相须，洞房相待，虽其居不同，而致道用者须齐也。"完全是函三为一、三位一体的太极上帝说。三清、三元、三圣"虽其居不同"，位格不同，"而致道用者须齐也"，需"三一相须"、三元合一、三位一体才能"相见"太极宫中的"三一帝皇之君",而成大道之用。太极帝君、太极天帝就是太极上帝,它们"所受三一之师"而成,太极上帝的"三一之师"就是三清太上,三清太上三元合一,所以"太上三元"三位一体产生的太极上帝就是"三一守形"的有形者。太极上帝的先师就是太上,元神的先师就是谷神,太极在"太上"之下,谷神在元神之上,道教的"上清太素三元君"应是指三元三清太上天尊而言的。

道教有三清、三祖、三元、三圣、三官、三品说(元始天尊、灵宝天尊、道德天尊),天官上帝由青、黄、白(气、形、质)三炁结成,三元、三圣、三官"三位一体"产生了三官大帝——上帝,上帝是"三家相见结婴儿"产生的太极。《三官宝诰》曰:"唯三圣人,乃一太极",太上元始天尊、太上灵宝天尊、太上道德天尊三元合一、三圣一体产生上帝,圣父、圣子、圣灵三圣合一、三位一体产生上帝,上帝就是函三为一的太极,含有太上三圣遗传的三种潜能。太极即太一,太一即天一,天一即天帝,天帝即上帝,上帝就是太上三清三圣之下的婴儿,道教气、形、质三位一体产生的太极与基督教圣父、圣子、圣灵三位一体产生的上帝完全是同一个概念。

道学的"太上三元"与"太一三元"是有层次区分的,"太上三元"是指太初、太始、太素"气、形、质"三种最初始的元炁,或由这三种元炁化成的太上元始天尊、太上灵宝天尊、太上道德天尊三位至高无上的宇宙之神。而"太一三元"是指函三为一的太一含有"太上三元"的三联体遗传基因及三种潜能,而能具有"一生二,二生三"的生化功能,是天地间最高的天神。

太虚一炁化三清,三清天尊是太易大道无极之蕴气、形、质三元的化身。道生一,是大道生太一、太上生太一,上帝则是太一的化身,故道家有太一帝君、太极天君、太极上帝之称谓。上帝是三清天尊之下最大的神,二者是宇宙之神与天地之神的区别,是谷神与元神的区别,宇宙之神是至高无上的神，称之为"太上""大道"。大道无形，道生一，无极生太极，谷神生元神，是无形生有形，"一"则是有形的道，所以又有"道为真一""道立于一""道始于一""一者，太极也""太极，太一也"的说法，是道生道，暗道生明道的生存之道。张伯端的《悟真篇》则以宇宙生成的理论将道与万物的关系阐发得淋漓尽致："道自虚无生一，便从一产阴阳，阴阳再合成三体，三体重生万物昌。"将无形的大道与有形的万物之道紧密地衔接在一起，正是由于大道无形的"太上三元"产生了有形的"太一三元"，才有了"三体重生万物昌"的大千世界。

《汉书·艺文志》曰："易道深矣，人更三圣，世历三古。"太易太上无极大"道"的衍化经历了太初、太始、太素3个上古阶段及气、形、质的"玄、元、始三炁"，才依次化为太上元始天尊、太上灵宝天尊、太上道德天尊，即世历太初、太始、太素三古而创世，人更"玄、元、始""气、形、质"三炁三元三清三圣之三联体基因才有了生命万物的产生。四太创世，正是经历了太上三清三古三元三圣才有了太一上帝、玉皇上帝的诞生，所以太一、太极、上帝之上是"太上"，是太上三清道祖产生了太一帝君、太一上帝、太极天帝、玉皇上帝，太上三清道祖是为万神之祖的谷神，可以产生无穷多的太一元神、上帝神。列子说"昔圣人因阴阳以统天地"，上帝就是太一、就是太极，"太一出两仪，两仪出阴阳"，所以"圣人"太一帝君、玉皇上帝、太一上帝、太极天帝就是我们太阳系之天地的最高主宰。

《悟真篇》的"三家相见结婴儿"是道教金句。太初、太始、太素气、形、质"三家相见"、三元合一首先产生的是恒星，恒星就是四太创世产生的元婴，是未分化的太极——浑沦，亦称太一，恒星再"一生二""太极生两仪"成长为恒星星系，成为已分化的太极（图1-1），所以"三家相见结婴儿"的婴儿就是指太初、太始、太素三位一体刚产生的上帝——浑沦，浑沦是太极的前身，是太极的婴儿期。基督教的圣父、圣子、圣灵三圣合一、三家相见产生的上帝与道教的元始天尊、灵宝天尊、道德天尊三清三圣合一"三家相见"产生的上帝是一样的。道教的三清是四太创世气、形、质三元的化身，生命是同源的，所以基督教的三圣也应是宇宙三元的化身。

"三花聚顶，五气朝元"是道家著名的金句。三花就是三元，三元在宇宙就是气、形、质三元，是宇宙的最顶端，所以"三花聚顶"是有宇宙论支持的。在宇宙，道家的"三花化三清"显然就是指三元化三清，只有气、形、质三元之炁才能化为玉清元始天尊、上清灵宝天尊、太清道德天尊。三清天尊就是三元三官，三家合一家，"三家相见结婴儿"可以产生出无穷多的婴儿、无穷多的上帝、无穷多的太极，如同宇宙中有无穷多的日月星辰一样，它们都是宇宙的孩儿。换言之，是气、形、质三位一体的"妙合而凝"结成了灵胎圣体，产生了上帝，上帝就是气、形、质三元三清产生的"元婴"，刚出生而未分化的恒星太极就是"元婴期"的婴儿。上帝是三清之下最大的神，上帝造物，是"天神引出万物者也"，太极上帝造化天地万物，产生阴阳五行，成为造物主，所以天地间的"三花聚顶，五气朝元"，就是木、火、土、金、水五行之气以太阳太一上帝为中心的"抱元守一""负阴而抱阳"。

三清三圣是创世主，是宇宙万物的领袖；上帝是造物主，只是天地万物的领袖。造物主在创世主之下，如同宇空中的星辰一样，造物主多得数也数不清，而创世主只此一个。道教有三十六重天，三清天尊位于三十五重天的玉清圣境、上清真境、太清仙境。三清境是气、形、质三炁所化的时空圣地，三圣合一就是"一"，一者，道也，道教的一切源头均始于此。气、形、质三十五重天之上还有一重天，称之为"大罗天"。大罗天弥漫一切，包罗万有，就是太易。三清天加大罗天称为"圣境四天"，也就是无极态的太易、太初、太始、太素合称为四太，"圣境四天"的四太是创世主，为宇宙最高的神，是宇宙的最高境界。"圣境四天"，即四太创世产生了太极上帝，所以玉皇上帝位于"圣境四天"三清之下的三十二重天，主管天地万物，是造物主。道教的上帝与圣经的上帝完全一致，上帝虽然并非是宇宙的最高神，但却是最接地气的神，人世间的种种不平只能状告到玉皇上帝那里，祈祷上帝保佑、老天爷保佑。

老子的"一炁化三清"是指宇宙原始的无极态，是太易之下的气、形、质三元，三元出三清，三清出三尊，三尊出三圣，三圣合一产生出上帝。"一炁化三清"一而三，"三元合一"三而一，"一分为三"一而三，一三一三，它们是不同层次"体用一源，显微无间"的逻辑关系。

天人一理，万物一体。自然界的道理是相通的，东方文化中的上帝是气、形、质三元三清三官产生的大帝，西方文化中的上帝是圣父、圣子、圣灵三圣三官产生的大帝，道教的三清天尊就是基督教的三圣，它们都是人格化的上帝，统一在宇宙最基本、最普遍、最完美的三联体基因的"三一"结构及其规律中，是生命的本源结构，也是神的三重结构和三重潜能。三联体基因的"三一"结构及其规律必然决定着万事万物的存在和运行，神圣不可侵犯，是宇宙的灵魂，是上帝的意志，是万有的源头，所以三权分立又三位一体的三联体是宇宙的最佳结构，具有三重潜能，天欲降大任于斯人也，这是自然的规则，也是生命的规则。

《道德经》是道教的始祖，《圣经》是基督教的始祖，《道德经》讲述的是客观的物质世界，《圣经》讲述的是人格化的物质世界，《圣经》是《道德经》人格化的翻版，《道德经》是《圣经》物质化的渊源，它们共同阐述了宇宙的三一结构及其运作规律。

上帝无处不在，无所不能。三联体的基因就是三位一体的上帝，元精、元气、元神三元合一、三位一体就是现代遗传物质基因的三大特性。从现代医学来看，人类的遗传物质是基因，三联体结构的基因遵循着太极函三为一的组织原则，而基因的结构、程序性表达、调控是基因的三大功能特性，又遵循着一分为三的行为方式。基因的结构决定着生物的性状，基因的程序性表达决定着生物的生命进程，基因的调控决定着生物的一切功能活动，亦即遗传物质的结构决定着生物的性状，遗传物质的程序性表达决定着生物的生命进程，遗传物质的调控决定着生物的一切功能活动，是三位一体又一分为三的"三一三"模式。

从中医学来看，人类的遗传物质是元精，元精"精化为气，气化为神"而产生元气和元神，元精是物质基础，元气具有物质与功能的双重作用，元神是功能。元精、元气、元神分之则三，是圣父、圣子、圣灵的关系，合之则一，就是三位一体的上帝，就是太极先天之精遗传基因，它们是"体用一源，显微无间"的关系。元神（基因调控）是元精（基因结构）与元气（基因程序性表达）共同作用"相感""相和""相爱"的结果，它们是三位一体而一分为三的体用关系（图1-4）。

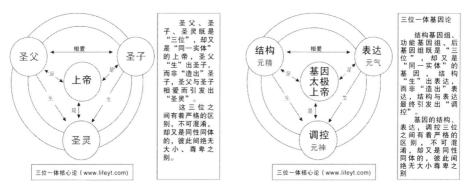

**图1-4 圣经与基因的三位一体比较**

元精、基因、太极、上帝是一回事。元精是中国传统医学先天遗传物质的说辞，基因是现代医学先天遗传物质的说辞，太极是中国古代哲学先天遗传物质的说辞，上帝是西方世界《圣经》造物主的说辞，它们具有无处不在，无所不能的共性。元精、基因、太极都是三重结构的根源并奠定了三位一体的基础，而三位一体则是《圣经》对上帝本质认识的3个中心要素，是神的三重潜能，来自于四太创世气、形、质三位一体的本原结构，是第一因、最本源的东西，存在于万事万物中，并具有客观性、普遍性和遗传性。

正是：

三十五重三清天，三十六重大罗天；

太易完胜大罗天，大罗三清为四太；

圣境四天四重天，四太创世生太极；

太极昆仑不可分，昆仑浑沦似一人；

太易大罗三十六，昆仑浑沦三十五；

天上昆仑万古谜，三十五重是谜底；

三元合一三联体，宇宙基因三联体；

宇宙基因是太极，太极基因司造化；

三爻合一是基因，三爻八卦定吉凶；

三元合一是浑沦，三位一体是上帝；

三家相见结婴儿，三重合一是昆仑；

三清合一是玉帝，三圣合一是上帝；

世历初始素三古，帝历气形质三圣；

三古三圣出上帝，三元合一创世纪；

唯三圣人一上帝，圣父圣子圣三灵；

太极上帝造物主，太一上帝不可分；

三清之下是上帝，太一之上是三炁；

太上三清是谷神，太一帝君是元神；

太上谷神无极神，太一元神太极神；

太上谷神言其体，太极元神言其用；

宇宙无处不藏神，日月星辰太极神；

宇宙无处不神灵，太上三清是总神；

人身无处不藏神，个个细胞皆基因；

人身无处不神灵，太一帝君是总神；

三元三圣同宗祖，道教圣经同上帝。

# 第八节　太极混元与金丹

宇宙形成于 140 亿年前的大爆炸，它是一个体积无限小，密度无限大，温度无限高，时空曲率无限大的点，这个点致密炽热，称为奇点，奇点的大爆炸形成了宇宙，宇宙还在继续膨胀着，这是近 70 年来现代宇宙学中最具有影响力的一种学说。

这个奇点类似于道学上的金丹，儒、释、道三教皆以金丹真性为成道之本，常言金丹大道，金丹含有大道，堪称宇宙之丹。

《正统道藏·修真太极混元图》曰："金丹者，上圣不传之秘，实大道之源，包罗天地，其大无外，其小无内，运行莫测，立天立地，与人同焉。"金丹的体积可以无限的小，"其小无内"；金丹的密度可以无限的大，"实大道之源"，必为致密炽热之丹；金丹的时空曲率可以无限的大，能"包罗天地"，是"其大无外"的一粒宇宙之丹；金丹"运行莫测立天立地"，可以造化宇宙，是宇宙之源，岂不就是宇宙大爆炸中的奇点?! 道学上还将金丹与天地同长久，与日月同光明，显然是宇宙之丹。

800 年前宋代的修真图隐喻了金丹爆炸形成宇宙的过程，可以支持现代宇宙大爆炸的学说，如龙虎堂版的修真图在三清天尊的两边有一副对联：

金晶并起冲合太乙混元宫

真阳周注震动大千无色界

这是对金晶震动爆炸冲合太乙混元宫形成宇宙的概述。

金晶，就是金丹。《正统道藏·金晶论》曰："采捉金晶，用火而锻炼，自然成丹。"用真火反复熔炼金晶而成致密炽热的丹，称为金丹。

《通雅》曰："古精、晶通。"《易林》曰："阳晶隐伏，即阳精。"晶就是精，含有阳气。《说文解字》曰："晶，精光也。从三日。"晶，象形字，三个日组成，质量巨大，能量巨大，炽热无比，炽热的阳气远远地超越了太阳。古代"晶"和"曑（星）"本是同一个字，是指能够造化群星的巨大阳精，故其字为：晶生为星。精化为炁，阳精为日，三日阳精寓意炽热无比的金晶真阳之炁的大爆炸震动了大千无色界，从而产生了群星璀璨的有色界，形成了宇宙。

金致密，晶炽热，丹而圆。晶由三个日组成，寓意能量最大，阳气最盛，所以金晶金丹在宇宙就是宇宙之源，在人体就是生命之源。

金晶藏有造化天地之理。《正统道藏·金晶论》曰："金晶者，是造化之基，说空中之有，度天地之理。即空成色，即色是空，知空而不空，知色而不色。惚惚始达，照曜名为妙音……抱精恍惚之中，是虚中而有实，从空而为有也……此是天机。"金晶抱精于恍惚虚无之中，是宇空中含有真精真炁的金丹，是造化宇宙之基石，是虚中之实、宇宙之心，能度天地之理，藏有天机。

老子的"道之为物（精），惟恍惟惚（炁）；惚兮恍兮（炼精化气），其中有象（气）；恍兮惚兮（炼气化精），其中有物（精）……窈兮冥兮（太虚玄窍），其中有精，其精甚真，其中有信"，是说大道太虚玄窍中藏有的精气反复的"炼精化气，炼气化精"，才形成了纯度极高、其精甚真而含有极大能量（真阳）的金晶（金丹），故有金丹大道之称。所以道家认为金晶是精气混合（抱精恍惚）、纯度极高的晶石，是能够造化宇宙的"混沌之石"。金晶中炽热的真阳之气热爆炸，冲合太乙混元宫，震动了大千无色界而形成了宇宙。

真阳，就是金丹里面致密炽热的真气，周注就是灌注灌满，震动就是爆炸，大震动就是大爆炸，大千无色界就是宇宙，太乙混元宫就是宇宙中心的中宫宙室。

大道中的精气物质经过反复的"炼精化气，炼气化精"产生的真阳之气周注满灌金丹，使其致密而炽热，当奇点金丹里面的炽热之气（真阳）膨胀到一定程度时就会发生震动，震动首先形成宙室混元宫，震动到一定程度就必然会发生热爆炸，热爆炸中的精和气冲合着宙室太乙混元宫，并震动着大千无色界，使其"惚惚始达"开始膨胀，最终形成宇宙（图1-5）。

热能爆炸震动的频率不同，形成的物质也不同，从而有了无色界和有色界的大千世界，但是一切有形无形的物质，都是能量的转换，只是振动的频率不同而已，所以"即空成色，即色是空"。宇空本来就是空虚的，无

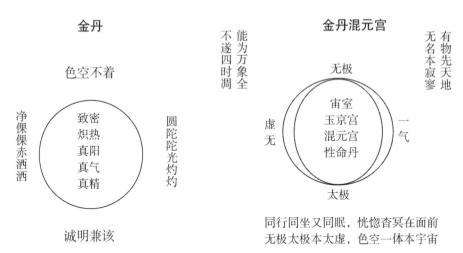

图 1 - 5　金丹与金丹混元宫

形无色的暗物质、暗能量占到了宇空的百分之九十五，有形有色的日月星辰只占宇空的百分之五，所以星星点点皆缥缈，日月星辰皆尘埃，故宇空又称太虚。

金晶并起，是说金丹中炽热的精气物质爆炸后，精和气一起冲和着太乙混元宫，并使其持续的膨胀而形成了宇宙，这应是修真图中隐含的大爆炸宇宙论。

《正统道藏·修真太极混元图》曰："金丹者……上至三清，中至上圣，下及群仙皆因炼金丹而圣也。"《正统道藏·金晶论》曰："金晶者，是人之根本也。"奇点金晶金丹者，大道之源，既是三清天尊的造化之丹，也是天地万物的造化之丹，还是人之根本，道理是一样的。

殷谦《天廷秘传》详细的描述了宇宙诞生的过程，曰："泰初，天极星之众星自成，乃天极星海也，天极星海所纳三大星系，乃太阳星系、银河星系、玉衡星系也。天极星为昊天之宙室，其于银河星系，纳二十七星球……故为中宫。"天极星乃是天道的极限、极点，犹如奇点金丹，爆炸后众星自成，乃天极星海也，形成了一个以天极星为中心的银河星系小宇宙。天极星则是昊天上帝居住的宙室中宫。

宇宙，最早的含义是房屋的意思，《说文解字》曰："宇，屋边也。

宙，舟舆所极覆也。"它是有边迹的，是狭义的宇宙。后来演化为"上下四方曰宇，往古来今曰宙"，赋予了新的含义，宇宙已经无限大了，相当于太虚，是广义的宇宙。

太虚这个大宇宙中包含着许许多多含有恒星星系的小宇宙，诸如银河星系、仙女座星系许多大星系就是太虚这个大宇宙中的小宇宙，它们是有边迹的，并各有各的中宫宙室。银河星系是我们人类太阳系所在的宇宙，银河星系中心的天极星是我们这个宇宙的宙室，宙室是昊天上帝居住的中宫玉京宫（图1-6）。

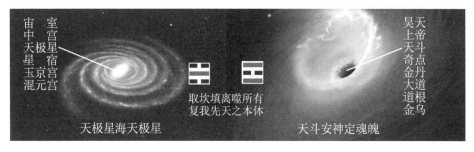

图 1-6　天道极限天极星

《天廷秘传》曰："此乃宙室之中宫天极星也，内有琼楼瑶殿皆美其名曰'玉京宫'，天斗于此处安神定魄，慎身修永。"银河星系中心称为中宫的宙室，亦称"玉京宫"或"太乙混元宫"，是天帝天斗居住的仙都，"天斗于此处安神定魄"，养精蓄锐，修身养性。

《天廷秘传》进一步曰："泰初，混沌施气，鸷发而生，星云有微光显，乃紫宫十二星。故宙室无处不明，斑驳陆离，其象甚伟。宙室有暗光莺梭，静若处子。空腔主体震动，有巨石坍塌而成星宿，阆苑琼楼及琼林玉树照曜。"在宇宙之初，"混沌之石"金晶之气的猛烈爆炸犹如凶猛的飞鸟冲击着宙室混元宫，爆炸首先炸出了无数能够发光的星云，使宙室无处不明；星云形状各异，斑驳陆离，其象甚伟，尤其是被称为"创世之柱"的老鹰星云非常壮观（图1-7）；宇宙中日月星辰的运行宛如暗光莺梭，围绕着天极星飞梭往来于宇空，但又静若处子于太虚之中（图1-6）；宇宙空腔中的主体——金晶混沌之石发生震动后将会塌陷而形成天极星星宿，星宿里面的星云及恒星犹如"阆苑琼楼及琼林玉树"，非常的美，数也数不清的星云和恒星拥挤在星宿里面，密密麻麻琳琅满目，交相辉映照曜着宙室，使宙室天极星灯火辉煌，照曜着宇宙（图1-6）。

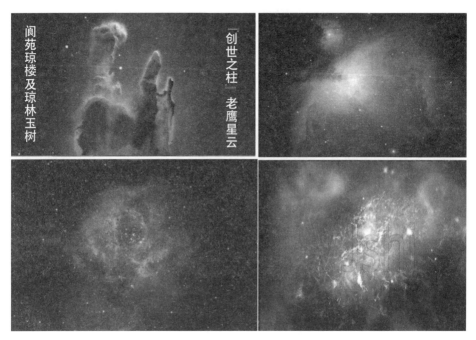

图1-7　星　云

金晶混沌之石爆炸震动发出的不同频率产生了不同的物质，能量转换有形无形，色即空，空即色，有色无色频率分。气色飞轻能量转换的频率，宛如阿弥陀佛，无量寿佛之妙音，响彻宇空，非常浪漫，美不胜收。

天极星的震动爆炸塌陷在其中心形成的巨大黑洞，黑洞是时空曲率无限大的天体，虽然空无所有，没有任何星体，但是仍然蕴藏着最原始的宇宙能量，"天斗于此处安神定魄"，它能吞噬琼楼瑶殿内的所有恒星，蓄积能量，不断地壮大自己，当再次达到大爆炸的界点，新的宇宙诞生，又产生大大小小不同的星星和星系，形成星海，使得小宇宙源源不断的产生。

天斗吞噬琼楼瑶殿内的恒星，"采捉金晶（恒星），用火（炽热）而锻炼（熔化），自然成丹"，吸收着能量，修身养性以慎身修永。

黑洞是一个密度无限大"知空而不空"的真空，所以它的引力极其强大，一旦进入黑洞的视界，即使是光也无法逃脱；

黑洞炽热无比"知色而不色"，即使是光也能熔化，所以是一个"色空不着"的地方；

黑洞周围的亮度是每个星海宇宙中最亮的光，所以它是一个"圆坨坨光灼灼"的光环；

黑洞吞食视界内包括光在内的所有恒星，所以它是一个"净倮倮赤洒洒"的天体；

黑洞既黑又亮，里黑外明，阳中有阴，是一个"诚明兼该"的天极星，天极星就是我们银河星系宇宙中心的天道之极限、极点—奇点金丹（图1-8）。

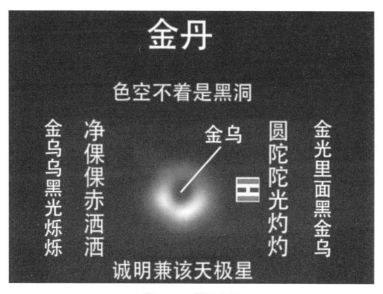

图1-8 黑洞金丹

《天廷秘传》曰："在天极星中央，其状宛若明镜，灿灿灼亮，天斗美其名曰金乌。"

在中国古代神话里，一只黑色的乌鸦蹲居在红日的中央，周围是金光闪烁的"红光",故称"金乌"。但这里是指天极星中央的金乌,显然不是太阳中央的金乌。

黑洞就是金丹,金丹就是天斗,天斗美其名曰金乌,所以天极星(银心)中央的天斗金乌非太阳中央的金乌所能比拟,天斗金乌是天极星海这个小宇宙的主宰。

在宇宙中,所有的恒星都是红日,特别巨大、"红光"闪闪中的金乌就是"黑洞"(图1-9)。

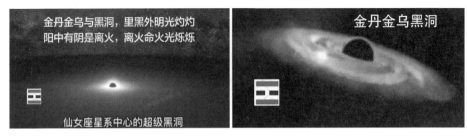

图1-9 金丹、金乌、黑洞

[唐]韩愈诗曰:"金乌海底初飞来。"黑洞是从天极星海的海底冲出来,唯有诸如天极星星海(银河星星海)、仙女星星海的海底中心才能有"金乌海底初飞来",小小的太阳系还算不上"星海",算不上宇宙,天极星星海(银河星星海)、仙女星星海中的金乌就是黑洞。我们的祖先早在一千多年前就认识到了金丹黑洞创造宇宙的概念。

银河系中心的黑洞深不见底,空无所有,乃是大道无形,但它蕴藏着宇宙最原始的能量,是领导天极星海(银河星海)的核心力量。

当黑洞吞食完宙室星宿琼楼瑶殿内所有的恒星天体后,天极星(银心)就会消融,天极星海这个小宇宙也就会随之消失。

由于黑洞(奇点金丹)吞食了天极星所有的能量而炽热无比,就会再次发生爆炸而产生新的星海宇宙。

宇宙就是经历了多个爆炸期和收缩期,爆炸了终会塌陷形成黑洞,收缩了又会爆炸形成另一个宇宙。

宇宙是爆炸形成的,大宇宙大爆炸,小宇宙小爆炸。

每一个无限膨胀的宇宙都是下一个宇宙大爆炸的起源。

大宇宙最初是由金晶混沌之石（巨大恒星）爆炸而产生了众星海，形成了诸如银河星海、仙女星海等数也数不清的小宇宙，每个星海小宇宙的中心都有一个至道之极、至道之精的天极星，天极星中心的塌陷而产生了黑洞，黑洞吸食完天极星内所有的恒星之精后而蓄积了最大的能量，再由黑洞爆炸而产生尘埃，再形成星系，如此原始反终，不增不减，能量守恒。

宇宙物质是循环的，而黑洞是来自一个星系的衰亡，它本身又是另一个星系的起点（奇点金丹）。黑洞不灭不死，恒固不化，天斗于此处安神定魄，羁游其中，运筹帷幄，主宰着星海宇宙的运行，乃是昊天上帝之神灵。

修真图三清神两边的对联是对大爆炸宇宙论的真实写照，而且在宇宙形成后，便是太虚的一炁化三清，三清相见结婴儿，生天生地生万物（图1-1）。

大爆炸宇宙论是近 70 年来宇宙诞生最具有影响力的观点，虽然有质疑和争论，但从 800 年前的修真图和一千多年前的"金乌"观念来看，是确实如此，所以修真图和"金乌"并非是虚构的，而是一种超前的科学，超越了现在的宇宙学和生命科学，是中华道教传统文化智慧的结晶。修真图图文并茂形象地描述了宇宙天地万物的诞生，我们用七言律来概述：

> 一粒粟米藏宇宙，一粒金丹震大千；
> 真阳周注热能量，金丹气满热爆炸；
> 金晶并起精与气，保合太和冲元宫；
> 震动大千无色界，宇宙诞生大爆炸；
> 金丹震动太虚中，太虚显现三清神；
> 三清相见结婴儿，生天生地生万物。
>
> 三日成晶最炽热，采捉金晶炼金丹；

大道之源是金丹，混沌之石震宇空；

天道极限天极星，奇点金丹天斗神；

金丹爆炸生众星，金晶塌陷生黑洞；

天极星海天斗生，天极天斗生众星；

有无从此交相入，未见黑洞想得成；

黑洞中心气最盛，金丹气满大爆炸；

宙室心性在提升，宇宙膨胀在驰骋。


金丹金乌与黑洞，里黑外明光灼灼；

阳中有阴是离火，离火命火光烁烁；

色即气，气即空，空无所有即黑洞；

净保保，赤洒洒，圆坨坨，光灼灼；

色空不着是黑洞，黑洞周围光最亮；

照曜宙室是金晶，金晶中心是黑洞；

宙室玉京混元宫，天斗安神定魂魄；

慎身修永噬所有，蓄积能量再爆炸；

一切皆无即是气，一切皆有即是色；

气色飞轻音最妙，处处皆有慈悲心。


　　太易是宇宙的源头，太虚是宇宙的空间，无极是宇宙的本底，太易、太虚、无极共同组成了宇宙的时空场所，它们都属于"无"，是创世的神灵；太极是四太创世的果实、宇宙的精华，是"有"。无极是暗物质（无），为宇宙的本原，气是先天的先天，是创世主；太极是明物质（有），为天地的本原，是后天的先天，是造物主。"无极生太极"是宇宙的生成论，无极之道气、形、质；"太极生两仪"是天地的生成论，太极之道天地人。宇宙是由无极（无形）和太极（有形）组成的宇空，是"有无相生""虚实共存"的太虚。太虚是"无极生太极"的时空场所，太极是先天四太产生的"无极之真，二五之精"，是能够化生天地万物的"天地之专精"，是"道之为物……其中有精，其精甚真，其中有信"的先天之精，是宇宙的三联体遗传基因，是三位一体的上帝。"无极生太极"与"无中生有"是同一个哲学概念，太极是"有生于无"的有形者，是四太创世产生的上帝。周敦颐的《太极图说》就是展示生命源和流的理论图说。

# 第二章 太极与太阳

太极即太一，太一即天一，天一即太阳，太阳即太极。太阳是先天四太产生的"无极之真，二五之精"，是能够化生天地万物的"天地之专精"，是"道之为物……其中有精，其精甚真"的先天之真精。精是化生天地万物一切的根源，根源主宰一切，主宰就是心，所以太阳就是《周易》的"天地之心"，就是朱子的"生物之心"。太阳就是天道，太阳就是天心，所以"道为太极""道生万物"与"心为太极""心生万物"是同一个哲学概念。

## 第一节 太阳是"天地之专精"

太极即太一，太一即天一，天一即太阳，太阳是"无极而太极"的太极，是"道生一"的一，是"有形生于无形"的有形者，是"有物混成，先天地生"的混成物（恒星），它开天辟地"一生二""太极生两仪"是化生天地（星系）万物之根源。

"道立于一"，太一、太阳就是道，道就是太阳的生生不息之道。"浑沦""太极""太一""天一""天道"都是对天地之本原的太阳所取的不同术语和称呼。"道立于一，造分天地"与"太极生两仪"是同一个哲学术语。道，从无到有，从虚到实，从暗道到明道，太极太阳之道则是"道立于一"的明道。

《吕氏春秋》曰："太一出两仪，两仪出阴阳。"太一的运动可以表达太阳的运动。《礼记》曰："太一分而为天地，转而为阴阳，变而为四时。"这正是太阳乾元之体（恒星）分化为天地（星系）后，太阳相对于地球的视运动是阴阳五行、四时五气、五运六气变化的根本所在，所以太极、太一就是太阳的代名词，太阳与太一完全一致，易、道、太极、太一都是对在混沌中形成的天地本原之物——太阳（恒星）的不同称呼而已。

太阳（恒星）既是"无极生太极""道生一"的果实，又是"道立于一"的"天道"，它既是先天四太演变的终结和"有物混成，先天地生"的混成物，又是"一生二""太极生两仪"开天辟地的开端，它既是"无中生有"的"有"，也是"天下万物生于有"的"有"，这个"有"不是万物之有，而是最初始的有，是天地产生之前的有（恒星），是可以产生天地万物的有，所以太极、太阳是先后天的分水岭，是后天之先天而为"有名万物之母"的有，无极则是先天的先天而为"无名天地之始"的无。

《管子》说："道之在天者，日也。"天道就是太阳，太阳就是天道！道生天地，天地生万物，万物生长靠太阳，太阳是天地万物化生之根源，所以太阳就是"气形质""妙合而凝""有物混成，先天地生"的道，天道就是太阳生生不息化生万物的生生之道，八大行星以太阳为中心"反复其道"的公转运动是永恒不变的天道。

太阳（恒星）是"道之为物""有物混成，先天地生"的道。道生天地，是太阳（恒星）"一生二""太极生两仪"的开天和辟地才形成了今日的太阳系之天地！道生万物，是万物生长靠太阳，太阳生生不息是化生万物之根源。

四太创世的果实——太阳形成于 50 亿年前，这个果壳"其中有象，其中有物……其中有精，其精甚真，其中有信"而决定着我们这个天地和万物的发生，是"四太混成，先天地生"的混成物——"天地之专精"。

在太阳系中，太阳占所有星体总质量的 99.86%，显然是天地万物的本原。包括地球在内的八大行星（地）只是太阳的残渣碎片，仅仅占太阳质量的 0.14%，其形成于 45 亿年前，是太阳（恒星）"一生二""太极生两仪"的开天和辟地，才形成了天地阴阳（恒星星系），才有了五行万物，所以太阳就是能够化生天地万物的"天地之专精"。"一生二"并不是太阳一劈两半，而是从太阳分离出来的残渣碎片形成了二，是阳合阴的二，这个二就是阳与阴。

在八大行星（地）没有形成的 45 亿年前，太阳是不能称之为天的，天和地、阴和阳是相对而言的，没有地，就没有天，没有阴，就没有阳，那时的太阳只是"无中生有"的"有形者"，只是"道生一"的一，只是先天四太修成的果实，是无极之真精，有了太一（恒星）这个"先天地生"的混成物之后，才是"一生二""太极生两仪"的开天和辟地，才有了相对的天和地、阴和阳的概念及万物的产生，太阳与八大行星显然是先天生后天的天地阴阳关系，所以阴阳关系就是先天与后天的关系，就是"阳主阴从"的关系。

邵雍在《无名公传》中说："能造万物者，天地也；能造天地者，太极也。"在《观物外篇》中说："道生天，天生地。""则天分而为地，地分而为万物，而道不可分也。其终则万物归地，地归天，天归道，是以君子贵道也。""心为太极""心在天地前，天地自我出"。太极就是太一，太一就是太阳，太阳就是天心，天心就是天道，"道立于一"。"一生二""太极生两仪"，开天辟地必定是先有天（一），后有地（二），然后再有万物（三）。"道生天地"，是"道生天（道生一），天生地（一生二）"，先有天、后有地，"则天分而为地"，八大行星（地）只是太阳（恒星）分化出来的残渣碎片，是"地归天，天归道"的道理。"地分而为万物（二生三）"，生命万物本身就寄生于地，是属于地阴的范畴，万物背负着地阴，环抱着太阳，吸收着阳光而成长，是"万物负阴而抱阳，冲气以为和"。

邵雍的"道生天"就是"道生一"，一，就是天一；"天生地"，就是"一生二"，二，就是地；一分为二，先有天、后有地，是"天分而为地"才产生了"二"；"能造万物者，天地也"，就是"二生三"，三，就是万物，是无极之蕴"气、形、质"的"三元合一"形成了太极太一之道（道生一），是太极太一（恒星）的"一析三"一步步的形成了天、地、万物（人）的三才之道。

天一地二。一就是天，二就是地，三就是万物（生物体）。天＋地＝二，二是两种不同的质，即阳和阴，所以"二生三"兼具两层含义：一则是天和地的阴阳交感创生了万物，产生了第三者，是"二生三"；二则是"地分而为万物"产生的"三"，是"其终则万物归地"的"二生三"。万物生万物，则是"三生万物"，"三生万物"之"万"不在数量为万，而是生成万种不同的质，是自然界的多样性，是道生道，生生不已的生生之道。

邵雍的"道生天，天生地……则天分而为地，地分而为万物……其终则万物归地"是对老子"道生一，一生二，二生三，三生万物"的具体化，都是"一析三"的分化方式。"万物归地"是邵雍的"三以二为本"之理，"地归天"是邵雍的"二以一为本"之理。一是二之本，所以天是地之本，二是三之本，所以地"厚德载物"是万物之本，是"地分而为万物……其终则万物归地"之理。

"精化为气，气化为神"也蕴含着"道生一，一生二，二生三，三生万物"的道理：精就是根，根就是一，"精化为气"就是"一生二"，形成了真精真阳、元阴元阳，是玄牝一体的太极，是太极阴阳说；"气化为神"就是"二生三"，产生了第三者，是函三为一的太极，是太极函三为一说。《说文解字》的"天神引出万物者也"就是"三生万物"。

开天辟地，必定是先有源，后有流，先有天，后有地，天尊地卑，阳主阴从，乾坤定矣。恒星乾元之体经过了 3 亿～5 亿年的开天和辟地，才产生了包括地球在内的八大行星，形成了今日的太阳系之天地，它育有八子"以为天下母"，八大行星以太阳太一为中心"抱元守一""复守其母""反复其道""负阴抱阳"而运转，是先有母，后有子，先有天，后有地，先有阳，后有阴，阳主阴从，《周易》的"天尊地卑，乾坤定矣"是有科学依据的，天和地就是先天与后天的阴阳关系。

在太阳系中，太阳一阳独大，体至大、阳至极，故称之为"太一""太极"，它肯定是天地变化的根源所在，是"一生二""太极生两仪"开天辟地的根源所在，它主宰着太阳系之天地的变化时机和运动方向，是"天尊地卑"的重大理由。

在太阳系这个天地中，太阳占有绝对的主导地位而"核统天下"，才形成了"天尊地卑，乾坤定矣"的天地系统。天和地是对立的，没有对立，天地内外就会浑然一体没有区别，只有对立，才能有层次高下之分，才能有空虚的地方得以化生万物。而对立的天和地是不平等、不对称的，是有主次之分的，只有主从之分的"天尊地卑"，才能"一统天下"而形成"乾坤定矣"、秩序井然、层次分明的太阳系之天地系统，这种天地之间的演变必然存在着深邃的指引和主导关系，"天尊地卑"的基本结构从表面上来看是高下之分，实则是体现太阳乾元之体运动本源和指引运动方向的天象之变化，是天地自然秩序的源头和主宰所在。

太阳为日，日是象形字，老子时期的⊙是"其中有精"之寓意（图2-1）。

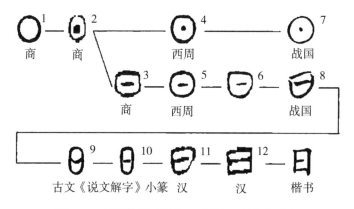

图 2-1　西周战国时期的日"其中有精"的含义

《说文解字》有"太阳之精"说和"天精为日"说，《史记》有"日者，阳精之宗"说，《淮南子》有"火气之精者为日"说，皆是"其中有精"的日精说。精是太阳的本原性物质，"太阳之精"就是"天精"，天精就是先天四太产生的先天之精，是能够化生天地万物的"无极之真，二五之精"的"天地之专精"。太阳就是天道，"道之为物……其中有精，其精甚真"的"太阳之精"就是太阳之本体。

太阳之精"精化为气"是太阳阳气之根源，所以太阳是真精真阳的"阴阳之根蒂"，这就是列子的太一"圣人因阴阳以统天地"而为天地万物的最高主宰。

日精日气，日气日神，精足则火旺，火旺则神明，"太阳之精"就是"精化为气，气化为神""三元合一"而"一析三"的太极之本体。精合其气，就是精气，无精则无气，所以"太阳之精"就是太阳阳气之根本；精合其神，就是精神，无精则无神，所以"太阳之精"就是"太阳神"。"天精"就是"天神"，"天神，引出万物者也"，实是神以精为体的天地造化运动。

以言其精，为二五之精、天地之专精、太阳之真精，为天地万物造化之本原；以言其气，为元阳之气、太阳之阳气，为天地万物运化的原动力；以言其神，为太极元神太阳神，为天地万物的最高主宰。元精与元气共生成，元气与元神相来往，囫囫囵囵，三元合一而一析三，就是一个先天之太极。

太初之气"气聚而有形"，产生了太始之形；太始之形"形即精也"，产生了太素之质（精），太初、太始、太素"气、形、质"三元混一最终产生了"无极之真，二五之精"的太极、太一、太阳之精，太极、太一、太阳之精"精化为气，气化为神"引出了天、地、万物（人）三才之道，宇宙万物产生的过程就是一个"函三为一"的组合过程和"一析三"的分化过程。

《太极图弄圆歌》说："我有一丸，黑白相和，虽是两分，还是一个。"太阳之精"精化为气"而含真阴真阳，黑白相和，玄牝一体，是阴阳之根蒂，是天地万物之根源！太极是阴阳之源，具有阴阳的共同性质，即是阴阳同体（玄牝一体）的状态。

《唱道真言》云："元精溶溶，元气腾腾，元神跃跃，三元具矣。精气神，名虽有三，其实一也，囫囫囵囵，一个太极。"太阳"其中有精，其精甚真"，精化为气，气化为神，所以太阳就是一个囫囫囵囵"三元合一"而"一析三"的太极之体。而"所谓阴者，即吾之精而造吾之形也"，"形以精成，形即精也"，所以太阳天地之精、太阳天地之心就是一个"圆坨坨，光灼灼"的有形之物。

# 第二节　太阳是"天地之心"

《易传》在诠释《易经》复卦的"复"和"反复其道"的蕴意时曰："复，其见天地之心乎?"首提天地之心。"天地之心"应是指天地的中心和核心，及天地的根源和主宰就是心。《正义》曰："中谓中心，凡言中央曰心。"《礼记》曰："中也者，天下之大本也。"［魏晋］王弼曰："天地以本为心者也。"［唐］孔疏曰："心谓本也。"太阳位于太阳系的中心，是天下之大本，所以太阳就是《周易》的"天地之心"。心是天下之本，就是天地万物的根源和本体。太阳是太阳系的中心和核心，在太阳系这个天体中，太阳一阳独大并是太阳系的根，根就是一，所以太阳就是太一（图2-2）。

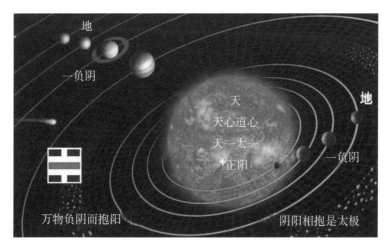

图2-2　太阳=太一=天一=天心=中心=核心=本心=根源=主宰=心=道

　　"易与天地准""道法自然"，宇宙遥远天地近，宇宙何止是太阳系、银河系！而太阳系就是人类生存的天和地，就是人类顶天立地的大自然，所以"天地之心"应是指太阳系之天体的心，非宇宙之心。太阳系只是宇宙中无数个恒星星系之一，是太虚中无数个太极之体的一个。

　　"复"应是指太阳系之天地以"太阳"为中心的"反复其道"之运动，即太阳周围的八大行星在其运动本源的指引下，周而复始"反复其道"呈同心圆之运动，而太阳则是这个同心圆的中心和核心，用变不动，是太阳系最本底的存在，是太阳系同心圆运动的动源和主宰，所以太阳就是太阳系这个天地本体的"心"，是本来的心，称之为"天地之心"或"天心"或"本心"。

　　《天符经》曰："一始无始。一析三。极无尽本。天一一……万往万来，用变不动，本本心，本太阳，昂明，人中。"一，就是有、就是太极；无就是无极。一始于零，有始于无，太极始于无极，故一始无始；太阳之精"精化为气，气化为神"，是精气神"三元合一"的太极，故太阳能一析三，极尽本能造化万物；一就是天一，天一就是太阳，故天一一；八大行星围绕太阳"万往万来""反复其道"而运转，但其主宰者"用变不动"，它就是本源于太阳的"天一一""本本心"；一就是根，根就是本，本就是心。太阳一阳独大，生生不息，用变不动，带领太阳系之天体而运行，是"天行健，君子以自强不息也"，若失其所则万物折寿而不彰，故天运当以日光明。昂明，人中（zhòng），天人一理，人也如此。

　　《管子》曰："道之在天者，日也；其在人者，心也。"太阳就是天道，天心就是人心。八大行星围绕太阳"万往万来""反复其道"的公转运动就是永恒不变的天道。道，"周行而不殆"，太阳"用变不动"主宰着八大行星的运转，必然是阴阳五行、四时五气、五运六气等一切的根源所在。

　　太阳唯精唯一，允执厥中，以中致和，生生不息，以中致用，感而遂通，所以太阳能够替天行道，是化生"天地之专精"，是"其精甚真"的无极之真精。

张景岳在《真阴论》中说："太极独运乎其中，象心为一身之主也。"太阳一阳独大，位于太阳系的中心，主宰着太阳系之天体的运行，所以太阳"天地之心"为天地万物的最高主宰。

朱子说："心，一也。"邵雍说："太极，一也""心为太极""万化万事生乎心""天地之心者，生万物之本也。"这与"道立于一""道为太极""道生万物"是一个道理。

"心为太极""心，一也"，说明"心"就是先天四太演变的终结和修成的果实，就是"道生一"的一。邵雍之子邵伯温在《宋元学案·百源学案》中说："道生一，一为太极……一者何也？天地之心也，造化之原也。"主张一就是无极而生的太极，一就是天地之心，所以心就是太极，心就是造化之源，造化天地，造化万物，是先天生后天之道，心就是先后天的分水岭，心就是太极、太一、太阳的代名词，就是根源和主宰的代称。"心生万物"和"万物生长靠太阳"是同一个道理，邵雍的"心在天地前，天地自我出"，符合天心造化太阳系之天地"先天生后天"的演变过程。太阳、天一、天心不仅是造化太阳系之天地的根源和主宰，还是造化生命万物的根源和主宰，根源就是道，主宰就是心，所以天心就是道心。邵雍的"心""道""太极""太一"都是根源和根本的意思。

"心为太极""日出当心"，心中有个太阳，心就是太极、太阳的代名词。王阳明说："心即道，道即天。""万化根源总在心。"所以心、道、太极、太一都是太阳的昵称，是天地万物之根源的代称，是天地之良心。《周易》的"天地之心"就是根源而主宰的心，并非是意识，它是以生生为本的心，是"心生为性"的"生物之心"。

太阳是太阳系最本底的存在，是太阳系的根，根以"生"为本，根的生发之力决定着事物的发展方向和运行规律而具有主宰的本能，所以朱子在其《仁说》中诠释《周易》的"天地之心"时提出了著名的论断："天地以生物为心。"根的"生生"之功能就是"生物"之心，它具有主宰的含义，故"根"就是"心"，心就是主宰，它生生不息是化生万物之根源，是名副其实的"生物"之心，它是太阳系的中心和核心，并主宰着太阳系之天体的运行，是根源而主宰的心，所以王阳明有"心者，天地万物之主也"的论断。"天地之心"就是"天地以生物为心"的简述，实指太阳而言。

太阳即天心，天心即天理，天理即是生生之理不息之机，是化生万物之理。朱子说："天地之心，别无可做……只是生物而已。"太阳的本能无非就是生生不已造化万物，而生生不已就是推动力，就是主宰，主宰就是心，心就是生生之理不息之机，而非意识，所以生物之心是"无心之心"。

心就是起点。太阳是先天四太产生的先天之精，是化生天地万物的天地之专精，是后天天地的开端，是先后天的分水岭。天心虽然是创生天地万物的根源和决定者，但它并没有思维，它以占太阳系所有星体总质量99.86％的本体身份为天地的开辟和万物的化生提供着本源和动力，并主宰着天地的运行和万物的化生，主宰并非是意识，是源于它生生不息的力量，而生生不息是"精化为气"自然的力量。

生成是天地的根本，而生成不能是混乱的，应是有秩序、方向和主宰的，而主宰就是心。心本身就含有主宰的蕴意，但其主宰之原动力是来自太阳生生不已的根源性力量，没有太阳的根源性力量，天地万物的生成就会缺乏条理而出现混乱，所以天地有心是指其化生万物的根源性及主宰性，天地无心则是指主宰天地万物化生的心是无意识、无思虑的，主宰只是太阳的生生之理、不息之机，非意识所为。

天地之心就是天地之理，就是天地运行的主动力。朱子说："心固是主宰底意，然所谓主宰者，即是理也。"将主宰寓意于心，并非是心有意识而为主宰，而是基于根源主宰一切。根就是一，一就是理，理就是主宰，太阳创造天地，而天地以生物为心，是自然而然发生的，并无目的意识，所以天心是"无心之心"。

"太阳之精"是天地万物化生之根源，精就是根，根就是心，精化为气，生生不已，所以根以生为本，心以生为性；无精则无根，无根则无心，无心则无神，所以心以精为体，以神为用，精神就是心神，心神就是天神。太阳之"精化为气"生生不息就是"生物之心"，所以"天地以生物为心"，简称"天地之心"。

精是神之体，神是精之用，心是神之体，神是心之用，二者的内涵是一致的。精神和心神既是"体用一源，显微无间"的一，又是体和用的二。神是心的生生不息之机能，把心引向神，把神引出心，以"神明出焉"，从而"天神引出万物者也"，心神永远是共同起作用的，所以"心为太极"，太极的灵魂就是心神，心神灵动就是太极的最高境界。

# 第三节　太阳是"理学之心"

太极太阳就是"天地之心""生物之心"，太阳就是天道，所以北宋理学家邵雍有"心为太极""道为太极""太极道之极"的著名论断。心、道、太极是同一个哲学概念，心就是太极、就是道，太极就是道的终端、道的果实，道心就是太极的化身，是太极的最高境界。

邵伯温在寻证"复，其见天地之心"时曰："一动一静，天地之妙用也……自静而观动，自动而观静，则有所谓动静。"是言"天地之心"盖于动静之间以见之。同心圆的反复其道的运动是在"心"的引力主导作用下而循环往复的，心则位于同心圆运动的中心，其至尊至静、寂然不动，乃是"复""反复其道"之运动的"自动而观静"，也是程颐诠释《复卦》时主张"动，见天地之心"的观点，如若不动（反复其道）则也无心可见，所以"反复其道"，其"动，见天地之心也"，其"见"天地之心而反复也。复，就是反复其道的动，动，就是反复其道的复，故"复，其见天地之心"与"动，见天地之心"是同一个意思。

太阳不仅是天地万物生生不已的生机和动源，还是太阳系之天体同心圆运动的内在主导和主宰，其至尊至静、寂然不动而位于太阳系同心圆运动的中心，是"自静而观动"，又是"静，见天地之心"的观点。静是动的动源和主宰，只有"复"的"反复其道"之动，才能显现出"天地之心"，是"动，见天地之心也。"复和动是以"心"为动源而"反复其道"的，所以说"天地之心"于"动""静"而"见"之。

"复"的动态过程展现了天地"内外""本末""体用"及"动静"的观念，"本、体"于内，乾元寂然不动而为"静"，"末、用"于外，坤地奉天承运反复其道而为"动"。

内本外末，内阳外阴，内静外动，有动必有静。相对而言，静是绝对的，是根本，动是相对的，是末梢，动根源于静，末生于本而归根于静，所以"动"复归根于"静"，是谓"归根复命"，"动静相对"而"见""天地之心"。

唐代《吕祖百字碑》"动静知宗祖，无事更寻谁"与"复，其见天地之心乎"有异曲同工之妙。只有一动一静，方见轴心之妙用，如太阳系的同心圆运动，所以邵雍强调："舍动静则难窥其意蕴。"虽然欧阳修的《易童子问》："天地之心见乎动，复也。"明确"动"是反复其道周而复始的动，但是"反复其道"周而复始的动是以静为中心、为根本、为动源的，只有"动"才能显现出"静"，天地之心正是由此动来揭示和体现的，"天地之心"于此动静而见之。

王弼曰："复者，反本之谓也。天地以本为心者也……故动息地中，乃天地之心见也。"动、复是末节现象的存在，它不可能离开寂然不动的本根，所以天地之心是静与动的综合集成。[宋]胡缓："'复，其见天地之心乎'者，夫天地所以肃杀万物者，阴也；生成万物者，阳也。天地以生成为心，故常任阳以生成万物。"阳生物阴杀物，天地既以至静为本，又以生物为心，天地万物皆本于此，乃是天地之心也。太阳是太阳系之天体的至静之体，又是生命万物化生的本源，所以"天地之心"非太阳而莫属。

宋明理学诸家都认为天地有心，都在刨根问底欲穷千里目，在心是天地万物之根源和主宰的认知上趋于一致，但他们的天地之心论也仅仅是空中楼阁，是停留在观念上和概念上的高谈阔论，并把天地之心与宇宙之心混为一谈，穿越了太阳系好高骛远地去宇宙中寻找天地之心，宇宙岂止是太阳系银河系？茫茫宇宙只能是雾里看花，他们并没有具实到太阳就是太阳系这个天地本体的心。天地之心非宇宙之心，在"道法自然"是来自太阳系之天地的认知上还差一步。

明代医学家张景岳却认识到太阳就是万物化生的根源和主宰，他在《类经·运气类》中说："君火者，太阳之火也，为阳气之本，为万化之原。"明确太阳为君，是主宰万物化生的根源。他在《大宝论》中说："日丽乎天，此阳中之阳也，非太阳乎？"而"太者气刚，故日不可灭……惟其不灭者，方为真火。"太阳是阳中之阳、中心之中心，又是生生不息之火，此非天行健，君子自强不息也？所以张景岳又说："天之大宝只此一丸红日。"但他却没有从天地论的高度上去总结，这就是"天地生物之心"，是主宰万物化生的天心和本心。

正是：

> 其见天地之心乎，众生回应千百度；
> 宋明理说满天飞，好高骛远宇宙寻；
> 务虚理论一大堆，空中楼阁雾里花；
> 宇宙遥远天地近，宇宙之心非天心；
> 太阳君火万化源，生物之源就是心；
> 众里寻他千百度，一轮红日照当头；
> 一九红日是天心，红日当头照我心；
> 我和红日心连心，天地之心即我心。

以心为喻而言天地之根，是谓"天地之心"。太极太阳是创生天地万物的根源性力量，自然而然具有主宰性，所以张载的"为天地立心"就是要为创生天地万物的根源性力量立名，根源就是心。确立君主实名制，凸显心的主宰地位，给天地一个明确的定位，同时赋予天地之心以人伦道德属性而具有普世价值观。

以根为"心"，是以心为喻而言天地之根，进而以心为君而昭示天下、彰显天理，故《黄帝内经》有"心为君主之官"的论断。以心代言太阳创生天地万物的根源性及主宰性，名正则言顺，从而为探索自然界的客观规律和理想秩序奠定人类永恒的精神基础和追求目标。

朱子的"天地以生物为心"论与《易传》"生生之谓易""天地之大德曰生"的思想一脉相承，生生既是生命之源，又是价值之源，生命创造是"天道"和"天德"的最高价值，也是老子《道德经》的最高境界。

朱子《仁说》中的"天地以生物为心者也，而人物之生，又各得夫天地之心以为心者也"，是说"天地生物之心"作为一种内在原则或内在目的，其实是体现于每一生物体之中的，人与其他生物之心是天地之心的落实和呈现，它们都是以"生"为内在原则的心，朱子的"吾之心即天之心，天之心即吾之心"即是此理。

生生在于根，无根则无生，雨大不润无根之草，"生"源自于根，是"根"的根本属性。性，从心从生，心生为性，是生命之根源。心生万物，乃是生生之性，故《孝经》"性者，生之质也"。《通论》"性者，生也"。《贾疏》"性亦训生"。程颐"生之谓性"。生与性相通，乃是天性，心生就是性命之根，生命之源，所以心就是生命万物的根源。以生为心，心生为根，是"心"的根源性力量及主宰的底蕴，心生是"心主"最大的德，所以"生生之谓易"是《周易》的核心内容和根本精神。

《易传》曰"天地之大德曰生"，而"日新之谓盛德，生生之谓易，成象之谓乾，效法之谓坤"。"大哉乾元，万物资始，乃统天……至哉坤元，万物资生，乃顺乘天。"

日为阳，为乾为天；地为阴，为坤为地。

日新：既是日日更新的生生之意，又是太阳的本义，太阳生生不已日日新，创新万物乃是大盛之德，是"天地之大德"。

成象在天：太阳乾元之体生生不息乃为万物创新之根源（资始），而统天。

效法在地：地阴坤元厚德载物而万物生生繁衍不息（资生），乃顺天承运。

"资始"乃是"资生"之根源，阳主阴从，天尊地卑，太阳乾元生生不息是万物资始，乃为最高主宰而统天。

"生生之谓易"和"天地之大德曰生"揭示了生命哲学"生"的本体意义和核心价值。本体论上的"生生不息"与价值论上的"大德生生"成了人们无法企及的境界，是宇宙中最为重要的根本活动和最高的价值取向，这就是老子的"道"。

"道"是最高的存在，"道生一，一生二，二生三，三生万物"，道"函三为一"而"一析三"，极尽其本缔造万物，它是以"生"为其根本功能而一以贯之的，这与心生为性，是生命之根源的内涵一致，与庄子"夫道……自本自根"及王阳明"心是天渊"的内涵一致，而本就是心，根渊就是心，生还是心，"易""道""心"同义，所以"心"就是"道"，道就是"易"，道与心合称就是"道心"，道心就是天心。

"易"和"道"贯通，道以生生为本，而生生之谓易！"道"和"德"贯通，"天地之大德曰生"，但万物生长靠太阳，"日新"生生之道就是最大的德，"天地之大德"实质上就是"日新之盛德"。生生之易，生生之道，生生之德皆"同根而生""同日而语"，天根、天心、天理、天道皆"同日而语""同根而生"。太阳"日日更新""变易不断"创新万物的生生之道就是"易"。

心的本意无非就是主宰，主宰无非就是天理，天理无非就是天道，天道无非就是天机，天机无非就是太阳的生生之理不息之机，是天地万物之根源。《礼记·中庸》"天命之谓性"乃是先天之性。陈淳曰："性字，从生从心，是人生来具，是理于心，方名曰性。"把先天之"性"与"心""生""理"一概而论。

心生为性，以生为心，以心为君，君临天下，故在天有"天行健，君子以自强不息"之机，在人有"心为君主之官"之理，天心、人心皆物有所指。将"天地"的自然属性与"心"的人文属性相结合，这就使得自然的天心与仁义道德的心混融在一起，心心相印，相互理喻，成为人类遵循天道、追求天理的精神基础和理想目标。

[北宋]张载在探索周易的"天地之心"时曾历史性的呐喊："为天地立心！为生民立道！为往圣继绝学！为万世开太平！"就是要以心为喻而言天地之根以名正言顺，就是要以心为君匡正周易的"天地之心"，立天心，树天君，以替天行道。

天心就是天理，天理就是天道，心与道同义，所以张载的"为天地立心"就是要"为生民立道"，道就是命根，所以又演绎为"为生民立命"！让民众遵循天道、敬畏天理，借天道、天理为社会确立核心价值、理想秩序，为民众指明生命意义、追求目标，为前圣继承已绝之学统，为万世开拓太平之基业，从而把自然目的的天心与道德属性的仁心混融在一起，相互理喻，以呼唤天德良心。

天心即仁心，仁心即公理，天人一理，故二程曰："万物皆只是一个天理。"把生生不已的天心与仁义道德的心相融合，基于此生物便具有了天理和道德公理的内涵，成为人类追求天理、效法天道的进路。

心生为性，生生是心的本性，这便是初心和本心。朱子曰："仁者，天地生物之心也。""仁是性""仁是理""仁即道""生生之谓仁"，这些都是朱子的仁学思想，所以"生物"之心既是天心和道心，也是仁心和良心，更是天理和良知。董仲舒曰："天，仁也；仁，天心。"天心无思无为，是无心之心，以生生为本，乃是仁心和良心。是仁心打通了天之心和人之心，实现了天心和人心"天人合一"的融会贯通，它具备了道德伦理的内涵和良性的价值观，就是"仁心"和"良心"。天心、道心、本心、仁心都是一个理，都是以生生为本的生物之心，都是性命之根和生生之理。

正是：

> 天地之心生物心，生物之心是本心；

太阳之精是天精；天精天根是天心；

日出当心是天心，万化根源总在心；

心生为性生物心，心生万物是良心。

# 第四节　太阳是"太岁"

《素问·至真要大论篇》曰："先岁物何也？天地之专精也！""先岁物"就是先天之精，就是先天四太产生的"二五之精""天地之专精"。精"其中有信"，它就是宇宙的遗传物质——三联体遗传密码，所以"二五之精"的"天地之专精"就是"先岁物"的遗传物——先天之精。太极太阳（恒星）就是能够化生天地万物的"先岁物"。

岁，就是寿命。先岁即先天四太，四太创世、宇宙的诞生已经是 138亿岁了，还有 1400 亿岁的生存期，即先岁的寿命是 1538 亿岁。

先岁生太岁，先天四太产生的太极、太一、太阳（恒星），就是先岁产生的"先岁物"，是先岁产生的太岁。太岁的寿命是 100 亿岁，太阳的年龄已经是 50 亿岁了，正值中年，还有 50 亿岁的生存期。

任何物体都是有寿命、有生死的，有无相生，原始反终，故知死生之说。有生就有死，如同太阳和行星的出生一样，太阳系之天体最终也会死亡，大约在 50 亿年后，太阳终将会独自一个，不再有其他星体在太阳系的轨道上，是列子的"易变而为一，一变而为七，七变而为九，九变者，究也，乃复变而为一"的生死之变！

岁，就是年龄。太阳回归论岁，一个太阳回归年就是一岁。《三命通会》说："夫太岁者，乃一岁之主宰，诸神之领袖。"一年为一岁，八大行星围绕太阳（太岁）各自公转一周的时间为一岁，都是一个太阳回归年，岁的根基在太阳，八大行星（八个神灵）是在太阳引力的主宰作用下周而复始一年一岁的，所以太岁为"一岁之主宰，诸神之领袖"。

刘明武在《太阳与中医》一书中指出：太阳是天干地支的发源地，是地球的公转、太阳的回归形成了甲、乙、丙、丁、戊、己、庚、辛、壬、癸"十天干"和子、丑、寅、卯、辰、巳、午、未、申、酉、戌、亥"十二地支"，天干地支的相配形成了六十甲子的时间系统，六十甲子六十一轮回的根源在太阳。八大行星以太阳为中心"反复其道"的公转运动，实质上是在太阳乾元之体的指引下而运转的，在太阳视运动指导下的寒暑往来及四时五气和五运六气的变化，其根源在太阳，所以太阳是天地万物的根源，是阴阳五行的发源地，是四时五气、五运六气变化的根源所在，也就必然是天干地支、六十甲子循环往复的根源所在。

道教《神枢经》说："太岁……率领诸神，统正方位，翰运时序，总成岁功。"太阳率领着八大行星而运行（率领诸神），是八大行星公转一周为一岁的主宰者（一岁之主宰），是"翰运时序，总成岁功"的太岁（诸神之领袖），太岁就是循环往复的主宰。

六十甲子是一个精密的时间系统，它的纪年、纪月、纪日、纪时主要是以地球围绕太阳公转的日地关系为基础的时空系统，天干地支、六十甲子的循环组合也都是在太阳系运行的范围内进行的，都是在太阳的主宰下有规律的周而复始、循环往复。

地球围绕太阳公转的天道是永恒的，一年一岁、六十年一轮回为六十甲子，上下几千年没有变化，具有规定性、规律性和稳定性，虽然六十年中每年的五运六气有所不同，但它们是有规律的，一年一岁，六十年一轮回，所以六十年用六十个岁神来表述以示区别，但太岁为"一岁之主宰，诸神之领袖"，如果六十个岁神没有领袖，就会大乱，六十个岁神的太岁总神就是太阳、太一、天一，太岁神就是太阳神、太一神、天一神。"太一避兵""兵避太岁"，太一即太岁。孙进在《"有物混成"与中国古代宇宙本体论》中考证：太岁即太一、即太阳、即天一，"太岁神""太一神""天一神""太阳神"都是天神的称谓，是太一"成天地""成阴阳""成四时"而"成岁"。

地球公转，太阳回归有严格的规定性、规律性和稳定性，起源于太阳回归的天干地支组合成的六十甲子也必然随之有严格的规定性、规律性和稳定性，它们的根源在太阳，它们的主宰自然就是太岁神、太阳神。太阳回归，循环不已，六十甲子往返，循环不已，太阳必然是六十甲子这个时空系统的根源所在，所以太阳不仅是六十甲子一年一岁的"一岁之主宰"，还是六十个岁神的"诸神之领袖"，是六十甲子"翰运时序，总成岁功"的太岁，太岁是六十个岁神的总岁，是六十甲子循环往复"翰运时序"一岁一成功的太岁。"兵避太岁"，太岁不可犯，否则就会天下大乱。

天文首先在太阳，天文历法来自太阳，天干地支来自太阳，六十甲子、六十个岁神是上古先圣对太阳的天文历法、五运六气观察的一大极为独特的文化总结，是一个极其精密的时间系统，几千年来一直在应运着，是中华文化的瑰宝，绝不是可有可无的迷信创造。

乾卦是太阳乾元之体的卦象，是群经之首《易经》六十四卦的开篇之卦，由此而决定着六十四卦的规定性与规律性，也无疑是天干地支、六十甲子、六十个岁神的太岁总神。

太极即太一，太一即太阳，太阳即太极。太极、太阳是四太创世的果实，是能够化生天地万物的"天地之专精"。天精就是天根，天根就是天心，太阳是根源而主宰的心，是《周易》的"天地之心"，是朱子的"生物之心"，是邵雍"心为太极"的心。

无源不成江，无根不成树，无心不成圆，无日不成天。

江河无源肯定干涸！草木无根肯定枯死！圆无心只是个圈！没有太阳肯定就没有太阳系之天地！没有太阳就肯定没有阴阳和五行！太阳是天地万物之根本，是阴阳五行之根源，是天干地支、六十甲子之根源，是太岁神、太阳神，所以人文的根本在太阳，古中医的根本在太阳！《易经》开篇第一卦谈太阳，《尚书》开篇第一篇谈太阳，《黄帝内经》理论基础之核心在太阳，故天运当以日光明！

# 第三章　天地自然与易、道

太阳的生生不息之理就是道，而"生生之谓易"，"易"和"道"贯通，都是以生生为本的生命哲学，是以太极、太阳为最高境界的生命哲学。《周易》的"感而遂通"是太阳天地之心的感通之性，泰卦、复卦和乾卦都是以太阳为核心的卦象。"道"则是以太一来表述太阳系的结构之道和运动之道。

## 第一节　"天心"中和具生生之机

易，是象形字兼会意字，上面为日，下面为勿，从日从勿，光芒万丈，会意日丽中天，阳光普照，化生万物的生生之意就是"易"，故天运当以日光明！太阳"生物之心"的生生不息之机就是"易"。

什么是"易"？《周易》说得明明白白："日新之谓盛德，生生之谓易。""易"就是太阳生生不息、日日更新创生万物的生生之道。"日新"与"生生"贯通，生生就是日新无穷，太阳每天都是新的，日日在创生和创新，这是"天地之大德"。生生之谓易，但生生在于根，生生在于日，有根方生，无根则死，根与日"同日而语"。日就是天地之根，天根就是天心，天心就是天理，天理就是天道，天道就是生生之道。所以《管子》说："道之在天者，日也；在人者，心也。"道，穿针引线，把天心和人心联系在一起，道心既是天之心，也是人之心，所以天人一理，万物一体。

"易"是什么？《周易》也说得明明白白："易，无思也，无为也，寂然不动，感而遂通天下之故，非天下之至神，其孰能与于此？!"这个"易"就是"心"，心生为性，是性命之根，根至静"寂然不动"具有"感而遂通"生生之功能，是生物之心，生生之谓易！程子"心所感通者，只是理也"。道心无思无为、无所不为，以生生之理"感而遂通"通天下，主宰着万物的化生，是天下之至理，天下之至神。

《中庸》曰："致中和，天地位焉，万物育焉。"中即中央，天地之中心，以中致和的"中和"是来自于道心"寂然不动（中），感而遂通（和）"既分又合的一个概念，是以太阳天地之心为中心"天尊地卑，乾坤定矣"的以中致和而"天地位焉，万物育焉"。太阳大中至正，"允执厥中"的"致中"可使得"乾坤定矣"，是"极其中而天地位"；太阳光芒万丈"感而遂通""冲气以为和"的"致和"可使得"万物育焉"，是"极其和而万物育"，这就是朱子以天地之心为中心的"天地之位本于致中，万物之育本于致和"的思想。

朱子的老师程子说："中也者，言寂然不动者也，故曰：天下之大本……和也者，言感而遂通者也，故曰：天下之达道。"太阳位于太阳系的中心，深藏若虚，大中至正，寂然不动而为体，所以是天下之大本；太阳光芒万丈"感而遂通"通达天下化育万物既是"和"又是"用"，是以中致和，以中致用。"中"就是"体"，"和"就是"用"，"中和"是"体用"关系，是天心寂然不动（体），谷神感而遂通（用），但感通是心的本能，所以神来自于心，是心固有的功能。

天心是天地之根，天心中正，寂然不动（中），感而遂通（和），以中致和，生生不息，以中致用，化育万物，为天下之至神。《素问·五常政大论篇》言："根于中者，命曰神机，神去则机息。"神机是发自于中心的，是天心的生生不息之机，机息则神去，心神永远是共同起作用的。天心寂然不动，感而遂通天下之，是天下之至神（谷神），天心谷神体用一源，就是心神，非心神孰能感而遂通天下之故？!

天心寂然不动"天地位焉",是"天尊地卑,乾坤定矣",谷神感而遂通"万物育焉",是"天神引出万物者也",所以"心为太极",太极的灵魂就是心神,心神灵动是太极的最高境界,也是《黄帝内经》的灵魂。

# 第二节 泰卦、复卦、乾卦是太阳的卦象

泰卦是太阳系"内阳而外阴"的卦象。《易传》在注释《易经》的泰卦(䷊)时曰:"内阳而外阴,内健而外顺,内君子而外小人,故吉。"在注释否卦(䷋)时曰:"内阴而外阳,内柔而外刚,内小人而外君子,故不吉。"

在太阳系这个天体中,太阳一阳独大居于内,为乾为阳、为健为刚、为君子;八大行星居于外,为坤为阴、为顺为柔、为小人。显然,《易经》的泰卦是源自太阳系之天体以太阳为中心的圆结构之道,否卦则是反证之。

一般而言,上为天,下为地,阳在上,阴在下,阳下降,阴上升,是天地气交,为吉、为泰。但为什么泰卦却是乾在下,坤在上,"故吉"?否卦是乾在上,坤在下,"故不吉"?因为"易与天地准""道法自然",所以泰卦和否卦都应是源自于太阳系之天地的结构之道,是太阳系圆结构的卦象,所以"内阳而外阴"是天地交,为泰,"故吉"(图 3-1);如果是"内阴而外阳"则是天地不交,为否,"故不吉"(图 3-2)。

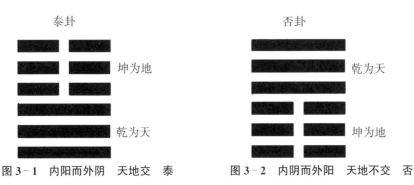

泰卦　　　　　　　　　　　　　否卦

坤为地　　　　　　　　　　　乾为天

乾为天　　　　　　　　　　　坤为地

图 3-1 内阳而外阴　天地交　泰　　　图 3-2 内阴而外阳　天地不交　否

通常所见的太极图也有两种模式：一个是阳在上，阴在下，阳下降，阴上升，左为阳降之道，右为阴升之路，符合天地阴阳上下交感之道；另一个则是阴在上，阳在下，是下为内、上为外"内阳而外阴"的泰卦之象。二者的视角不同，一个是站在太阳系之内看，则是天在上，地在下，阳下降，阴上升，天地阴阳各为一太极；一个是站在太阳系之外看，则是"内阳而外阴"，是乾坤圆通、阴阳合抱、天地一体又同处一太极体中。一个是系统内观天地（图3-3），一个则是系统外看天地（图3-4），站位不同，所以才有了先天太极图和后天太极图两种图像的争议。在系统内看天地是后天太极图，在系统外看天地是先天太极图。

乾（天）

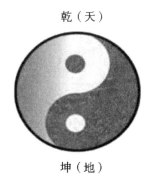

坤（地）

图3-3 系统内 阳在上 阴在下

坤（地）

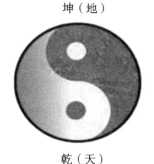

乾（天）

图3-4 系统外 内阳而外阴

复卦是太阳系"反复其道"的卦象。"天地之心"出自《周易》的复卦（䷗），从卦象上看，唯初九为阳爻，其余俱为阴。九为最大数，在太阳系中，太阳一阳独大，是太阳系最本底的存在，所以一阳根基于下，是太阳为根本的卦象。程颐言复卦："一阳复于下，乃天地生物之心也！"欧阳修言复卦："复，一阳初动于下矣，天地所以生育万物者本于此，故曰天地之心也，天地以生物为心者也！"犹言太一是生命万物化生之根源，而根源就是心。朱子言复卦："惟于一阳来，复乃见其生生不穷之意。"认为一阳生生不已乃是创生天地万物之根源，所以他直言"复卦为天根"，天根就是天心，朱子据此提出了"天地以生物为心"的著名论断，是讲天地化生万物的根源就是心。荀爽言复卦："复者，冬至之卦。阳气初九，为天地心，万物所始，吉凶之先，故曰见天地之心矣。"邵康节言复卦："冬至子之半，天心无改移。"胡实言复卦："复卦下面有一画，乃是乾体……所以为天地之心乎！"张载言复卦：""复"，言天地之心。"皆言复卦一阳初九（太阳太一）是生生不息之本，是天地万物化生之根源，所以太阳太一就是"天地之心"，简称为"天心"。复卦应是源自于太阳系之天体，是天根及天心的卦象，是天地万物的发生之道。

自然界一切物质的存在都是呈系统的，每一个系统都是由一个中心和多个层次组成的圆结构和圆运动。太阳系是由一个中心（太阳）和多个层次的行星组成的系统，这个系统显然是同心圆"反复其道"的圆运动（图2－2）。复卦（☷☳）不仅是太阳系同心圆"内阳而外阴"圆结构的卦象，还是太阳系"以一控多"之系统论和中心控制论的卦象（图3－5）。中心就是核心，中心就是根本，中心决定一切，核心领导一切，根本主宰一切，所以太阳（天心）能够主宰多个层次行星（地）"反复其道"的圆运动，而能形成一个稳定的同心圆之天地系统，是"万物归一"和"一统天下"之道。

复卦

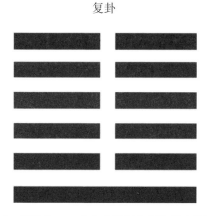

图3－5 系统论 一个中心和多个层次的内阳而外阴

《易传》"复，其见天地之心乎"是注释《易经》复卦的"复"和"反复其道"的，所以应是言太阳系多层次的行星（地）以太阳为中心周而复始的运动之道。多层次的行星（地）周而复始是以太阳为轴心、为动源而"反复其道"才形成了一个"以一控多"的太阳系之天地，多层次的八大行星（地）必见太阳"天地之心"而"反复其道""周行而不殆"！

"复"是《周易》中的普遍观念，在阴阳对峙的视域下，其以复卦之卦象与卦辞诠显了天地万物是以太阳太一之"天心"为根本而往复周流的运动特性和生成意义，天地在往复周流"反复其道"的运动中不断蕴蓄着新的生机和力量而生生不已日日新。"复"不是同性质的重复，天地万物在周流往复"反复其道"的运动中不断孕育着新的力量，创造着新的世界，只有"反复其道"循环不已方能生生不息日日新，但"反复其道"之运动是在"其""见天地之心"引力的主导作用下而周流往复"周行而不殆"的，所以太阳天心之本体生生不已"独立而不改"是"反复其道""周行而不殆"之圆运动不可或缺的轴心、动源和主导者。

乾卦是太阳乾元之体的卦象。乾卦（☰）是纯阳之卦，其"元亨利贞"的四种本质特征就是对太阳乾元之体"纯阳之精"的描述：太阳乾元之阳气是化生万物的本源，称为"元"；太阳光芒万丈无所不到，无不亨通，称为"亨"；太阳化育万物，"万物负阴而抱阳，冲气以为和"而各得其利，称为"利"；太阳育有八子"以为天下母"，八大行星皆按照各自的运行轨道"负阴抱阳""抱元守一""复守其母""反复其道"之运转，千古不变，称为"贞"。

乾卦是六十四卦的第一卦，是最根本的卦，是太阳乾元之体"纯阳之精"的卦象，其"元亨利贞"的四大本质特性是创生天地万物的总根源，是六十四卦生成的总根源，根源就是道，所以太阳就是天道，天心就是道心，太阳就是老子"抱元守一""负阴抱阳"的心。

《易传》曰："乾，天也。""乾，阳物也。""乾，健也。"乾为天，乾为物，乾刚强劲健生生不息。乾，是太阳系"内阳而外阴"的阳、是"内健而外顺"的健、是"内刚而外柔"的刚、是"内君子而外小人"的君子。

"天行健，君子以自强不息"的"君子"是物有所指的，它是指太阳乾元之体"纯阳之精"精化为气、生生不已、自强不息、刚强劲健带领太阳系之天体围绕"银核"而运行，所以"天行健"也是"天心健"之寓意，生生不息"天心健"是天地稳稳运行的基础，是万物化生的保障，故天运当以日光明。

太阳乾元之体就是"易""寂然不动，感而遂通"的心，是"天下之至神"的天神和谷神，是天地万物运化的最高主宰——心神。乾卦（☰）是《周易》的开篇之卦，是天根生生之理的卦象，是"大道之源"的卦象，是张景岳"天之大宝只此一丸红日"的卦象，是"日新"和"盛德"的卦象；泰卦（䷊）则是太阳系本和末、内和外"次第分明"的卦象；复卦（䷗）既是太阳"天地之心"的卦象，也是"天根"和系统论圆运动的卦象。

# 第三节　"道法自然"来自太阳系之天地阴阳

"易与天地准""道法自然"，太阳系就是人类生存的天和地，就是人类顶天立地的大自然，所以"道法自然"应是来自太阳系之天地。

老子的"抱元守一""负阴抱阳"，是阴环抱着阳，显然是阳在里、阴在外，是地阴"顺天承命""虚怀若谷"环抱着太阳而运转，以寒暑往来，四时相推，五气顺布，化生万物。如果是"怀抱"，不动则死矣！

老子的"万物，负阴而抱阳"，是说万物生长靠太阳，万物背负着地阴面向太阳、拥抱着阳光、吸收着热量而成长，是"万物负阴而抱阳"。生命万物本身就寄生于地球，是属于负阴的范畴。

老子的"天下有始，以为天下母。既得其母，以知其子，既知其子，复守其母，没身不殆"，指太极、太阳是后天天地的开端，它育有八子，而贵"为天下母"，所以八大行星的运行必然要"不远而复""复守其母"，是《易经·复卦》"初九，不远复，无祇毁，元吉"之意。在太阳（正阳）引力的主导作用下，八大行星（负阴）必然要"负阴抱阳""抱元守一"

"复守其母"，按照其各自的运行轨道围绕太阳（母）而运转，不远而复，吉也。如若远离其道，就会一去不返、飘散无踪而祗毁，凶也。

《易经》的"不远复"是指在太阳本体的主导作用下，八大行星的运行轨道及其自我修正的过程，不远而复。太阳生生不已、没有限量，它藏在中心，但光明正大；它"寂然不动"，但能感通万物、贯通所有；它"用变不动"而主宰着八大行星的运行，它又动静自如、生生不已、自强不息带领着太阳系之天体围绕着"银核"而运转，是"天心健，君子以自强不息"的君子。

在太阳引力的主导作用下，八大行星遵循各自的运行轨道"反复其道""不妄行""不远而复"而"复守其母""守静笃"。

老子的"致虚极，守静笃。万物并作，吾以观复。夫物芸芸，各复归其根，归根曰静，是谓复命"来自太阳系之天体！

太虚寥廓，空旷致极，地球只占太阳系总质量的 0.0003%，太阳系这个大家庭对地球来说简直是太空旷了，是"致虚极"；太阳深藏于太阳系的中心，其至尊至静、寂然不动而为"静"，太虚空旷如谷，八大行星虚怀若谷、守中抱一"守静笃"；八大行星皆一并围绕太阳而运行，周而复始反复其道，是"万物并作，吾以观复"；夫物芸芸，各复归其根，芸芸乃众生，踽踽自独行，八大行星皆按照各自的运行轨道围绕着太阳唯命是从、周而复始、反复其道、不离其根、不离其心，为"归根曰静，是谓复命"。静，一是指太阳深藏若虚寂然不动而为"静"；二是指八大行星围绕太阳反复其道运行的稳定性也是"静"。

老子的"谷神不死，是谓玄牝。玄牝之门，是为天地之根。绵绵若存，用之不堇"，是无极神与太极神的关系，太极玄牝是天地之根。

无极之道的三清天尊是宇宙的最高神，称为无极神；太极之道的上帝是天地的最高神，称为太极神。道家认为，天地沦坏、日月星辰崩盘、太极化灭，三清天尊也不受丝毫影响而长存不灭。"谷神不死"，所以"三清不死"就是谷神，是无极不死谓谷神，谷神是宇宙之神。太极天地、日月星辰、太极神是有生死化灭的，太虚无极是永存不灭的。谷神在元神之上，如同无极在太极之上，二者不可混为一谈。这实际上就是由无极而太极，由谷神而玄牝，无极是宇宙的本原，太极是天地的本原，谷神是无极神，元神是太极神，谷神元神和合类相通，是先天的先天。无极不死生太极，谷神不死生玄牝，是为"玄牝之门"；玄牝造化天地，就是"天地之根"，其过程是连贯相通的。无极永存不灭谓之谷神，太极生死轮回谓之元神，无极谷神不死生太极元神是谓天地之始、玄牝之门，太极玄牝造化天地万物是为天地之根、万物之母。谷神言其体，玄牝言其用，无极是太极之体，太极是无极之用，是"体用一源，显微无间"的关系。谷神不死，绵绵若存，用之不尽，为有源头活水来；玄牝生死轮回，你方唱罢我登场。由于先天一炁虚中来，天人合一在玄牝，所以玄牝就是先后天的分水岭。

老子的"有物混成，先天地生。寂兮寥兮，独立而不改，周行而不殆，可以为天地母"，来自太阳系之天地！

太阳是"四太混成，先天地生"的果实，它是后天的开端；太阳如谷，温和阳密，育有八子而贵为天下母；太阳一阳独大释放着能量、热量永恒而不变，是"独立而不改"，其子则吸收着能量、热量如食天谷紧紧围绕着太阳而不散，是"周行而不殆"。

天谷，是指长在头顶类圆形的谷物，如稻、黍、稷、高粱、麦等果实。地球的头顶是圆谷形的太阳，太阳是先天四太修成的果实，它是后天之地的天谷，它生生不息、神用无穷主宰着万物、养育着大地，故曰天谷。

老子的"昔之得一者，天得一以清，地得一以宁，神得一以灵，谷得一以盈，万物得一以生，侯王得一以为天下正，其致之一也。谓天无以清，将恐裂；地无以宁，将恐废；神无以灵，将恐歇；谷无以盈，将恐竭；万物无以生，将恐灭；侯王无以正，将恐蹶"来自太阳系之天地！

一者，太一也，太一即太阳。在太阳系这个大家庭中，太阳一阳独大就是太一，所以天得太一而晴空万里（清）；地得太一而稳稳运行（宁）；神得太一而神用无穷（灵）；天谷得太一而充盈；万物得太一而资生；君王得太一以名正言顺而号令天下，是《周易》的"一以贯之"通天下，皆其太一之至要也。

所以，天离开太阳就得不到清明，恐怕要崩裂；地离开太阳就得不到安宁，恐怕就会飘散无踪；神离开太阳就无以灵，恐怕就要歇停；天谷离开太阳就无以充盈，恐怕就要塌陷；万物离开太阳就无以资生，恐怕就要灭绝；侯王离开太一就不能名正言顺而失落。这就是老子"圣人抱一，为天下式"的普遍模式，皆以"得一""得道"而成就自身"清""宁""灵""盈"与"生""正"的品格属性，所以"抱元守一"以太阳乾元之体为中心的太阳系之天地，是万物浑融一体的普遍结构模式和运动模式。

太阳系及银河系与原子的道理一样，都是同心圆的结构之道，它们都是只有一个核心和环抱其核心而旋转的无数个行星、星系、电子，这应是老子"抱中守一""抱元守一"思想的来源。太阳是太阳系的核心，是正极、正电，为正阳，其他八大行星包括地球在内则是负极、负电，为负阴，在太阳太一核心（正阳）引力的主导作用下八大行星（负阴）环抱太阳呈同心圆运动，这应是老子"负阴而抱阳"的思想来源，是阴环抱着阳，是负阴在"抱中守一"而已（图2-2）。

太阳系又是银河系数千亿颗星系中的一个点，相对于正极、正电、正阳的"银核"而言，太阳系则是负极、负电，为负阴，也是环绕银核旋转而"抱中守一""负阴抱阳"的圆结构之道和圆运动之道。小到原子、细胞，大到太阳系、银河系等所有的星系都是以"核"为"心"的圆结构及圆运动之道，都是"抱元守一"以一控多的标准系统。

太阳与地阴是"负阴抱阳"同心圆结构下对立统一的圆运动关系，所以太阳与地阴的"冲气以为和"是在其"负阴抱阳"的圆运动框架内，地阴冲着太阳达到阴阳二气的相对平和而为"和"，此天地阴阳二气"冲气"到生命能够产生的最佳点，是"冲气以为和"，是"冲和""太和""相和"

的"和",是列子"冲和气者为人"的"和气","和气"则"万物化生",和气生物。

由于太阳巨大的能量,所以太阳和地球之阴阳二气"冲气"的最佳平和点("冲和")恰好在地球的表面,所以在太阳系中唯地球才有生命,因为只有在天地水火阴阳二气上下升降、互相激荡(冲气)之淡泊平和(冲和)的"太和""相和"的最佳环境中,才会有生命万物的蕴育与化生,其他星球之阴气与太阳之阳气"冲气"的"冲和"点不在其本身,或近日而焦灼,如水星和金星,或远日而寒极,如火星、木星、土星、天王星、海王星、冥王星,没有淡泊平和(冲和)的"和气"环境,所以均无生命孕育可言。

阴阳二气"冲气"而产生的中和之气("冲和")是化生生命万物的关键,它是地球表面恰到好处地得到了阴阳转化的太阳光,才使地球上有了生命万物的化生,它是"负阴抱阳"环转运动下"五气顺布,四时行焉"的"冲气以为和"。"负阴抱阳"的圆运动是太阳系的运动之道,"冲气以为和"的对冲运动则是生命万物的生成之道,它是"天地气交,万物化生"的阴阳相和之道。"和"是《周易》"保合太和"最大的价值体现,也是《黄帝内经》"法于阴阳,和于术数"最高的价值观。"和气",才能"万物化生"!

正是:

> 万往万来本太阳,用变不动本本心;
> 万物负阴而抱阳,抱中守一是太阳;
> 育有八子天下母,复守其母太阳心;
> 反复其道圆运动,周而复始不妄行;
> 内本外末惟本心,内阳外阴惟天心;
> 圣人抱一天下式,抱元守一圆运动;
> 负阴抱阳是环抱,环转运动天下式;
> 怀抱不动则死矣,循环往复是天理。

《易传·系辞》曰："易与天地准，故能弥纶天地之道……与天地相似，故不违。"所以原子、细胞、太阳系、银河系都有着高度的相似性，都是"守中抱一"以"核"为"心"的结构之道和"负阴抱阳"的运动之道，都是"反复其道"的圆运动之道。"易与天地准"与"道法自然"同义，都是以太阳天地之心生生不已、自强不息之理为最高法则，天心就是道心，所以抓住"心"，就是抓住了根，方能弥纶天人之道，明白万物之理。

# 第四章　太极阴阳

《周易》对天地和万物的生成过程有着非常经典的论述，《易传·系辞上》曰："易有太极，是生两仪，两仪生四象，四象生八卦，八卦定吉凶，吉凶生大业。"以及六十四卦的"六爻之动，三极之道也。"太极阴阳的演变有一定的规则，它在两仪、四象、八卦及六十四卦演变的每一个环节都蕴含着不同凡响的意义，两仪阴阳互根和四象阴阳互用的模式是我们自然界结构与运动的理论模型，八卦的三爻是宇宙万物三联体遗传密码的理论模型，六爻的六十四卦是宇宙万物 64 个遗传密码的最高境界。在太阳系，太阳和地球这个阴阳对立统一体存在着阴阳互根的结构模式和阴阳互用的运动模式。

## 第一节　太极阴阳图的互根与互用

在太极演变的过程中，两仪的生成是至关重要的，两仪即阴阳，阴阳分则天地立，由是天地阴阳二气上下升降，就可造化出万事万物来，所以首先审视两仪产生的过程和原理，则是认识太极演变过程的基本点。

张景岳在《类经附翼·医易义》中论述了太极生两仪的过程，他说："详而言之，则其所谓一者，易有太极也。太极本无极，无极即太极……太极动而生阳，静而生阴，天生于动，地生于静……一动一静，互为其根，分阴分阳，两仪立也。"太极在一动一静、分阴分阳的初始阶段，就蕴藏着阳中含阴，阴中含阳的演变过程，如图 4-1 所示：

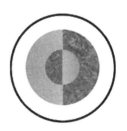

**图 4‑1　太极动而生阳，静而生阴**

当两仪分立天地生成时，就蕴义了阴阳互根的结构模式，如在太阳的中心有一黑色的阴，在太阴的中心有一白色的阳，此也正是张景岳在《类经·运气类》中所言："天本阳也，然阳中有阴，地本阴也，然阴中有阳，此阴阳互藏之道。"这也是"阴阳之精，互藏其宅"的阴阳互根之道，即阴阳鱼的鱼眼，如图 4‑2 所示：

乾（天）

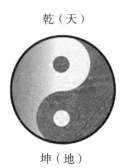

坤（地）

天生于动　地生于静
分阴分阳　两仪立也

**图 4‑2　阳中有阴，阴中有阳是太极的特征**

当两仪生四象借以阴阳太少之说时，就蕴义了阴阳互用的运动模式。因为以定位言，则阳在上，阴在下；以升降言，则阳下降，阴上升；以道路言，则左为阳降之道，右为阴升之路。由此言之，所以太阳在上主天，太阴在下主地；太阳从左而降，是天阳下降于地，而阴中之阳为少阳，所以少阳在下（地）；太阴从右而升，是地阴上升于天，而阳中之阴为少阴，所以少阴在上（天）。此也正是张景岳所言"唯阳中有阴（少阴），故天气得以下降，阴中有阳（少阳），故地气得以上升"的阴阳互用之道，即阴阳鱼的鱼尾，如图 4 - 3 所示：

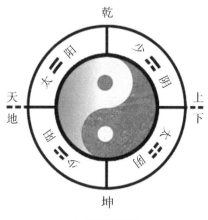

太极两仪四象

**图 4 - 3　阴阳互用的运动之道**

张景岳的"此阴阳互藏之道"就是太极阴阳的结构模式，其"故天气得以下降……地气得以上升"的阴阳互用之道就是太极阴阳的运动模式。

张景岳在《类经图翼·阴阳体象》中曰："阴者宜暗，水则外暗而内明；阳体宜明，火则外明而内暗。"如果以水火论之，则太极阴阳图正是水外暗而内明，火外明而内暗之证，这是因为阴阳互为其根，火中有水，阳中有阴，是为生化之本，亦即"阳得阴助而生化无穷"（《景岳全书·新八方略》）。"阳得阴助"一定是内助的阴方可使其生化无穷，外助的阴是不能使其生化无穷的。水中有火，阴中有阳，乃为泉源之温，方可孕育万物，亦即"阴得阳升而泉源不竭"。"阴得阳升"一定是内在的阳方可使其泉源不竭，外部的阳是不能使其泉源不竭的。

阴阳互为其根，火不熄必以水为其本，水不寒必以火为其温，水火阴阳相互包藏以相互资生，在其各自的内部就蕴藏着可以互相转化的物质基础，所以才能火不熄而水不寒。只有不息之火才能使其阳气生化无穷，只有不寒之水才能使其阴气泉源不竭，这是由其各自的内部因素所决定的，这就是太极"阴阳之精，互藏其宅"的结构原理。《素问·四气调神大论篇》曰："阳气根于阴，阴气根于阳，无阴则阳无以生，无阳则阴无以化。"此即阴阳互根之理。

"唯阳中有阴，故天气得以下降"，不息之火使其阳气下降需有来自外部阴气的作用（少阴）；"阴中有阳，故地气得以上升"，不寒之水使其阴气上升需有来自外部阳气的作用（少阳）。地之阴气要上升而不能自升，必得阳气（少阳）之助而后升，地之阳，即天下降之阳（少阳），以阳助阴升；天之阳气要下降而不能虚降，必得阴气（少阴）之助而后降，天之阴，即地上升之阴（少阴），以阴助阳降（图4－3）。二者一升一降，相互为用，才能升降不已，并由此将对立的双方连接成一体。《素问·六微旨大论篇》曰："气之升降，天地之更用也。"这是由其各自的外部因素所决定的，这就是太极阴阳互用的运动原理。

阴阳互根是指阴阳内部各自蕴藏着能够相互转化的物质基础（阳中有阴和阴中有阳），以使其阳气能够生化无穷和阴气能够泉源不竭，也就是"阳得阴助而生化无穷，阴得阳升而泉源不竭"的结构原理，即阴阳鱼的鱼眼（太阳和太阴）；阴阳互用是指对立的阴阳双方相互消长进退的外部条件，阴阳相互吸引以使阳能降而阴能升，也就是"故天气得以下降……地气得以上升"的"气之升降，天地之更用也"的运动原理，即阴阳鱼的鱼尾（少阳和少阴）。前者是"阴阳之精，互藏其宅"的结构之道；后者是"阴阳之气，相互吸引"的运动之道。

只有阴阳互为其根，阳才能生化无穷，阴才能泉源不竭；只有阴阳相互为用，对立的双方才能连接成一体。互根与互用，根为本，用为标，阴阳如果不能互为其根，阳便会成为无根之火而熄灭，阴便会成为无源之水而寒凝，也就谈不上阴阳的相互为用。任何事物都有结构（体）与功能（用）两个方面，太极阴阳也不例外。阴阳互根互藏是太极阴阳的结构模式，是静态，为体，阴阳互动互用是太极阴阳的运动模式，是动态，为用。所以两仪"阴阳互根"的结构原理和四象"阴阳互用"的运动原理是太极阴阳演变过程中最重要的两个环节，即两仪的蕴义是阴阳互根，四象的蕴义是阴阳互用。

# 第二节 太极阴阳图的卦爻与遗传密码

八卦是表示了天地阴阳二气在升降运动的消长进退过程中所发生的量变，而这不同的量变相互组合就会构成不同种类事物的质变，如☰（乾）与☷（坤）、☱（兑）与☶（艮）、☲（离）与☵（坎）、☳（震）与☴（巽），如此八卦相错，其基因（阳爻阴爻）不断的选择组合，由三爻的八卦可以演变为六爻的六十四卦（图4-4）。

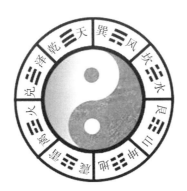

图4-4 八卦相错，变在其中

太极六十四卦与生物的64个遗传密码相一致。生物最高有64个遗传密码，周易最高有六十四卦，彼此以各自的表达方式高度统一于宇宙的"基因"——宇宙演化的64个密码中，统一于宇宙全息的统一场中。六爻六十四卦是最高卦，也是卦爻最大限度的组合，生物共有64个遗传密码，也是生物基因最大限度的组合。《易传·系辞》曰："六爻之动，三极之道也。"六十四卦的六爻再组合变化时也就产生了三极之道天、地、人的演变结果，达到了卦爻演变的最高境界。

太极阴阳图既然是自然界及人体结构与功能的理论模型，那么人体胚胎卵细胞的演变过程也存在着太极阴阳图的演变原理。人体从受精卵开始的卵裂分化形成胚泡的过程遵循着太极八卦的演变过程和规则，可以说，胚泡的形成就是一个太极阴阳八卦的演变过程（图 4 - 5）。

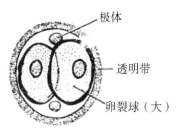

A  2 细胞期（太极生两仪）

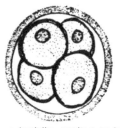

B  4 细胞期（两仪生四象，左太阳少阳，右太阴少阴）

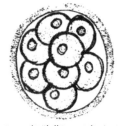

C  8 细胞期（四象生八卦八卦相错，变在其中）

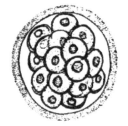

D  16 细胞期（桑葚胚）

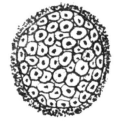

E  64 细胞期（六十四卦）

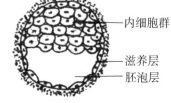

F  胚泡期（生出万象）

**图 4 - 5  卵裂分化形成内细胞群的过程遵循着太极八卦的演变过程**

"男女构精""两精相搏"形成的受精卵在 30 小时左右分裂为 2 个细胞，是一生二，太极生两仪，2 个细胞大小不一，一个大卵裂球，一个小卵裂球，若以天地大小喻之，符合太阳大，地球小，一大一小的原理，阴阳是相对而言的，大的为阳，小的为阴。每个细胞中都有一个内核，又符合"阳中有阴，阴中有阳"的结构格局（图 4 - 5A）。在 40 小时左右分裂成 4 个细胞，50 小时左右分裂成 8 个细胞，在 72 小时左右，胚卵由 8 个细胞变成 16 个细胞形成了桑葚胚，8 个细胞发生裂变形成 16 个细胞的桑葚胚是节点，因为之前是细胞的卵裂，之后则是细胞的分化，说明由 8 个细胞裂变成 16 个细胞时其性质发生了变化，这与"八卦相错、变在其中"是同一个节点。第 4 天时，分化为 64 个细胞。第 5 天时，分化为 128 个细胞的胚卵就由实心的细胞团变成囊状的胚泡了，这时也就形成了内细胞群（图 4 - 5F），内细胞群是一群具有全能分化功能的细胞，它们在胚胎的发育过程中，遵循着"一析三"的分化法则，进一步分化为外胚层、内胚层和中胚层，并最终分化为不同的组织器官，构成一个完整的生物体。即64个细胞分化成128个细胞时又发生了具有生命演绎的质的变化，这与六十四卦再演变时就可演绎出天、地、人三极之道的万事万物来是同一个节点。

换言之，受精卵裂变成2个大小不等的细胞时，是太极生两仪，大的为阳，小的为阴，两个细胞中又各有一个内核，此时也符合"阳中有阴，阴中有阳"的结构原理（图4-5A）。2个细胞变成4个细胞时，是两仪生四象，左上大的细胞为太阳，左下小的细胞为少阳，右下大的细胞为太阴，右上小的细胞为少阴（图4-5B）。4个细胞变成8个细胞时，是四象生八卦；8个细胞是个节点，因为8个细胞变成16个细胞时形成了桑葚胚，桑葚胚之前是卵裂，之后则是分化，即8个细胞演变的结果发生了质的飞跃，这就是"八卦相错，变在其中"的结果及节点。当以几何数分化至64个细胞，64个细胞再相错分化时又发生了质的变化，形成128个具有全能分化功能的内细胞群，内细胞群最后将会发育成为胎儿的各个部位，这也就是太极阴阳图的六十四卦再相错时的量变就会发生具有生命演绎天、地、人三才之道质变的结果，所以64个细胞再演变时就孕育着无限生机，与六十四卦的演变是同一个道理。

组成卦的阴爻"--"和阳爻"—"，实际上就是基因的片段及密码符号，只要是三爻成卦就只有八卦、六爻成卦只可能是六十四卦。因为阴阳爻按上、中、下次序任意排列，最多只会有8种结果，就是通常说的八卦；按初、二、三、四、五、上次序任意排列，最多只会有64种结果，就是六十四卦。所以，8个细胞裂变的下一步是桑葚胚，这一步非常重要，它奠定了细胞分化的基础，64个细胞分化的下一步是内细胞群，这一步也非常重要，它奠定了迈向生物体的基础，这两步的结果都发生了质的飞跃，即16个细胞的桑葚胚本质发生了变化，因其之后是由卵裂变成了分化，其形态、结构和功能都发生了变化；128个细胞的内细胞群的本质也发生了变化，因其之后将形成完整的生物体，功能上也发生了变化，这与太极八卦和六十四卦的节点相一致，因为八卦和六十四卦演变的结果其意义是非凡的，这说明基因（阴爻阳爻）整合到三爻的八卦和六爻的六十四卦时就会发生质的飞跃，就会有非凡的意义，在此，我们就可以理解《易经》太极两仪、四象八卦这一过程中"八卦定吉凶，吉凶生大业"和六十四卦的"六爻之动，三极之道也"的重要性和这个节点的意义了。胚胎细胞的几何变化到 8 个和 64 个细胞为节点，与太极爻卦的几何变化到三爻八卦和六爻六十四卦为节点的演绎不是偶然的巧合，它是所有事物的演变规律，这也是《黄帝内经》"天人相应""天人合一"的观点在胚胎细胞演变过程中的印记。

三爻成八卦。三爻三联体就是宇宙的基因，而基因决定着事物的种类和形态结构，所以说"八卦定吉凶，吉凶生大业"是有缘由的。

六爻成六十四卦。三爻八卦不是太极演变的终点，六爻六十四卦才是太极演变的最高点。周易除了三爻卦的八卦外，为何还有六爻卦的六十四卦呢？因为宇宙中万事万物及人类都不是孤立的、静止不动的，而是相互影响、盘根错节不停地运动变化着的，所以八卦也是相互影响、盘根错节不停地运动变化着的。如 A 事物与 B 事物相互作用，就成为两两相叠的A/B，同理，八卦表示这种万事万物相互影响运动变化的形式自然是代表 A 事物的三爻卦与代表 B 事物的三爻卦相互作用而成为两个三爻卦相叠的六爻卦，组成一个信息整体。一爻二爻为地道，三爻四爻为人道，五爻六爻为天道，构成以天道推拟人道，以人道反映天道的"天人合一"的人天观，以此揭示自然、社会中万事万物及人类的种种信息。

八卦两两相叠便组成六十四卦，且最多只能组成六十四卦。在生物遗传中，DNA 中的四种核苷酸 A、G、C、T 每三个一组相连，最多可排列成 64 种不同的三联体，即三联体遗传密码，所以生物共有 64 个遗传密码，这与周易阴阳爻三联体组成八卦，三爻八卦两两相叠组成六爻六十四卦是相吻合的，即周易最高的六十四卦就是 64 个密码，胚泡 64 细胞期的

64 个密码就是周易的六十四卦！

生物有 64 个三联体遗传密码，周易有三联体相叠的六十四卦，彼此以各自的表达方式高度统一于宇宙的"基因"——宇宙演化的 64 个密码中，统一于宇宙全息的统一场中。由此可见，八卦卦爻演变的最高境界只能是六十四卦，六十四卦再演变就会产生天、地、人三才之道的万事万物了。亦即 8 个细胞（8 个密码子）之后分化成的最高境界只能是 64 个细胞（64 个密码子），生物体的 64 个三联体遗传密码应是蕴藏在 64 个细胞中，因为 64 个细胞的遗传密码肯定是各自不同的，相当于周易的六十四卦，所以胚泡 64 细胞期再演变就达到了这个过程的顶点而会发生质的变化——形成内细胞群。内细胞群自然而然会朝着既定的方向发展，它"一析三"的分化为外胚层、内胚层、中胚层三才之道，最终形成一个完整的生物体。而且受精卵形成胚泡过程的 2 细胞期、4 细胞期、8 细胞期、64 细胞期与太极形成两仪、四象、八卦、六十四卦都有着 2 密码子、4 密码子、8 密码子、64 密码子相同的演变过程和规律。

"六爻之动，三极之道也。"这一句可谓一语道破了六十四卦演变的根本，因为从卦理来看，"六爻之动"抽象出来对应的是"三极之道"，"三极"为天、地、人，六爻之量变就会产生三极之道的质变，即六十四卦的六爻之变可演变出天、地、人之万事万物来。验证之，胚泡 64 个细胞的 64 个三联体遗传密码演变的结果就会产生能够形成完整生物体的内细胞群，由此进入另一个变化的周期了。完整生物体（人）可谓是三极之道的其中之一，这是"六爻之动，三极之道"在人体胚胎卵细胞演变结果的验证，也是太极阴阳演变的最高境界。三爻的八卦与三联体遗传密码、六爻的六十四卦与生物的 64 个遗传密码都是事物发展变化过程中的两个重要环节，属于同一个宇宙原理。

太极阴阳的演变实际上是"道生万物"的细化和深化。太极生两仪，两仪蕴义了阴阳互根的结构原理；两仪生四象，四象借以阴阳太少之说，蕴义了阴阳互用的运动原理；四象生八卦，八卦的三爻蕴义了宇宙基因的结构模式，所以"八卦定吉凶，吉凶生大业"就是八卦生万物；六十四卦的"六爻之动，三极之道也"则是蕴义了太极阴阳演变的最高境界。太极演变的这一过程是我们宇宙万物变化的基本规律和法则，也是《周易》关于天地万物生成环节上最经典的描述。

无极生太极与"道生一"同步；太极生两仪与"一生二"同步；两仪生四象，四象的太少阴阳互根互用阴阳交感则是"二生三"的过程；四象生八卦，八卦的三爻则是"三生万物"的基因，所以"无极生太极，太极生两仪，两仪生四象，四象生八卦，八卦生万物"是对"道生一，一生二，二生三，三生万物"的细化和深化。"无极生太极，太极生天地，天地生万物"与"道生一，一生二，二生三"完全是同步的。

人体受精卵的演变过程和规则与太极八卦的演变过程和规则是一样的，在几千年前的古代，我们的祖先就能以太极八卦的演变模式准确的预演出受精卵的演变过程，这是《黄帝内经》"天人相应""天人一理""善言天者，必有验于人"的思想在人体中的验证，实属伟大！

# 第三节　太阳与太阴的互根与互用

太极阴阳图原称为"天地自然之图"，所以它应是自然界天地结构和运动原理的理论模型。《易传·系辞》曰："乾，阳物也；坤，阴物也。"明确天和地一样，都是有形的物体。邵雍《观物外篇》曰："天地虽大，是也形器，乃二物也。"天和地是有形的日地二物，对立统一的日地关系就是天地关系。一物一太极，物物皆太极，天和地、阴和阳各为一太极，是一个太极体裂变成的两个太极体，但天地一体又同处于一太极体中。太阳太极与地球太极又都具有太极阴阳互为其根的结构原理和阴阳相互为用的运动原理。

太阳"函三为一"，是宇宙万物从无机界到有机界都遵循着三联体结构形态，其内部主要可以分为三层：核心区、辐射区和对流区（图 4-6）。

太阳的核心区温度极高，可达 1500 万℃，压力极大，使得由氢聚变为氦的热核反应得以发生，从而释放出巨大的能量，这些能量通过辐射层和对流层中物质的传递，向外辐射到太阳的大气层。

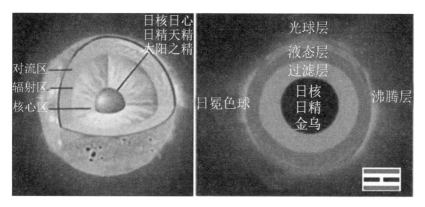

图 4 - 6　现代太阳结构示意图　阳中有阴，其中有精

换言之，太阳的核心区无疑是太阳巨大能量的物质基础，太阳没有这个由氢聚变为氦的热核反应的发生，亦即没有这个物质基础的转换（精化为气），太阳就不会释放出巨大的能量，从这个意义上来讲，太阳的核心区就是物质基础属于阴（精），虽然它的体积只是整个太阳的 1/4，但它的质量占到了一半以上，密度极大，是"道之为物……其中有精，其精甚真"的"太阳之精"，太阳之精"精化为气"生生不息是太阳阳气的根本，太阳的辐射区、对流区则是其功能的体现属于阳，是"精化为气"产生的真气真阳，由此构成了"阳中有阴""黑白相和"的结构模式。太阳的大气层光芒万丈无所不到、无不亨通，是"气化为神"的太阳神。精合其气，精合其神，所以太阳就是精、气、神"一析三"极尽其本能造化万物的先天之太极。

任何一个事物都有其物质（体）与功能（用）两方面，功能属于阳，物质属于阴，体阴用阳，体在内，用在外，太阳也不例外。阴阳是相对而言的，虽然太阳表面的温度是 5500 ℃，而其核心区是 1500 万℃，但从物质（体）与功能（用）这个角度来看，太阳核心区产生的热核反应（精化为气）为太阳表面的光辉提供了物质基础，属于阴，其辐射区、对流区体现了功能属于阳，相对而言，二者是物质与功能、体与用的阴阳关系，体在内，用在外，二者就是一个玄牝一体的太极。若以虚实言，虚为阳，实为阴，太阳的外围为虚（用）为阳，太阳的核心区压力极大为实（体）为阴，所以从阴阳相对这个意义上来讲，这就是"阳中有阴""其中有精""黑白相和"的结构模式，也就是张景岳的"天本阳也，然阳中有阴"的体用关系，而"阳中之阴为真阴"。而且从图4-6来看，日心也极似太极图"阳中有阴"的结构特征，即鱼眼。"阳得阴助而生化无穷"，显然，这一定是太阳内部的阴，外部的阴是不会使其生化无穷的。"阳中有阴""其中有精"方可生化无穷，否则为无根之火。

地球"函三为一"，遵循着三联体结构形态，也主要分为三层：地壳、地幔、地核（地心）。地球上最热的地方是地心，温度高达6000℃，呈熔融状态，由此构成了"阴中有阳""黑白相和"的结构模式（图4-7）。地球的中心高温高压，80%是铁，密度极大，质量极高，地心的体积虽然只占整个地球的16%，但它的质量占到了整个地球的34%，并相当于地球表面360万个大气压，这也应是"道之为物……其中有精"的道理。从物质（体）与功能（用）这个角度来看，地心的密度极大，质量极高，是地球的核心物质，物质属于阴，为实为体，地球的表面为虚为用，功能属于

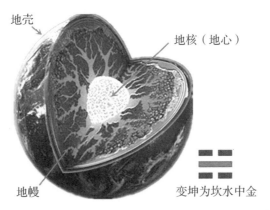

图4-7 现代地球结构示意图 阴中有阳，其中有精

102

阳，体在内，用在外，体阴用阳，地球也不例外。阴阳都是相对而言的，地球与太阳都是"道之为物，其中有精""黑白相和"的太极之道，但太阳是先天之太极，地球是后天之太极，二者乾坤圆通、阴阳合抱、天地一体同处于太阳系之太极体中。

地虽然是由木、火、土、金、水五种物质所构成，但"万物禀形，非水不育"（《景岳全书·杂证谟》），所以水是地阴之根本。水为阴，火为阳；寒为阴，热为阳。相对而言，地球外表是水，其性寒，内里是火，其性热，是"阴中有阳"的结构格局，也就是张景岳的"地本阴也，然阴中有阳"的结构模式。而且从图4-8来看，地心也极似太极图"阴中有阳"的结构特征，即鱼眼。"阴得阳升而泉源不竭"，显然，这一定是地球内部的阳，外部的阳是不会使其泉源不竭的。阴中有阳方可泉源不竭，否则为死水一潭，正如张景岳在《传忠录》中所言："水性本寒，使水中无火，则其寒必极，寒极则亡阳，而万物寂灭矣。"这是内因。

地球实际上是个水球，水覆盖了地球71%的面积，假如把陆地削平填入海中，那么整个地球就会被3km左右深的水圈包围起来，我们实际上居住在一个叫错了名字的星球——水球上。除了地表水之外，在大气圈里也充满了水，在离地面5km的大气层里所含的水分占整个大气层水分的90%，在地球总水量中仅占十万分之一的大气水在生物的生息繁衍中起了巨大的作用，如果没有大气水同地表水之间的不息循环，生物将是很难生存的，所以张景岳说："万物禀形非水不育"，水是地阴之根本，故水主地。水是阴中之阴，阴中之阴为太阴，故称之为"太阴"。天地"造化之权，全在水火"，是唯太阳火之阳气与太阴水之阴气上下升降而已。

"唯阳中有阴，故天气得以下降"，这个"阳中有阴"一定是来自外部的地之阴气；"阴中有阳，故地气得以上升"，这个"阴中有阳"一定是来自外部的天之阳气，这是"气之升降，天地之更用也"的阴阳双方相互为用的运动原理。只有相互为用（相互吸引）的升降运动才能使对立的双方连接成为一个有机的整体，从而天地一体，所以《格致余论》曰："水能升而火能降，一升一降，无有穷已，故生意存焉。"这是外因。

只有阴阳互根互用，内因外因共同作用，才会有万物的化生。

地球是水，外暗而内明，太阳是火，外明而内暗，这正是张景岳"阴者宜暗，水则外暗而内明；阳体宜明，火则外明而内暗"的天地之证！太阳火中有水，阳中有阴，是为生化之本，才能"阳得阴助而生化无穷"。太阴水中有火，阴中有阳，乃为泉源之温，才能"阴得阳升而泉源不竭"。

从整体上看，太阳"阳中有阴"，地球"阴中有阳"是太极图阴阳互为其根的结构模式，也是"阴阳之精，互藏其宅"的"阴阳互藏之道"；而太阳火之阳气下降于地，太阴水之阴气上升于天则是太极图阴阳相互为用的运动模式。前者是结构，为体，后者是功能，为用，符合任何一个事物都有结构（体）与功能（用）的两个方面。

太阳"阳中有阴"，地球"阴中有阳"符合太极图阴阳互根的结构模式，其相当于太极阴阳鱼的鱼眼。太阳火之阳气与太阴水之阴气上下升降造化万物的运动符合太极图阴阳互用的运动模式，其相当于太极阴阳鱼的鱼尾（少阳和少阴）。所以，太阳与地球这个阴阳对立统一体或许就是太极阴阳图的真正源头，所以太极图原称"天地自然之图"。"天地虽大，是亦形器，乃二物也。"天和地一样，并非虚无缥缈，它也是有形有质之物。

# 第四节　太阳与太阴的天地阴阳关系

邵雍的"道生天，天生地，则天分而为地"，是先有天，后有地，是天分而为地，说明天地阴阳就是先天与后天的关系，是先天生后天，太阴（地水）也只是太阳产生的残渣碎片。张景岳在《大宝论》中说："夫天一生水，天一者，天之一也，一即阳也，无一则止于六耳。故水之生物者，赖此一也；水之化气者，赖此一也……水之所以生，水之所以行，孰非阳所主？"所以"天地之和，惟此日也；万物之生，惟此日也……得阳则生，失阳则死……故天运当以日光明。"天一，即太一，即太阳；水，是太阴地水，水主地。"天一生水"，就是"天生地，则天分而为地"，是"一生二"、太阳生太阴、先天生后天。张景岳《大宝论》的"火为水之主"，是阴以阳为主，地以天为主，天尊地卑，阳主阴从，所以"天之大宝只此一丸红日"，"故天运当以日光明"。

张景岳的《大宝论》说："日丽乎天，此阳中之阳也，非太阳乎？月之在天，阳中之阴也，非少阴乎？水行于地，此阴中之阴也，非太阴乎？火之在地，阴中之阳也，非少阳乎？……夫阴阳之性，太者气刚，故日不可灭，水不可竭，此日为火之本，水为月之根也；少者气柔，故火有时息，月有时缺，此火是日之余，月是水之余也。惟其不灭者，方为真火，而时作时止者，岂即元阳？""阳中之阳"为太阳，"阴中之阳"为少阳，少阳之火是日之余，是天下降之阳，说明少阳火来自于太阳火；"阴中之阴"为太阴，"阳中之阴"为少阴，少阴之月是水之余（地球的卫星），是地上升之阴，说明少阴来自于太阴。这是《大宝论》"造化之权，全在水火，而水火之象有四"的阴阳太少之说的"四象之真形"（图4-3）。

太阳在天，太阴在地，二者分别位于对立统一体的上下两极，呈水升火降之势。太阳天火之阳气下降于地，由强而柔，潜伏大地，温养万物，所以阴中之阳为少阳；太阴地水之阴气上升于天，由盛而少，所以阳中之阴为少阴。"少者气柔"，以柔相和，是阴阳相和，冲气以为和，二气相亲，故少阳之火亦称之为"相火"，少阳相火温暖大地，化育万物，犹如太阳天君无为而治，宰相代天行化，辅助太阳君火治理大地，是化育万物的执行者，名曰相火。

相火首见于《素问·天元纪大论篇》："君火以明，相火以位。"相火对应君火，受君火摆布。君火是指太阳火，如张景岳在《类经·运气类》中说："君火者，太阳之火也，为阳气之本，为万化之源。"

《景岳全书·君火相火论》云："君火之变化于无穷，总赖此相火之栽根于有地……为盛衰，为本末，重轻攸系，从可知矣。"张景岳在《大宝论》中言："大有元亨，火在天上。"而"日为火之本"，太阳君火在上，天君无为而治，以少阳之气潜伏于地，需赖此相火而为大地之主宰；少阳相火在下，栽根于地，为阴中之阳而阴阳相和相合。太阳天火之阳气下降于地，不远万里，一路走来，由盛而衰，由强而弱，由刚而柔，为本末，为重轻，潜入大地，已是少阳之气，相和之气，以阴阳相和，冲气相和，故少阳相火并称。

太阳与少阳固然都是火，但二者有天壤之别，少阳来自于太阳（图4-3），是太阳的尾巴，而"少者气柔，故火有时息"，"时作时止"的少阳"岂即元阳"？它已是"火之在地"，为阴中之火，故少阳相火又称之为阴火，但"此火是日之余"，本质上属于阳火。少阳相火来自于太阳君火，相火代君布令，温和大地，化生万物。少阳相火源自太阳君火，太阳为少阳之体，少阳相火为太阳君火之用，两者各安其位，是君臣关系。天运当以日光明，天上太阳君火昂明，地下少阳相火守位。明君良相，君强则相强，相强则和，相和则生物。

唯其不灭者，方为真火；唯其不竭者，方为真水。所以太阳为真火，它"日丽乎天"，是"阳中之阳"，为太阳天火而主天阳；太阴为真水，它"水行于地"，是"阴中之阴"，为太阴地水而主地阴。太阳天火与太阴地水是天阳地阴之根本，太阳是先天之火，太阴是后天之水，二者"高下相召"，成水升火降之势，而造化一切。阴阳升降，实质上是水升火降，所以张景岳说：天地"造化之权，全在水火"是唯太阳天火之阳气与太阴地水之阴气上下升降，造化万物而已。

"阳化气"，五气主要取决于太阳的变化；"阴成形"，五形主要取决于太阴的变化。天地阴阳升降、形气相感实质上是太阳天火之阳气与太阴地水之阴气的相互作用，是张景岳"万物之生者，惟此日也"和"万物禀形，非水不育"的水火造化关系。

虽然天地"造化之权，全在水火"，但天地是"火为水之主""阴以阳为主"的主从关系，所以"生化之权，皆由阳气""水之所以生，水之所以行，孰非阳气所主？"地水之所以产生、之所以化气而行，均有赖于太阳天火之阳气的温煦和蒸化。如若没有太阳天火之阳气的温煦和气化作用，地水则"不惟不生，而自且为冻，是水也死矣"。太阳天火之阳气的温煦作用是至关重要的，是它握有生化之权，是它启动了生命之机，而为生命活动的原动力，主宰着万物的一切变化，所以太阳火就是君火。太阳为君火，是主宰万物化生的神明之火，所以天与地的关系就是形神之关系。

地之木、火、土、金、水五行中的水火关系，只是一种五行相克关系。木、火、土、金、水五行之火是地火，它虽是阴中之阳，但其本质属阴，所以是阴火，此火只是"燎原之凡火，但能焦物病物，未闻有以烘灸而生物者"。地之阴火岂能与太阴真水相对立？二者均居地阴之中，无对立升降之势，也就无升降之运动。而地阴内部的这种水火关系只能是一种水克火的五行相克关系，所以在水与火的关系中，太阴水与太阳火是阴阳升降的造化关系，太阴水与五行之地火是五行相克的关系，前者是阴阳学说的根本属性，并是一种"火为水之主"的水火相济关系，后者是五行学说的范畴，并是一种"水为火之主"的水火生克关系，二者不可混淆。

"阴阳之精，互藏其宅。"精，犹言致精、致密、致纯的物质，太阳和太阴的中心都是压力极高、质量极大的致密物质，所以太阳"道之为物，其中有精"，太阴"道之为物，其中有精"，都是"黑白相和"之道。太阳和太阴是"道生天，天生地"先天生后天的关系，太阳是先天之太极，太阴是后天之太极，二者是先天与后天的天地阴阳之关系。

阴中有阳，阳中有阴，阴阳互藏的"黑白相和"之道是宇宙的普遍规律，银河系与太阳系一样，都是"阴中有阳""内阳而外阴"的黑白相和之道，而银河系中心的"银核"与太阳一样，其中心巨大的黑洞又是"阳中有阴""内阴而外阳"的黑白相和之道，它们都是老子"道之为物，其中有精"的道理，也就是说，宇空中的太阳系之天体、银河系之天体从整体上看，它们就是一个"阴中有阳"黑白相和的太极体。而从其内部来看，太阳则是先天之太极，围绕其旋转的行星则是后天之太极，因为一物一太极，物物皆太极，它们都是"道之为物，其中有精"的太极体。

太极就是道，道无所不在，无处不有。太阳为天道，地球为地道，但是"道生天，天生地"，先有天，后有地，天和地是先天生后天的关系，所以天道是大道，是生生不息之道，是"能造天地者"的先天之太极；地道是小道，是"地分而为万物……其终则万物归地"的厚德载物之道，是后天之太极。天尊地卑，阳主阴从，太阳是日精日气，日气日神，函三囿一的大太极，地球是"万物禀形非水不育"的小太极。所以太极的概念有两种：一是"精气神"涵三为一的大太极，是先天太极；二是阴阳一体、黑白相和的小太极，是后天太极。太阳既是"精化为气"，为真阴真阳于一体的阴阳太极，又是"一析三""精化为气，气化为神"涵三为一的先天太极；地球则只是"黑白相和"阴阳一体的后天太极，二者是先天太极与后天太极的关系。

地球是水外暗而内明，太阳是火外明而内暗，这正是张景岳"阴者宜暗，水则外暗而内明；阳体宜明，火则外明而内暗"的天地之证！太阳火中有水，阳中有阴，是为生化之本，才能"阳得阴助而生化无穷"；太阴水中有火，阴中有阳，乃为泉源之温，才能"阴得阳升而泉源不竭"。

天和地作为一个阴阳对立统一体，是自然界最高的物质范畴，因而天和地的阴阳关系具有普遍意义，应是阴阳学说基本概念和基本内容的来源。其中，太阳天火之阳气和太阴地水之阴气的升降运动是天地相互作用、变生万物的关键。对立的阴和阳之间的相互作用是通过升降运动的形式来实现的，并通过升降运动的交感相错将对立的双方链接为一个有机的整体。所以，升降运动是使对立的双方相统一的必然中间环节。由于运动是物质的根本属性，是事物发展变化的内在原因，所以天地阴阳的升降运动应是阴阳学说的根本属性，而阴阳学说之所以具有生命力，关键在于它的上下升降运动。由于太阳天火之阳气的下降，太阴地水之阴气的上升，阴阳二气交合感应才能化生万物，所以天和地作为一个对立统一的整体，其阴与阳的升降运动是天阳地阴相互作用变生万物的基本运动形式。

五行生克只是用以说明天和地某一内部事物之间的相互关系，即说明天之寒、暑、燥、湿、风五气之间的生克休戚关系，说明地之木火、土、金、水五行之间的生克制化规律。所以，整体观念应是以阴与阳的对立统一为其法度，其内在变化应是以阴与阳的升降为其基本的运动形式。五行生克只是局限于具体分析和说明对立统一体的某一方，阴（地）或阳（天）内部事物之间的相互关系和活动规律，它不能从整体上阐明对立统一体所发生的根本性变化，所以对立统一的整体观不能以五行为中心，以五行五脏为中心的整体观有悖于阴阳对立统一的整体观。

医源于易，医理不能违背易理。道的自然法则和太极八卦的演变都是宇宙万物创生最初的几个阶段，是对天地开辟、万物化生的概述。太极阴阳理论之所以能千百年来支撑着中医学术一路走来，根本原因是其理论内核与客观世界的运动规律"道"有着深刻的同一性。作为宇宙本原、万物法则的"道"，其高深的道理是中医学不可忽视的伦理工具。推天道以明人道，太极阴阳互根互用的结构之道和运动之道就是我们天体及人体的结构之道和运动之道，太极八卦的三爻就是我们宇宙万物三联体遗传密码的理论模型，太极六爻的六十四卦就是我们宇宙万物六十四个遗传密码演变的最高境界。

# 第五章　河图洛书

河图"天数五，地数五"以五为基数的天地分类法奠定了阳五行与阴五行的框架，河图"五位相得，而各有合"的数理变化产生了天地万物，河图数理变化的核心是相得与相合，而只有以天数地数为生成数才能阐释河图的相得与相合。

## 第一节　河图的天数地数是生数和成数

易理是原始于河图洛书的。《易传·系辞上》在阐释河图的数理结构和变化方式及其结果时曰："天一、地二、天三、地四、天五、地六、天七、地八、天九、地十。天数五，地数五。五位相得，而各有合。天数二十有五，地数三十。凡天地之数五十有五，此所以成变化而行鬼神也。"

奇数一、三、五、七、九是河图的天数、阳数，偶数二、四、六、八、十是河图的地数、阴数；"天数五，地数五"是河图的结构方式；"五位相得，而各有合"是河图的变化方式；"天数二十有五，地数三十"是河图的生数和成数；"凡天地之数五十有五，此所以成变化而行鬼神也"是河图数理变化的最终结果。

生为神，死为鬼。有了鬼神之变化，也就说明有了生命万物的死生之变化。

鬼神，死生也，生命万物变化之迹也，河图数理变化果实也！

[宋] 程颐说："鬼神，谓造化之迹也。"鬼神变化之迹就是万物造化

之迹。死生变化，终始往复，五运轮回，乃万物造化之迹也。生命万物"生长化收藏"或"生、长、壮、老、已"的五运轮回过程，就是出生入死、终始往复的造化过程，就是此所以成生死变化而行鬼神之道的过程。

河图奇偶之数有天数和地数之区分，因此生数和成数也应当以天数和地数为区分，不应把天数和地数的奇偶混合数分为生数和成数，如所谓的"一、二、三、四、五为生数，六、七、八、九、十为成数"。

"五位相得"是指奇数一、三、五、七、九相得之和二十有五为天数，偶数二、四、六、八、十相得之和三十为地数。奇数五位相得积阳量变为天，偶数五位相得积阴量变为地。天生地成，所以生数成数应以天数地数为区分，不可混而言之。

《素问·六元正纪大论篇》在讲述天数和地数时指出："太过者其数成，不及者其数生。"即生数少，成数多，天数三、七、五、九、一"五位相得"之和"二十有五"，为"不及"，应该是生数；地数八、二、十、四、六"五位相得"之和是"三十"，为"太过"，应该是成数。所以"天数二十有五，地数三十"就是河图的生成数。

石寿棠在《阴阳治法大要论》中指出："阳，天道也。阴，地道也。非天之阳，地亦不凝，而万物不生；非地之阴，天亦无依，而万物不成。"即作为天数的阳数应是生数，作为地数的阴数应是成数。《观物外篇》在论述奇偶阴阳之数时曰："阳得阴而生，阴得阳而成。"也说明了作为阳数的天数应是生数，作为阴数的地数应是成数。从"无阴则阳无以生，无阳则阴无以成"来看，阳数应是生数，阴数应是成数。从"天主生、地主成"来看，天数应是生数，地数应是成数。从"阳生阴长"来看，作为阳数的奇数就是生数，作为阴数的偶数就是成数。

张景岳在《类经·摄生类》中曰："阴阳之理，阳为始，阴为终。"无始则无终，无生则无成。所以，以生成论，生为始，成为终，作为阳数的天数应是生数，是"阳为始"，作为阴数的地数应是成数，是"阴为终"。

而所谓的生数一、二、三、四、五阴阳混合数五位相得则是阳数三

（＋1－2＋3－4＋5＝＋3），所谓的成数六、七、八、九、十阴阳混合数五位相得则是阴数八（－6＋7－8＋9－10＝－8），这实际上是相佐相克的结果，不是相得。数之相争相驳、相制相克非术数之和，天数和地数、阴数和阳数是不相得的。

同性相得，异性相合。阴数之间或阳数之间是同性相得相生之和的关系，而阳数和阴数之间则是异性相感相合的关系。"而各有合"是指天数一、三、五、七、九与地数二、四、六、八、十的各有合，如河图所示的三与八相合于东方，七与二相合于南方，九与四相合于西方，一与六相合于北方，五与十相合于中央。

相得的数理变化把阳数一、三、五、七、九相得益彰的积聚为一体形成天，把阴数二、四、六、八、十相得益彰的聚集为一体形成地，这就是"和于术数"而"积阳为天，积阴为地"。相合的数理变化则把天和地联合成一体，形成一个对立统一的整体。这应是相得相合数理变化的整体观，是河图数理变化的本质。所以说河图数理变化的核心是"五位相得，而各有合"的相得与相合！

相得之和与相合之和的结果虽然都是"相和"，但前者是天数地数各自演算"相得"的结果，后者是天数地数相互结合"相合"的结果。"得"与"合"是有区别的，因为＋1－2＋3－4＋5相得等于＋3，－6＋7－8＋9－10相得等于－8，正负是要抵消的，这就不是相和，所以它们不能成为生数和成数，而＋1＋3＋5＋7＋9相得等于＋25为天数生数，－2－4－6－8－10相得等于－30为地数成数，从而"积阳为天，积阴为地"，这是相和的结果。而各有合是取其绝对值，如河图东方的三与八相合之和是十一，南方的二与七相合之和是九，西方的四与九相合之和是十三，北方的一与六相合之和是七，中央的五与十相合之和是十五。《阴符经》曰："日月有数，大小有定，圣人生焉，神明出焉。"这是古人"天地生成，莫不有数"的道理，具有公理性价值和方法论意义，十五是河图天地阴阳之数最大的相合之和，"和"越大能量越大，能量越大凝聚力越大，所以十五位于河图的中宫，是"圣人生焉，神明出焉"的天宫天帝，是凝聚东、南、西、北四方的核心力量，使其成为一个以中宫十五为中心的整体（本章第五节详述）。《易传·系辞上》曰："一阴一阳之谓道。"《周易·乾凿度》则进一步曰："易，一阴一阳，合而为十五，之谓道。"河图的三与八一阴一阳相合之和是十一，二与七一阴一阳相合之和是九，四与九一阴一阳相合之和是十三，一与六一阴一阳相合之和是七，中央的五与十一阴一阳相合之和是十五，"一阴一阳合而为十五之谓道"，所以十五位于河图的中心而定天下，是天道天心之所在，是"圣人生焉，神明出焉"的天宫天帝之所在。

五位相得："天数五"是指奇数一、三、五、七、九"五位"阳数，"五位"阳数相得之和是"二十有五"，"二十有五"是天之大数，而成天。"地数五"是指偶数二、四、六、八、十"五位"阴数，"五位"阴数相得之和为"三十"，"三十"是地之大数，而成地。

而各有合：是指三与八的阴阳相合，二与七的阴阳相合，四与九的阴阳相合，一与六的阴阳相合，五与十的阴阳相合，天地五数相配而各有合，以成生、长、化、收、藏五运。如此"天数五，地数五，五位相得，而各有合……此所以成变化而行鬼神也"！

天数一、三、五、七、九相得为二十五，其气微，故其数生；地数二、四、六、八、十相得是三十，其气盛，故其数成，这是正常的不及与太过。[宋]张载说："一物两体……两体者，虚实也。"天数二十有五，地数三十，故天气虚，地气实，虚则生，实则成。先虚，后实；先有气，后有形，气聚而为物，这是宇宙的演变规律！

《易传·系辞上》曰："参伍以变，错综其数。通其变，遂成天地之文。极其数，遂定天下之象。"

"参伍"即天数一、三、五、七、九和地数二、四、六、八、十"两五"奇偶之数相得又相合而相互参杂"错综其数"组成了"凡天地之数五十有五"的大衍之数，而此所以成天地万物鬼神之变化，故"参伍以变"。

"通其变"，遂成天地万物鬼神变化之道也，通相得相合参伍之变，便知天地万物变化之文迹也。

"极其数"，积阳数五位相得之和"二十有五"为天之极数而量变为天，遂成天之象；积阴数五位相得之和"三十"为地数之极而量变为地，遂成地之象。极天地之数，遂定天地之象也！

邵雍的《观物外篇》曰："天数五，地数五，和而为十，数之全也。"《周易》以此奇偶阴阳天地两五的十个自然之数，相得相合错综其数参伍以变，演变出天地间无穷之万象。故《观物外篇》说"数生象"，数生万象也，是河图的十个自然之数"数之全也"的数理变化产生了天地万物鬼神之象也。

象，即《易传·系辞上》"天垂象，地成形"之象，亦即万物之形象。"数之所起，起于阴阳"，所以应是太极阴阳一动一静而生数，数生象，象成器。太极为先，数在前，象在后，器再后也。

《观物外篇》说："太极……发则神，神则数，数则象，象则器，器则变，复归于神也。"是太极阴阳的变化而先后生出数、象和器。河图的阴阳数是由太极阴阳演变而来的，太极显发首先演变出河图的奇偶阴阳之数，河图奇偶阴阳之数同性的"五位相得"之和之极则演变出天地之象，以五为建制的天地之象"而各有合"则成"生长化收藏"五运的万物之器，万物之器的"生、长、壮、老、已"生死轮回、五运之变化则复归于鬼神之道也。提出天地万物的生成是按照太极、数、象、器的图式展开的，是太极阴阳生数，数则象，象则器，器变生死则复归鬼神之道也。

# 第二节 河图是天地生成图

河图布东南西北中五个方位，并有天数五，地数五。其中，一、三、五、七、九为奇数、阳数，其五位相得"二十有五"的这个和数便是天数，二、四、六、八、十为偶数阴数，其五位相得"三十"的这个和数便是地数。

"天数五"是指奇数一、三、五、七、九"五位"阳数,"天数二十有五"则是指奇数"五位相得"之后的和数才称之为"天数";"地数五"是指偶数二、四、六、八、十"五位"阴数,"地数三十"则是指偶数"五位相得"之后的和数才称之为"地数"。

《素问·上古天真论篇》开篇就讲:"法于阴阳,和于术数。"术,算术;和,和数,是算术加法运算的得数。奇数阳数＋1＋3＋5＋7＋9＝＋25,为天之大数;偶数阴数－2－4－6－8－10＝－30,为地之大数,皆术数之相加相得之和也。

"和",家和万事兴,数和天地成。奇数一、三、五、七、九"五位相得"之和"二十有五",乃天之大数;偶数二、四、六、八、十"五位相得"之和"三十",乃地之大数,所以数和天地成。《观物外篇》曰:"乾坤起自奇偶",也是说天地是由奇偶之数变化而来的。但只有天奇地偶的五位相得之和,才能成天地之大器,"天地生成,莫不有数",这应是河图"五位相得"数理变化的意义,所以河图实质上是天地生成图。

《素问·阴阳应象大论篇》曰:"积阳为天,积阴为地……清阳为天,浊阴为地。"阳数一、三、五、七、九相得相聚二十有五,阳气轻清至清至阳者升为天;阴数二、四、六、八、十相聚相得三十,阴气重浊至浊至阴者降为地。此乃数和天地成,是河图的"相得"产生了天和地。

只有"积阳为天,积阴为地"才能形成天和地。"乾坤起自奇偶"也是说明天和地是由奇偶阴阳演变而来的。

阳数阴数只有同性聚集方可成天地之大数、极数。极则变,量至大至极则变。阳数一、三、五、七、九"五位相得"之和"二十有五",乃是河图最大的天数、阳数,也是天阳之极数,是天数之极,所以"积阳为天",是量变到质变,是阳数积阳至大至极而量变为天;阴数二、四、六、八、十"五位相得"之和"三十",此乃地之大数极数也,所以阴数积阴至大至极量变而为地。

"极其数，遂定天下之象。"极天地之数而变，遂定天地之象也。

积极，积和极也，积天阳地阴之极数而成天地之大器，此乃"数和天地成"之数理变化也，所以［清］毛西河欲把河图改名为"天地生成图"。

河图以三与八合于东，七与二合于南，五与十合于中，九与四合于西，一与六合于北，天数与地数"而各有合"。奇偶相合就是天地相感、阴阳相合。《易传·系辞》曰："天地氤氲，万物化醇，男女构精，万物化生。""天地感而万物化生"明确指出阴阳相和、天地相感的结果是生命万物的化生。而生命万物化生的标志应该是生长化收藏五运轮回的生死之变化，即河图三与八合于东而"生"，七与二合于南而"长"，五与十合于中而"化"，九与四合于西而"收"，一与六合于北而"藏"（图 5 - 1）。故河图奇偶相合，亦即"天数二十有五，地数三十"之"凡天地之数五十有五"，"而各有合"的数理变化就是要"此所以成变化而行鬼神也"。"鬼神"就是生命万物"生长化收藏"五运轮回的生死之变化，是河图的"相合"产生了万物，所以河图实质上是万物生成图。

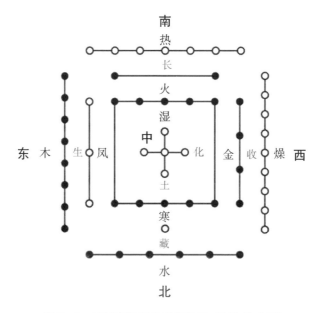

图 5 - 1  河图奇偶相合形气相感（万物生成图）

河图虽然没有五行之说，但是"天数五，地数五"以五为基数的天地分类法奠定了阳五行和阴五行的框架结构，其"五位相得，而各有合"的数理变化奠定了五行相生相得和阴阳相感相合的运动方式。

《易传·系辞上》曰："知变化之道者，其知神之所为乎！""变化之道"即是指"五位相得，而各有合"之变化，知晓了这个变化之道，也就知晓了天地万物产生的道理，而知神之所为乎。

《易传·系辞上》接着说"参伍以变，错综其数，通其变，遂成天下之文"，就是指天地"两五"奇偶之数相得相合、相互参杂的"错综其数"之变遂成天地万物之变。知道了天地两五奇偶之数相得相合错综其数的变化之道，就知晓了天地万物五运轮回的生死变化之道，而知其神鬼之所为乎。

乾坤来自奇偶，奇偶起自阴阳，阴阳来自太极。太极一动一静，一奇一偶，遂先有一、三、五、七、九和二、四、六、八、十奇偶阴阳两五之数的十个自然数。《观物外篇》开篇曰："天数五，地数五，合而为十，数之全也。"天奇地偶虽然只有十个数，但这十个自然数却是衍变天地万物的基本数。这个基数一分为二，天奇地偶，待达到天数五地数五"合而为十，数之全也"的这种稳定状态和衍化之数时，再经过几十亿年"参伍以变，错综其数"的数理变化和氤氲衍化，从无到有，从虚到实，才渐渐地产生了天地和万物，并使得所有的生命万物都被刻上了五的烙印，于是植物有了生长化收藏的五运生命节律，动物有了生、长、壮、老、已五运的生命过程，以及五方、五季、五气、五色、五味、五脏、五体、五志、五音等以与天地五行同步共振，这就是"人法地，地法天，天法道，道法自然"，一层层效法出来的。

张仲景在其《伤寒论》中开篇就曰："天布五行以运万类，人禀五常以有五脏。"就是在这种"天数五，地数五"以五为框架形成的五运循环往复的自然规律和天人相应的自然条件下，所有的生命万物都被打上了五的烙印而有五运终始反复，此非"鬼神之变化而知神鬼之所为乎"？此非

"生命万物之变化乎"?

《易传·系辞上》曰："原始反终，故知死生之说。精气为物，游魂为变，是故知鬼神之情状。"原始，一元而始，始为生，生而神灵，生则神也，终为死，死而鬼魂，死则鬼也；终始，死生也，死生，鬼神也，鬼神，终始也。反终，物极必反，否极泰来，反终则始，死生反转，终始反复也。原始反终，生死轮回、反终则始、五运循环往复也！知终始反复，故知死生鬼神之说也。精气聚则生，精气散则死，气聚为物为生，始为神，气散为魂为死，终为鬼，是游魂为变皆终始死生鬼神之情状也。至此，我们就不难理解《易传·系辞上》一开篇的鬼神死生变化之含义了。

# 第三节　河图是形气相感图

《素问·天元纪大论篇》曰："在天为气，在地成形。"即天主生，生的应当是气；地主成，成的应当是形。气为虚，形为实，故天数少而虚，主生；地数多而实，主成。"阳化气，阴成形"，先化气后成形，气聚而有形，有气才能有形，无气何以有形？因此，作为生数的阳数化气为风、热、湿、燥、寒五气，作为成数的阴数成形为木、火、土、金、水五形。故在天为风、热、湿、燥、寒五气，在地为木、火、土、金、水五形，这就是"数生象"而"天垂象，地成形"之象。

因为"阳化气""在天为气"，因此作为阳数的天三生"风"于东，天七生"热"于南，天五生"湿"于中，天九生"燥"于西，天一生"寒"于北（图5-1），为阳生五气，所以在天为气，这就是数生天象也。

缘何天三生风、天七生热、天五生湿、天九生燥、天一生水？因为从五方来看，"东方生风""南方生热""中央生湿""西方生燥""北方生寒"（《素问·五运行大论篇》）。再从五季来看，东方为春，南方为夏，中央为长夏，西方为秋，北方为冬，而春生风，夏生热，长夏生湿，秋生燥，冬生寒。即天三在东方，在春时，故生风；天七在南方，在夏时，故生热；

天五在中央，在长夏，故生湿；天九在西方，在秋时，故生燥；天一在北方，在冬时，故生寒。天数三、七、五、九、一临御五方，顺应五时，产生在天的风、热、湿、燥、寒五气，理应如此。

天数三、七、五、九、一临御五方，顺应五时，产生了风、热、湿、燥、寒五时气候更迭的主气。《素问·天元纪大论篇》明确指出："东方生风，风生木""南方生热，热生火""中央生湿，湿生土""西方生燥，燥生金""北方生寒，寒生水"。是五方生天之五气，五气生地之五形，先有气故天数生，后有形故地数成，这也是"阳为始，阴为终"的法则。是在天的风、热、湿、燥、寒五气化生了在地的木、火、土、金、水五形，所以天数一、三、五、七、九应是生数。

由于"阳化气，阴成形""在天为气，在地成形"，所以作为相感相合的阴数地八相应于天三成"木"于东，地二相应于天七成"火"于南，地十相应于天五成"土"于中，地四相应于天九成"金"于西，地六相应于天一成"水"于北（图5-1），是阴成五形，故在地成形，这就是数生地之象也。地数二、四、六、八、十成木、火、土、金、水五形，所以地数是成数。

缘何地八成木、地二成火、地十成土、地四成金、地六成水呢？因为"风生木、热生火、湿生土、燥生金、寒生水"，即《素问·天元纪大论篇》所曰："在天为风，在地为木；在天为热，在地为火；在天为湿，在地为土；在天为燥，在地为金；在天为寒，在地为水。故在天为气，在地成形，形气相感而万物化生矣。"这就是"天垂象，地成形"之象也！

地八与天三相应于东方，东方生风必然是天三生风，地八就必然成木，是"风生木"，即三生八成；地二与天七相对应于南方，南方生热是天七生热，地二就应成火，是"热生火"，为七生二成；地十与天五相对应于中央，中央生湿应是天五生湿，地十就应该成土，即"湿生土"，为五生十成；地四与天九相对应西方，西方生燥应是天九生燥，地四就应该成金，即"燥生金"，为九生四成；地六与天一相对应于北方，北方生寒应该是天一生寒，地六就应该成水，即"寒生水"，为一生六成。

有始就有终，有生就有成。作为生数的阳数产生在天的风、热、湿、燥、寒五气，作为成数的阴数就应成在地的木、火、土、金、水五形，这是风生木、热生火、湿生土、燥生金、寒生水"气聚而有形"的结果，这是"阴以阳为主""地以天为主"的必然结果，这是"阳化气，阴成形""在天为气，在地成形"的理论，而"形气相感，万物化生"。所以只有形气俱备、相感相合的阴阳升降运动才能有生命万物的化生。

天数一、三、五、七、九临御五方，顺应五时，产生了在天的风、热、湿、燥、寒五气，在天的五气又化生了在地的木、火、土、金、水五形，这就是"天主生，地主成""在天为气，在地成形"的理论，这是邵雍的"道生天，天生地""则天分而为地""先有天，后有地"的道理。五方生天之五气，五气生地之五形，是临御五方合应五时的天数产生了风、热、湿、燥、寒五时气候更迭的主气，气聚而为物，木、火、土、金、水五形才随之应声落地，这也是"阴以阳为主""地以天为主"天生地成的理论。所以天数一、三、五、七、九应是生数，地数二、四、六、八、十应是成数。

如果是"天一生水，地六成之；地二生火，天七成之；天三生木，地八成之；地四生金，天九成之；天五生土，地十成之"，也就是说一至五为生数，六至十为成数，如此生数和成数相合产生了水、火、木、金、土，但是"东方生风，风生木；南方生热，热生火；中央生湿，湿生土；西方生燥，燥生金；北方生寒，寒生水"，显然这是在讲天生地成，形气皆俱，木、火、土、金、水五形是由风、热、湿、燥、寒五气化生的，并非是"天一生水，地六成之；地二生火，天七成之；天三生木，地八成之；地四生金，天九成之；天五生土，地十成之"。

太虚寥廓，肇基化元，自然是先虚后实，先有气后有形，气聚而为物。如果说木、火、土、金、水五形是由一、二、三、四、五所谓的生数产生的，那么风、热、湿、燥、寒五气是由木、火、土、金、水化生的

120

吗？没有气，如何突兀出木、火、土、金、水五形来？有形无气，既不符合阴阳之理，又不符合先虚后实、先有气后有形及"阳化气，阴成形"的演化规律。有形无气又如何"形气相感，万物化生"？

显然"东方生木，木生风；南方生火，火生热；中央生土，土生湿；西方生金，金生燥；北方生水，水生寒"是不可以的，它不符合"阳化气，阴成形""阳为始，阴为终"的阴阳法则。如果说一、六为水，二、七为火，三、八为木，四、九为金，五、十为土，即奇偶相合产生的仅是木、火、土、金、水，那就有失"形气相感，万物化生"之义了，因为河图"五位相得，而各有合"的结果就是要"此所以成变化而行鬼神也"，即奇偶阴阳相感相合产生的是具有生死（鬼神）变化的生命万物，并非仅仅是有形而无气的水、火、木、金、土。

从河图看，是天三生风地八成木，天七生热地二成火，天五生湿地十成土，天九生燥地四成金，天一生寒地六成水，这是天生地成，是在天的三风、七热、五湿、九燥、一寒的五气对应着在地的八木、二火、十土、四金、六水的五形，并非是"天一生水，地六成之；地二生火，天七成之；天三生木，地八成之；地四生金，天九成之；天五生土，地十成之"。

如果按照天数是生数，地数是成数的观点，那么"天一生寒，地六成水；天三生风，地八成木；天五生湿，地十成土；天七生热，地二成火；天九生燥，地四成金"更合乎《黄帝内经》"风生木、热生火、湿生土、燥生金、寒生水"的理论。

气聚而成形：风气聚而成木，热气聚而成火，湿气聚而成土，燥气聚而成金，寒气聚而成水。所以，木、火、土、金、水五形为风、热、湿、燥、寒五气所生，然后形气相感，万物化生。

天一地六，是一加五成六成水；天三地八，是三加五成八成木；天五地十，是五加五成十成土；天七地二，是七减五成二成火；天九地四，是九减五成四成金。如此，同样可成水、火、木、金、土五形，这更彰显了天生地成、气聚为物的理论。

五是常数，因为天地之数各有五，是以五为基数而分类的。所以，以五为常数的加减法符合天地阴阳以五为基数而消长进退的法则。所以天数就是生数，地数就是成数！

从发生学上来看，如果说天一生水，地二生火，天三生木，地四生金，天五生土，即一、二、三、四、五为生数，此其生数发生的顺序应该是：水→火→木→金→土，按此顺序五位乃是水克火，火克木，木侮金，金乘土，即水不能生火反克火，火不能生木反克木，木不能生金反侮金，金不能生土反乘土，且又无以相合，这是"怪胎""死胎"，一发生就无法运动而胎死腹中。如果五位不能相生也就没有五行生克乘侮之说。生为始，所以"五位相得"相生是五行学说之始。

白虎通在《五行》中说："五行者，何谓也？谓金、木、水、火、土也。言行，欲言为天行气之义也。"所谓五行，亦即五气运行之义，除了五种物质外，还必须秉承其生克制化的运行规律，方具有五行的意义。天一地二天三地四天五产生的"水→火→木→金→土"不能遵循生克制化的五气运行之义，就不具备五行的意义，所以一、二、三、四、五不能是生数！

而风生木，热生火，湿生土，燥生金，寒生水，按此生成的顺序是：木→火→土→金→水，木生火，火生土，土生金，金生水，其五位相生形成了地之五行的良性循环，具备了"地"的意义，且又有天之五气与之各有相合，而能产生显示生命万物化生的"生长化收藏"五个生化过程，这就是"五运"，这就是"五位相得，而各有合"数理变化的本质。

《素问·六元正纪大论篇》说："夫五运之化，或从五气……或相得，或不相得。"王冰注说："制胜为不相得，相生为相得。"所谓的生数"一、二、三、四、五"产生的"水、火、木、金、土"顺序是相克制胜的关系，为不相得，所以"一、二、三、四、五"不能是生数。"三、七、五、九、一"产生的"风、热、湿、燥、寒"顺序是相生的关系，"八、二、十、四、六"产生的"木、火、土、金、水"顺序是相生的关系，所以三风七热五湿九燥一水和八木二火十土四金六水才是生数和成数，其"两五"是五位相生相得的关系。

"五位相得"的数理变化就是要把风、热、湿、燥、寒五气积聚为一体形成天之气，把木、火、土、金、水五形聚积为一体形成地之形。

"而各有合"的数理变化就是要把风、热、湿、燥、寒五气与木、火、土、金、水五形而各有相合以产生生命万物化生的"生、长、化、收、藏"五个生化过程，最终彰显奇偶相合"形气相感，万物化生"的数码造化运动。

奇偶相合、形气相感如何化生万物？如在东方，三八风木相感，才能有"生"；在南方，七二热火相合，才能有"长"；在中央，五十湿土相合，才能有"化"；在西方，九四燥金相合，才能有"收"；在北方，一六寒水相合，才能有"藏"（图5-1）。这就是奇偶之数"而各有合"的理论！只有奇偶相合、形气相感，才能有生命万物"生、长、壮、老、已"或"生、长、化、收、藏"五运之变化！

"生、长、化、收、藏"是生命力的显示，因此生命万物产生的标志应该是能够显现生命力的"生、长、化、收、藏"的五个生命变化之程序，有此五个生命变化之程序，也就说明天地间有了生命万物的产生。这就是河图奇偶之数"而各有合""此所以成变化而行鬼神（生死）也"的数理变化。

［汉］扬雄说："一与六共宗，二与七为朋，三与八成友，四与九成道，五与十相守。"即只有天数五与地数五的相摩相荡，相反相求，才会产生"生、长、化、收、藏"的五个生化过程。《论衡·自然》："天地合气，万物自生。"《素问·宝命全形论》："天地合气，命之曰人。"实际上，只有有了生、长、化、收、藏的五个生化过程才会有生命万物的产生，这就是河图"天数五，地数五"的本质所在，这就是《灵枢·邪客》"天地之间，六合之内，不离于五"的本质所在。

只有天之五与地之五"两五"阴阳之气各有相合，才会产生万物的

123

"生、长、化、收、藏"或"生、长、壮、老、已"之显示生命万物发生与变化的五个生理生化过程。河图"天数五，地数五，五位相得，而各有合"的数理变化结果就是要"此所以成变化而行鬼神也"，有了神与鬼的生死之变化，也就说明有了生命万物的产生与变化，而显示生与死的全过程应当是"生、长、化、收、藏"或"生、长、壮、老、已"的变化，即天之五与地之五奇偶之数"此所以成变化而行鬼神也"，就是要成"生、长、化、收、藏"或"生、长、壮、老、已"的变化，而有生命万物的生死变化。

"五位相得"则终始嗣续，其生克制化的出入运动形成了天和地。"而各有合"则相感相应，其上下相召的升降运动产生了显示生命万物化生的生、长、化、收、藏的五个生化过程。如此五行出入相生相得，天地因之而生成，五行上下相感而各有合，生、长、化、收、藏因之而有规律，生命因之而有变化，生杀因之而有往复，以至生生化化，无穷无尽。

"天数五，地数五"，以五为基数的天地分类法奠定了阳五行与阴五行的框架结构，阳五行与阴五行"五位相得"的出入运动分别产生了天地之象，阳五行与阴五行"而各有合"的升降运动产生了能够显示生命万物化生的"生、长、化、收、藏"五个生化过程，是"五位相得"的出入运动形成了天和地，"而各有合"的升降运动产生了万物。

回过头来再看《易传·系辞》"天数五，地数五，五位相得，而各有合，天数二十有五，地数三十，凡天地之数五十有五，此所以成变化而行鬼神也"之义，我们就不难理解《周易》的本意了，即"天数五，地数五"是河图以五为建制的结构方式，它奠定了阳五行与阴五行的框架建构；"五位相得，而各有合"是河图数理变化的运动方式，它奠定了五行生克和阴阳升降的运动方式；"天数二十有五，地数三十"是河图"五位相得"的生数和成数；"凡天地之数五十有五，此所以成变化而行鬼神也"是河图天地大衍之数"五位相得，而各有合"之"参伍以变，错综其数"数理变化的最终结果。所以相得相合参伍之变，遂成天地之文迹也。极奇

124

偶阴阳之数遂定天地之象也。

鬼神就是生与死，有了生死之变化也就说明有了生命万物的产生。所以，以五为建制的河图天地之数"此所以成变化"就是要成生命万物"生、长、化、收、藏"或"生、长、壮、老、已"五运之变化而行生死轮回的鬼神自然之道。

《黄帝内经》"法于阳阳，和于术数"是对《周易》奇偶阴阳之数"五位相得"之和的延伸和运用，因为《周易》是自然之道，是一切自然规律的准则！

《灵枢·阴阳二十五人》指出："天地之间，六合之内，不离于五，非徒一阴一阳也。"所以"夫五运阴阳者，天地之道也"。"五位相得"的五行生克变化首先形成了天和地，"而各有合"的阴阳升降变化才产生了生命万物，所以"夫五运阴阳者"，五行在先阴阳在后，符合"五位相得，而各有合"的先后演变顺序！只有五行与阴阳的共同作用才是天地之道，才能产生天地和万物！这也是《黄帝内经》对《周易》"天数五，地数五"以五为建构的高度概括和升华，其"升降出入，无器不有"则是对"五位相得，而各有合"的五行生克出入运动和阴阳上下升降运动的高度概括。

《周易》对河图的数理结构和变化方式及其结果的阐述，精辟的概括了我们这个世界的结构方式和变化方式，及其天地万物产生的渊源。

# 第四节　河图的阳五行与阴五行

五行是在阴阳的基础上产生的，阴阳则是在太极的基础上产生的，即作为天地本原的"太阳之精"精化为气，产生了太阳之阳气，形成了真阴真阳、元阴元阳，再由阴阳二气两个方面的不断运动才产生了在天的"风、热、湿、燥、寒"五气和在地的"木、火、土、金、水"五形。

然而从河图来看，五气和五形是生成于五方五季的天数地数之变化。天是由五类事物组成，地也是由五类事物组成，五行也就产生了，因为

"风、热、湿、燥、寒"五气之间和"木、火、土、金、水"五形之间的相互关系各遵循着生克制化的运行程序，而五行学说就是以"五"为基数来阐述五类事物之间的相互关系及其运动规律的一门学说，所以五气为天之五行，五形为地之五行，即五行应有阳五行与阴五行之分，这是符合一分为二、对立统一宇宙观的。

由于"天数五，地数五"，以"五"为基数的天地分类法就已奠定了阳五行与阴五行的基本框架，所以用五行学说来分析世界，那么五行则"在天为风，在地为木；在天为热，在地为火；在天为湿，在地为土，在天为燥，在地为金；在天为寒，在地为水。故在天为气，在地成形，形气相感而化生万物矣。"即生命万物只有在阳五行与阴五行的五与五的相互作用下，才会产生"生、长、化、收、藏"或"生、长、壮、老、已"的生命发生与变化的五种基本程序。

虽说五行来自木、火、土、金、水，是对木、火、土、金、水这五种物质特性的抽象概括，但木、火、土、金、水五形的构成及其相互之间的生克制化关系一旦推衍成为一切事物的分类方法时，就远远地超出了原来的涵义，成为一种以"五"为基数，并用以说明五类事物之间的相互关系及其运动规律的概括，这即是五行学说的基本涵义。

英国科学家李约瑟博士指出："五行的观念，并不是五种基本物质，而是五种基本的程序。"如五行在天为风生热、热生湿、湿生燥、燥生寒、寒生风，在地为木生火、火生土、土生金、金生水、水生木的五种基本相生程序（或是相克、相乘、相侮的五种程序）；在生物则是生→长→化→收→藏"或"生→长→壮→老→已"的五种基本生长程序，这就是"天数五，地数五"，以"五"为基数的"天地之间，六合之内，不离于五"的结构方式和变化程序。

天和地虽然分别是由五气和五形构成，但五气和五形只是阴阳对立统一的进一步展开，其构成和生克制化的关系只是具体分析和说明对立统一体的某一方，阴（地）或阳（天）的内部结构关系和活动规律，并使对立统一的整体观在五行学说的帮助下才能更为具体地显示其"生、长、化、收、藏"或"生、长、壮、老、已"五个生物程序，所以五行只是阴阳的细化。

"天地之间，六合之内，不离于五，非徒一阴一阳也"是对河图奇偶相合、五方布阵最好的注说，它指明了天地间除了阴与阳的对立统一外，还必须有五的结构关系及其行为方式，这不仅是因为五气之间和五形之间是由生克制化的关系统一起来，分别组成了天和地的两个方面，而且更为重要的是五气和五形的相得相合，才会产生有显示生命万物"生、长、化、收、藏"或"生、长、壮、老、已"的五个基本程序，所以《素问·天元纪大论篇》把阴阳和五行并列，认为"五运阴阳者，天地之道也，万物之纲纪，变化之父母，生杀之本始"。即世界上的事物都是按照阴阳五行的法则运动变化的，只有阴阳的对立统一运动和五行的生克制化运动的共同作用，才会有生命万物的生、长、化、收、藏或生、长、壮、老、已五种基本生物程序。

朱熹《河洛原理》说："太极一气产阴阳，阴阳化合生五行，五行既萌，随含万物。"即把阴阳五行统一于太极，以太极为本体，太极化为阴阳，阴阳化为五行，五行而生万物，万物是在五行的基础上产生的，五行是在阴阳的基础上产生的，阴阳则是在太极的基础上产生的，这个太极在元气论者又称为元气。实际上，元精、元气、元神分之则三，合之则一，其实是一个东西，函三为一不分彼此。如果说是太极元精，它就是化生天地万物的根源；如果说是太极元气，它就是构成天地万物的本原和动力；如果说是太极元神，它就是天地万物的最高主宰。《周易》的天地演变过程是：太极→阴阳→五行→万物，但是从河图来看，万物是在阳五行与阴五行相感相合产生的"生、长、化、收、藏"这五个基本变化程序上发生的，所以按照"天数五，地数五，五位相得，而各有合"以及"天地氤氲，万物化醇"的观点，《周易》天地（阴阳）万物（五行）的演化过程应当是：

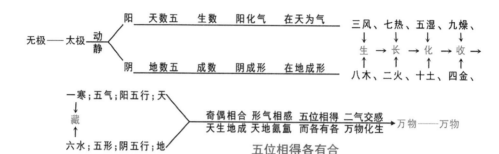

**图 5-2 无极太极—太极阴阳—阴阳五行—五行万物—万物万物的演变**

生命万物最终是在河图阳五行和阴五行"五位相得，而各有合"的运动中产生的，所以"无极—太极"是宇宙的造化运动，"太极—阴阳"是天地的造化运动，"阴阳—五行"是万物的造化运动，"万物—万物"则是道生道"反复其道"的运动。

太极产生阴阳，天地阴阳之气再不断地交互运动，运化出了五类特点相类似而质地有别的五行万物，五行是在阴阳规律制约下化生的物质分类，也是阴阳运行规律的进一步细化，这是客观存在的自然规律，是道法自然的规律。

从太极→阴阳→五行→万物的天地演化过程来看，阴阳是五行的基础，五行是由阴阳的变化产生出来的，那么五行关系就必然要受阴阳对立统一关系的决定和制约，所以阴阳分析是五行分析的基础。而从逻辑结构上来看，五行的结构关系及其行为方式是阴阳对立统一的进一步展开，它只是局限于具体分析和说明对立统一体的某一方、阴（地）或阳（天）的内部事物之间的结构关系和活动程序，所以五行分析只是阴阳分析的具体化。

阴阳与五行的关系正如〔清〕戴震《孟子字义疏正·天道》所说："举阴阳则赅五行，阴阳各具五行也；举五行即赅阴阳，五行各有阴阳也。"阴阳中各具五行，如天有风、热、湿、燥、寒五气，地有木、火、土、金、水五形，天和地各由五种事物组成，其相互关系也各遵循着生克制化的运动规律，所以说阴阳各具五行。风、热、湿、燥、寒为天之阴阳，木、火、土、金、水为地之阴阳，所以说五行中各有阴阳。"阴阳各具五行"，说明五行有阳五行和阴五行之分；"五行各有阴阳"，说明五行也是一分为二的，所以阳五行与阴五行合之则一，分之则二。由于天和地分别是由阳五行和阴五行所组成，所以"举阴阳则赅五行"；由于风、热、湿、燥、寒是阳五行，木、火、土、金、水是阴五行，所以"举五行即赅阴阳"。但五行之阴阳则是另一层次的认识了。

张景岳对阴阳与五行的关系做了进一步说明，他在《类经图翼·五行统论》中说："五行即阴阳之质，阴阳即五行之气，气非质不立，质非气不行。"在天地形成之后，风、热、湿、燥、寒阳五行便是天阳之质，木、火、土、金、水阴五行便是地阴之质，所以说"五行即阴阳之质"。天阳实质上是风、热、湿、燥、寒阳五行之气，地阴实质上是木、火、土、金、水阴五行之气，所以说"阴阳即五行之气"。非风、热、湿、燥、寒阳五行之质则天阳不立，因为天是由五气所组成；非木、火、土、金、水阴五行之质则地阴不立，因为地是由五形所组成，所以说"气非质不立"。由于阴阳的对立统一运动是推动一切事物不断发展变化的根源，所以只有天地阴阳二气的升降运动才会推动风、热、湿、燥、寒阳五行和木、火、土、金、水阴五行的生克制化运动，所以说"质非气不行"。

五行的变化是在阴阳的基础上进行的，五行学说的生命力是生克制化的出入运动，阴阳学说的生命力是高下相召的升降运动，阴阳高下相召的升降运动是推动一切事物发生、发展与变化的总根源，所以五行生克制化的出入运动是在阴阳上下升降运动的框架之内。运动是事物发展变化的根本属性，"五位相得"的出入运动把风、热、湿、燥、寒五气有机的联系在一起，从而形成了天，把木、火、土、金、水五形有机的联系在一起，从而形成了地。"而各有合"的升降运动把五气和五形有机的联系在一起，从而形成天地一体，并在"各有合"的升降运动过程中产生了万物生、长、化、收、藏的五个生化过程，所以《素问·六微旨大论篇》指出："出入废，则神机化灭；升降息，则气立孤危。故非出入，则无以生、长、壮、老、已，非升降则无以生、长、化、收、藏。故升降出入，无器不有。"只有五行生克制化的出入运动和阴阳相感相合的上下升降运动的共同作用，才会产生"生、长、壮、老、已"或"生、长、化、收、藏"的生命运动！

正是：

> 天数五来地数五，合而为十数之全；
>
> 数始于一终于十，立于三成就于五；
>
> 五位相得天地成，五位相合万物生；
>
> 天生地成生成数，生数成数天地分；
>
> 奇数天数是生数，偶数地数是成数；
>
> 法于阴阳和术数，乾坤来自奇偶数；
>
> 天地之数五十五，成变化而行鬼神；
>
> 知其变化之道者，其知神之所为乎；
>
> 参伍以变通其变，遂成天下之文迹；
>
> 原始反终死生轮，精气聚散知鬼神；
>
> 阳五行来阴五行，天垂象来地成形；
>
> 形气相感万物生，五气五形天地分；
>
> 六合之内不离五，五运阴阳是正统；
>
> 天布五行运万类，人禀五常有五脏。

# 第五节　河图是太阳结构的密码图

河图是十数图，洛书是九数图，洛书是由河图演化而来，它们是太阳系之天体的星象图。一般认为，河图为先天，洛书为后天；河图为体，洛书为用；河图主全，洛书主变。由于太阳系的日地关系是先天与后天的天地阴阳关系（图2—2），所以河图为先天应是重在太阳的先天之演变，洛书为后天应是重在太阳与八大行星的后天之演变。

　　河图重在合，东方三与八的阴阳相合之和是十一，南方二与七的阴阳相合之和是九，西方四与九的阴阳相合之和是十三，北方一与六的阴阳相合之和是七，中央五与十的阴阳相合之和是十五。十五是河图天地阴阳之数相合之和最大的"和"，称为"大和"，一般称为"太和"，位于河图的中宫，自然也就是"中和"的"和"。"和"越大能量越大，能量越大引力越大，就会形成以最大能量为中心的核心，所以"太和"就成为凝聚四方的核心力量，使河图的东、南、西、北四方成为一个以中宫十五为中心的有机整体。

　　《周易·乾凿度》曰："易，一阴一阳合而为十五之谓道"，从河图来看应该是河图中宫的一五一十"一阴一阳合而为十五之谓道"，十五是河图阴阳相合最大的和，聚集了最大的能量而能主宰一切，所以应是《易传·系辞》"一阴一阳之谓道"的本质所在。

　　[北宋] 张载的《正蒙·太和篇》开篇就曰："太和所谓道，中涵浮沉、升降、动静、相感之性，是生絪缊、相荡、胜负、屈伸之始……语道者，知此谓之知道；学易者，见此谓之见易。"太和所以谓道，是因为太和具有最大的能量而蕴涵着"浮沉、升降、动静、相感"之性，并具有能够产生相互吸引、相互推荡、相互胜负、相互屈伸的原始动力，所以道家说"知此谓之知道"，儒家说"见此谓之见易"。易道同源，"太和所谓道"与"十五之谓道"本质相同，如出一辙，应是"十五太和之谓道"。

　　十五是太和的本质，太和是十五的代名词；太和是道的能量，道是太和的通用名。道恃能量而主宰一切，如同宇宙中的可见物质占 5%，看不见的暗物质占 25%，暗能量占 70% 一样，是能量主宰一切，主宰就是道，所以道既是能量的代称，也是太和的代称。道恃能量主宰一切，自然就包含了根源和根本规律的内涵，是最大最根本的力量。太和能够运筹"浮沉、升降、动静、相感"之性，能够创造"絪缊、相荡、胜负、屈伸"之秩序，形成一个全自动化的生态系统，就是因为它具有了天地间最大的能量而无往不胜、无所不能，太和恃能量主宰一切而"所谓道""之谓道"！

张载的"太和所谓道",是立天之道,道在心中,说到底是"为天地立心";天地以生物为心,既是为万物请命,也是"为生民立命";本来"十五之谓道",太和之谓道则是"为往圣继绝学";和气生物,太和养育万物则是"为万世开太平"。张载的"太和所谓道"沉淀着河图中宫十五的底气,演绎出的"横渠四句"传承着河图的命脉,所以能历久弥新。

列子的"冲和气者为人,故天地含精,万物化生"是在说:"和气"则"万物化生"。炁聚而成形,炁是一种能量,能量的聚集可以转化成有形的物体,天、地、人就是"炁聚而成形"的果实。

能量认知是宇宙认知,是人类的最难认知,没有能量认知,我们根本无法认知一切,一切都会失去根本。现代量子力学的研究成果证明,宇宙生命中最重要的就是能量,能量具有吸引性和辐射性两大特性,世界上的万事万物都是由能量的聚集构成的。"和炁"就是能量的聚集,"和炁"越大聚集的能量也就越大,能量越大,能力越大,"太和"就是能量最大聚集的表述,"十五"是河图阴阳相合最大的"和",是"太和"的本质所在,所以十五太和位于河图的中宫,以中致和是凝聚四方的中坚力量。

《云笈七签》曰:"道者炁也,炁者身之主。"《性命圭旨》曰:"道也者,果何谓也?一言以定之,曰炁也。"但是只有聚集成太和之炁,成为能量的中心,才能形成天道的力量。《正蒙·太和篇》曰:"太虚无形,炁之本体,其聚其散……太虚不能无炁,炁不能不聚而为万物,万物不能不散而为太虚……感而生则聚而有象。"炁聚炁散,有无相生,和和炁炁,道在其中。

《黄帝内经》开篇就曰:"其知道者,法于阴阳,和于术数。"阴阳的术数之和定位了河图的东、南、西、北四方和中宫的位置,中宫十五的能量最大、引力最大,使河图成为一个以中宫为核心的天地阴阳系统。《周易·乾·象传》曰:"乾道变化,各正性命,保合太和,乃利贞。"河图的"天数五,地数五,五位相得,而各有合",以"各正性命",当达到"保合太和"的最佳状态后,就形成了以中宫十五为核心的天地阴阳系统。由

"中"而"和"，崇"中"尚"核"，以"核"为"心"，由核心而中心，由太和而中和，心平气和又保合太和，乃利贞，这是天道变化的最高境界。

《礼记·中庸》曰："中也者，天下之大本也；和也者，天下之达道也。致中和，天地位焉，万物育焉。""和"是中国传统文化的核心价值，老子的"冲气以为和"与孔子的"和而不同"是生命万物生生不息的前提和基础，是"天下之达道"而"各正性命"的"和"，是《荀子》"万物各得其和以生"的"和"，如同河图的四方一样，是天下最基本的相合之和。而"太和""中和"则是中国传统文化最高的核心价值观，河图天地阴阳之数"而各有合"的相合之和，只有达到最大的和"太和"及最佳状态的和"中和"时，才能形成"核心"的力量，才能使天地万物形成一个有机的、生生不息的整体，所以"太和""中和"是自然的最佳境界和终极状态，是"核心""中心"价值的体现。

中心未必是核心，核心必然是中心。核心领导一切，具有主宰的能量，所以是"核能"决定一切，就必然要形成以"核能"为中心的核心，以核心为中心的有机整体。能量是一种本能，生命体不是以"物"为中心，而是以"能量"为中心而具有活力，具有活力的中心才能称之为核心。在太阳系，是太阳中心核能的引力作用把八大行星凝聚在一起，形成了一个有机的整体，是太阳核能的力量带领着八大行星围绕着"银核"而运行。

在银河系，太阳系犹如一个最基本的细胞，细胞核的能量强则细胞活跃，细胞核的能量弱则细胞的活动就会减弱，甚至消失。如同原子一样，强调的是原子核核能的力量，并非是原子中心的作用。

河图中宫的五与十相合之和是"十五"，不仅是"中和"的和，还是"太和"的和，而具有了核能的力量，十五就是中宫里面核能的代码，这是"十五之谓道""太和所谓道"的本质所在。致中和亦含有能量，有能量而后才能致，"天地位焉，万物育焉"皆需要能量的支撑才能持久，而能够定乾坤、化育万物的能量必然是天地间最大的能量，称之为"太和"

"中和"。《大学》曰："此谓诚于中，形于外，故君子必慎独也。"五与十的"太和"诚于中，亦称之为"中和"，以中致和，致中和，立天之道，周边的三与八、二与七、四与九、一与六的"相和"之和位列于东、南、西、北四方。是河图的中宫之谓君而独居于中，四方形于外，形神合一而成为一个有机的整体。

故宫在1925年之前叫紫禁（jīn）宫，与紫金（jīn）宫同音，是根据天象而命名。苏东坡诗曰："稽首天中天，毫光照大千，八风吹不动，端坐紫金莲。"河图的中心是五朵金莲，是天帝端坐莲台八风吹不动的寓意。紫金宫是中国明清两代六百年的帝王中心，宫中的太和殿、中和殿、保和殿又位于紫金宫的中心，是中心的中心，自然就是能量最大的核心，体现了中国传统文化"太和""中和"的核心价值观。帝王居住的紫金宫自然也就是河图中宫的概念，是国家中心的核心，周边有东、南、西、北"四正"四门，象征河图的四方，古代紫金宫的建筑凝聚了河图的智慧（图5-3）。

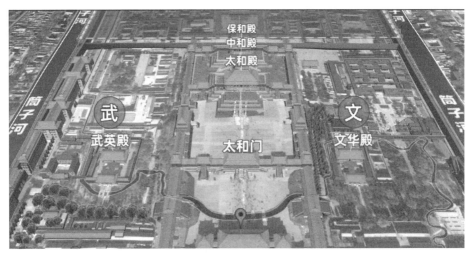

图5-3 故宫中心的"太和""中和""保合太和"

太阳是太阳系的中宫，是太阳中心核能的力量把八大行星凝聚在一起，形成了以太阳为中心的天地阴阳系统（图2-2）。现代天文学证实，太阳核心区的体积虽然只占整个太阳的四分之一，但它的质量却占到了一半以上，密度极大，为每立方米"十五"万千克，太阳核心区的温度也最高，为"十五"百万摄氏度（1500万℃），而太阳表面的温度是"五十有五"百摄氏度（5500℃），即河图中宫的十五应是太阳核心的代码，太阳的核心才是太阳中宫真正的心，是太阳系中心的核心（图5-4），是太阳核心（核能）的引力作用把八大行星凝聚在一起，形成一个有机的整体，所以是核心领导一切，能量决定一切，是太阳中心的核动力带领着太阳系而运行。河图中宫的十五就是太阳核能的代码，也是解开太阳核心的密码。

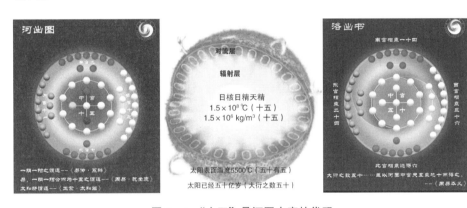

图5-4　"十五"是河图中宫的代码

《正义》曰："中谓中心，凡言中央曰心。"河图的中宫就是河图的心。河图四方的中心就是"方寸之心"，虽然方寸之心是"小心"，但却是"天地之心"。朱子说：方寸之心"其体则即所谓元亨利贞之道……故体虽具于方寸之间，而其所以为体，则实于天地同其大，万理盖无所不备，而无一物出乎是理之外。用虽发乎方寸之间，而其所以为用，则实于天地相流通，万事盖无所不贯，而无一理不行乎事之中。"河图的方寸之心虽然是"小心"，但却与"天地之心"同其大，并与"天地之心"相流通，而能行元亨利贞之道，所以河图是天地图。

常言道，物理的尽头是数学，数学的尽头是哲学，哲学的尽头是神学

（或宗教）。太阳核心的物理结构可以用"十五"这个数字来精确的表述，"十五"又体现了"太和""中和"的哲学概念，几千年前的上古之人怎么会知道太阳中心的物理结构？冥冥中这难道不是神的智慧？道教中有许多哲学和神学的概念阐述了许多天地物理的自然规律和自然现象，深不可测，妙不可言，难道不是冥冥中神学的智慧？

我们对宇宙的了解仅仅不足百分之五，许多一二百年前无法相信的东西被现代科技证实了，所以我们要相信看得到的东西，但更要不能轻易否定看不到的东西而打消探索的念头。科学也有待进步，不能成为真知的桎梏，把当下不符合"科学认知"的东西都一棒子打入迷信之列，反而造成了对科学的迷信。科学本身没有错，错的是迷信科学，传承了千年之久的信念经过了百代千万人的推敲、验证、完善，自然有其颠扑不破的真理存在。

正是：

> 河图中宫是十五，中和太和亦十五；
> 十五密码解河图，打开中宫游天书；
> 十五太和之谓道，天道秘笈在中宫；
> 中心核心才是真，中和太和是真心；
> 昔闻有明全盛日，长养宇宙登太和；
> 太和盛日在中宫，中和太和乃利贞；
> 相和十五登中宫，长养天地全盛日；
> 致中和以定乾坤，登太和以育万物；
> 河图虽小是天书，寸心虽小藏天道；
> 元亨利贞方寸心，方寸之间装乾坤。

# 第六节　洛书是太阳系结构的密码图

河图"天数五，地数五，五位相得，而各有合"重在先天之变化，洛书"戴九履一，左三右七，二四为肩，六八为足，五居中央"重在后天之变化。[唐] 李峤诗曰："河图出八卦，洛范九畴初。"河图四方是八卦之母，为先天；洛书八卦是四方之子，为后天。河图内里的一、二、三、四、五与外部的六、七、八、九、十"而各有合"演变出了洛书八卦图，是先天到后天的演变过程。洛书八卦的八个方位加上中央的五，就是洛书的九宫，"五居中央"就是九五至尊的地方，四方四隅八卦的中央是九五至尊的太一太极，而成为洛书九宫太极八卦图（图 5－5）。洛书九宫太极八卦图应是太阳系以太阳为中心的九个星球的星象图，洛书为后天所以应是重在太阳与八大行星的演变。乾坤先天八卦用在天地之演变，坎离后天八卦用在万物之演变。

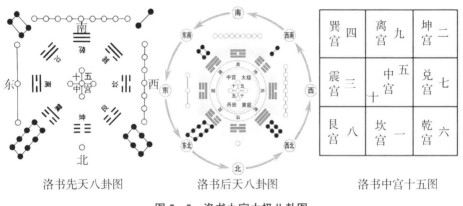

洛书先天八卦图　　　　洛书后天八卦图　　　　洛书中宫十五图

**图 5－5　洛书九宫太极八卦图**

洛书重在分，洛书中宫的周边是坎一离九、震三兑七、巽四乾六、坤二艮八，其对称的相得之和皆为十，并穿肠过肚聚焦在洛书的中宫，相合于五而为十五，致中和，形成了洛书最大的和"太和"，所以洛书的中宫具有最大的能量和最大的引力，是凝聚八方的核心力量，使洛书九宫成为一个以中宫为核心的八卦体（图 5－5）。"中谓中心，凡言中央曰心"，所以中宫就是洛书八卦的心，是"心为太极"的心，称之为"道心"，亦称之为"丹田""黄庭"。

洛书纵横交汇的焦点在中宫的"五"，是《易传·系辞》"参伍以变，错综其数，通其变，遂成天下之文"的理论。洛书的纵横交汇"参伍以变，错综其数"以中致和成就了中宫的十五，使其具有了中和太和的核心能量，而能通八方之变，成为天下之主宰，如同太阳凝聚着八大行星一样，是太阳系的中宫。

河图的中宫是十五，先天固有，反映的是太阳核心的结构，所以河图为先天，是太阳结构的密码图；洛书中宫的十五则是八面来风的"十"聚焦于"五"而成就，后来而为，反映的是太阳系八大行星与太阳的结构之道和变化之道，如同太阳系先有太阳恒星的产生，几亿年后才有了八大行星的产生，洛书反映的是太阳系的后来变化之道，所以洛书为后天，是太阳系结构的密码书。河洛相互为经纬形成的交汇点都是其中心的十五，十五是河洛时空的焦点，也是太阳和太阳系的极点，是太阳中宫的密码。

十为河图，九为洛书。邵雍说："天数五，地数五，和而为十，数之全也。"洛书一至九，没有十，但是四方八面对称的相得之和都是十，再聚焦中央的五，"参伍以变，错综其数"而成十五，最终与河图的中心一样都是十五，十五就是太阳系中最大质能的代码，也是核心能量的代码。在一个系统中，质量最大的物质才具有引力的作用，能量最大的物质才具有辐射的作用，所以太阳的核心具有凝聚和辐射的双重功能，而具有主宰的力量。十五成圆最亮，凝聚着四面八方，万众一心，形成了洛书的中央核心区域——中宫太极，而周围的四方四隅形成了八卦，最终形成了洛书九宫太极八卦图（图5-5），实际上这是源自太阳系以太阳为中宫，以八大行星为八宫八卦的星象图，所以洛书就是太阳系结构的密码书。

最新观点，王克峰在《太阳的本质——太阳发光发热原理》一文中认为：太阳中心产生的光和热是来自不同方向的引力聚焦而产生的，是太阳周围众多行星的引力聚焦于太阳的中心而产生了巨大的能量而发热发光，太阳的这种引力聚焦可以是正负、反向、交叉、拉拽、挤压、缠绕及多重引力的综合，聚焦越大产生的能量就越大，宇宙中所有发光发热的恒星无不如此。洛书八宫八面来风的"十"纵横交错聚焦于中宫的"五"而成就了最大的能量中心，致中和天地位焉！"参伍以变，错综其数"涵盖了八宫八风的正负、反向、交叉、拉拽、挤压、缠绕及多重引力的所有，二者互为佐证。洛书以位居中央的五为圆心，无论图腾怎么旋转翻滚，所得到的和总是相等的，不仅横向、纵向、斜向的三数之和皆为十五，而且上下左右的三数之和也皆为十五，上下相等、左右平衡、纵横交错、同步共振，全部聚焦于中宫，中宫就是焦点极点，并充满了和炁而"太和"、而"爆表"、而"开启"、而"反射"、而"发热"、而"发光"！致中和，中宫十五聚焦了洛书最大的能量而能主宰一切，之谓道！这个道能发热、光灼灼，能发光、光烁烁！

正是：

八宫神光聚中宫，绵绵若存存和炁；

和炁聚积筑天基，炁聚天心积太和；

天基太和热爆表，阳光神光用不堇。

从洛书先天八卦图来看，四正的一、九、三、七和中宫的五显然是阳数天数，为先天固有，所以一三五七九是生数；四隅的二、八、四、六、八和演变中的十显然是阴数地数，十为变数，终于十，为后来之变化，所以二四六八十是成数。而且作为奇数阳数的一、九、三、七"四正"为先天，做为偶数阴数的二、八、四、六"四隅"为后天，先天后天泾渭分明。如果再往回看，洛书相邻的$-8$与$+3$相得$=-5$，$-4$与$+9$相得$=+5$，$-2$与$+7$相得$=+5$，$-6$与$+1$相得$=-5$，$-5+5+5-5=0$，复归于无极，又是老子"知其白，守其黑，为天下式。为天下式，常德不忒，复归于无极"的寓意。

《周易·乾凿度》曰："易，一阴一阳，合而为十五，之谓道。阳变七之九，阴变八之六，亦合于十五……故太一取其数，以行九宫，四正四维，皆合乎十五。太一下行八卦之宫，每四乃还于中央。"要言之：洛书九宫的阴阳之数"合而为十五之谓道"！七与九和八与六是洛书九宫中最大的两个阳数和最大的两个阴数，七和八与九和六的阴阳相合之和都是十五顶配，而且四正的一和九与三和七、四隅的二和八与四和六"每四乃还于中央"的五而成为十五，十五是中宫太阳核心的代码，是太阳系的根本所在，所以"十五之谓道"，是太阳系之天体的道根道心所在。道在心中，河洛中心的道是"允执厥中"的中正之道，天地之所以定位，万物之所以化育，皆中正之道太和之炁的巨大能量所笃定，如果天道太阳的能量不足，就会天塌地陷，散为万殊。

本来"一阴一阳之谓道"，为何又"一阴一阳合而为十五，之谓道"？因为河图洛书是周易的源头，《周易》的"一阴一阳之谓道"需要从河图洛书中寻找答案，只有十（阴）和五（阳）"一阴一阳合而为十五"的阴阳相合之和才是"一阴一阳之谓道"的本质所在。十五是河图洛书最大的阴阳术数之和，具有最大的能量，是河洛中心的核心，是"中和""太和"的实质所在。

河洛中宫的十五既是"中和"的和，也是"太和"的和，具有最大的能量和最大的凝聚力，是天道的根本所在，这时我们再咀嚼《黄帝内经》"其知道者，法于阴阳，和于术数"的本义，其知"道"者，知阴阳术数之和的"太和"之道，才是知"道"者。《孙膑兵法·八阵》曰："知道者，上知天之道，下知地之理。"《黄帝内经》的"其知道者"应是"知天之道"，知河洛阴阳术数之道才是"知道者"。家和万事兴，数和天地成，四方四隅致中和，保合太和以利贞，中和定乾坤，太和育万物，天道在于"和"，中和太和融为一体就是最佳最大的"和"。

十五就是心的代码、道的代码，心就是根，根就是道。圣人之道实际上就是一个字——中，中国传统文化的主体——儒、释、道三教都强调"中"。一五一十、"一阴一阳合而为十五"不仅是最大的"和"，具有最大的能量，还是中宫太阳核心的代码，所以它具有"核能"的力量而能笃定四面八方，成为洛书八宫八卦的中心，如此天地八星八宫才能各在其位，万物才能各得其所，天地万物才能成为一个生生不息、有机的整体。

《素问·上古天真论篇》曰："有圣人者，处天地之和，从八风之理。"

《灵枢·九宫八风》曰："太一入徙，立于中宫，乃朝八风，以占吉凶也。"位居洛书九宫天地之中央的正是太一天帝所住的中宫，中宫是"天地之和"的"中和""太和"之位，太一周边的八宫八方，就是八卦和八风，八面来风的十"参伍以变，错综其数"而成洛书中宫的十五，"十五之谓道""道立于一"，故中宫是"太一"入座之位，《灵枢·九宫八风》本来就是配着洛书九宫太极八卦图来读的！太一天帝"立于中宫"，运筹帷幄，令行九宫，光照四方，中和八面，当然可以"占吉凶也"。

《朱子语类》说："今人解《易》者，说千说万，与《易》全不相干。"离开对河图洛书"十五"的认知，就谈不上说"道"，这是一个非常重要，却又被忽略掉的问题，纵观说易说道者，以河洛十五为"道"者，确实也寥寥无几。

河洛中宫的十五为道行（heng）所在，具有"核能"的力量辐射四面八方，主宰一切，而成为中心中的核心，是道的根本所在。道即太极，太极即太一，太一取其十五之数，才能具有造化天地万物最大的质量和能量，而能光照九宫纵横天下，是"太一取其数，以行九宫"的本质所在。如果河洛中宫的太一得不到"十五"这个最佳最大的指数，即太阳的核心不是现在"双十五"的质量与能量，是难以造化天地万物的。

八面来风成就了洛书中宫的十五，是"四正四维，皆合乎十五""十五"是河洛的核心而具有核能的主宰力量。"太一下行八卦之宫"光照寰宇感通天下，为天下之至神；天下之"四正四维，皆合乎十五"又聚集于中央之宫，是"每四乃还于中央"的向心作用。河洛中宫的"十五"是太阳系之天体最大的质能中心，中心核心融为一体，是最圆最亮的太极光，具有向心力的引力作用和光照四方的辐射作用，是太阳系能量和气场的交换中心。

"中谓中心，凡言中央曰心"，河图洛书的中宫就是河图洛书的心，是河图洛书的根本所在。《太上老君内观经》曰："道以心得，心以道明；心明则道降，道降则心通。"心与道原本无别，心就是道，道就是心，道在心中，心外无道，所以河图洛书的心就是道，是天道天心、道心道根所在，但是"乾坤起自奇偶"，追根溯源，天道是起自于河洛阴阳之数相合之和的十五，算是追根到底了。

洛书八卦的"五居中央"就是"心为太极"的心，心若莲花，五朵莲花即是心。张景岳说："太极独运乎其中，象心为一身之主。"洛书八卦的中心就是太极心太一神，心神居洛书八宫八卦的中心，是九五之尊之位，而能行于九宫。中心就是心，心就是太极，如此中宫、太极、丹田、方寸、黄庭、天心、道心皆是同一个概念，是相互流通的。

如同中国的象棋，将帅位于九五至尊的位置，四方的中宫不仅是将帅活动的核心区域，还是五朵金莲"五居中央"的坐标，既是帝王的莲台底座，四平八稳，又是帝王行走的路线图，寓意帝王坐镇紫金宫，运筹帷幄河洛中。将帅的旁边是八宫将士在守卫着，除了只能前进不能后退的兵卒外，将帅的周围就是十个能进能退的棋子，围着中宫的五，十护卫着五而为十五，是河洛中宫十五的寓意。中国的象棋凝聚着河图洛书的智慧（图5-6）。

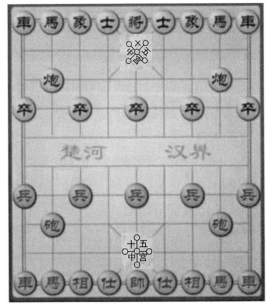

图5-6　中国象棋河图洛书的布局

邵雍《观物外篇》曰："乾坤起自奇偶，奇偶生自太极……生天地之始者，太极也……天地之心者，生万物之本也。"太极生两仪、"一分为二"是产生天和地的根源，奇偶相合"合而为十五"是产生天道的根源，天道天心之道心"施行于天"是化生万物的根源，根源就是主宰，主宰就是心，心神就是太极的灵魂，这就是物理的尽头是数学，数学的尽头是哲学，哲学的尽头是神学，其妙蕴不可不知。河洛中宫的"心"是根底、源头，所以心平炁和，和炁生物，炁聚成形，归根到底是心生万物，河洛的中心蕴含着生命哲理。

《黄帝内经·素问》曰："善言天者，必有验于人。"《东医宝鉴·外形篇·头》的"头有九宫，上应九天，中间一宫，谓之泥丸……乃元神所住之宫"与洛书的九宫太极八卦图相应。头有九宫，近中央泥丸宫（中宫）的四宫为四正（四方），是河图五宫的烙印，所以九宫之中央的泥丸宫又称为"方寸""丹田"，是河图四方的寓意，而泥丸宫中的泥丸就是方寸之心，寸田寸心是小心，小心为命门，命门又是人体的太极，为先天元神所在，所以道家又有"元神居方寸"说，它们都是有渊源的；远中央泥丸宫的四宫为四隅，是大脑神明之心后天识神所在，所以洛书为后天。

《内观经》曰："太一帝君在头曰泥丸君，总众神也。"［南宋］白玉蟾的《玄珠歌注》云："头有九宫，中为泥丸，上帝所居。""泥丸万神会约之所，乃上帝所居。""五气运转，朝礼上帝于泥丸宫。"泥丸宫中的太一帝君泥丸君是万神之主的上帝，具有最大的能量，无疑是三花聚顶，五气朝元的圣地。九宫之中央的泥丸宫（中宫）也是太一帝君泥丸君所住的紫金宫，是九五之尊之位，太一帝君泥丸君端坐五朵莲花具有"太一下行八卦之宫，每四乃还于中央"的核心能量，是太一泥丸君所具有的引力作用和辐射作用的双向功能，是"百神所集""百神之主"的天宫（第六章将有论述），即寓意太阳系星象之理的洛书九宫太极八卦图在人体的头脑中是有烙印的，这是天人合一的见证。

泥丸宫中的泥丸是天中天、脑中脑，称为"天心""脑心"，脑心是位于脑髓中央形似泥丸的丘脑，丘脑是机体内外所有感觉信息的反馈中心和转换中心（后面的章节将有论述）。换句话说，丘脑是机体内外所有感觉信息引力聚焦的焦点，如同洛书的中宫是八星、八宫、八风引力聚焦的焦点一样，丘脑受到感觉信息（阴气）的聚焦激发而产生出运动信息（阳气），再发射到全身各处，是感而遂通，由感而应，由感而动，由感而通，感应、感动、感通是有先后的，这就如同王克峰的"太阳引力聚焦而发光发热的原理"及洛书的八宫八风皆聚焦于中宫的原理是一样的，也是《正蒙·太和篇》"感而后有通，不有两则无一"的理论，丘脑脑心没有阴进阳出来来往往的转换机制，也就失去了存在的意义。天人合一，无不如此。

正是：

善言天者验于人，河洛图书有人生；

脑有方寸藏河图，头有九宫藏洛书；

四方之中先天图，四隅之外后天书；

方寸之中天中天，四隅之外天外天；

泥丸宫中脑中脑，泥丸宫外脑外脑；

脑心元神天中天，大脑识神天外天；

先天后天两重天，脑心端坐紫金宫；

自古乾坤一台戏，请君更看戏中戏；

脑中之脑天中天，天心脑心一台戏。

# 第七节　河图洛书"大衍之数"以成变化

图书同源，河图洛书的数理蕴含着太阳和太阳系的结构原理，是太阳和太阳系的命理图。

人类生存在太阳系，河图洛书首先应是揭示太阳系这个巨系统的能量和物质交互作用原理的图书，所以河图洛书几千年来一直被人类所用，视为天书。太阳系共有九颗星球，是由中心的太阳太一和围绕其旋转的八颗行星组成，这与洛书有九宫，由中央的中宫太一和其周围的八宫八卦组成是一致的。在太阳系周围的八大行星中，近日的水星、金星、地球、火星四颗行星为类地行星（岩质行星），远日的木星、土星、天王星、海王星四颗行星为类木行星（气体行星），这与洛书九宫先天太极八卦图近中宫的乾、坤、坎、离为四正，远中宫的巽、震、兑、艮为四隅的概念是一致的。四正与四隅有质的区别，中宫加四正（岩质行星）应是河图的原型，是太阳的近亲，中宫四正再加四隅（气体行星）应是洛书的原型，是太阳的远亲。近水楼台先得月，所以近日的河图四正为先天，远日的洛书四隅为后天。太阳系中心的太阳太一太极中宫与周围的八星八宫应是洛书九宫太极八卦图的原型。

《易传·系辞》在论述河图的数理变化时说："大衍之数五十……凡天地之数五十有五，此所以成变化而行鬼神也。"大衍，就是演天地之变，"大衍之数"就是推演天地演变的数。河图洛书的"数"是天文数字，以"亿"为单位，太阳的寿命是100亿岁，现在已经是50亿岁了，正值中年，"大衍之数五十"岂不就是告诉我们太阳已经50亿岁了吗？洛书代表的是后天，它的阴阳之数是四十五，地球形成于后来的45亿年前，岂不就是告诉我们地球的年龄已经是45亿岁了吗？"凡天地之数五十有五"，岂不就是告诉我们太阳在50亿岁到55亿岁这个年龄段才能适合化育生命万物，以"此所以成变化而行鬼神也"，和人类一样，都是有生育期的，之前或之后是没有生育能力的，100亿岁的太阳只有5亿岁的生育期是很短暂的。太阳表面的温度是"五十有五"百摄氏度（5500 ℃），岂不就是告诉我们只有在这个温度下，太阳才能够化育万物，地球才能够养育万物，如果太阳的表面不是现在的"五十有五"百摄氏度（5500 ℃），地球上的生命万物还能存在吗？中宫是河图洛书的心，河图之数五十有五，洛书之数四十五，二者和合正好是一百，岂不就是告诉我们河图洛书的根—中宫太阳的预期寿命是100亿岁吗？洛书九宫太极八卦图，岂不就是告诉我们生存的太阳系是由中心的太一太极和周围的八星八卦组成的吗？太阳既是太阳系的中心，又是太阳系的核心，具有巨大的核能，而能主宰太阳系的运行。

朱子在其《周易本义》中诠释"大衍之数五十"时曰："盖以河图中宫天五乘地十而得之。"河图中宫的太一已经是 50 亿岁了，符合当今现代天文学的认识。大衍之数在先秦以前是没有争论的，只是经过了秦火的文化断层，到了汉代，人们反而对一些前人认为是常识而没有进行书面解释的内容却无从理解，一直争论了两千多年，到现在也没有一个被公认的推想。天和地是先天与后天的阴阳关系，大衍就是推演天地的演变，我们用现代天文学来解读，太阳的演变有 50 亿年了，地球的演变有 45 亿年了，太阳的演变正好符合先天河图中宫的五十之数，地球的演变正好符合后天洛书的四十五之数。河图的中宫无论是"十五"还是"五十"，它有两个涵义，一个是说五与十相合之和的"十五"在中宫，是河洛术数之和的最大数，即中宫太阳具有最大的质量和能量，是能够主宰一切的核心力量；一个是说太阳的年龄已经有 50 亿岁了。河图洛书的数理蕴含了太阳系深奥的星象之理，寓意极多极广，是它的玄妙之处。河图洛书的数理与太阳及太阳系的结构原理完全吻合，所以无字天书河图洛书就是太阳和太阳系结构原理的密码图和命理书。而且河图的东宫 3×8＝24、南宫 2×7＝14、西宫 4×9＝36、北宫 1×6＝6、中宫 5×10＝50，总和是 130，岂不就是告诉我们宇宙的年龄已经超过了 130 亿岁了吗？河图还是宇宙的命理图（图 5-4）。

正是：

河图洛书密码图，太一九宫皆有数；

河图五宫先天图，洛书九宫后天书；

五居中央出河洛，参伍以变天地中；

一阴一阳之谓道，合而十五是道根；

中宫十五太阳心，十五十五是真心；

中宫五十太一龄，太阳五十正当年；
洛书之数四十五，四十五亿是地龄；
中宫五十是天命，四十有五是地命。

河图洛书数一百，太一高寿一百亿；
五十有五来生育，太阳化育正当时；
河图五宫四方图，洛书九宫四隅书；
方寸之心居中宫，四方四隅太极心；
四面八方聚中宫，中宫十五最光明；
四来四去往返中，阴进阳出八面风；
八宫八卦太极心，太一行于九宫中；
河洛九宫八卦阵，五居中央是至尊；
九五至尊太极心，丹田黄庭住道心；
保合太和以利贞，元亨利贞是道心。

河图洛书天地梦，圣人则之梦河图；
河洛密码解九宫，天地秘密河洛中；
河图洛书皆有数，大小有定生圣人；
天地生成皆有数，先后有定出神明；
河图方寸有心田，一点心苗方寸间；
方寸天地咫尺间，天地虽大方寸间；
河图寸田有寸心，寸田寸心是真心；
洛书八卦太极心，心为太极方寸心；
方寸之心天地心，河洛中宫心最明；
中宫太一太阳心，中宫十五是本心；
中谓中心是本心，天下大本是中心；
八卦朝元聚中宫，天心定都太极宫。

心居方寸是天心，天地之心太极心；

小心命门太极心，太极命门是本心；

寸田尺宅有天心，寸心天心相流通；

心为太极是道根，天心宅舍主人翁；

头有九宫应九天，天人合一泥丸宫；

脑有四方藏河图，头有四隅藏洛书；

生命之根何处寻，河洛图书寻真心；

泥丸为君太极心，洛书九宫来作证；

九五至尊泥丸君，坐镇中宫河洛中；

中宫一九太阳心，泥丸核心核能量；

百神所集聚核心，百神之主核力量；

心为太极照四方，太一神光八面风；

四正四维往返中，万神约会聚中宫。

# 第八节　洛书"五居中央"暗藏天机

洛书的"戴九履一，左三右七，二四为肩，六八为足，五居中央"，演变的是后天之变化。五居中宫不动，夺十而为十五，"十五之谓道"。十是偶数阴数，五是奇数阳数，十和五"一阴一阳合而为十五"是"一阴一阳之谓道"的本质，这是天机所在。"五"既是洛书的中心，又是天地之数的常数，"参伍以变，错综其数"是以"五"为基数的，"五"坐镇中宫运筹帷幄于阴阳和合之中，和合四面八方的十而为十五，是五运阴阳"合而为十五，之谓道"，这是"天道"的最高机制。洛书早已把一五一十"一阴一阳合而为十五"的天机和盘托出，它扎根于中宫，受八宫八风的浇灌，以风和日丽。

《黄帝内经》"夫五运阴阳者天地之道也"的"道"与《周易·乾凿度》"一阴一阳合而为十五之谓道"的"道"是渊源关系，本质相同。洛书的"五居中央"暗藏天机，一五一十"一阴一阳合而为十五"这是天机，十五聚集了天地间最大的能量而能主宰一切，主宰就是心，心就是道，所以"十五之谓道"，道破天机，道破天道。

道教经典《阴符经》曰："观天之道，执天之行，尽矣。天有五贼，见之者昌。五贼在心，施行于天。宇宙在乎心，万化生乎身。天性，人心；人心，机心。立天之道，以定人也。天发杀机，移星易舍；地发杀机，龙蛇起陆。人发杀机，天地反覆。天人合发，万化定基……知之修之，谓之圣人。天生天杀，道之理也。天地，万物之盗；万物，人之盗；人，万物之盗。三盗既宜，三才既安。人知其神而神，不知其不神之所以神也。日月有数，大小有定，圣人生焉，神明出焉。"道破天机，道破天道。

观天之道，观洛书九宫太极八卦之道，"五居中央"，八宫来风"参伍以变"，是"十"和合"五"而为中宫的十五，"十五之谓道"，是中宫的"五"盗取了八面来风的"十"，聚集了天地间最大的能量，形成了核心的力量，以"立天之道"。"十"见"五"而为"十五"，是"天有五贼，见之者昌"。五居中宫，窃天机而成大器，是谓"五贼"。五在中心，占天机运阴阳，和合于天下的四面八方，是"五贼在心，施行于天"。八面来风见"五"者昌，而为十五，所以"五贼"不是贬义词，只是它独占天机，五运阴阳而为十五，"十五之谓道"，而"立天之道"。五居中宫，窃阴阳之玄机，夺天地之造化，通天达地，"以定人也"，天、地、人三才皆俱，五贼神也（图5-7、图5-8）。

"凡言中央曰心"，"五居中央"就是河洛的心，是"五贼在心"。五贼是宇宙之心、天地之心，是"心生万物""施行于天"的天机之心，称为"机心"。机心即贼心，贼心不死，元神不死，是谓天地之根。如果洛书中宫的十五不和，周边的八星八宫就会惊天动地、斗转星移，是"天发杀机，移星易舍"的天塌地陷。如果周边的八宫八风不和，就会山崩地裂万物巨变，是"地发杀机，龙蛇起陆"的平地起惊雷！如果人与人不和，就

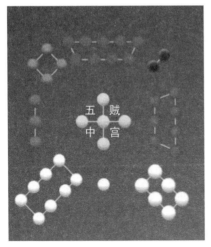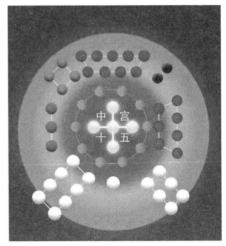

图 5 - 7　天有五贼住中宫　　　　　图 5 - 8　十见五贼万事昌

会生灵涂炭改朝换代，是"人发杀机，天地反覆"的物是人非。天人合一，观天之道，执天之行，顺应天性、人心，以定人也，是"天人合发，万化定基"的圣人之道！生死轮回，原始反终，天生天杀，天道之理，知之修之，谓之圣人！

　　"五居中央"，八面来风"参伍以变"，"五"盗天机而立道，是"天生天杀"握有生杀大权的阴阳十五之道。万物盗取天地阴阳之相合之和而成就自身是"万物之盗"，人盗取万物之精华而成就自身是"人之盗"。人与万物相互偷生皆为"盗"。天、地、人相得益彰而"三盗既宜，三才既安"，皆源自中宫太一天帝的圣功圣明，是五贼三盗演绎了大千世界，是太一天帝的不神之神主宰着天地万物。

　　"日月有数，大小有定"是指太阳系中的日月星辰皆有定数，太阳中宫十五的周边是坎一离九、震三兑七、巽四乾六、坤二艮八（图 5 - 5），九星九宫中唯太阳中宫的十五最大，大者为王，胜者出，所以"大小有定"后，中宫便是太一帝君"圣人生焉"的天宫，自然也是太一天帝"神明出焉"太极宫！洛书九宫太极八卦图就是太阳系九个星球的星象图，洛书中宫的太极心神就是洛书八宫八卦八风的灵魂，"观天之道，执天之行，尽矣"!

《阴符经》素称"古今修道第一真经",是道教经典之一,紫阳真人《悟真篇》说:"阴符宝字逾三百,道德灵文止五千;今古上仙无限数,尽从此处达真铨。"把《阴符经》跟《道德经》相提并论,甚至还排在了《道德经》的前面,其重要性在于它内藏天机,并道出了"天有五贼,见之者昌;五贼在心,施行于天"的天机所在,直指河洛的心脏——中宫"五"的机制,道破天机,道破天道。《阴符经》文字简练,用语奇特,见识超卓,可谓字字珠玑,深含至理。

苏东坡的佛诗曰:"稽首天中天,毫光照大千,八风吹不动,端坐紫金莲。""天中天"就是佛,"稽首"就是顶礼膜拜,"毫光照大千"是说佛祖的心灯普照大千世界,紫金莲是紫金宫的寓意,佛祖端坐紫金宫是"八风吹不动"的。佛祖是天地间境界最高、功德最圆满的圣人,如果我们改天换日、改佛为道来看这首诗,它是渊源于河图洛书的:

> 天心道心天中天,天帝端坐紫金莲;
>
> 太一神光照九宫,八星来风吹不灭;
>
> 五朵金花坐中宫,运筹帷幄河洛中;
>
> 八面来风皆有变,唯五居中吹不动。

"天中天"就是太阳太一,太阳就是顶礼膜拜的太阳神太一神,洛书中宫的五朵金莲是太一天帝所坐的莲台,八大行星岂能撼动?所以太一帝君端坐的紫金宫是八星八宫"八风吹不动"的。洛书的八宫八卦皆有变数,唯五朵莲花"五居中央"而不动,犹如佛祖端坐金莲而不动,运筹帷幄于四面八方,也犹如太一帝君居中宫坐莲台,太一心灯光照须弥八风吹不灭,还犹如武当山金殿中的神灯长明六百年而风吹不动,贼神也!《礼记·中庸》曰:"道并行而不悖。"佛教的佛祖与道教的太一天帝比肩同我,并存不悖。天下无二道,圣人无两心,儒、释、道所言虽异,其心皆一,生命是同源的,所以苏东坡这首佛诗的骨子里就有着河图洛书的烙印。

河图的中心是五与十"合而为十五","立天之道"先天固有,所以河图为先天,反映的是先天自然之道;洛书的中心只是五,"十"则是八面来风的十,五夺十"合而为十五","立天之道"是后来而为,所以洛书为后天,反映的是后天变化之道。如果洛书中宫的"五"窃取不到四面八方的"十",不能"合而为十五",就会错失天机成就不了天道,"五贼"不成,就不会有后天的变化之道。"五"只是洛书的中心,只有风和才能日丽,只有十聚焦于五"合而为十五",才能具有最大的能量,而成为核心,核心道心才具有领导一切、主宰一切的力量,才能使天地万物成为一个有机的整体,用现代的观念来看,这是太阳系九星九宫之中央——太阳中宫核能的力量。老子说:"多言数穷,不如守中。"说一千,道一万,不如"守中",守住河洛的中心就是守住了道心,天地万物、五行八卦等一切问题就会迎刃而解。

正是:

五居中央藏天机,十五为道破天机;
道破天道八卦中,立天之道以定人;
天有五贼住中宫,运筹帷幄河洛中;
十见五贼万事昌,阴阳十五是道根;
五贼在心施九宫,心生万物夺造化;
五盗天机造天地,物盗天地以成形;
人盗万物以生身,人物互盗以偷生;
三盗既宜天地人,三才既安同为盗;
五贼三盗创世界,中宫太一是上帝;
大小有定出圣人,中宫十五出神明。

天心道心天中天,上帝端坐紫金宫;
太一心灯照九宫,八星八风吹不动;
心若莲花五居中,窃得天机五贼神;

八宫来风会五贼，参伍以变天道中；

天下大本是中央，中央曰心是本心；

中宫十五太极心，玄空造化在机心；

天人合一河洛中，河洛图中寻本心；

人参天地解心扉，天心道心是本心。

天和地分别是由阳五行和阴五行在其各自"五位相得"的运动中产生的，生命万物"生、长、化、收、藏"的五个生化过程是在阳五行与阴五行"而各有合"的升降运动中产生的。相得相合是河图数理变化的核心，是"参伍以变，错综其数"的相得相合产生了天地万物，天地万物的生死变化规律已全部被抽象在河图"天数五，地数五，五位相得，而各有合"的数理变化中。

# 理论篇

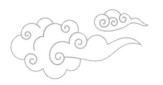

# 第六章　太极命门与脑心

哲学指导着科学，《易》和《道》一直是中医学的指路明灯。

人道本乎天道，以天道推人道，天地之心的道理就是人体之心的道理。

《周易》和《道德经》是中国哲学的源头和代表，《黄帝内经》是中国医学的源头和代表，前者重在讲天道，后者重在讲人道，天道涵盖人道，人道体现天道。心为太极，命门为太极，而太极即太阳，太阳即天心，天心即天精，天精就是先天之精。精就是根，根就是心，精是心之体，心是精之器。"天精为日"，所以太阳就是"天地之心"；"人精在脑"，所以脑就应是人体之"心"。但是脑髓有大脑和脑心先后天之区分，脑心是"人始生，先成精，精成而脑髓生"的根本所在，是《黄帝内经》目睛命门所藏的先天之精，所以脑心才是人体真正的心。心以精为体，天心人心都是一个心，所以脑心元精就是人体之天心。

## 第一节　命门是人身之太极

陆陇其在《太极论》说："论太极者，不在乎明天地之太极，而在乎明人身之太极。明人身之太极，则天地之太极在是矣。"以天道推人道，以大喻小，以小探微，以微知著，以弥纶天人之道，明白万物之理。

以天道之太极明人伦之太极，以天地之心明人体之心，应是我们探讨太极的最终目的。

[南宋]俞琰在《易别外传》中说:"在易为太极,在人为心。人知心为太极,则可以语道也。"道在理中,理在心中,心为道之器、为太极之本体,为精、神之舍宅,"易""道""理""心""太极""精""神"其实是一回事,是互通互用的。

[宋]朱熹说:"人人有一太极,物物有一太极。"[元]朱丹溪说:"人身必有一太极。"[明]孙一奎说:"万物各具一太极。"太极产生天地万物后,仍存在于万物之中,因为它是宇宙的遗传基因,所以朱熹说:"万物之中各有一太极。"

人体的太极是命门。

[明]赵献可在《医贯》中指出:"《内经》曰七节之旁有小心是也,名曰命门,是为真君真主,乃一身之太极。"心与命门合二为一,小心命门就是人体的太极,是人体的真君真主。

[明]张景岳在《真阴论》中指出:命门"为天一所居,即真阴之府,精藏于此,精即阴中之水也;气化于此,气即阴中之火也,命门……即人身之太极。由太极生两仪,而水火具焉,消长系焉,故为受生之初,为性命之本。欲治真阴而舍命门,非其治也,此真阴之脏不可不察也。"太极以精为体,所以命门先天之精就是人身之太极。

天一就是太一,太一就是太极,太极就是一,一就是根,根就是精,"精藏于此",所以命门是藏有人体真精真阴的"真阴之府""至阴之地"。

命门藏有先天之精而为"真阴之府","精即阴中之水",水是能够发生气化的,精化为气,生生不息,又是人体一身阳气之根本,所以命门"为水火之府,为阴阳之宅,为精气之海,为生死之窦",太极命门"因阴阳以统天地"而为人体的最高主宰。

命门"为受生之初",所以"人始生,先成精",此精必藏于先天之命门。精就是根,根就是一,一就是天一,天一就是太一,太一就是太阳,太阳就是天精,天精就是太极,所以命门"为天一所居……精藏于此……即人身之太极",命门藏先天之精而为人身之太极,是"无极之真,二五之精"的"天地之专精""五脏之专精"，是人体内的"太阳之精""精化为气"，所以命门是人体一身阳气的发源地。

张景岳还说："所谓真阴之用者，凡水火之功，缺一不可。命门之火，谓之元气；命门之水，谓之元精。五液充，则形体赖而强壮；五气治，则营卫赖以和调。此命门之水火，即十二脏之化源。故心（血脉之心）赖之，则君主以明（识神）；肺赖之，则治节以行；脾胃赖之，济仓廪之富；肝胆赖之，资谋虑之本；膀胱赖之，则三焦气化；大小肠赖之，则传导自分。此虽云肾脏之伎巧，而实皆真阴之用，不可不察也。"命门元精是构成人体最根本的物质，所以是人体的"十二脏之化源"。阴中之阳为真阳，阳中之阴为真阴，由于元精自身的气化作用产生了元气，是"精化为气"才有了元阴和元阳、真水和真火，所以命门既是"精藏于此"的"真阴之脏"，又为"水火之府，阴阳之宅"，是真阴真阳玄牝一体的人身之太极。

命门真精化生真气而为"先天无形之阴阳（元阴元阳）""精化为气""气化于此"，然后再"阴阳化合生五行"，产生"后天有形之阴阳（五行五脏、气血、津液、神）"，但真精是根本，所以"欲治真阴而舍命门，非其治也，此真阴之脏不可不察也"。体现了"道之为物……其中有精"物质第一的唯物观。

张景岳在其《大宝论》中言"大有元亨，火在天上"，认为"日为火之本"是"天地之大德曰生"的"生生之本"，因为"天地之和者，惟此日也；万物之生者，亦惟此日也"。太阳位于太阳系的中心，以中致和，生生不息，以中致用，化生万物。太阳之精"精化为气"而为阳气之本，而"生化之权，皆由阳气"，太阳阳气化育万物是"天地之大德"，所以"阳气者若天与日，失其所则折寿而不彰，故天运当以日光明。此言天之运，人之运，元元根本，总在太阳无两也"，故"天之大宝只此一丸红日，人之大宝只此一息真阳"。张景岳认为这是"盖自伏羲、黄帝、文王、岐伯、周公、孔子六大圣人千古相传"的真理。命门先天之精"精化为气"

而为一身阳气之根本，所以命门先天之精就是人体的"太阳之精"，"人之大宝只此一息真阳"的阳气就是命门元阳之气。

太阳就是太极，太极就是先后天的分水岭，是后天天地万物化生的根源，是后天之先天。人体的太极是命门，所以张景岳说："何为根本？命门是也！""所谓命门者，先天之生我者（无极生太极），由此而受；后天之我生者（太极生两仪），由此而栽也。"太极命门就是人体先后天的分水岭，是后天的先天。命门先天之精就是人体的生命之根源，张景岳认为"此虽至阴之地"，但精化为气，"而实元阳之宅"，所以命门又是一身阳气之根本，而"为水火之府，为阴阳之宅"的人身之太极。

一物一太极，草木皆太极，命门即太极，是生命之根源，根源就是心，是"草木有本心"。"心为太极"，是一身运化的主宰，而太极是后天的开端，所以生命的起源和运化必定是从太极开始的阴阳五行的运化轨迹。周敦颐《太极图说》的"太极—阴阳—五行—万物"的运行规律开创了探索生命本源和运化规律的哲学思考，这对太极命门本质的认识及其发展变化的规律有着极大的启发作用。

命门为太极，太极为阴阳之根蒂、生命之根源，根就是一，一就是有，太极有形，命门就有形，正如张景岳所言："所谓阴者，即吾之精而造吾之形也。""形以精成，形即精也。""太阳之精"而造太阳之形，所以命门先天之精就应是一个有形的物体，命门并非无形！

［明］孙一奎在《命门图说》中曰：命门原气"为生生不息之机"，其"禀于有生之初，从无而有。此原气者，即太极之本体也……非水非火，乃造化之枢纽，阴阳之根蒂，即先天之太极，五行以此而生，脏腑以继而成"。"从无而有"就是"无极而太极"，太极是能够化生天地（阴阳）万物（五行）的"无极之真，二五之精"，是先天四太产生的先天之精"天地之专精"，命门元精化生元气而"为生生不息之机"，乃是"造化之枢纽，阴阳之根蒂"，所以"五行以此而生，脏腑以继而成"，所以命门先天之精是"十二脏之化源"的"五脏之专精"。《命门图说》中人体产生的过

程及其运化规律完全是周敦颐《太极图说》宇宙演变过程的缩影：四太创世（太极命门"禀于有生之初"）→无极而太极（"从无而有"）→太极生两仪（"造化之枢纽，阴阳之根蒂"）→阴阳生五行（"五行以此而生，脏腑以继而成"），孙一奎的《命门图说》把太极命门的前世今生都已经说明白了，《命门图说》完全是《太极图说》的人体版。

命门藏精首先应当藏的是人始之精，是"其精甚真，其中有信"的先天之真精。精，是遗传物质，含有遗传信息DNA（其中有信），DNA自我复制生生不已，所以命门含先天之精"为生生不息之机"，是人体生命之根源。精化为气，元精气化产生元气，是一身阳气之根本，所以命门是真阴真阳"黑白相和"的太极体，太极命门"因阴阳以统天地"而为"天地之始"，它是"天地含精，万物化生"的"十二脏之化源"。命门真精禀先天之令（"其中有信"）造化五脏，先于脏腑而存在，所以为人身之太极。命门元精作为生命的本原物质，在人体的太极层面上"精化为气"产生先天无形之阴阳，继而再产生后天有形阴阳，先有太极命门，后有五行五脏，命门太极之体是总领五脏统辖全身的最高主宰。

《汉书·律历志上》曰："太极元气，函三为一。""函三为一"是太极之体，万物各有一太极，都是按照物质、能量、信息函三为一的规律存在的，命门为"元精元气元神之舍宅"符合"道"函三为一的组织原则，所以是人体的先天之太极，是"道为太极"的道。太极命门藏精舍神，是精、气、神的代称，是精、气、神之根源，是五脏六腑之本、十二经脉之根，是人体的最高主宰，而主宰就是心，所以太极命门就是人体内根源而主宰的心，是本来的心，是"心为太极"的心。

《难经·三十六难》曰："命门者，诸神精之所舍，元气之所系也。"诸，从字义上来讲是"众、许多"的意思。三者以上才能为"众"、为"许多"，所以"神精之所舍"应当分开来理解，神应是指元神，精应是指元精，因为在中医古籍中并无"神精"这一词组，在单音节词占绝对优势的古汉语中，"神精"应是元神与元精的合称，因其后有"元气"与之呼应，构成三者之众。如果当"神精"单一词义而解，一则不符合其前缀"诸"的字义，构不成三者之众；二则命门显然不是一个具有精神、意识、思维之功能的器官。所以《难经·三十九难》"命门者，诸精神之所舍也"也绝非是现代词汇"精神"之单一词义，应是精与神的合称，为元精元神之所舍，因为命门本身就是一个藏有元精的脏器，又为元气之所系，而元神为元精元气所化生，所以这个诸"精神"既是元精与元神"精合其神"的合称，元气就必蕴含在其中，自然还是三者之众，符合《难经·三十六难》其前缀"诸"的字义。

"元，始也"，元精、元气、元神一元三义，又"一析三"，分之则三，合之则一，三者是物质与功能"体用一源，显微无间"的关系，所以《难经》的"诸"就是指其后的"神、精、气"三元之众，它是一个元精、元气、元神三者同根、同源、同类的组合，所以命门就是一个集先天之元精、元气、元神为一体的先天之脏器，是"函三为一"而"一析三"的太极之体。

如此命门就必具有构成（元精）脏腑组织的作用而为"十二脏之化源"，就必具有推动（元气）人体生长发育的作用而为"元气之所系"，就必具有调控（元神）五脏六腑生理活动的作用而为"五脏六腑之本"，所以命门应是生命的本源，是人体的最高主宰。

张景岳在《传忠录》中曰："元精元气者，即化生精气之元神也。"命门元精元气有之，元神就必在其中。元精是物质；元气具有物质与功能的双重性，它是维系元精与元神的桥梁，是元精气化的动力；元神是功能，它是元精、元气共同作用的结果，也是元精气化及其生物学功能的最终体现。

元精的气化，亦即物质能量转化的最终体现，是生物信息——神，气化只是一种生物化学的中间过程，与现代生物化学的生物氧化理论在本质上是完全一致的，它是生物能量转换的催化剂，精—气—神在本质上符合这一过程。所以元精、元气、元神名异而实同，元精、元气偏重于物质的本原，元神偏重于物质的变化。元精为命门所藏，元气为命门所系，元神就必归命门所有，所以命门就是人体内函三为一的太极之体。

精化为气，气化为神，精、气、神函三为一，是太极先天之精"一析三"的进化之路。《唱道真言》云："元精溶溶，元气腾腾，元神跃跃，三元具矣。精气神，名虽有三，其实一也，囫囫囵囵，一个太极。"命门藏先天之精就是人体的太极，就是人体生命的起点和造化的根源。

元精溶溶，精化为气，所以命门"为水火之府，为阴阳之宅"，是人体阴阳之根本。

元精溶溶，气化为神，元神跃跃，所以命门是"精气神"函三为一的人体之太极，是人体的"诸神精之所舍，元气之所系"，而为"五脏六腑之本""五脏六腑之大主"。

元精溶溶，元气腾腾，元神跃跃，"一析三"又三元合一，囫囫囵囵，所以命门先天之精是人体的"十二脏之化源"，是人体的"天地之始"，是人体的"二五之精""天地之专精""五脏之专精"。

精足则气盛，精衰则气虚。元精是生命的根本物质，元气是生命的根本动力，元神是生命的最高主宰，元气、元神是元精价值的体现。精足才能火旺，火旺才能神明，三者密不可分，是物质与功能"体用一源"的关系。张景岳认为：太极命门虽是"天一所居"的真精、真阴之府，但兼具水火，而命火是"阴中之火"，是"精化为气"之火。

张景岳的太极命门真精之功用为：

$$真精＝元精＝真阴＝真水＝元阴$$
$$真气＝元气＝真阳＝真火＝元阳$$

元精涵养一身，主司脏腑构形，促进生长发育；元气温煦一身，激发脏腑功能，体现神机。元精、元气相互作用，共同促进，体现元神的生命活动。诚如张景岳在《传忠录》中所言："元阳者，即无形之火，以生以化，神机是也，性命系之，故亦曰元气；元阴者，即无形之水，以长以立，天癸是也，强弱系之，故亦曰元精。元精元气者即化生精气之元神也，生气通天惟赖乎此。"无论是真水真火、元阴元阳玄牝一体，还是精、气、神函三为一，命门既包含了太极阴阳一分为二的生成法则，又涵盖了太极函三为一的组织原则，所以命门无疑就是人体的先天之太极，"生气通天惟赖乎此"。

# 第二节　命门是"心为太极"的脑心

"心为太极"，命门为太极，心与命门相通。太极就是"无极之真，二五之精"的"天地之专精"，就是"道之为物，其中有精，其精甚真"的先天之精。精就是根，根就是本，本就是心，心以精为体，精以心为舍，所以太极命门先天之精就是"心"，故命门有"小心"之说，为"精神之所舍"。

命门是中医学非常重要的一个概念，它是五脏六腑之本，是人体生命的根本，但却存在着部位之争和有形无形之争。

最早提出命门这一概念的是《黄帝内经》，《灵枢·根结》和《灵枢·卫气》两呼"命门者，目也"。张景岳在《三焦包络命门辨》中注解"命门者，目也"时指出："睛明所夹之处是为脑心，乃至命之处，故曰命门。"两睛明目系交叉所夹之处正是脑髓的中心（图6-1），脑髓的中心是

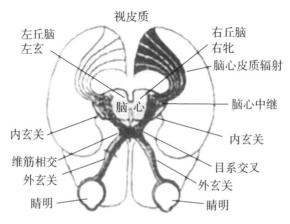

图6-1　两侧睛明目系夹着脑心

间脑，间脑形似泥丸是脑中之脑，脑中之核心，可称为"脑心"（图 6 -
2），所以间脑就是张景岳所指的脑心。脑心掌控着内脏的生理活动，所以
又称为"内脏脑"，是人体的至命之处，故曰命门。

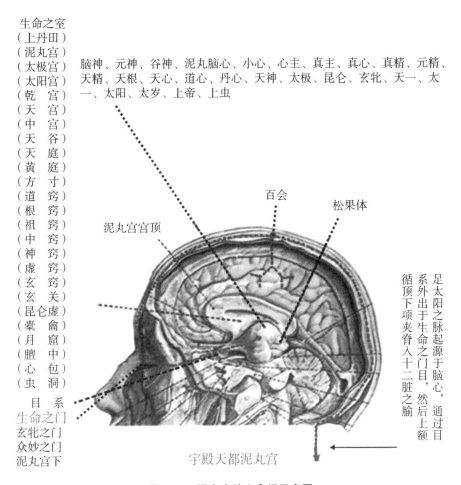

生命之室
（上丹田）
（泥丸宫）
（太极宫）　脑神、元神、谷神、泥丸脑心、小心、心主、真主、真心、真精、元精、
（太阳宫）　天精、天根、天心、道心、丹心、天神、太极、昆仑、玄牝、天一、太
（乾　宫）　一、太阳、太岁、上帝、上虫
（天　宫）
（中　宫）
（天　谷）
（天　庭）　　　　　　　　　　　　　　　百会　　　松果体
（黄　庭）
（方　寸）
（道　窍）
（根　窍）　　泥丸宫宫顶
（祖　窍）
（中　窍）
（神　窍）
（虚　窍）
（玄　窍）
（玄　关）
（昆仑虚）
（橐龠）
（月　窟）
（膻　中）
（心　包）
（虫　洞）
目　系
生命之门
玄牝之门
众妙之门
泥丸宫下

足太阳之脉起源于脑心，通过目
系外出于生命之门目，然后上额
循顶下项夹脊入十二脏之腧

宇殿天都泥丸宫

图 6 - 2　泥丸宫脑心命门示意图

道教典籍《紫清指玄集》云："头有九宫，上应九天，中间一宫，谓
之泥丸，亦曰黄庭，又曰昆仑，又名天谷，其名颇多。"泥丸宫至少有几
十种称谓（图 6 - 2），聚集了道学生命文化的精髓，蕴含着丰厚的生命哲
学原理。《洞玄神诀》在注解《太清中黄真经》"一者，上虫居脑宫"时

说："上虫居上丹田，脑心也。""一者"，太极太一也，也是说位于脑髓中央的上丹田泥丸宫是泥丸脑心太极太一所住之宫。道家认为，命门就是上丹田，上丹田就是泥丸宫，泥丸宫位于脑髓九宫之中央，所以应是泥丸脑心命门的所在地。《云笈七签》注《黄庭经》："方圆一寸命门中，即黄庭之中，丹田之所也。"明确命门就在脑髓中央的方寸黄庭丹田之中。

《黄庭经》云：方寸寸田"曰黄庭，曰玄关，曰先天窍，盖天心犹如宅舍一般，光乃主人翁也"。方圆一寸二分的方寸上丹田玄关一窍是天心宅居的地方，天心是黄庭玄关中的主人翁。天心居方寸，方寸之心就是小心，小心就是命门，命门、玄关、黄庭、方寸、上丹田、泥丸宫名异而实同。正阳帝君诗曰："可叹苍生错认心，常将血肉当黄庭。"说明脑髓中央的黄庭、丹田、玄关才是"心"居住的地方，天心显然是指两目、两眉之间后三寸的黄庭、上丹田、泥丸宫中的泥丸脑心，泥丸脑心就是人体的天心，是人体真正的心。

人类胚胎早期，脑心的侧壁外突形成了视目系，即《黄帝内经》的目睛命门与脑心在发生学上就有着渊源关系，二者是一体的。有门必有室，有命门必有命室，生命之门目通过目系与生命之室相连通，泥丸脑心则是位居生命之室泥丸宫中的主人（图6-2）。目是脑心的门户，脑心居于生命之室，是生命之门目所藏的人体至关重要的生命物质，故称为命门。

《灵枢·本神》云："生之来，谓之精。"张景岳《三焦包络命门辨》云："人生系命于精，精为元之根。"精是人体生命的根本。《春秋纬元命苞》云："人精在脑。"《灵枢·经脉》曰："人始生，先成精，精成而脑髓生。"人生先成之精必定是先天之精、元始之精。精成后肯定是藏于命门，一则是"人之初生受胎……惟命门先具"（《医贯》），"人生先生命门"（《石室密录》）二则是命门藏精一定是先天之精，这是它最根本的生理功能。命门是人始初生的第一个脏器，所以人生先成之精肯定是首先藏于先天的命门。

"精成而脑髓生"，脑髓是由先天之精而成。但是脑髓有大脑和脑心先后天之分（图6-3），无论从解剖发生学还是从功能上看，大脑是后来发生的，是低级脑部位，脑心则是"人始生，先成精，精成而脑髓生"的根本所在，是《黄帝内经》目睛命门所藏的先天之精，是高级脑部位，"精成而脑髓生"应该是"精成而脑心生"。

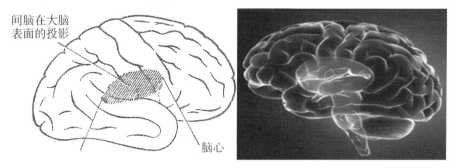

间脑在大脑
表面的投影

脑心

图6-3　脑髓有大脑与脑心之分

从功能上看，大脑的思维意识（有思有为）之识神活动是在胎儿出生后才逐渐形成并发展的，并随着岁月的增加，识神的积累越来越多，"为学日益"；而脑心有着先天固有的生物程序和内在机制，不以人的意志为转移（无思无为）而调控着五脏六腑的生理活动，体现着元神的最高主宰作用，它与生俱来、自动自律、自带定数，但随着岁月的流逝，元精、元神的消耗也越来越多，直至百岁消耗殆尽、生命结束，"为道日损"。人体生、长、壮、老、已的生命过程就是识神与元神"为学日益，为道日损"此消彼长的过程。所以有思有为的大脑与无思无为的脑心是有先后天之区分的，是"有心之心"和"无心之心"的区分。

脑心居生命之室，目睛命门通过目系与生命之室相联通，二者是生命之门与生命之室的关系，门与室是一体的，这个整体以命门而命名，所以言命门就必然要包含脑心的功能，二者的紧密关系有着发生学上的证据，命门就是人体命根脑心的代称，如同总经理室的门牌只是说明这个室内是总经理办公的地方。《黄帝内经》的"命门者，目也"与"人始生，先成精，精成而脑髓生"是密切关联的。目为命门，意在命室，睛明所指，意在脑心。况且，脑髓也并非是指大脑，髓是空腔中间的精华部分，如同骨髓并不包括骨头、脊髓并不包括脊骨一样，脑髓并不包括大脑，它是指大脑中间的髓——脑心，脑心位于大脑空腔的中间（图6-2），称为"脑髓"。

圆坨坨的泥丸脑心主要由间脑（丘脑、上丘脑、下丘脑、底丘脑、后丘脑）和松果体组成，下丘脑是脑心最重要的内脏输出通道，它通过下丘脑-交感干-内脏运动神经系统和下丘脑-垂体-靶腺内分泌系统而调控着五脏六腑的生理活动和人体的生长发育（光烁烁），而为"十二脏之化源"和"十二官之主"，是根源而主宰的心。

脑心以精为体，精化为气，生生不已，脑心是以"生生"为本的生物之心，生物之心才是人体生命的根源，才是人体真正的心，本来的心，故中医学上有"真心""真君""真主""心主"之说，哲学上则强调"本心"之说，显然都是有针对性的。所以脑心应是人体内的本心和天心，是"心为太极"的心，是《黄帝内经》目睛命门的根本所在。

位于颈椎七节之上正中的脑心与血脉之心相比，它就是"小心"，小心命门就是脑心命门，脑心命门是以精为体的心，精化为气，所以命门是一身阳气的根本。脑心命门以元精为体，以元神为用，神来自精，来自心，精神就是心神，所以脑心命门为"精神之所舍"而为"五脏六腑之本""五脏六腑之大主"，无论《黄帝内经》和《难经》，它们的认识是一致的。

"精成而脑髓生"，脑髓就是由先天之精所构成。但是，有思有虑的脑髓能是先天之精吗？真是让人既爱又恨！问题的关键是脑髓有脑心和大脑先后天的区分，脑心无思无虑才是"精成而脑髓生"的根本所在。命门藏精，必定是藏先天之精，所以先天之精所成就的脑心就是《黄帝内经》的目睛命门所藏的先天之精，即命门的部位之争和有形无形之争应当以脑心命门而定论。如同五脏本身就包含了解剖学意义上的实体脏器一样，脑心也应是目睛命门解剖学意义上的实质脏器，因为没有脱离物质而独立存在的功能。更何况《黄帝内经》的"命门者，目也"，还有"诸脉者皆属于目""目者宗脉之所聚""五脏六腑之精气皆上注于目"的生命中心功能，所以不能忽视"命门者，目也"生命之门的蕴意。

精，"其中有信（DNA）"而决定着事物的发生、发展与变化过程。精化为气，生生不息，DNA 不断地自我复制，生生不已，DNA 就是生命之根，是"精为元之根"，根就是心，所以脑心先天之精就是元精元气元神的"元之根"。

《素问·解精微论篇》说："夫心者，五脏之专精也。目者，其窍也。"心是精之体，目是心之窍，以精为体的心就在目窍之内。《阴符经》曰："心如主人，目如门户，本来真心。""此心，生死之机，实在目也。"目睛命门之内的脑心才是真正的心，真正的主，是真心、真君、真主，而非"后天肉团之心"。

脑心元精为"十二藏之化源"，是化生后天五脏的先天之精，所以脑心元精就是"五脏之专精"，而目无疑是脑心之窍，更何况目是脑心的门户，二者有着发生学上的渊源关系，所以"夫心者"的"心"用脑心来解读则是不二的选择。

"夫心者，五脏之专精也"应是源自《素问·至真要大论篇》"先岁物何也？天地之专精也"的思想，由于"男女构精""有物混成""其中有精，其精甚真"的先天之精（先岁物）是化生"天地之专精"，所以脑心先天之精就是"五脏之专精"。

脑心是先天父母"男女构精"产生的先天之精所构成，是人体内的"先岁物"，是人体内"万物化生"的"天地之专精""五脏之专精"。天之精、人之精都是"无中生有"的先岁物，是先天的先天产生的先天之精，都是"天地之始"的生命根源，是根源而主宰的心，所以天心、人心都是一个心，彼此以各自的表达方式高度统一于"道"的规律中。

元精，非交感之精。先天之精与元精有别，虽然都属于先天，但先天之精只是"男女构精"的交感之精，只有"两精相搏""肇基化元""有物混成""妙合而凝"修炼成含有新生命体 DNA 的精卵合子才能称为真正意义上的"精"，这也正是老子的"道之为物"，不仅仅是"其中有精"，必须修炼到"其精甚真，其中有信（遗传信息 DNA）"的地步才是真正意义上的精，称为"元精"。

精成而脑心生，人生先生命门，脑心命门是"两精相搏""肇基化元""有物混成""妙合而凝"修成的正果。脑心元精化生元气以形成"先天无形之阴阳（元阴元阳）"，然后再"阴阳化合生五行"，形成"后天有形之阴阳（五行五脏、气血、津液、神）"，所以脑心命门就是人体的"天地之始""万物之母"而为"十二脏之化源"，是五脏的先天，是后天的先天。

黄元吉认为：元精"藏于心中为阴精，即天一生水是也"。这个心肯定不是血脉之心。元精藏于脑心命门为"天一所居"，为"真阴之府"，脑心命门藏真精真阴之阴精而为人身先天之太极。精化为气，气化为神，精合其气，就是精气，精合其神，就是精神，元精是根本，所以脑心命门藏真精真阴之元精就是"诸神精之所舍，元气之所系"三元合一、三位一体的太极！脑心中的元精、元气、元神三位一体团结成一丸红日，圆坨坨，光烁烁，感通内外，就是脑心中的上帝，上帝在天上亦在我心中。

正是：

> 头中一窍叫玄关，玄关一窍藏真神；
> 九宫中央泥丸宫，泥丸宫中藏玄牝；
> 琼室之中八素集，泥丸夫人当中立；
> 脑中之脑叫脑心，泥丸丘脑即脑心；
> 丹田泥丸方寸心，方寸之心是小心；
> 小心命门居方寸，方寸丹田泥丸宫；
> 玄关命门上丹田，玄窍黄庭泥丸宫；
> 天庭天谷太极宫，天宫乾宫太阳宫；
> 天神元神太极神，太阳宫中太阳神；
> 天一太一即太阳，太一帝君即脑心；
> 太极命门藏真精，天地之始五脏精；
> 吾之精即吾之形，命门有形即脑心。

# 第三节　命门"小心"的结构

小心为命门，命门为太极，而"心为太极"，这绝非是偶然，它们有着内在的逻辑关系。脑心与血脉之心相比，就是小心，所以颈椎"七节之上"正中的脑心命门就是小心命门，它就是人体内"心为太极"的心，是人体真正的心。

心，是中心的意思，物体的中心部分称之为"心"。在表示物体的内心部分时，心和芯有相同的字义并且二者同音，所以脑心又可称为"脑芯"，是狭义的芯。芯，本义是草木的中间部分称为芯，如灯心草茎中间的髓称之为芯，所以位于脑髓中间的间脑及其属下的脑干（中脑、桥脑、延髓）可合称为脑芯，是广义的芯（图6-4），这个芯无疑是人体的最高中枢。

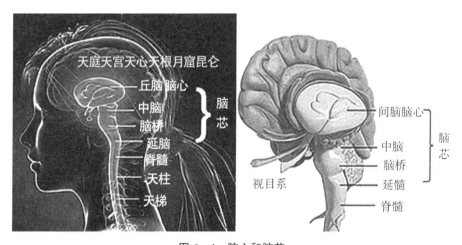

**图6-4　脑心和脑芯**

虽然脑髓有大脑、小脑、间脑、脑干之分，但中医学对"脏"形态位置的观察并不具有严格的解剖学意义，中医学正是在混沌的模糊思维模式下架构了自己的理论体系和实践体系，所以从形态学上看，脑髓可以大致区分为脑芯和大脑（图6-3）。

形似泥丸的间脑主要由丘脑、下丘脑、底丘脑、后丘脑、上丘脑及松果体组成，圆坨坨的丘脑是间脑的主要内容，是机体内外所有感觉信息的反馈中心和转换中心，也是机体内外所有运动信息的发射中心（光烁烁），而主宰着人体的生、长、壮、老生命之进程。《黄帝外经·阴阳颠倒篇》曰："阴阳之原，即颠倒之术也……知颠倒之术，即可知阴阳之原矣。"丘脑是机体内外所有信息的转换中心，所以丘脑就是人体的阴阳之根，生命之本。

心是象形字，甲骨文的心♡很像心脏，是实体心脏的象形字，而战国时期的心♥与甲骨文的心♡却完全不一样，应是实体脑芯的象形字，即脑芯的左右两侧是对称的丘脑，中间的间隔是第三脑室，最上面是左右两侧丘脑接受躯体的感觉信息，经过其整合、中转后投射到大脑皮质的辐射线，而下面则是向下而行的脑干及长长的脊髓（图 6-5）。

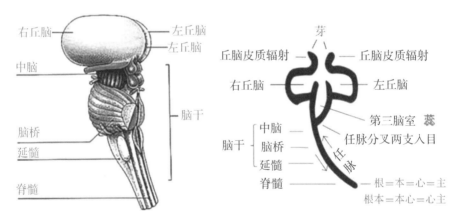

图 6-5　象形字心♥的结构和本义

再从下往上看，又似任脉反馈躯体左右两侧的感觉信息（阴气）上传到面部时分叉左右两支进入目睛命门后再随两目系的交叉进入对侧丘脑（阴为入），经丘脑脑心的转换后再投射到大脑皮质，以引发出躯体运动信息（识神），躯体运动信息（阳气）起源于大脑督脉"后出于项中"（阳为出）的风府分上下两支而行，以调控着躯体视听言行之心理活动，如此上下环转、反复其道，任督二脉一气周流而共同体现和完成识神的作用（第十章将有专论）。战国时期的心✿蕴意了脑芯全部的内涵，应是脑芯的象形字。

✿又似一个植物，上端是植物刚长出来的两瓣芽（丫），中间是它的蕊，下端是深深的根，根就是本，本就是心，心就是主，无根则无本，无本则无心，无心则无主，根本＝本心＝心主，就是这么顺理成章的。

二程说："求一物而通万殊……万物一理也。""天地与我同根，万物与我一体。"明代大儒王阳明的"天植灵根"就是指先天赋予人体的性命之根，有根方生，无根则死，"生生"在于根，根就是心，心就是生生之理，不息之机，主宰一切，而脑芯就是先天植入人体的性命之根，它具有先天既定固有的生物程序，自动自律，生长出脑心-下丘脑-交感干-内脏运动神经系统和脑心-下丘脑-垂体-靶腺内分泌系统，而主宰着人体的生、长、壮、老生命的进程，是人体内的生生之理、不息之机，是以"生生"为本的"生物"之心，是人体内的天根、天心和天理所在，天根、天心、天理函三为一，是人体的最高主宰。

李可说："观植物个体的结构和造化，可悟人体的结构和造化。"故以植物问人体，植物的根就是人体的根，植物的芯就是人体的芯，它们都是一个理。芯和芯、命根和命根都是相似的，是抽象于天地万物共性的字，心心相印、将心比心不是空穴来风。

从字形上看，甲骨文的心（♡）即为实体解剖"心脏"的象形字，战国时期的心（✿）是实体解剖"脑心"的象形字，二者是音同字不同、义不同，完全是两个概念，但因为读音相同及哲学上"心"概念的介入而混淆在一起，从而抹杀了后者解剖学上的字和义，使得后人在心的本义上出现了争论。

古人造字，非常精妙。汉字源于大自然，遵循天地规律，合乎人文情理，每一个汉字背后都是大自然的巧功之作，蕴藏着天地万物的秘密，与自然相连，与万物相通，表达着生命的意识心声，是全息信息的载体，是能量场最强大的文字。

173

探寻人体失落的心，我们需要求索于天地，以大喻小，以小探微，与天地相似，以弥纶天人之道，明白万物之理。反之，以微知著，触类旁通，问羊知马，也是天地之道。植物、动物和人都是有生命的生物体，而蛋白质和核酸是它们共同的物质基础，细胞是它们共同的结构基础，虽然它们的生长发育千差万别，但它们的物质基础和结构基础是一样的，它们的根和本是一样的，所以它们的心也应是相似的，这是在生物医学体系中用比较发生学、比较解剖学类比出来的。心为天心，命为天命，因为天地万物同源、同构，所以它们的基本结构和变化模式是相同的，虽然万物形态各异，种类不同，但其运化模式皆为天地运化模式的再现。

黄宗羲《明儒学案》云："复其见天地之心乎？人得天心以为心，人之心天地之心也，但私则与天地不相似，一去其私，则我之心即天地之心。"并认为此心即"本心"，而"本心却是天下之大本"。本心无思无欲，无欲无私，所以从人心论上去理解，《黄帝内经》有思有欲的心并非是人体之本心。而别有一心，当是脑心命门之小心。

# 第四节　命门与泥丸宫昆仑墟

泥丸宫亦名"昆仑"，昆仑太极是密不可分的。《修真图》说："泥丸为上丹田，方圆一寸二分，虚关一窍，乃藏神之所，眉心入内，正中之处……中间一穴，形如鸡子，状似蓬台，昆仑是也。"泥丸就是上丹田，位于脑髓的正中心。丹，泥丸也，圆形、类圆形或卵圆形，形如鸡子或鸟卵，居玄关一窍的虚窍道窍祖窍昆仑先天之圣地（图6-2）。

太极精气神此三者"混而为一"谓之金丹，又称丹心。《中和集》说："丹者圆也，释氏喻之为圆觉，儒家喻之为太极。"《吕祖百字碑注》：丹，"儒曰太极，道曰金丹，释曰圆觉"。心为太极，太极丹心泥丸居住在太极宫、丹田宫、泥丸宫，泥丸宫大于泥丸，丹田宫大于丹田，泥丸、丹田是泥丸宫、丹田宫中的脑心和丹心，如同间脑居住在边缘系统之内，边缘系统泥丸宫包藏着丹心。《修真图》认为："天心三寸六分，中有丹田一寸二分。"丘脑丹田在间脑天心之中。

《吕祖百字碑注》曰："丹者，圆明之物。"丘脑丹心圆坨坨，是左玄右牝、左丹右丹、左丘右丘通过"丘脑间黏合"而交合成一体，其"形如鸡子"，是"丘脑蛋""宇宙蛋"，既是金丹，也是金蛋，"宇宙蛋"孵化出了天地，金丹丘脑蛋孵化出了五脏六腑、四肢百骸，是大太极、小太极，大昆仑、小昆仑，是天人一理，万物一体的道理。

《三五历纪》曰："天地浑沌如鸡子，盘古生其中。万八千岁，天地开辟，阳清为天，阴浊为地。"最初的浑沌是天地不分，气、形、质函三为一的太一，是能够造化天地的浑沌蛋、太极蛋，又称鸡子或宇宙蛋。浑沦蛋是"气、形、质"三元合一的三联体，丘脑蛋是"内核、外核、前核"三核合一的三联体，它们都是函三为一的太极蛋。丘脑蛋又是平行蛋，左右丘脑通过"丘脑间黏合"（胼胝体纤维束）而连接成平行蛋。平行宇宙、平行蛋，猜测中的宇宙蛋和平行宇宙，两宇宙蛋如同两丘脑蛋一样通过中间的时空隧道连接成平行宇宙（图6-6），与太极阴阳蛋、大蛋小蛋的道理是一样的。

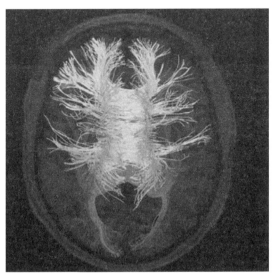

图6-6　轴位扩散张量成像显示胼胝体纤维束（蓝色）

175

　　中西汇通，古今集合，医哲相彰。双丘脑、双丹田、阴阳合抱、玄牝一体、雄雌相须，"形如鸡子，状似蓬台，昆仑是也"。得益于现代脑神经三维解剖学的飞速发展，左右丘脑从不同的角度看，既"形如鸡子"，又"状似蓬台"，还是巍巍尊高、肝胆相照的两昆仑，是支撑天地的中流砥柱，位尊最高（图6-7至图6-9），是机体内外所有感觉信息的接收中心（"百神所集"）和运动信息的发射中心（"百神之主"）。横看成岭侧成峰，似鸡似蛋又似山，不识泥丸真面目，只缘中西未汇通。

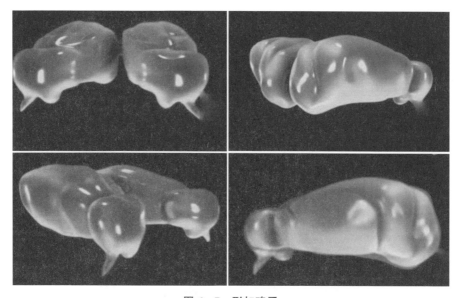

图6-7　形如鸡子

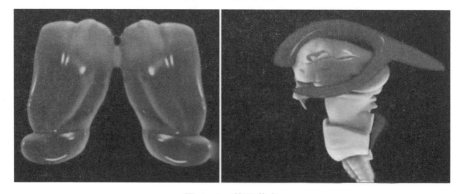

图6-8　状似蓬台

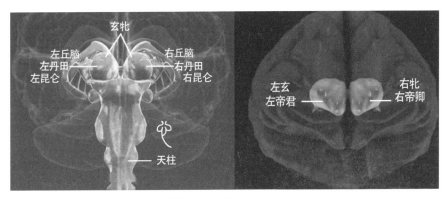

图6-9 巍巍尊高两昆仑 我自双丘向天笑

丘脑是机体内外所有感觉信息的转换中心（"百神之主"），左右丘脑通过丘脑间的横向联合，二心是一心，二人同心，其利断金，横刀捋乱麻，整合分类机体内外反馈来的所有感觉信息（阴气），实施阴阳颠倒之术，瞬间转换成不同的运动信息（阳气）而发射至全身各处，犹如天线的接收器和发射塔，位尊最高向天笑。"我自横刀向天笑，去留肝胆两昆仑。"虽然是谭嗣同狱中的豪言壮语，但却有着生命哲学的原理，昆仑是两个。

头有九宫，九宫"中间一穴，形如鸡子，状似蓬台，昆仑是也"。《修真图》非常明确玄关、中宫、泥丸宫中"形如鸡子，状似蓬台"的丘脑就是昆仑，昆仑就是玄关一窍、上丹田、泥丸宫中的丘脑。昆仑是先天之圣地，是最高峰，居天庭、天宫，是绝地天通之路，是先天之根源，脊柱就是五脏六腑通往昆仑的天梯或天柱，是人体的擎天柱（图6-10）。三花聚顶在昆仑，五气朝元走天梯，五脏六腑、四肢百骸所有的感觉信息（阴气）都是通过脊髓中的"内脏感觉丘脑束"及"脊髓丘脑束、薄束、楔束"的神经纤维传导电梯到达丘脑的，经过左右丘脑的"阴阳颠倒术"转换成不同运动信息（阳气），再通过下丘脑—交感干—内脏运动神经系统及皮质脊髓束、皮质脑干束的神经纤维发送至全身各处。脊柱就是上天入地的天梯，是人体顶天立地的天柱。

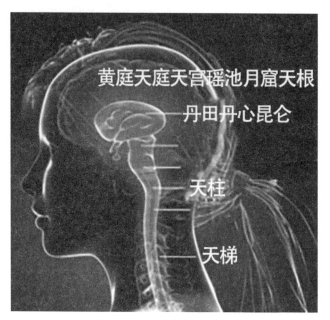

图6-10　丹田、丹心、昆仑、苍穹、天宫、乾宫、太极宫、天柱、天梯

正是：

太极命门千古迷，泥丸昆仑是谜底；

泥丸昆仑泥丸宫，丘脑命门丹田宫；

三家相见结婴儿，三核合一丘脑蛋；

三重合一是昆仑，三圣合一是上帝；

三元真一是太一，三一尊君是脑心；

左丘右丘平行蛋，平行宇宙是双蛋；

天柱上面太极宫，太极阴阳两昆仑；

阴阳黑白颠倒颠，扭转乾坤在昆仑；

帝君帝卿心连心，肝胆相照是一心；

巍巍尊高两昆仑，白头到老向天笑。

人体和天体"一体"，设计完全一样，出自同一加工厂。人身为一小天地，而与宇宙大天地同一本体，同一运转规律，同一生成程序。人体就

178

是一个小昆仑，天体遥不可及，我们可以通过人体来证明昆仑的存在，以人道推天道，以微知著，问羊知马。

《山海经》说："西海之南，流沙之滨，赤水之后，黑水之前，有大山，名曰昆仑之丘。"这句话已经说得很清楚了，我们把山海经的这个描述从物理角度提炼成方位，西海在左，流沙在右，赤水在前，黑水在后，换算成定位词就是"东、南、西、北"四方中央就是昆仑之丘，这与河图洛书四方四隅、九宫八卦之中央的太极是一个道理，太极与昆仑本来就是密不可分的。

山海经中的昆仑，不是人体的昆仑，但就人体而言，昆仑就是位于四方四隅中央的泥丸宫或泥丸宫中的丘脑，丘脑卵圆形，就是昆仑丘，昆又可以是圆的总称。头有九宫，道家认为四方四隅中央的泥丸宫亦曰昆仑，这与山海经的昆仑概念是一致的。

《海内十洲记·昆仑》曰："山三角，其一角正北，干辰之辉，名曰阆风巅；其一角正西，名曰玄圃堂；其一角正东，名曰昆仑宫。"《尔雅·释丘》曰："三成为昆仑丘。昆仑山三重，故以名云。"昆仑山有三重，丘脑也有三重，丘脑的正东是内核群（昆仑宫）、正西是外核群（玄圃堂）、正北的前核群（阆风巅）正好类似昆仑山的巅峰，丘脑的三核团与昆仑的三重山完全相似（图6-6）。《昆仑说》曰："昆仑之山三级……是为太帝之居。"这与泥丸宫亦曰昆仑，是太一帝君所住之宫完全是同义的，所以形似泥丸的丘脑所住的泥丸宫就是天人合一的玄关一窍。

古籍还记载，昆仑呈山丘状、苍穹状，称昆仑丘、昆仑墟，分上、中、下三层，类似于边缘系统泥丸宫（图6-11）。边缘系统泥丸宫也呈苍穹状，是昆仑虚、昆仑墟、昆仑玄圃，丘脑则是苍穹里边的昆仑丘、玉山，昆仑丘是在昆仑虚的里边，如同泥丸居住在泥丸宫一样，所以泥丸宫亦名"昆仑"。昆仑的三层结构具备了三重潜能，是"精化为气，气化为神"的宇殿天都，是先后天的分水岭，是"绝地通天"之路，自有文字记载以来，任何一种追根溯源，都毫无例外指向一个地方—昆仑，是生命的根源所在。

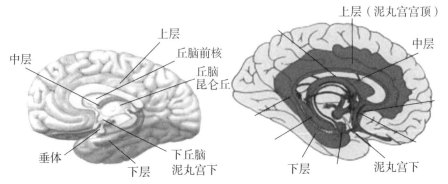

**图6-11 边缘系统与泥丸宫昆仑墟（又称昆仑虚、昆仑墟、昆仑玄圃、昆仑丘、玉山）**

中央昆仑，煌煌穿顶，三重合一又雄雌一体、阴阳合抱，感而遂通，阴阳颠倒，梦生幻死，大道文化。九宫中央的乾宫、泥丸宫、天宫、太极宫中的丘脑就是山海经中的中央昆仑，是人体的最高峰，是人体的绝地天通之路，是五气朝元的圣地，是"五脏六腑之精气皆上注"汇集的地方，是"目者宗脉之所聚"百脉朝圣的圣地。

三星堆中巨大的青铜神树是上古先民用以表现天人感应、天人合一的至宝，山海经中有屹立于东方的扶桑神树和西方的若木神树，青铜神树也有扶桑树与若木树，东扶桑、西若木两边并列，从而把山海经中的太阳神树展现出来，成为远古神话最直观的实物样本，实为震撼。太阳鸟穿梭往来将东扶桑、西若木联系在一起，这与左丘右丘、心连心的道理是一样的。左丘脑、右丘脑犹如左扶桑、右若木，扎根于脑髓中央的丹田泥丸宫，根得丹田才能生，根得泥丸才能长，生长出太阳经主干，太阳经"为一身之纲维，内连五脏六腑之俞，此诸阳之主气，犹四通八达之街也"（《景岳全书·表里证篇》），犹如生命之树，太一太阳、丘脑脑心是生命之树的根，太阳经是生命之树的主干，十二经是生命之树的树枝，太阳经"此诸阳之主气"运行其中，四通八达，开花结果，结出五脏六腑之果实。

三星堆中的青铜纵目面具，两目呈柱状长长的外突，突出的眼睛说明了目睛命门脑心上丹田中的太阳神树，其光芒万丈通天下走的是目睛命门之通道，也寓意了内起源于脑心上丹田的足太阳经出走生命之门目而源远流长的重大使命。

青铜树主干旁侧有一头双身蛟龙向下而行，与起源于左丘右丘、左玄右牝、左昆右昆的足太阳经分两支挟脊向下而行相寓意，双身的龙、双支的经是源自于双昆、双丘、双丹田的。

青铜神树的基座仿佛三座山相连，丘脑三核也仿佛三座山相连；青铜神树的主干是三层，昆仑山也是三层三重；青铜神树的树枝分为三层，是太一三元一分为三的三。青铜树三足鼎立是最稳定的结构，汶川大地震也屹立不倒，所以三核合一的丘脑、三元合一的三联体基因、三成三重合一的昆仑，都是来自于四太创世气、形、质的三重本原结构，具有三重潜能，是宇宙的最佳结构，成为先天之源。

正是：

扶桑若木山海经，天人感应青铜树；
青铜神树太阳神，扶桑若木太阳树；
东桑西木两并列，穿梭往来太阳鸟；
根连根来丘连丘，双根双丘双丹田；
扶桑若木和建木，三棵三核成丘脑；
三成丘脑二成田，三一一二三物物；
三足鼎立青铜树，扎根丹田生命树；
三足仿佛三座山，三核丘脑山连山；
三层三重昆仑山，主干三层青铜树；
青铜树枝分三层，太一三元一分三；
三鸟三层三六九，宇宙奥秘三六九；
一三六九三六九，太一三元三六九；
树枝果实上下两，太阳太阴天地两；
一分为二一分三，一二一三太极含；
主干旁侧一条龙，顺势而下太阳经；

一头双身是蛟龙，夹脊并行太阳经；

双身源自双昆仑，双经源自双丹田；

吉凶两岸无差错，至善根源在玄牝；

纵目光柱千里眼，源远流长太阳经；

纵目千里览天下，太阳神气入五脏；

天人合一理相通，青铜神树显神灵。

# 第五节　命门元神是太一之神

脑心命门元精、元气、元神三元合一三、位一体为人身之太极，是人体的最高主宰—上帝，但这只是哲学的宏观概念，随着现代脑科神经解剖学的飞速发展，人体的命根间脑，尤其是间脑的主体丘脑脑心存在着函三为一和阴阳合抱的太极解剖结构。

道教经典《黄庭内景经》曰："天有九宫，故人脑亦有九瓣，即四方四隅并中央九位。"脑髓有四方四隅八素并中央一部共九宫，近中央泥丸宫四周之宫谓四方，远中央泥丸宫四角之宫谓四隅，这与脑髓由两额叶、两顶叶、两颞叶、两枕叶以及中央间脑九部分构成相一致。

天有九宫。洛书的四方四隅并中宫为洛书九宫，"戴九履一，左三右七，二四为肩，六八为足，五居中央"，中宫的"五"自然就成为九五至尊"上帝"的位置，是洛书九宫的核心（图 5-3），如同中国的象棋一样，"将""帅"都是九五至尊之位。"脑有九瓣""头有九宫，上应九天"，其四方四隅的中间就是中宫，中宫亦称为泥丸宫、丹田、黄庭、方寸，是人体的上帝——太一帝君泥丸君居住的地方（图 6-2），这与洛书九宫四方四隅的中间为丹田黄庭中宫方寸的概念和配置是完全一致的。洛书九宫之中央相对应的是一个中宫"太极"的概念，所以位于九宫之中央太极宫中的泥丸脑心就是人体的太极、上帝，"心为太极""上帝在我心中"名不虚传。

泥丸宫中的泥丸脑心是机体内外所有感觉信息的聚集中心，具有凝聚的力量，是"四正四维，皆合乎十五""每四乃还于中央"的中宫太极宫，是五气朝元的圣地。脑心还是机体内外所有运动信息的发射中心，具有太一帝君"以行九宫""太一下行八卦之宫"的帝王之象。人天相应，脑心泥丸宫就是人体的中心和中宫，洛书为证。

正是：

> 河图丹田方寸心，寸田寸心是小心；
>
> 洛书九宫八卦阵，心为太极立当中；
>
> 河洛中心是本心，脑中之脑是脑心；
>
> 九五至尊泥丸宫，上帝就在脑心中。

陶弘景的《登真隐诀》用道家的哲学文化对脑髓九宫，尤其是对泥丸宫中的泥丸脑心进行了深刻的阐述：

《登真隐诀》曰："凡头有九宫……眉间却入三寸为丹田宫，亦名泥丸宫，左有上元赤子帝君，右有帝卿，凡二神居之。"这是对泥丸宫中脑心的主体丘脑的描述，丘脑是一对卵圆形的团块，分为左丘脑、右丘脑，左右两侧丘脑对称并列为双丹田，左为帝君，右为帝卿，左丹右丹，左玄右牝，玄牝一体，阴阳合抱组成了卵圆形的阴阳太极之本体，是性命之根源，是阴阳之根蒂。二神居之，两侧丘脑的功能（神）有区别，称为"二神"，左帝君，右帝卿，合称为太一帝君泥丸君，居泥丸宫。泥丸宫为脑心元神所住之宫，而元神含阴神和阳神，正是帝君帝卿左丘右丘二神仙。

《内观经》"太一帝君在头曰泥丸君，总众神也"的"太一"和"帝君"实际上是一分为二的父母神，如《云笈七签》云："帝君主变，太一主生""太一之神，生之神，生之母；帝君之尊，生之父""帝君为道之变，太一为道之根"。实际上这就是陶弘景所说的帝君、帝卿"雄雌一神"阴阳合抱的二神仙，也是道家的"圣父""圣母"说。《内观经》将太一、帝君合二为一，雄雌一体，父母二神并一神，称为泥丸君、泥丸元神，如同左右丘脑合二为一称为丘脑一样，实际上是张载的"一物两体"说，所以脑心元神含"阴神""阳神"两神，只有阴阳互相转化，才能维持物体的整体活力，也如同基督教的圣父圣子"合二为一"产生的圣灵（圣神）一样，最终是神的体现，是上帝的显现。

《登真隐诀》曰："夫头中九宫之位，有二神，则左神为上，乃次右。有三神者中为上，次左、次右……唯丹田帝乡是我身中之精化，非外来之品次。"大脑左右半球为二神，男左女右，所以左为上，右为次。有三神者则中为上，是指大脑左右半球中间的脑心元神为三神，然后次左、次右。三神中唯丹田帝乡的元神是我身中先天之精所化，而非外来之品后天之精所成。这就把脑心和大脑区分开了，丹田帝乡中的脑心元神是先天之精所化，而大脑识神则是外来之品后天之精所成。

《登真隐诀》曰："丹田上一寸为玄丹宫，上却入三寸也，一名玄丹脑精泥丸玄宫，有中黄太一真君居之……丹田经即此守三元真一之道也……玄丹经即三一后者是也，其本亦出素灵……五千文亦言知其雄，守其雌也……至于丹田宫中常有帝君，守寸常有大神……非但丹田中一帝君也……雄雌一神……但三卿是我身中精化所结。""丹田上一寸为玄丹宫"，丹田亦即丘脑的后上方是松果体，应是"玄丹脑精泥丸玄宫"所在，因为泥丸脑心是由丘脑、上丘脑、下丘脑、底丘脑、后丘脑和松果体组成（图6-2），所以松果体玄丹亦名泥丸，是脑精泥丸的组成部分，但"玄丹经即三一后者是也"，再次说明三丹中的玄丹是位于左右丹田丘脑的后面。

左右丹田丘脑合玄丹脑精松果体组成了泥丸脑心，三丹合一，才是"太一三元"的"太一真君"，此乃是三位一体"三元真一"诞生出的太一帝君泥丸君。三一太极之道，函三为一，又左玄右牝，知雄守雌，孤阴不生，独阳不长，阴阳合抱，玄牝一体，雄雌二神并一神，是"守寸常有大神"的元神，而三元三卿是我身中脑精泥丸元精所化，脑精泥丸太一真君乃是性命之根蒂，"故守一不殆"。泥丸脑心主要是由左丘右丘左丹右丹双丹田组成的，故又曰"守寸双田也"。《周易参同契·三性会合章》注曰："两者相合为三。"左丹右丹相合玄丹而为三，脑心就是三丹相见所结的泥丸，是《悟真篇》的"阴阳再合成三体，三体重生万物昌"。

现代脑神经解剖学证明，丘脑被"Y"形的内髓板分成3个核群：内侧核群、外则核群和前核群（图6‑12），即丘脑既是三核合一、三性会合的太一，又是左帝君、右帝卿雄雌一体的太极，是阴阳一体、雄雌合抱而"一物两体"的太一帝君。

丘脑内部结构被内髓板分成3个核群

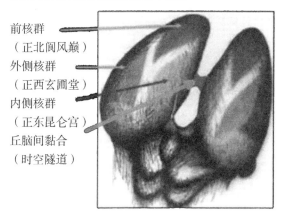

**图6‑12　三性会合、阴阳合抱、玄牝一体的太极**

丘脑就是三位一体的太极帝君，是三核相见诞生的元婴，是人体的上帝。丘脑左侧为帝君（阳），右侧为帝卿（阴），既是"一物两体"雄雌一体的阴阳太极，又是三性会合、函三为一的上帝，为最高主宰太一帝君泥丸君，与基督教三位一体的上帝是一个原理（图6‑13）。

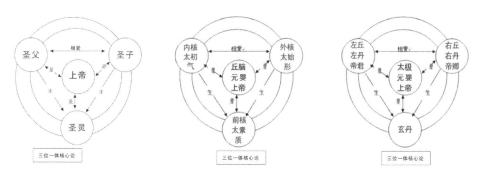

**图6‑13　三位一体、三家相见、三丹合一"结婴儿"**

《上清大洞九宫朝修秘诀上道》曰："三寸为丹田宫，元始上帝居之……两眉间上丹田宫……丹田中有上元真一（太一）帝君居之，即合二人共治丹田宫，守三元真一之道是也……夫三一者，乃一身之灵宗，百神之命根……泥丸者，躯形之神也。"正是对丘脑泥丸君的描绘：两眉间后三寸的丹田宫是"三元真一"的上帝所居，是左丘脑右丘脑左帝君右帝卿"即合二人共治丹田宫"的太一帝君，这与《登真隐诀》"眉间却入三寸为丹田宫，亦名泥丸宫，左有上元赤子帝君，右有帝卿，凡二神居之"共治丹田宫的概念是一致的。"守三元真一之道"是丘脑"三核合一""三位一体"的本质所在，也是"一身之灵宗，百神之命根"的灵魂所在，所以丘脑泥丸君是一身最高的主宰，从而把丘脑泥丸君"三性会合""一物两体"的本质描绘得淋漓尽致。

三核合一、三性会合、太一三元、三元真一、三位一体，就是函三为一的太极。左丘右丘一物两体，阴阳合抱而玄牝一体，又是阴阳太极。丘脑既"三性会合"，又阴阳合抱，玄牝一体，其本性召明，共为宗祖，奠定了一分为二"太极生两仪"和一分为三"一生二，二生三"的生成法则，所以"心为太极"的脑心是"三花聚顶，五气朝元"的先天圣地，是"五脏六腑之精气皆上注于目""目者宗脉之所聚"所朝圣的太一帝君、太极天帝。

正是：

　　　世历三古生太一，人更三圣出帝君；

　　　三核合一丘脑心，三元合一泥丸君；

　　　唯三圣人一太极，函三为一太极心；

　　　丹田泥丸非有神，精化为气以成神；

　　　我的泥丸我的心，太一帝君精气神；

　　　我的上帝我的心，太极上帝在脑心。

《修真图》为儒、释、道三家所推崇，阐述了中国古老的哲学思想，总结了几千年来宇宙（无极）与人（太极）的关系，尤其是李真阳先生制作的龙虎堂版《修真图》的头部，形象地描绘了无极生太极、三元合一生上帝的过程（图 6-14）。

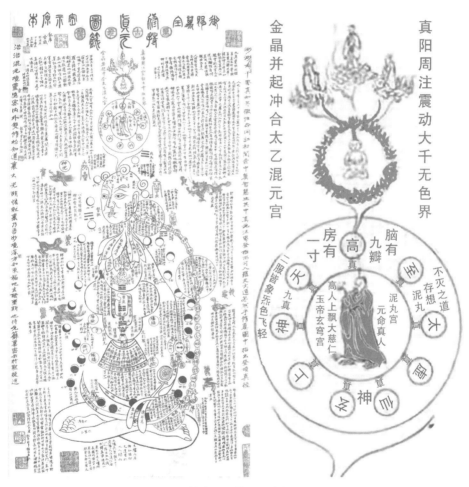

**图 6-14　《修真图》的"三家相见结婴儿"**

　　龙虎堂版《修真图》的头部，在道士人像左侧的空白处写有"玉帝宫玄穹"，右侧有"元命真人""泥丸宫"等字样。"玉帝宫玄穹"就是道家的"玉皇大帝""玄穹高上帝"所住的宫殿，玄穹泥丸宫就是"元命真人"所住的"玉帝宫"，"元命真人"的位置是脑髓中心泥丸脑心的位置，是"上帝就在我心中"的寓意，是人体最高的主——真主。

187

《修真图》最上方的火环或光环或花环中有一个坐姿的婴儿，婴儿即初生未壮之元神，而泥丸宫是元神所住之宫，这是"先天一炁虚中来，天人合一泥丸宫"的寓意；火环或光环也是太阳神光芒四射的寓意，而泥丸宫亦称为乾宫、太阳宫、太极宫（图6-2）；在该环的上方又伸出三朵莲花，直通太上三清天尊，是"三花聚顶""太极本无极"的寓意；三朵莲花上面各站立着三位道士，中间的道士代表玉清元始天尊，左侧的道士代表上清灵宝天尊，右侧的道士代表太清道德天尊，三清天尊是宇宙的最高神，永存不灭，谓之谷神，所以"举头三尺有神明"应该是"举头三尺有谷神"的寓意；"太一三元"元神在"太上三清"谷神之下，这是"无极生太极""三家相见结婴儿""谷神不死生玄牝"的寓意，玄牝太极是天地之根，所以谷神无极之下的太极元神含阳又含阴，所以泥丸脑心是阴阳之根；泥丸宫中的"元命真人"就是三清天尊三元合一、三位一体产生的上帝，上帝是三清之下最大的神，也是无极生太极之道，太极"太一帝君"在太上三清无极之下；在圆环和三位天尊的左右两侧，还写有一副对联：真阳周注震动大千无色界，金晶并起冲合太乙混元宫。"无色界"就是无极界的圣境四天，圣境四天的三清天尊是宇宙的最高神，称为"谷神"；"太乙混元宫"就是太极泥丸宫，这是无极生太极、太极之外是无极的人天合一图，是三清之下是上帝、太极之上是无极的描绘，是谷神产元神、举头三尺有谷神的描绘。

正是：

三花聚顶在苍穹，三家相见结婴儿；

三清天尊宇宙神，玄穹上帝天地神；

高至太虚天神高，无极太极根连根；

先天一炁虚中来，天人合一泥丸宫；

真阳金晶震无极，并起冲和太极宫；

元命真人是上帝，泥丸宫中有金晶；

婴儿所住泥丸宫，举头三尺有谷神；

188

三清谷神无极神，婴儿元神太极神；

大道无形化三清，太极有形天地人；

太极分形为本柄，阴阳根蒂泥丸心；

心为太极乃真人，元命真人是脑心；

太一之上是太上，举头三尺有三清。

# 第六节　命门元精是坎离精

　　乾坤之精的"男女构精"是精子进入卵子形成了受精卵，为一个新生命的开始奠定了基础，如同鸡卵一样，受精的鸡卵在没有孵化前仅仅是一个受精卵，只有当受精卵内的雄原核与雌原核的"两精相搏"融合成了含有双亲基因的二倍体才开始了生物个体的发育（图 6‐15），这才形成了真正意义上的元精。雄雌一体"一物两体"的二倍体就是坎离精，所以"两精相搏"是"男女构精"的下一步。

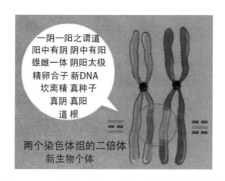

图 6‐15　阳中有阴、阴中有阳的阴阳太极

　　受精卵内雄雌一体的二倍体是外来的雄原核守护着本体的雌原核，从此开始了雄雌厮守一生的生命历程，老子的"知其雄，守其雌"是有生命哲理的。知雄守雌阴阳一体的二倍体含有双亲基因融合后的 DNA，成为新生物个体的真种子，是新生命的起点和根基。如同种子的生根发芽一样，无论受精卵如何发育，它的根基应该是扎根于丹田"寂然不动"的，

否则大厦将倾，就会成为无根树。

在人类，只有精子和卵子是单倍体细胞，其他细胞都是双倍体细胞，即单倍体的"两精相搏"融合成精卵合子的二倍体所含有的 DNA 就是新生命的根基。

人体的命根——脑心就是由双丘脑二倍体组成的，因为从胚胎发生学来看，自主中枢神经脑心丘脑二倍体是最早最先发生的，应是命根所在。《易传·系辞》曰："一阴一阳之谓道，继之者善也，成之者性也。"性在心中，心即理，道在理中，理即心，人体的运行发展变化规律皆源于脑心丘脑二倍体的生发机制，是性命之根二倍体的 DNA 不断自我复制的运作过程，它就是人体内的道根，是人体的总规律、总机制、总开关，通过下丘脑-交感干-内脏运动神经系统、下丘脑-垂体-靶腺内分泌系统或脑心命门足太阳经而运作于全身各处，所以脑心命门坎离之精的元精是生命的总根源，是后天的先天，而"男女构精"的乾坤精则是先天的先天。

孤阴不生、独阳不长，阴阳互根互用是太极的特征。阴中求阳，阳中求阴，阴阳太极，一物两体，左右丘脑二倍体通过丘脑间脑黏合的"时空隧道"相互缠绕，阳中有阴，阴中有阳，玄牝一体，替天行道。生物个体在诞生之始，雄雌一体的二倍体（帝君帝卿二神仙）就显示了"法于阴阳"的运行规律，是"继之者善也"的先天继承者，是"成之者性也"的性命之根，这是蕴藏在二倍体基因里的一个超前信号，是大自然的运行规律，不可更改，所以人和几乎全部的高等动物，还有一半以上高等植物的基因都是二倍体。"我自横刀向天笑，去留肝胆两昆仑"，昆仑就是一个"一物两体"的二倍体（图6-9），是孤阴不生、独阳不长、道法自然的必然规律。

"两精相搏"，当雄原核与雌原核的两个染色体融合在一起时就形成了含有双亲基因雄雌一体的二倍体，这个二倍体是阳中有阴、阴中有阳（图6-14），具备了太极阴阳互根互用、相互缠绕的特征，一个新的太极诞生了，一个新的生物个体开始了。

正是：

一物两体二倍体，雄雌一体太极体；
阳中有阴阴中阳，阴阳互根太极体；
帝君帝卿二神仙，阴神阳神合元神；
雄雌交替演阴阳，阴阳交换演太极；
法于阴阳和于术，物成于三和于二；
玄窍壶中配坎离，炼精化气气化神。

斡旋乾坤与坎离，与道合一是太极；
乾坤之精先天精，坎离之精后天精；
坎离之精自交媾，自家精血生太极；
代代相传道生道，遗传之道是太极；
知雄雌遗传之道，夺太极造化之机；
太极造化产玄窍，阴阳之根生此窍。

天机玄机此窍中，太一帝君此窍生；
三花聚顶玄关窍，五气朝元润脑心；
甘露不润无根草，根窍玄窍泥丸根；
阴阳鼎中炼太极，虚室生白太阳出；
撞开玄关机在目，气出于脑太阳经；
太阳阳气至至阴，遍布天下育万物。

"两精相搏""妙合而凝"融合成的二倍体就是含有双亲基因的精卵合子，精卵合子就是坎离精，是坎卦（☵）的"坎中有阳为真阳"和离卦（☲）的"离中有阴为真阴"的实体，是真阴真阳玄牝一体的新太极，蕴含着新生物个体的 DNA，是新生命的真种子。老子的"道之为物"，不仅仅是"其中有精"，必须修炼到"其精甚真（精卵合子）"的"其中有信（新生命的 DNA）"的地步才是真正意义上的太极真精，称为"元精"。太

191

极元精、太极元气、太极元神三元合一、三家相聚形成的泥丸脑心就是人体的最高主宰，就是人体的上帝，上帝就是函三为一的太极，太极就是天地万物的造化者，就是造物主。

正是：

> 一阴一阳之谓道，造化之道阴和阳；
>
> 天地氤氲万物生，男女构精坎离生；
>
> 坎中一阳为真阳，离中一阴为真阴；
>
> 孤阴独阳不生长，阴阳相合生性命；
>
> 真阴真阳坎离精，舍此阴阳不成神；
>
> 取坎填离旺命火，精足火旺神则明；
>
> 坎塌柴尽命火微，油尽灯灭神机息；
>
> 寿终正寝是天命，坎离之数天注定；
>
> 精成脑心命门生，明心见性坎离精；
>
> 穷理尽性至于命，坎离之精是命根。

雄雌一体的坎离精就是新生命的真种子，新的太极产生了，然后取坎填离旺命火，精化为气气化神，开始了新生命的历程。元精溶溶、元气腾腾、元神跃跃，太极元精、太极元气、太极元神三元合一、三花聚顶于脑心命门泥丸宫，然后再一析三，"一生二，二生三"，新的生命开始了。由于乾坤精是先天，坎离精是后天，所以坎离精是坎上离下（䷾）水火既济的卦象，是阴在上、阳在下的后天太极图像。

正是：

> 先天太极乾坤精，后天太极坎离精；
>
> 坎上离下水火济，功成既济事亨通；
>
> 雄雌一体新太极，奋发进取新生命。

乾坤之精的"男女构精"只是形成了受精卵，只有受精卵内的雄雌"两精相搏"脱胎换骨融合成了雄雌二倍体的坎离精，才是真正意义上的元精，才是一个新太极的诞生，所以它就是先后天的分水岭。坎离精扎根于丹田泥丸宫形成了虚窍玄窍，是先天一炁虚中来，玄关一窍无生有，无极之真二五精，玄关一窍藏真精，是"玄窍之外乾坤精，玄窍之内坎离精"，是先后天的分水岭。受精卵内形成的二倍体就是坎离精，坎离精玄牝一体由此开始再"自家精血自交媾，身里夫妻真妙哉"的生命演变，开启了新生物个体的发育，它扎根于丹田泥丸宫，是真种子，种子扎根丹田才能生，扎根泥丸才能长，脑心命根居丹田泥丸宫是有生命哲学原理的。脑心居根窍、道窍、祖窍、玄窍，又犹如悬崖峭壁上的石缝，有"精化为气，气化为神"的空隙才能生长出下丘脑-交感干-内脏运动神经系统、下丘脑-垂体-靶腺系统和贯穿十二经的足太阳之脉而源远流长，"感而遂通天下之故"，主宰着生物个体的生长发育和生命活动，是命根之所在，是寂然不动的心，这一切皆源自坎离精二倍体发育形成的双丘脑、双丹田、双昆仑，正是基于双丘、双丹、双昆、二倍体组成的脑心生长出了足太阳之脉，所以心主之脉的足太阳经出玄关两窍目睛命门后挟脊两岸入五脏六腑之俞，即双经双身的足太阳经必然是源自双丘脑、双丹田、双昆仑的二倍体，有着胚胎发生学、神经解剖学和生命文化哲学的证据。

　　"男女构精"与"两精相搏"是受精卵体外与体内的博弈，是动词，是进行时；"乾坤精"与"坎离精"是玄窍外与玄窍内的区分，是名词，是完成时。"两精相搏"与"自家精血自交媾，身里夫妻真妙哉"是父一代子一代的关系，是父母单倍体乾坤精的"两精相搏"产生了子代双倍体的坎离精，二倍体的坎离精再"自家精血自交媾"，产生的所有细胞必然都是这个二倍体 DNA 的基因，所以含有双亲基因的二倍体的坎离精就是新生命的根基，是新的太极。受精卵内"两精相搏"产生的雄雌二倍体（坎离精）是"身里夫妻"组成了新的家庭，然后再取坎填离旺命火，开始了新生物个体的发育。

　　《体真山人真诀语录》曰："坎离交是后天，乾坤交是先天；乾坤交在外，坎离交在内；乾坤交在先，坎离交在后。"正是受精卵"男女构精"

的乾坤精是先天，"两精相搏"的坎离精是后天，"男女构精"的乾坤精在外，"两精相搏"的坎离精在内，"男女构精"的乾坤精在先，"两精相搏"的坎离精在后，是"玄窍之外乾坤精，玄窍之内坎离精"，是先天乾坤变坎离，后天坎离生性命，这都是受精卵演变的真实写照，是道家生命文化的哲理。

[宋]白玉蟾的《华阳吟》诗曰："怪事教人笑几回，男儿今也会怀胎；自家精血自交媾，身里夫妻真妙哉。元神夜夜宿丹田，云满黄庭月满天；两个鸳鸯浮绿水，水心一朵紫金莲。"男子怀胎，父生子，乃结丹也，为人世间真正的大丈夫事业，是上帝的事业。受精卵里的雄雌二倍体相融合就是"自家精血自交媾，身里夫妻真妙哉"的演变。雄雌相须玄牝一体的孕育是在天宫泥丸宫中的泥丸脑心，所以婴儿的出生是在头顶的天宫，隐喻了太一帝君精气神的诞生。男儿不仅会怀胎，而且还是男儿头上生婴儿，真是怪事教人笑了一回又一回，但却隐含着生命的哲理。

白天归识神，识神主事；夜梦归元神，元神住丹田。白玉蟾把心、元神、丹田、黄庭紧密相连，并用鸳鸯来比喻，脑心元神岂不就是双丘脑（图6-12）、双鸡子（图6-7）、双昆仑（图6-9）、二倍体（图6-15）的鸳鸯？"水心"即是真阴真精真心脑心，而五脏五行之火的心是"火心"，把真心与紫金莲联系在一起，岂不就是脑心太一帝君"端坐紫金莲"？脑心端坐九宫之中央的紫金宫（中宫泥丸宫），岂不就是八宫"八风吹不动"的"天中天""脑中脑"？由此可见，白玉蟾的诗词并非是凭空想象信手拈来，而是有事实依据的，冥冥中蕴含着深刻的生命原理和哲理。

[东汉]魏伯阳的《周易参同契·下篇》曰："阴阳为度，魂魄所居。阳神日魂，阴神月魄，魂之与魄，互为室宅……物无阴阳，违天背元……雄雌错杂，以类相求。"双丘脑雄雌二倍体，左魂右魄，左阳右阴，互为室宅，合而为元神，元神含阳神阴神，是"雄雌错杂，以类相求"之道，脑心元神内涵阴阳，没有"违天背元"！

正是：

男女构精受精卵，两精相搏二倍体；

乾坤之交卵受精，坎离之交生性命；

乾坤之交是先天，坎离之交是后天；

乾坤之交在卵外，坎离之交在卵内；

乾坤之精父母精，坎离之精儿女精；

一物两体二倍体，知雄守雌阴阳体；

脱胎换骨二倍体，雄雌一体太极体；

自家精血自交媾，坎离之交是夫妻；

身里夫妻真妙哉，丹田种下真种子。


知雄守雌坎离精，生根发芽筑根基；

精即根来根即心，精根泥丸字本心；

元精陀陀为泥丸，根得泥丸才能生；

脑神精根字泥丸，脑心命根泥丸宫；

根植丹田方能生，脑心精根丹田宫；

卵生生命新个体，寄宿天宫来孵育；

丹田天宫也怀胎，天宫里面结圣胎；

怪事教人笑几回，男儿头顶生婴儿；

头上婴儿是上帝，上帝主宰我身儿；

脑心道心天中天，太一帝君坐金莲；

双丘鸳鸯浮中宫，脑心一朵紫金莲。

　　受精卵中的二倍体是雄雌合一的阴阳体，老子的"知其雄，守其雌"和白玉蟾的"自家精血自交媾，身里夫妻真妙哉"，是有现代基因学证据的；泥丸宫中的泥丸是由左丘、右丘、左丹右丹、左玄、右牝通过"丘脑间黏合"的时空隧道黏合在一起的脑心、道心、天心，左帝君、右帝卿心连心，合称为太一帝君，二人同心，其利断金，不是空穴来风，它是机体内外所有感觉信息的转换中心，是有现代神经解剖生理学基础的；丘脑是三核合一的太极上帝，具有三重潜能，也是有神经解剖学证据的；泥丸脑心是居住在天宫、泥丸宫、太极宫中三元合一、三位一体的上帝，上帝在天上亦在我心中，也并非是空穴来风，是有道教生命文化和基督教生命哲学双重证据的；丹田乾宫也怀胎，男儿头上结婴儿，有《修真图》作证；丹田脑心之下的脊柱就是"五气朝元"通向昆仑的天梯和天柱，五脏的内脏感觉信息都是通过脊髓中的"内脏感觉丘脑束"的神经纤维传递到脑心昆仑泥丸宫的；而丘脑丹心是机体内外所有感觉信息的转换中心，所以左丹右丹、帝君帝卿喜迎送；脑心昆仑寂然不动，感而遂通天下之故，是人体的定海神针，为天下的至神；左丘右丘、左丹右丹、左玄右牝圆陀陀、光烁烁是巍巍尊高的两昆仑，是人体的最高峰，是人体信息的接收器和发射塔，帝君帝卿二人同心、白头到老、肝胆相照向天笑。

脑心所居的玄关一窍乃是先天至清至虚的神窍。《悟真篇》曰："此窍非凡窍，乾坤共合成，名为神气穴，内有坎离精。"是先天乾坤之精变后天坎离之精，后天坎离之精为真种子，藏于玄窍生根发芽，扎根丹田泥丸生性命，性为先天归于脑心发于二目，命为后天归于肾发于身形。玄关一窍泥丸宫之内藏有坎离精，坎离精就是双丘二倍体，是天机所在，它是"两精相搏"产生的先天之精，先天之精再化生五脏六腑之身形，是性在心中，命在身。玄窍泥丸宫是乾坤父母共筑的爱巢，巢内藏有鸡子丘脑蛋——双丘坎离儿女精，它是乾坤父母的天植灵根，所以玄窍、泥丸宫、虚无窟子橐龠也是天根所在的月窟（图6-2）。

正是：

先天乾坤变坎离，后天坎离生性命；

天根月窟坎离精，坎离之精是天根；

天根月窟闲来往，天宫橐龠藏天根；

人身月窟其安在，道窍玄窍皆月窟；

脑心天根藏月窟，泥丸宫中藏元神；

坎离之精真种子，扎根丹田泥丸宫；

根植丹田才能生，根入泥丸才能长；

天根月窟踏实地，天根之萌丹田宫；

雨大不润无根草，五气朝元润天根；

天植灵根入泥丸，脑神精根字脑心。

白玉蟾的《玄珠歌注》云："玄牝，祖炁也，乃天地之根，性命之本，人能知此一窍，为道则真，为法则灵，乃神气之化，坎离之精。玄牝为五气之祖。泥丸天门，头有九宫，中为泥丸，上帝所居。"玄牝就是坎离之精，是天地之根，是性命之本，是五脏之主，是泥丸宫中的泥丸，是上帝所在。白玉蟾还说："泥丸万神会约之所，乃上帝所居""五气运转，朝礼上帝于泥丸宫"，泥丸既是百神所集又是百神之主的泥丸君，无疑是三花聚顶，五气朝元的上帝。

读白玉蟾《玄珠歌注》泥丸上帝感：

泥丸上帝玄珠歌，今日再歌白玉蟾；

泥丸之尊是上帝，号召万神无不令；

泥丸玄牝天地根，坎离之精玄关窍；

泥丸天门上帝居，玄牝五气之宗祖；

五气自聚满泥丸，朝圣上帝聚脑心；

目视泥丸为内观，泥丸上帝乃真人；

运转五气朝上帝，朝礼上帝泥丸宫；

翰旋造化颠倒颠，心运诸气转阴阳；

泥丸万神之会所，还绕泥丸翻天地。


寂然不动是天心，感而遂通是脑心；

卷之退藏于命室，纵之弥满于六合；

千变万化非天心，牵一发而动全身；

天得太一以清明，人得脑心以资生；

抱元守一是脑心，静则脑心动感通；

玄牝雷霆翻天地，阴阳转换唯脑心；

世人见一不识一，仍将血肉当黄庭；

不识泥丸真面目，一回存想一回空；

人与天地均同炁，参天地而赞化育。

陶弘景用道家的文化哲学惟妙惟肖地概述了两目中间、脑髓中央泥丸宫中的左玄右牝、左丘脑右丘脑、左丹田右丹田，冠以左帝君、右帝卿，是二神居其内，这也是太极阴阳的一分为二论；而其中的"太极帝君者""太极之天帝"则是"三一尊君""三一之尊""三一相须""三元真一"的三一论，既是道教的太极函三为一的三一论，也是基督教的上帝三位一体的三一论，太极与上帝的基本结构是一样的，都是最高主宰的代称，它们既有着宇宙生成论的证据，又有着现代脑神经解剖学和基因学生命生成论的证据，是天人一理，万物一体的道理。三位一体的三一论是连接道教与基督教的纽带，道教在东，基督教在西。道生一，太极函三为一，太一三元，三位一体的上帝具有了一生二，二生三"一分为三"的三重潜能，而能够造化万物，所以是造物主，是最高主宰。白玉蟾的《玄珠歌注》更是强调泥丸宫中的泥丸真人就是上帝，是万神之主的最高主宰。

# 第七节　命门阴阳的"颠倒之术"

《外经微言》首列"阴阳颠倒篇"，曰："阴阳之原，即颠倒之术也"，"知颠倒之术，即可知阴阳之原矣。"足见"颠倒之术"是"阴阳之原"的根本特性。左右丘脑二倍体是机体内外所有感觉信息的转换中心，左丘右丘将机体内外反馈来的所有感觉信息（阴气）进行分类、整合后，换乘不同的神经元，实施"颠倒之术"，瞬间转换成不同的运动信息（阳气）而发射至全身各处，以主宰脏腑百骸的生命活动，丘脑岂不就是具有"颠倒之术"的"阴阳之原"?！小心命门先天之精作为人体的阴阳之根、十二官之主，它的实质岂不就是丘脑脑心?！

曰："至道之精，窈窈冥冥，至道之极，昏昏默默，抱神以静，形将自正。必静必清，无劳汝形，无劳汝精，无思虑营营，乃可以长生……天地有官，阴阳有藏……我其守一，一处其和，故身可以不老也。"窈，从穴，有穴窍之义。窈窈冥冥，玄之又玄，太虚就是一个巨大无比的玄窍，它其中有精，其精甚真，它藏有"无极之真，二五之精"的"至道之精"，它炼精化气，肇基化元以产生天地万物。落实到人体层面：窈窈冥冥即是人体玄之又玄的玄窍，正如古经所说："识得外玄关，通天达地出窈冥。"外玄关是玄牝之门目睛命门，内玄关是玄牝之窍脑心泥丸宫，"出窈冥"就是出外玄关之内的玄窍（图6-1、图6-2），玄窍之内藏有双丘二倍体坎离之精，坎离精就是人体的"太极之精""二五之精"而为"至道之精"，它炼精化气，肇基化元以产生脏腑百骸；太极脑心之精"精化为气，气化为神"而"抱神以静，形将自正"，它至尊至静、大中至正居于玄关一窍泥丸宫；它"无思虑营营"，无思无虑不以人的意志为转移主宰着人体生长壮老之生命活动，是十二官之主的"天地之官"；它藏有真阴真阳，是太一帝君泥丸君，五脏之精气——五气朝元上奉于脑心而"抱元守一"；大中至正"形将自正"的脑心则以中致和，故身可以不老也。

曰："窈冥者（玄窍者），阴阳之谓也……至道无形而有形，有形而实无形。无形藏于有形之中，有形化于无形之内，始能形与形全，精与神合乎？"无极生太极在玄窍，无中生有在玄窍，天人合一在玄窍，虚实合一在玄窍，坎离之精在玄窍，太极之精在玄窍，阴阳之原在玄窍，精神合一在玄窍，所以太极命门"为受生之窍，为水火之家"而为"精神之所舍"而为"五脏之主"而为先后天的分水岭。

曰："乾坤之道，不外男女；男女之道，不外阴阳；阴阳之道，不外顺逆。顺则生，逆则死也。阴阳之原，即巅倒之术也。世人皆知顺生，不知顺之有死；皆知逆死，不知逆之有生。"乾坤之交，不外是"男女构精"；"两精相搏"，不外是坎离阴阳；坎离阴阳，不外是顺逆颠倒。取坎（☵）添离（☲）而为乾阳（☰），阳主生，而精化为气，气化为神，"顺则生"；取离（☲）添坎（☵）而为坤阴（☷），阴主死，"逆则死也"，所以丹道的修炼只倡导取坎填离的养生之道，并无取离添坎之说。阴消阳长，从阳则生，从阴则死，坎离颠倒"顺则生，逆则死"，这是坎离"阴阳之原"的根本特性，所以丘脑二倍体"阴阳之原"终其一生都是阴进阳出、阴消阳长的转换。世人皆知"炼精化气，炼气化神"之顺生，不知"炼神还虚，复归无极"之逆死。皆知逆死，不知原始反终、否极泰来、有无相生的"逆之有生"之道。

曰："颠倒之术，即探阴阳之原乎……探其原而守神，精不摇矣；探其原而保精，神不驰矣。精固神全，形安撇乎。"坎离精藏于玄窍脑心命门泥丸宫而为阴阳之原，阴阳"颠倒之术"则是坎离之精阴阳之根的本质特性，是最顶端的设计，它"取坎填离"以"精化为气，气化为神"而"精固神全"为"精神之所舍"为"五脏六腑之大主"，顺则生！它取坎填离旺命火而"气出于脑……阳气出于目"，随足太阳之脉入十二经之腧以"通天达地出窈冥（玄窍）"，温通十二经脉而为"十二官之主"，顺则生！

坎（☵）中之阳为真阳，离（☲）中之阴为真阴，所以命门藏先天之精（坎离精）首先是张景岳在其《真阴论》中反复强调的"真阴之脏"，而后取坎填离"精化为气"兼具真阴真阳真水真火之功能，"命门者，水火之源"，由此而已。

脑心元精的本质是坎离之精丘脑二倍体，所以坎离的"阴阳颠倒术"就是丘脑的本能，机体内外所有的信息"一上一下，一往一来，旋循于虚无窟子泥丸宫"，遵循着阴进阳出、先感后通的原则，顺则生！脑心命门泥丸宫就是"阴阳往来之路，阴阳造化之乡"的"阴阳之原"，具有颠倒黑白，扭转阴阳的根源性力量，它有着中西医学的双重证据，无可替代！

正是：

先天一炁虚中来，天人合发在玄窍；

中央正位产玄珠，头中一窍叫玄窍；

先天乾坤变坎离，男女构精产玄窍；

两精相搏谓之神，玄窍之内藏元神；

两精相搏二倍体，玄窍之内藏坎离；

取坎填离旺命火，精化为气气化神；

左丘右丘坎离精，坎离颠倒阴阳根；

黑白颠倒在玄牝，阴阳交接在玄窍。

《外经微言》说："十二经之火，皆后天之火也。后天之火非先天之火不化。十二经之火得命门先天之火则生生不息，而后可转输运动变化于无穷，此十二经所以皆仰望于命门，各倚之为根也。"岂非脑心命门足太阳之脉入十二经之腧孰能为之主?! 这岂不就是"命门为十二官之主"的经络学证据?! 命门既为五脏之主，与五脏是先天生后天的主从关系，岂能混迹在五脏之中的两肾间?! 命门既为三焦之根，岂能在三焦之内的下焦?!

《外经微言》说："主者，命门也。命门为小心，若太极之象能生先天之水火，因以生后天之水火也，于是裁成夫五脏七腑，各安于诸宫，享其奠定之福，化生于无穷耳。"心火属于五脏为后天，小心命门为先天则是五脏的奠定着，是化生之源泉，正是基于它所藏的脑心坎离精而为"太极之象能生先天之水火"，太极脑心通过目睛命门足太阳之脉贯通十二经，所以"为十二官之主"。

命门既然是"小心"，心是有形的，命门既然是人体的太极，太极是有形的。张景岳说"形以精成""吾之精即吾之形"，玄窍既藏有坎离精，就应该是一个有形的实体，命门既然藏有元精，就应该是一个有形的脏器，如果在两肾间，就仍然是无形的，所以应该跳出肾间命门说，去三焦之外找命根。

《外经微言》从功能上力主命门"为五脏之主，为十二经之主，为三焦之根"，将成为中医学传承、创新的突破口。确认命门为先天之本而非肾为先天之本，确认命门为"十二官之主"而非心为五脏之主，命门学说具有极为强大的生命力。但是跳不出肾间命门说，不能确定命门的部位和形态，仍然难以打破"心为君主之官"和"肾为先天之本"的枷锁。

历代医家对命门不管怎么争论，都不否认命门功能的真实存在，但是命门部位和形态的不确定，就无法拥立其"十二官之主"的地位。主不明则国之乱，让我们呼唤真主，唤醒沉睡的命门，寻回中医失落的元神，魂归命门，给予命门一个明确的定位和身份的确认，是捋顺中医脏腑混乱关系的关键。

《黄帝内经》是中医四大经典之首，我们不能把"命门者，目也"这一重大理论命题置之度外，不能置"命门者，诸神精之所舍，元气之所系"三元之众于不顾，不能无视太极命门生命之根源的最高主宰地位。脑心是《黄帝内经》"精成而脑髓生"的根本所在，是目睛命门所藏的先天之精，所以脑心命门就是以精为体的心，是"心为太极"的心，与血脉之心相比，它就是"小心"，故命门有"小心"之说，此才是人体真正的心——本心、真心、真君、真主、天帝、上帝。脑心命门既遵循着函三为一、玄牝一体的组织原则，又遵循着一分为二和一分为三的分化原则，所以就是人体的先天太极，太极昆仑是最高主宰，中西互证，古今贯通，有着现代脑神经解剖学和基因学证据。

# 第七章　脑心即命门

脑心是目睛命门所藏的先天之精，是命门的本质所在，命门是脑心的代称。元精、元神、脑心、脑神、泥丸、泥丸宫、上丹田、命门、太极、太一、上帝互名，它们的内涵是一致的。足太阳是起源于目睛命门脑心的经脉，它运行脑心元精化生的元气、元神入十二藏之俞并唯肾而络，是脑心命门为"五脏六腑之本，十二经脉之根"及"其气与肾通"的经络学证据，脑心命门可以完整的诠释《难经》命门的所有功能。脑心命门先天"精气神"与基因的三大特性相一致。

## 第一节　脑心命门上丹田泥丸宫

道家典籍《颅囟经》曰："元神在头曰泥丸，总众神也。"泥丸，弹丸也，类圆也，应是位于脑髓中间形似泥丸的脑心，为脑中之脑，所以不包括大脑（图 6 - 2）。《秘传大丹直指·修真图》曰："泥丸为上丹田，方圆一寸二分，乃藏神之所。"明确泥丸位居脑髓中央"方圆一寸二分"的"丹田""方寸"中，绝不是指整个脑髓，所以泥丸脑心就是元神所在，是生命的最高中枢和主宰者。《道法精微》曰："先天元神，太极之祖也，虚无自然，包含万象。"［元］李道纯则直说："太极者，元神也。"元神与太极等同，是太极命门脑心之元神，这与元精、元气、元神分之则三，合之则一是一回事，都可以代表太极，太极元精、太极元气、太极元神都是一个指向。泥丸脑心调控着不以人意志为转移的五脏六腑之内脏的生理活

203

动，是生命的最高中枢和主宰者，这应是先天元神的作用。

《道藏·太上老君内观经》曰："太一帝君在头，曰泥丸君，总众神也。照生识神，人之魂也；司命处心，纳生之也。元英居左，制三魂也；白元居右，构三魄也。桃核住脐，深精根也；照诸百节，生百神也。"道家的"司命"有"大司命"和"少司命"之分，大司命皆认定是男神，少司命皆认定是女神，是相对的二元神，犹如丘脑泥丸君中的帝君帝卿二元神一样，也犹如元神含阴神阳神一样，皆是太一帝君最高主宰的指向，是掌管生命的最高神；泥丸君内有左魂右魄，与丘脑脑心有左丘右丘是一个理论；"元英居左，制三魂也；白元居右，构三魄也"，元英白元即元婴，犹如元婴丘脑中的左右丘脑都是由三个核团组成的一样，左丘脑的三核团制造"三魂"，右丘脑的三核团构成"三魄"，左右丘脑三核团的功能肯定是有区别的，它们都有现代脑髓解剖学证据（图6-6）；丘脑脑心犹如核桃（图6-2），"桃核住脐"即是其下有脐眼窟窿，犹如"泥丸宫下"的出入口，内住有脑心元精、丘脑命根，即"深精根也"；丘脑精根把反馈来的躯体感觉信息分门别类的整合后，转乘不同的神经元发射到大脑皮质的相应区域以促使其产生视、听、言、行躯体运动信息（识神），掌管着人的心理活动，是"照生识神，人之魂也"；丘脑精根把反馈来的内脏感觉信息分门别类的整合后转化成下丘脑-交感干、下丘脑-垂体内脏运动信息（元神），掌管着人的生理活动，是"司命处心"；丘脑精根不仅是机体内外所有感觉信息的反馈中心（"纳生之也"），还是机体内外所有运动信息的生发控制中心（"照诸百节，生百神也"）；换言之，丘脑精根通过"桃核住脐""泥丸宫下"的出入口而接受五脏六腑精气的滋养，是"纳生之也"；丘脑精根通过心主足太阳之脉出"桃核住脐""泥丸宫下"的出入口，撞开玄关出生命之门目，然后上额循顶从百会穴入络于大脑而"照生识神"，还出后下项挟脊入五脏六腑之俞而"司命"五脏六腑，以脑心元神而"总众神也"（图6-2）。

《老子》说："载营魄抱一，能无离乎？""营魄"，河上公注："魂魄也。"《淮南子》高诱注："魂者阳之神，魄者阴之神。"《周易参同契》："阳神曰魂，阴神曰魄。"故丘脑泥丸君的左丘左魂为阳、右丘右魄为阴，魂魄抱一、阴阳一体即是太极真君脑心泥丸君，所以有脑心元神含阴神阳神之说；"万物负阴而抱阳，冲气以为和"，机体内外所有的感觉信息（负阴）皆通过"桃核住脐""泥丸宫下"的出入口聚集于丘脑脑心，"百神所集"以"负阴抱阳""抱元守一"，经丘脑脑心的整合转化成运动信息（阳神），再通过"桃核住脐""泥丸宫下"的出入口以"百神之主"的身份平衡协调机体的生命活动，是"冲气以为和"；机体内外所有的信息（阴气和阳气）都离不开丘脑脑心中的左丘右丘、左魂右魄、左帝君右帝卿、大司命少司命的整合与转化，"能无离乎"？脑心泥丸君载魂魄而合一，阴神阳神合一而为元神，犹如左丘右丘抱成一团而不能分离一样，它就是太一帝君泥丸君，是人体最高的神。

张景岳《类经·运气类》曰："上丹田，太乙帝君所居，亦曰泥丸君，总众神者也。"《大有妙经》曰："太一帝君，泥丸总神。"泥丸就是脑心，脑心就是太一，太一就是太阳、就是太岁、就是上帝。太一、帝君、元神、太极、太岁等同。〔宋〕陈无择说："上丹产于泥丸宫，百神所集。"〔宋〕《颅囟经》曰："太一元真在头，曰泥丸，总众神也。"皆谓丹田泥丸宫中的泥丸元神、脑神是一身最高主宰。《素问·本病论篇》曰："心为君主之官……在帝太一帝君泥丸宫下。""君主之官"就是"太一帝君"，它在泥丸宫。

《东医宝鉴·外形篇·头》曰："头为天谷以藏神。谷者，天谷也。神者，一身之元神也……其谷，藏真一，宅元神。是以头有九宫，上应九天，中间一宫谓之泥丸，又曰黄庭，又名昆仑，又谓天谷，其名颇多，乃元神所住之宫，其空如谷，故谓之谷神……天谷元宫，乃元神之室，灵性之所存，是神之要也。"谷神、元神、天谷、元宫、泥丸宫、泥丸、昆仑、真一、黄庭，脑髓的中心一应俱全、其名颇多，至少有几十种称谓（图6-2）。谷神与元神、天谷与泥丸宫往往被混为一谈，前面第一章我们谈到谷神是无极神，元神是太极神，谷神和元神都是先天之神，二者同出于先天，同谓之玄，是先天与先天的关系。"头有九宫，上应九天"，"九天"已经超出了天地的范围，是太虚的空间，称为"天谷"。天谷是"太虚之谷"（《规中指南》），是无极与太极的空间，是谷神元神来往的空间。泥丸宫是太极宫，是元神居住的地方，天谷涵盖太极。"太虚之谷"是无极生太极的时空场所，所以"头为天谷以藏神"，既有谷神，又有元神。由于玄关一窍是天人合一之处，是无极生太极，谷神生元神的出生地，是谷神、元神的交接处，所以天谷泥丸宫并存，谷神、元神同在。但谷神为体，是先天的先天，连接太虚，是宇宙的最高神，永存不灭；元神为用，是后天的先天，连接五脏，是五脏的最高神，最接地气，所以在人体常言元神泥丸宫，不言天谷谷神。元神有化灭，你方唱罢我登场，灵魂出窍归于谷神，复归于无极。

正是：

　　天地之根是玄牝，一目了然是玄窍；

　　无极太极交流窍，谷神元神幻境中；

　　谷神为体永不灭，灵魂出窍归谷神；

　　元神为用有化灭，你方唱罢我登场；

　　谷神元神魂不同，来去因缘祖窍中。

《洞元子内丹诀》曰："上丹田曰泥丸，为元神府。"《太乙金华宗旨》云："元神居方寸。""方寸……乃至虚至灵之神所住。"方寸就是道家所指的位于两目两眉之间后三寸、脑髓中央"方圆一寸二分"元神所住的丹田泥丸宫，此又暗合"睛明所夹之处是为脑心，乃至命之处，故曰命门"之意。"而当中方圆一寸处，乃百神总会……方圆一寸命门中，即黄庭之中，丹田之所也"（陈撄宁《黄庭经》讲义），泥丸、元神、脑心、方寸、丹田、命门、黄庭的内涵相同（图6-2）。方寸之内的心肯定是"小心"。

［宋］丘处机的《大丹直指》在论述丹田黄庭中的"一物为黍米"时指出："一之为物，有两窍，两窍又止一窍。此一窍也……中有乾坤理五

气、合百神，此根蒂之处、结胎之所，性命始于此，精气神俱生于此……两眼（两窍）之中即天根，即所谓性命关也。其根生于眼，眼属心，心生造化，自属玄之又玄者，仙家谓之玄牝之门。"眼心相连为一物，脑心黍米虽然有两窍（两眼）两玄关，但终归于一窍之泥丸宫，此窍为性命之根蒂，是天根所在，既是百神所集的反馈中心，又是百神之主的控制中心，心生造化之处，精、气、神俱生于此，岂不就是对脑心命门先天之根源的描述？接下的"河车般运入昆仑，须是牢关双市门；击动震雷霹雳鼓，急收甘雨洒乾坤"，也是说所有的经脉运行、经气循环就像河车搬运水流一样，是通过两眼两窍玄关双市门入脑心昆仑而后循环不已，这也犹如是任脉入两目、"五脏六腑之精气皆上注于目"，入玄关两窍、入脑心、入玄牝、入昆仑，是"河车搬运入昆仑"将机体内外所有的感觉信息（阴精之气）通过两眼两窍的"玄关双市门"搬运到脑心昆仑，而"击动震雷霹雳鼓，急收甘雨洒乾坤"，以阴精之气、甘露之雨而滋润玄牝泥丸心。

[明]石和阳也说："命门（目）之上，有玄关两窍，左玄右牝，中虚一处，名曰黄庭。"两目系是命门到命室的过道，过道就是玄关，命门目之后的两目系交叉进入脑心中的左右侧丘脑（图6-1），就是通过这个"玄关两窍"进入"左玄右牝"，脑心所居的生命之室泥丸宫就是"中虚一处"的黄庭（图6-2）。《心印妙经》开篇也说："上药三品，神与气精，恍恍惚惚，杳杳冥冥……履践天光，呼吸育清，出玄入牝。"元精、元气、元神出玄入牝产生于脑心命门丹田泥丸宫。

玄关既是生死之窍，又是玄牝之门，所以玄关有二，一曰内玄关，是玄牝之窍；二曰外玄关，是玄牝之门（图6-1）。内玄关是真精所在，古经曰："内玄关中产真火，真火之中产小药，生死窍中育真胎。"内玄关是炼精化气，练气化神的场所。而外玄关是通天之路，神通显化之门户，古经曰："识得外玄关，通天达地出幽冥，洗魂炼魄真形所，真空炼形得法身。"内玄关中的脑心元精"精化为气，气化为神"产生的元气、元神撞开外玄关而"气出于脑"随足太阳经入五脏六腑之俞后再千里迢迢入至阴，通天达地出幽冥，以洗练魂魄五脏之身形。性在心中，命在身，性在关内，命在关外，所以玄关是道家性命双修的通天之途径。而五气朝元，五脏六腑之精气皆上注于目，首先是撞开外玄关，然后在进入内玄关以滋润脑心天根。玄关既是后天五脏六腑通往先天脑心的门户，又是沟通人体与天体的秘密机关，是人体场与宇宙场的契合点、启开处，先天一炁就在这个天机妙窍之中。

正是：

天之神发乎于日，人之神发乎于目；
心目相通机在目，目之所至根在心；
玄窍分明在目前，妙在常有观其窍；
坎离自交无上下，一团生意在双眸；
两目之中即天根，心生造化夺天功；
后有密室前有门，脑心元精命室存。


乾宫月窟命门目，出日入月呼吸门；
生气之原是命门，三元五气聚天宫；
灌溉五华植天根，幽室内明照阳门；
元气腾腾撞玄关，出走命门太阳经；
夹脊两岸无差错，千里迢迢入至阴；
脑心元精是灯油，起火筑基点心灯；
炼精化气旺命火，炼气化神天下通；
炼神还虚耗精油，为道日损归无极。


玄牝之门生死窍，玄关两窍生死门；
内玄关中产真火，生死窍中育真神；
外玄关外通天地，气出于脑太阳经；
内玄关中性命根，外玄关外生命路；

　　性命双修在玄关，关内关外天路通；

　　大中至正泥丸君，功高盖世露峥嵘；

　　孰主沉浮论君主，惟我脑心天下通；

　　不识脑心命门目，何以君王正天下。

　　玄关之内有玄牝，玄牝即是天地之根，天根即是天心。玄关窍开，天心洞现，天心"圆坨坨，光灼灼"，以中虚之室、虚空玄窍为洞天，天得一以晴空万里，履践天光，感通内外，为天下之至神，所以玄关、玄窍、中虚之室泥丸宫为心神、元神所住之宫。中虚之虚窍与天地之虚窍相通，此天人合一之基，归根复命之道，故天之大宝只此一丸红日，人之大宝只此一息真阳，乃为性命之根，有根则有命。道家认为性根命蒂在玄关，玄关就是两目之间后三寸的祖窍、玄窍、根窍、道窍、上丹田。老子说："天地之间，其犹橐籥乎？虚而不屈，动而欲出，多言数穷，不如守中。"抱元守一，守住玄关、玄窍、中虚之室的性命之根是最根本的长生之道。

　　《道枢》说："天谷者，泥丸之宫也……斯元神之府也，谷神真一之至灵者也。"泥丸宫是元神之府，是"无极生太极""天人合一"的谷神真一至灵之地。《黄庭经》说："何谓天谷？盖人头有九宫，中有一所，名曰天谷，清净无尘，能将元神安置其中毫不外驰，则成真证圣，即在此矣！所以'子欲不死修昆仑'，是可见守此天谷有无限妙蕴也。"这里把天谷与泥丸宫混融，是天谷谷神产生了太极元神，并将其安置在泥丸宫，而成为太一帝君泥丸君，是"即在此矣"的上帝天神，是泥丸宫昆仑山真正的圣人。《周易参同契发挥》说："巍巍尊高，谓泥丸宫在昆仑峰顶，乃元神所居之位……自朝至暮，元神常栖于泥丸也……脑为上田，乃元神所居之宫。"泥丸宫、昆仑、元神、脑心、上丹田皆一概而论，一通百通（图6-2）。

　　道家有元神究竟在心，还是在脑之争论，〔清〕黄元吉对此有综合发挥，他说："究竟元神在人身中藏于何所？长于何地？有曰方寸之地为元神之居；有曰玄关之内为元神之宅；又曰：天谷，元神守之。果真此三处

209

皆元神之所栖。"方寸、玄关、天谷实际上都是指脑心元神所住的泥丸宫，"元神究竟在心，还是在脑"之问，实际上这个"心"就是"脑心"的心，是在丹田方寸玄关昆仑泥丸宫（图6-2）。

元精、元气、元神分之则三，合之则一。泥丸宫既为泥丸元神所住之宫，就必为元精所藏元气之所系，因为元神为元精、元气所化生，说明泥丸宫中的泥丸脑心就是目睛命门所藏的先天之精。张景岳在《真阴论》中反复强调命门藏真精真阴而为"真阴之脏"，目睛命门藏脑心真精而为"至阴之脏"，这与上丹田泥丸宫藏元精、元气、元神三元合一而为"真阴之脏"的观点是一致的。脑心真精"精化为气"，而"为水火之府，为阴阳之宅"，为"阴阳之根蒂"，所以"在帝太一帝君泥丸宫"居住的心就是列子的"圣人因阴阳以统天地"而为人体的最高君主（图6-2）。

陈虚白《规中指南》云："夫身中一窍，名曰玄牝，受炁以生，实为神府，三元所聚……神仙凝结圣地也，古人谓之太极之蒂、先天之柄、虚无之宗、混沌之根、太虚之谷、造化之源、归根窍、帝一神室……而且此一窍，先天而生，后天而结，先后二炁，总为混沌，杳杳冥冥，其中有精，恍恍惚惚，其中有物，物非常物，精非常精也。天得之以清，地得之以宁，人得之以灵，然此一窍。"玄窍在天宫泥丸宫，如王重阳《五篇灵文注》曰："乾宫乃虚无一窍是也。"综上而论，命室上丹田泥丸宫之玄关一窍是元精、元气、元神三元所聚的圣地，是太极先天造化之源，是太一帝君所居之室，既是"太虚之谷"的天谷，又是"太极之宫"的泥丸宫，既是先天与先天的交界处，又是先后天的分水岭，是"先天而生，后天而结，先后二炁，总为混沌"的玄关一窍，是先天真精所在，是天地万物的总根源，脑心元精泥丸宫当仁不让。玄关一窍之内涵极其深远，是道家的总枢机，是万卷之秘诀，是千古天机。识得玄关一窍，一通百通。

正是：

丹田泥丸非有神，精化为气以成神；

元神所住泥丸宫，举头三尺有谷神；

我的泥丸我的心，太一帝君精气神；

我的上帝我的心，上帝就在我心中；

丹田玄窍巨虚空，精化为气产神龙；

双身蛟龙夹脊行，从天而降入至阴；

从来神水出高源，奔出黄庭顷刻间。

琼浆酝就从天降，太阳之脉任海枯；

顶中神水入中原，丹心真阳温五脏；

天地交感为既济，五气升入大罗天；

丹心之秘在性命，性潜于顶命在身；

顶者性根身者命，一性一命双修梦；

玄牝颠倒起经纶，皆在心内运天经；

河车搬运入昆仑，须是牢关双市门；

调息要调真息息，点火筑基调心灯。

可以认玄窍泥丸宫是由边缘系统所构成，它是内脏生理活动的最高控制中枢，而脑心是边缘系统的中心成分（图 6-13），下丘脑位于脑心的下方（"泥丸君下"），是边缘系统泥丸宫最重要的内脏输出通道，借此通道，脑心泥丸宫通过下丘脑-交感干-内脏运动神经系统、下丘脑-垂体-靶腺内分泌系统调控着五脏六腑的生理活动并主宰着生命进程，体现着元神的作用。陶弘景《登真隐诀》云："九宫唯泥丸宫下有穴通喉。"亦是说泥丸宫下有输出通道。现代医学认为：大脑边缘-下丘脑系统（泥丸宫）是自主神经系统调控内脏生理活动的最高中枢，而下丘脑系统是其内脏输出通道。

《道藏·古文参同契集解》云：脑心居方寸泥丸宫，脑心元精化生元气，是"火运于外，而丹（丹心、脑心）藏于内，哉方圆径寸谓泥丸宫也，今人但谓心为方寸，殊不知人身三田，其中皆虚一寸，而气脉皆相通也，混而相扶，谓头有九宫，而泥丸居其中。《黄庭经》云：泥丸九真皆有房，方圆一寸处此中，是也先天地生为泥丸一穴，乃一身万窍之祖窍，此窍开则众窍齐开也，巍巍尊高，谓泥丸宫在昆仑峰顶，乃元神所居之位。"方寸上丹田泥丸宫中的泥丸脑心（丹心）是先天地生的先天之太极，它是人体的宇殿天都、先天之源，是人体的"绝地通天"之路。而且"心为方寸"在上丹田泥丸宫，显然这个方寸之内的"心"就是"小心"，而非血脉之心！

《唱道真言》云："太极即神，神即太极……元精溶溶，元气腾腾，元神跃跃，三元具矣……徘徊于太阳之宫，出见于泥丸之府，而一身之丹（丹心、脑心）成矣。"太极即太一，太一即太阳，太阳居"太阳之宫"的天宫泥丸宫（图6-2），是太阳宫中的太阳神。太极神是上丹田的丹心所化成，丹心即脑心、即天心，上丹田泥丸宫是脑心太极先天之精"炼精化气，炼气化神"的场所，"太阳之精"的脑心元精化生的元气、元神充满太阳宫后再"出见于泥丸之府"的"泥丸宫下（图6-13）"，而发布于全身各处。

形似泥丸的脑心位于脑髓中央泥丸宫的中心，其深藏若虚，大中至正，寂然不动，是机体内外所有感觉信息（阴气）的反馈中心和所有运动信息（阳气）的发射中心，是"万往万来，用变不动"的心，反馈来的感觉信息（阴精）经过脑心上丹田泥丸宫的"炼精化气，炼气化神"转化成运动信息（阳神），运动信息（神气）"徘徊于太阳之宫，出见于泥丸之府"，通过"泥丸宫之下（泥丸君之下）"的下丘脑-交感干-内脏运动神经系统和下丘脑-垂体-靶腺内分泌系统发送全身各处而主宰一切，是有感必有应，有应必有动，万往万来，感而遂通，先感后通通天下，感应、感动、感通是天心谷神、脑心元神的本质能力。

《本草纲目·天灵盖》说："泥丸之宫，神灵所集。"宋代《三因极一病证方论》曰："上丹产于泥丸宫，百神所集。"［唐］梁丘子云："脑神丹田，百神之主。"脑心泥丸宫为"百神所集"，是机体内外所有感觉信息反馈聚集的中心；脑心泥丸宫为"百神之主"，是机体内外所有运动信息的生发中心，而为"诸神之领袖""总众神也"。

《素问·本病论篇》的"心为君主之官……在帝太一帝君泥丸宫下"是脑心居泥丸宫太极宫，为太一帝君。太一即太岁，《神枢经》说："太岁，人君之象，率领诸神，统正方位，翰运时序，总成岁功。"脑心太岁是百神所集、百神之主的君主之官，它"率领诸神，统正方位"，指挥若定，是机体内外所有信息神灵循环往复、"翰运时序"、一气周流的"一岁之主宰，诸神之领袖"，而"总成岁功"。人体有 60 条经脉就有 60 个神灵，脑心太岁是 60 条经脉 60 个岁神的总岁，是 60 条经脉"翰运时序"、循环往复、一周一岁、六十一轮回而"总成岁功"的太岁总神。60 条经脉 60 个神灵在脑心太岁总神的主宰下，才能在纵横交错的网络系统中有条不紊的运行，如果没有领袖的率领，就会群龙无首、杂乱无章。

天宫泥丸宫中的脑心太岁是"太一帝君"的"人君之象"，而为最高主宰、人体中的上帝，故太岁头上不可动土。脑心深藏于乾宫泥丸宫，"其藏坚固，邪弗能容也。容之则心伤，心伤则神去，神去则死矣"，故太岁"不可犯，犯之则凶"。太岁头上动土"刺头中脑户，入脑（脑心）立死""刺中心（脑心），一日死"，故古人有"太一避兵""兵避太岁"说，大脑头上可穿刺、可打洞，脑心头上不可动土。道家的生命哲学和生命文化无疑是中医生命学的宝贵财富。

正是：

　　　　六十甲子六十神，太岁总神太阳神；

　　　　一岁主宰太岁神，总成岁功太一神；

　　　　六十轮回一回回，翰运时序太一神；

　　　　六十经脉六十神，诸神领袖是脑心；

　　　　纵横交错六十经，统正方位是脑心；

　　　　群龙无首必大乱，率领诸神是脑心；

　　　　脑心太岁太一神，百脉朝圣惟脑心；

　　　　脑心太一是太岁，太岁头上是上帝；

上帝头上不动土，刺头入户一日死；

太一避兵太一神，兵避太岁太岁神；

太一上帝泥丸君，定居善地泥丸宫；

其藏坚固心善渊，守邪之神是命门。

# 第二节　脑心命门足太阳之脉

脑心命门为脏，就应有它相应的经脉，足太阳脉起于目睛命门，就应是脑心命门的经脉。《灵枢·卫气行》曰："阳气出于目……循项下足太阳……"说明足太阳运行的阳气来自目睛命门脑心泥丸宫。

《素问·阴阳应象大论篇》曰："清阳出上窍，浊阴出下窍。"诸窍之中，目窍至高至清，绝无半点浊气，是脑心元阳真气所出之处。《素问·刺法论篇》曰："正气内存，邪不可干……气出于脑，即不邪干。"正气就是真气、元气，一是因为能够让"邪不可干"的正气必定是元阳之气，二是这个正气显然是出自目睛命门、脑心元精化生元阳之气，它"出见于泥丸之府"的"泥丸宫下"而"气出于脑"，再撞开玄关通过目系而"阳气出于目"，并"循项下足太阳"入五脏六腑之俞以内存一身之正气，才能"即不邪干"，所以这两段经文相互印证。

"气出于脑"应该脑心元精化生的元气而"气出于脑心"，通过目系而"阳气出于目""清阳出上窍"，再经足太阳的运行上额循顶下项夹脊入五脏六腑之俞，内存一身之正气以温内御外而"邪不可干"，这是正能量，这就是"气出于脑"即"阳气出于目"而"正气内存"才能"即不邪干"的路径图。"气出于脑""阳气出于目……循项下足太阳"明确脑心命门就是足太阳脉大盛之阳气的发源地。

《灵枢·根结》曰："太阳根于至阴，结于命门。命门者，目也。"结，缔也，即足太阳经是缔结于命门的一条经脉；结，植物结出的果实，即足太阳是结出于命门一条经脉，所以说"太阳……结于命门"；结，系（jì）

也，即足太阳是系于命门的一条经脉，如同命门为"元气之所系也"一样。可以说，足太阳是结出于目睛命门的一条经脉，它由上而下运行，最后植入至阴穴。所以上为结，下为根，如同古老的大榕树一样，它的许多根是结于上而植于下，是由上而下运行的。

《灵枢·经脉》的"足太阳之脉，起于目内眦"，也是说足太阳是起于目睛命门的经脉。张景岳在《类经·经络类》中解释："起，言外脉之所起，非发源之谓也。"探本求源，足太阳外出于目睛命门，就应是内起源于脑心的经脉，这是由目睛命门与脑心在发生学上的关系所决定的，所以足太阳起于目只是言其外脉之所起，而其内脉是通过目系源自于脑心泥丸宫的。《灵枢·寒热病》的"足太阳有通项入于脑者，正属目本，名曰眼系"，说明"起于目内眦"的足太阳正是通过目系与脑心相联通的。

张景岳在《景岳全书·表里证篇》中强调："太阳经脉起于目内，上顶巅，下项，挟脊行腰。""为一身之纲维，内连五脏六腑之腧，此诸阳之主气，犹四通八达之街也。"再结合张景岳的"目内"脑心命门说，足太阳之脉的起源、走行、功能是有根有据、一目了然的。《灵枢·海论》曰："夫十二经脉者，内属于脏腑，外络于肢节。"足太阳之脉是内起源于脑心而外出于目睛命门的经脉，它属于命门，这是《黄帝内经》所明确的。

"太阳根于至阴，结于命门。命门者，目也。"这实际上就是明确了足太阳的全程起止线路和命门的定位以及足太阳与命门的关系。至阴仅仅是一个穴位，没什么背景，命门却是一个非常重要的脏器，而命门目通过目系与脑心相联通，脑心是命门目的实质内容，所以"太阳根于至阴，结于命门"应理解为足太阳是结出于脑心命门的一条经脉，它由上而下运行最后植入至阴穴与足少阴相连接而"其气与肾通"。

《黄帝外经·奇恒篇》曰："脑为泥丸，即上丹田也。"泥丸，弹丸也，应是指丹田泥丸宫中的脑心泥丸。《黄帝外经·脏腑阐微篇》："主者，命门也。命门为小心……主不明则十二官危。所谓主者，正指命门也。七节之傍有小心，小心者，亦指命门也……故心得命门，而神明应物也……而命门为十二官之主，有此主则十二官治，无此主则十二官亡矣。"岂非七节之上的脑心命门之小心而孰能为之主?!

《黄帝外经·命门真火篇》："十二经之火，皆后天之火也。后天之火非先天之火不化。十二经之火得命门先天之火则生生不息，而后可转输运动变化于无穷，此十二经所以皆仰望于命门，各倚之为根也。"岂非脑心命门足太阳脉入十二经之腧孰能为之主?!

《黄帝外经·经脉篇》曰："膀胱之经属足太阳者，盖太阳为巨阳，上应于日，膀胱得日之火气，下走于足，犹太阳火光普照于地也，其脉起目内眦。"岂不就是足太阳脉内起源于脑心泥丸宫、出生命之门目入五脏六腑之腧而孰能为之主?! 足太阳脉"上应于日"内起于脑心太阳宫、外出于目睛命门而"下走于足"，千里迢迢入至阴，"犹太阳火光普照于地"，是顶天立地的"巨阳"之脉，是人体的擎天柱。

正是：

> 太一帝君泥丸宫，泥丸宫下出元神；
>
> 出走命门太阳经，主宰五脏有路径；
>
> 一身纲维太阳经，四通八达太阳神；
>
> 元神不出游丹田，神失职守则死矣。

树有根方能生发，水有源才能流长。足太阳之脉作为生命的主干，如果没有根和源，那就是无根之树，无水之源。张景岳在《类经·运气类》中说："经脉者，脏腑之枝叶，脏腑者，经脉之根本。"经脉内源自脏腑，它的气血运行必须有相关脏腑气血的灌溉，才可以源远流长。脑心命门作为一个实质性的独立器官，而源出于目睛命门脑心的足太阳之脉为其经脉，其脏其经，脏经相符，方可源远流长，这是《黄帝内经》足太阳之脉起于目，目为命门所明确和既定的，只不过是后人未能理解目睛命门的真正内涵及"精成而脑心生"与目睛命门在发生学上的特殊关系而未被重视。

若足太阳隶属于膀胱之腑则是喧宾夺主了，有失脏腑经脉相关学说之理，而且膀胱之腑是根本无力支撑足太阳脉强大功能的。经络的物质来源于脏腑，经络的生理病理反映了脏腑的生理病理，足太阳脉运行的大盛之阳气只能是来源于脑心命门太阳宫，因为脑心命门为元气所系，为阳气之本源，而且足太阳入五脏六腑之腧反映的是脑心命门为五脏六腑之本的生理和病理，所以足太阳膀胱经应更名为足太阳命门经，是实至名归、名副其实的"心主之脉"。

《抱朴子》曰："水之有源，其流必远；木之有根，其叶必茂；人之有精，其命必长。"精就是根，精化为气，生生不息，才能源远流长，才能根深叶茂。脑心命门足太阳经、脑心-下丘脑-交感干-内脏运动神经系统、脑心-下丘脑-垂体-内分泌系统推动人体"生、长、壮、老"的生命活动，就是脑心真精生生不已的经络学证据和现代神经解剖生理学证据，也是脑心命门为一身阳气之根本的证据。

如果说《黄帝内经》的"命门者，目也"是指明了命门的部位，那么《难经·三十九难》的"命门者，谓精神之所舍也；男子以藏精，女子以系胞，其气与肾通，故言脏有六也。"命门显然是独立于五脏之外的另外一个脏器，因为命门是"生气之原者"，为"五脏六腑之本，十二经脉之根，呼吸之门，三焦之源。一名守邪之神。故气者，人之根本也，根绝则茎叶枯矣。寸口脉平而死者，生气独绝于内也"。则是指明了命门是五脏的根本。脑心命门通过足太阳脉可以完整的诠释《难经》命门的全部功能：

脑心命门元精"精化为气，气化为神"而为"诸神精之所舍，元气之所系"。在脑心命门"精化为气"生生不已动力之源的推动下，足太阳脉运行脑心元精化生的元气元神通过目系（玄关）外出于生命之门目，然后循项挟脊入十二经之腧以内存一身之阳气而"正气存内，邪不可干……气出于脑，即不邪干"，就是命门为"守邪之神"的经络学证据；它入十二经之腧以元神之气而主宰着五脏六腑的生理活动，并唯肾而络，最后植入至阴穴与足少阴肾经相流通，是命门为"五脏六腑之本，十二经脉之根"

和"其气与肾通"的经络学证据。

呼与吸，就是一进一出，所谓"呼吸之门"就是一进一出之门。命门既是生命之门，就应是生命之气的进出之门。"五脏六腑之精气皆上注于目"，阴为入；脑心命门元气通过足太阳脉出生命之门目，阳为出。阴进阳出，生命之气一进一出，所以命门就是"呼吸之门"。"目者，宗脉之所聚"，所有的阴气通过"宗脉"进入生命之门目；"诸脉者，皆属于目"，命门元气是通过"皆属于目"的"诸脉"而发布于全身各处的，这就是命门的一呼一吸。

现代医学证实：圆坨坨的丘脑是机体内外所有信息的转换中心，所有的感觉信息都要反馈到丘脑（归根复命），经过左丘右丘的整合、颠倒、转换后产生出运动信息再发布出去（光烁烁），是《黄帝外经·阴阳颠倒篇》所言"阴阳之原，即颠倒之术"的实施者，即阴阳之根蒂的左丘右丘、左丹右丹、左昆右昆是阴阳"颠倒之术"的实施者，故称之为"玄牝"，阴阳颠倒是玄牝固有的本能。

脑心居橐龠（图 6 - 2），橐龠犹如风箱，风箱就是一进一出的呼吸，风箱的启动首先是一拉一吸，机体所有的感觉信息（阴气）皆通过"宗脉"被吸入目睛命门脑心，经过脑心命门上丹田泥丸宫的"炼精化气，炼气化神"转化成阳神之气（运动信息），再经风箱的一推一呼，通过"诸脉"而发布于全身各处。如果只进不出，或只出不进，生命之气没有一呼一吸的循环，则死矣，"故气者，人之根本也，根绝则茎叶枯矣"，没有生命之气的循环，"诸脉""宗脉"之茎叶则枯矣。"寸口脉平而死者"，就是经脉没有生命之气的循环充实"脉平而死"的脉象，是"生气独绝于内"而死矣。

生气是指生命之气，也就是"生气之原"的原气，绝非是呼吸之外气，五脏六腑后天之精气必须通过玄关命门才能进入先天之地的生命之室上丹田泥丸宫，经过泥丸宫中先天原气的洗练，才会发生质的变化，由阴精之气转化为阳神之气，进行阴阳颠倒，这就是道家的入定出神，出神入化，生命循环不息。生命的终止，是"生气独绝于内"而呼吸的停止，并非是呼吸之气的停止而生命的终止。

足太阳脉运行脑心命门元阳之气，入十二经之腧，通过三焦温暖五脏六腑，所以是三焦相火主持着一身之体温，以腐熟水谷，化生营卫气血，但它是根源于脑心命门命火的，所以命门是"三焦之原"也有经络学的证据。

由于脑心先天之精是生命的遗传物质，是生殖的物质基础，所以命门既藏有先天之精，就必然主持"男子以藏精，女子以系胞"的生殖功能。脑心-下丘脑-垂体-性腺轴调控着人体生殖器官的发育与成熟，人体生殖功能的最高调控机制在脑心命门，脑心命门是人体生殖功能的根本所在。

脑心中下丘脑分泌的促性腺素释放激素（天癸）的盛衰决定着人体生殖功能的盛衰，如《素问·上古天真论篇》的女子"二七而天癸至……月事以时下，故有子……七七天癸竭，地道不通，故形坏而无子"，以及男子的"二八天癸至，精气溢泻……故能有子……八八天癸竭，精少无子"。天癸是先天之精充盛的产物，天癸的盛衰正是描述了脑心中下丘脑分泌的促性腺素释放激素随人体年龄增长而盛衰时，对人体生殖功能的决定性影响，所以生命之门目因藏有脑心（下丘脑）而具有调控"男子以藏精，女子以系胞"的生殖功能。

脑心命门通过足太阳脉和下丘脑-交感干-内脏运动神经系统、下丘脑-垂体-靶腺内分泌系统而主宰着五脏六腑的生理活动，为五脏六腑之本，有经络学和解剖生理学的双重证据。

《清静经注解五》正阳帝君千年之前就感慨："可叹苍生错认心，常将血肉当黄庭……吉凶两岸无差错（太阳经挟脊两岸腧穴对称无差错）……道心惟微人心危（人有脑心和血肉心之分），几个清清几个知（知道的人没几个），至善中间为洞府（足太阳的根源为脑髓中间的道心黄庭天宫泥丸宫），玄关里面是瑶池（昆仑丘脑）……允执厥中函养足（大中至正的脑心足太阳之脉'上应于日，下走于足'千里迢迢入至阴，脑心是足太阳的源泉），金光一道照须弥（脑心金丹感而遂通天下之）。"错认君主上千年，仍将血肉当黄庭，不信道医难取经，亦缘中西未汇通。

探究《黄帝内经》"命门者，目也"和"精成而脑心生"西为中用的形态解剖学和生理学的本质关系，则可以完全阐释《难经》命门的所有生理功能。

正是：

> 脑神精根字泥丸，天植灵根曰泥丸；
> 植根丹田泥丸宫，精成脑心命门生；
> 脑心长出交感干，源远流长入五脏；
> 脑心长出足太阳，源远流长入五脏；
> 夹脊两岸无差错，至善根源在玄牝；
> 树有根方能生发，水有源才能流长；
> 生命之树生命干，生物之根方曰心；
> 树根之心曰本心，不忘初心生物心；
> 天地大德而曰生，脑心盛德而生生；
> 太阳是万化之源，脑心是五脏之源。

# 第三节　脑心命门"精气神"

太极脑心元精所居住的命门上丹田泥丸宫是"精化为气，气化为神"的宇殿天都，脑心命门元精"精化为气"产生的元气是一身阳气之根本，"气化为神"产生的元神是人体的最高主宰，脑心元精、元气、元神分之则三，合之则一，它就是三位一体而一分为三的太极，主宰着人体的生命活动。太极用于表述物质，它就是元精，元精是化生天地万物一切的本原；太极用于表述运动，它就是元气，元气一动一静产生阴阳和五行；太极用于表述功能，它就是元神太极神，太极神是天地万物的最高主宰。太极在不同的场合，可以有三种不同的释义，是一析三的内涵。

　　圆坨坨的脑心"元精溶溶，元气腾腾，元神跃跃"，三元合一，三花聚顶，聚集在天宫太阳宫、脑宫泥丸宫。脑心"元精溶溶""精化为气，气化为神"，产生的元气、元神首先"徘徊于太阳之宫"，神气满堂，蓄势待发，然后再"光烁烁"的"出见于泥丸之府"的"泥丸宫下"，"元气腾腾"以"气出于脑"，"元神跃跃"以冲开玄关，玄关窍开，真气运行，通过目系外出于生命之门目，以"清阳出上窍""阳气出于目……循项下足太阳"入十二经之腧而气运周天。

　　把精化为神，把神引出心，以"神明出焉"而为"五脏六腑之大主"，"故主明则下安，主不明则十二官危，使道闭塞而不通"。"心主"不明，起源于脑心泥丸宫贯穿于五脏六腑之腧的使道——足太阳脉没有脑心命门元阳之气的灌溉就会闭塞而不通，那就是张景岳《三焦包络命门辨》的"若命门亏损，则五脏六腑皆失所持，而阴阳病变无所不至"，岂不十二官危矣？故天运当以日光明，"元气腾腾"尚需充满太阳宫（泥丸宫）。

　　精化为气，气化为神，精足则火旺，火旺则神明，添油续命，精足火旺才能生生不息、神用无穷，所以张景岳的《三焦包络命门辨》特意强调："壮水之主，益火之原也，此诚性命之大本，医不知此，尚足何云？"

　　脑心命门"藏精化气"是真水、真火、真阴、真阳之根本，是先天无形之水火、无形之阴阳，所以张景岳认为脑心命门"为受生之窍，为水火之家"，为"十二脏之化源"，"若命门亏损，则五脏六腑皆失所持，而阴阳病变无所不至"。"盖五脏之本，本在命门；神气之本，本在元精。此即真阴之谓也"。命门脑心元精才是五脏之根本、生命之根本，脑心元精、元神之精神才是"精神之所舍"，脑心元精、元神之心神才是"五脏六腑之大主"。

　　张景岳在《景岳全书·传忠录》中说："凡人之阴阳，但知以气血、脏腑、寒热为言，此特后天之阴阳耳。至若先天无形之阴阳，则阳曰元阳，阴曰元阴。元阳者，即无形之火，以生以化，神机是也，性命系之，故亦曰元气；元阴者，即无形之水，以长以立，天癸是也，强弱系之，故亦曰元精。元精元气者，即化生精气之元神也，生气通天，惟赖乎此。经曰："得神者昌，失神者亡，即此之谓。"显然，脏腑阴阳是后天阴阳，所以"心藏脉，脉舍神"的神必然是后天之神。元精是先天之精（天葵），以长以立而"为十二脏之化源"；元气是先天之火，以生以化而"神机是也""神明出焉"。元精化生元气，元气化生元神，元神是元精气化的结果，神来自精，"精合其神"就是"精神"，精是心之体，所以神来自心，二者合称就是"心神"，"精神"就是"心神"。"得神者昌，失神者亡"应是"得元神者昌，失元神者亡"，显然是元"神去则机息"，元"神去则死矣"，"即此之谓"，而识神去则不死，只是个植物人而已。

《灵枢·邪客》曰："心者，五脏六腑之大主，精神之所舍也。其脏坚固，邪弗能容也。容之则心伤，心伤则神去，神去则死矣。"这个"精神"非神志意识之称，精神、意识、思维只能主宰形体、视听、言行之心理活动，它是主宰不了五脏生理活动的，如心主血脉、肝主疏泄、肺主气、脾主运化、肾主水的生理功能都不可能为精神意识所主宰。这个"精神"应是精和神的合称，精是物质（体），神是功能（用），体用一源，精神合称。泥丸脑心由先天之精构成，深藏于上丹田泥丸宫，是脑心元精"炼精化气，炼气化神"的场所，其产生的元神既可称为"精神"，也可称为"脑神"，还可以称为"心神"。精就是性命之根，根就是心，神来自精、来自心，既可以称为精神，也可以称为心神，但心作为一个器官，所以它是"精、神之所舍"而为"五脏六腑之大主"。

精是心之体，神是心之用；没有精，就没有心；没有神，哪来的主？元精是"十二藏之化源"，元神是"十二官之主"，所以心既是"精神之所舍"就必是"五脏六腑之大主"。精和神是心的物质和功能，心是精和神的代称，如同它是根源和主宰的代称一样，是一个哲学的范畴。

脑心元精性命之根寂然不动，深藏于泥丸宫，其藏坚固，宜静而灵，感而遂通，为"守邪之神"，所以脑心元神之"心神"才是"五脏六腑之大主"，脑心元精、元神所藏的生命之室泥丸宫才是名副其实的"精神之所舍"，如同《难经》的"命门者，诸精神之所舍也"一样，心和命门合二为一，都是"精神之所舍"，其实是同一物体，如同《难经》的命门是"五脏六腑之本，十二经脉之根"一样，根就是心，心就是本，所以命门"小心"之脑心才是《黄帝内经》"心者，五脏六腑之大主，精神之所舍"的人体本心。

再看《素问·本病论篇》："心为君主之官，神明出焉。神失守位，即神游上丹田，在帝太一帝君泥丸宫下。神既失守，神光不聚……令人暴亡。"脑心命门"为君主之官，神明出焉"，为天下之至神（谷神、元神）；由于元神为脑心元精气化所产生，本身就在上丹田泥丸宫，所以元神失守，只能退守、游走在上丹田，在太一帝君脑心泥丸宫下（图6-2），出不了泥丸宫，不能上通下达"感而遂通天下之故"，心伤"神去则死矣"。

张景岳《类经》注曰："人之脑为髓海，是谓上丹田，太一帝君所居，亦曰泥丸君，总众神也。心之神明失守，则浮游于此。"显然这个心神绝非血脉神志之心神，而应是上丹田泥丸宫中的太一帝君脑心元神之心神；"神既失守"无力"出见于泥丸之府"通达机体内外"即不邪干"，则"邪弗能容也，容之则心伤"，心伤"神去则机息"，是脑心伤元神去则死矣，是脑心伤"神机化灭矣"；"神光不聚"，冲不开玄关，只能浮游、退守于上丹田，出不了"泥丸宫下"的生命之门目，不能通过足太阳脉入十二脏之腧"感而遂通天下之故"，是元神"神去则机息"；"神光不聚"出不了生命之门目，则"头倾视深，精神将夺矣""神机化灭矣"，所以《黄帝内经》的这个"心神"应是上丹田泥丸宫中的小心命门脑心元神之心神，非血脉之心神，这个"精神"也应是脑心元精、元神之"精神"，非神志、意识之精神，所以"精神内守，病安从来"才是《黄帝内经》的真谛。所以脑心命门之"小心"才是《黄帝内经》真正的心。

精伤则火衰，心伤则神去，火衰则"神光不聚"，"无根之焰"恍恍惚惚游走在脑心太一帝君居住的上丹田"泥丸宫下"的出口处，出不了生命之室泥丸宫，冲不开玄关生命之门目，起源于脑心泥丸宫的足太阳脉得不到脑心元阳之气的灌溉便会"使道闭塞而不通";"神光不聚"出不了脑心"泥丸君下"的下丘脑,则下丘脑-垂体-靶腺-内分泌系统和下丘脑-交感干-内脏运动神经系统便会"使道闭塞而不通","则五脏六腑皆失所持,而阴阳病变无所不至","神去则死矣"。

《唱道真言》认为玄关命门是"真心、真性、真精、真神、真气之所自出,而玄关者为之机括耳。"脑心命门先天之精就是先天植入人体的性命之根,精就是根,根就是本,本就是心,根本就是本心,本心就是"真心、真性、真精、真神、真气之所自出",均在玄关一窍、丹田命门泥丸宫,是人体的最高机关。精化为气,生生不息,所以根以生为本,心以生为性,是生物之心,生物之心才是真正的心。

《仙学真诠》曰:"元神即是真心,即是真性。"脑心元神就是真心,就是性命之根。《神仙栽接密法》曰:"不用真心,不能得此真精、真气、真神也。"真心含真精、真气、真神,是精气神之舍宅,是太极"函三为一"而一析三的心。

《唱道真言》曰:"由性以至命者,要做真学问,心要见真心,性要见真性,神要见真神,精要见真精,气要见真气,性命不分……精气神为先天之物,则件件皆阳,为后天之物,则件件皆阴。"心生为性,是性命之根,真心、真性、真精、真神、真气"为先天之物",是乾元之体脑心天心的阳刚之性,所以"件件皆阳";血脉之心和五脏六腑之精气神"为后天之物",所以"件件皆阴",也道出了性命之根脑心命门与五脏是先天与后天的天地阴阳关系。性命为先天,乃是天命,是天植灵根之命;生命为后天,乃是生生之命,是身形五脏之生理和心理活动的总称,是新陈代谢体现的生命现象。

〔元〕李道纯说:"太极者,元神也。"《唱道真言》言:"太极即神,神即太极。"《尹真人廖阳殿问答编》曰:"太极者,吾人之天心也。"《正一偶商》曰:"太极者,天心也""以心观道,道即心也;以道观心,心即道也。"神以心为体,心以神为用,心神是分不开的,所以元神就是天心,

224

天心就是元神，心为太极，神即太极，天心、道心都是一个心，都是根源而主宰的心，它们相通的。

青衣道长所传《神仙栽接密法》曰："感通心髓……即谓元精、元气、元神相交妙道心髓矣。"心髓，显然是脑心之心髓，脑心是元精、元气、元神三元合一的道心，脑心元神之心髓才有感通的功能。

《神仙栽接密法》认为元神与真神有别：元神者，浑浑囵囵，混沌而无光；真神者，朗朗明明，炼而为用。元神无知无识，是先天之基地；识神多知多识，是后天之阵地；真神圆知圆识，是脑心元神"炼精化气，炼气化神"产生的真知，是脑心元神派生出的真神，是抵达五脏的使者，以督促五脏之神的产生，更是抵达大脑识神的中间桥梁，以督促大脑产生视、听、言、动之识神，炼元神以出真神，为我所用，后天之神也就产生了。

《神仙栽接密法》认为元精与真精有别：元精在我家，真精在彼家。如同脑心元精基因在本家丹田泥丸宫，为先天之基地；基因自我复制，是元精溶溶，精化为气，生生不已在身家，是元精派生出的真精。

《神仙栽接密法》认为元气与真气有别：元气者，先天元始之气也，天以元气生人生物；元气基因的程序性表达在身家，推动着生、长、壮、老生命的进程，为状盛之气，是元气派生出的真气。

谷神与元神有别，谷神为无极神，元神为太极神；元神与识神有别，元神为先天，识神为后天。

邵雍《观物外篇》说："天之神栖于日，人之神发于目。"太阳之精"精化为气，气化为神"，天神来自天精和天心，就是精神和心神；脑心元精"精化为气，气化为神"，元神来自目睛命门脑心之元精，也是精神和心神，脑心就是天心，这是天人一理，万物一体的道理。

正是：

　　　天之神明栖于日，人之神明发于目；

　　　心眼相通是一家，天神心神是一人；

天神心神太极神，天人合一在脑心；

心如主人目牖窗，脑心之眼命门目；

心眼洞开足太阳，太阳神光入五脏。

《阴符经》曰："心如主人，目如门户，本来真心。""此心，生死之机，实在目也。"非"后天肉团之心"。紫阳真人谓："真心者，左为性之宗，日之魂；右为命之祖，月之魄；中有谷神所居，一身之帝室，寔还丹，枢要，入道根宗……此心非肉团大心……识此心者，为见性也……大心必败，小心必胜者，知其然。""真心者"有左日右月阴阳之内涵，这与脑心有左丘右丘、左帝君右帝卿阴阳之内涵是一致的，与元神有阴神阳神之内涵也是一致的，它是元神所居的最高主宰（一身之帝室），是一颗实实在在的丹心（寔还丹），它是中枢（枢要），是道根性命之根（入道根宗）。紫阳真人特别强调：真心非血肉之心，识此真心方见性命之根、方得先天之性。血肉之大心必在脑心之小心的控制下，故小心必胜，知其脑心命门之"小心"，才是人体真正的心（知其然）。

《五篇灵文》曰："以天心为主，以元神为用，以三宝为基。"天心是元神之体，元神是天心之用，人身三宝元精、元气、元神"三元合一"是天心之根基，说明天心是以元精为体，以元气、元神为用而函三为一的"心为太极"的心。

王重阳的《五篇灵文注》曰："天心者，妙圆之真心也……此心是太极之根，虚无之体，阴阳之祖，天地之心……非思虑妄想之心。天心乃元神之主宰，元神乃天心之妙用。故以如如不动，妙圆天心为主。"天心脑心元神才是人体之真心，而非思虑之心。天心寂然不动，以元神为用，感而遂通，周流不已，故人体循环往复的圆运动是"以天心为主，以元神为用，以三宝为基"的妙圆运动，天心就是圆运动的"妙圆之真心"。

《五篇灵文注》还明确：天心元神"行住坐卧，摄于玄关一窍之中……乾宫，乃虚无玄关一窍是也，实为造化之源"。岂不正是脑心元神所住的玄窍虚窍乾宫泥丸宫（图6-2）？脑心岂不就是虚窍"玄关一窍"

中的"虚无之体"？如同太阳是太阳系"致虚极"空旷致极中的"虚无之体"一样，它们都是有形有物的实体之心，都是以精为体"心为太极"的心。天心脑心居乾宫，就是人体内的乾元之体，它形态"圆坨坨"，功能"光烁烁"，感通内外，是元亨利贞造化之源泉。

正是：

> 精化为气气化神，三花聚顶泥丸宫；
>
> 脑心元精泥丸宫，五气朝元润脑心；
>
> 元精为元神之体，元神为元精之用；
>
> 脑心为脑神之体，脑神为脑心之用；
>
> 脑心以元精为体，元精以心神为用；
>
> 精合其神是精神，心合其神是心神；
>
> 精神心神永不离，体用一源永相随；
>
> 精神所舍在脑心，五脏之主在命门；
>
> 太一帝君是脑心，君主之官是命门；
>
> 舍我真主非君子，脑心命门有真理；
>
> 心脑之争何时休，脑心命门定乾坤。

匡调元领悟到《黄帝内经》开篇第一章"上古天真论"的"恬淡虚无，真气从之，精神内守，病安从来"十六字是其全书的核心和纲领：真气又称元气或精气，是"精化为气，气化为神"的精气及精神，亦称为真气及真神，它们来自真精及真心，匡调元在其《太易心神学》一书中提出："恬淡虚无"是指"真心"无思无为的一种精、气、神状态，是一种特定的"心神"及"精神"状态，"真气从之，精神内守"是指真心（脑心）真精化生真气，真气化生真神，"恬淡虚无"守住真心（脑心）的精、气、神就是"精神内守"。"精神内守，病安从来"这也是"（真）气出于脑（心），即不邪干"的翻版，也是脑心命门为"守邪之神"的翻版，脑心命门真精化生的真"气出于脑"心命门目（阳气出于目……循项下足太阳），随足太阳经的运行入五脏六腑之腧而"正（真）气存内，邪不可干"

227

这是《黄帝内经》的真谛。

《黄帝内经》的心有几个概念，"心藏脉，脉舍神"是指心主血脉的功能是大脑神志活动的物质基础和先决条件，"所以任物者谓之心"也仅仅是指大脑"意、志、思、虑、智"的神志意识活动，无关乎真精之说，无关乎根源之说。精神精神，无精则无神，无精之神绝不是人体之真神，神志意识之识神只能主宰躯体视听、言行的心理活动，并不能主宰五脏六腑内脏的生理活动，所以血脉之心绝不可能是五脏六腑之大主，"脉舍神"的神也绝非人体的真神。而"心者，五脏六腑之大主，精神之所舍也"与"心为君主之官，神明出焉"的后文论述应是指"小心"脑心元神的本神、心神。先天之精所成就的脑心居生命之室上丹田泥丸宫，是真"精藏于此""天一所居"的太极太一帝君，它寂然不动，极具灵性，感通内外，为天下之至神（天神、谷神、元神、真神、本神、脑神、心神），是人体的最高主宰，是精合其神的心，它大中至正，日丽中天，精化为气，是人体一身阳气的根本，是真精、真气、真神函三为一的人身太极，是"心为太极"的心。正是由于《黄帝内经》几个"心"概念的混用，大心小心不分、元神识神不分、真心真神不明确，及《灵枢·本神》的本神不明确，使得几百年来"心主神"的争论无休无止。

# 第四节　脑心命门元精与基因的三大特性

元精、元气、元神就是遗传物质基因的三大特性，是基因的结构、程序性表达、调控的三个特性，符合太极是"物质（元精）、能量（元气）、信息（元神）"函三为一的组织原则和一析三的分化方式。

元精是构成人体脏腑组织最基本的物质，它的特性决定着脏腑组织的形态结构，是基因结构的功能。

元气以元精为物质基础，具有生命活力，它是推动人体生、长、壮、老生命进程的原动力，如《素问·上古天真论篇》云："丈夫八岁，肾气实，发长齿更。二八，肾气实，天癸至……三八，肾气平均……四八，筋骨隆盛……五八，肾气衰……六八，阳气衰竭于上……七八，肝气衰……八八……则齿发去。"即《黄帝内经》以"女子七，男子八"为基数程序性递进的生、长、壮、老生命进程是由肾气（这里的肾气应是元气）的盛衰（由盛到衰即是程序性表达）所决定。再如张景岳在《传忠录》中说："故凡自生而长，自长而壮，无非阳气（元气）为之主。"元气的特性就是程序性地推进人体生、长、壮、老生命进程，是基因程序性表达的功能。

元神为元精元气所化生，元神的特性就是主宰，主宰就是调节与控制，所以元神的本质就是调控，是基因调控的功能。

元精的特性在于它的结构特点，它的结构决定着脏腑组织的形态结构，它自我更新，自我复制，是人体最基本的物质基础，具有最根本的遗传特性，人体就是一个由元精构成的生命系统，是基因结构的作用；元气的特性在于它的推动作用，它是推动人体生、长、壮、老生命进程的原动力，是生生之气，体现生命进程的程序性，人体就是一个由元气为动力的生命系统，是基因程序性表达的作用；元神的特性在于它的调控作用，它是调控人体脏腑组织功能活动的最高主宰，人体就是一个由元神主宰的生命系统，是基因调控的作用。元精和基因就是一个三元合一而一析三的先天之太极。

基因的结构、程序性表达、调控分别是元精、元气、元神的根本，它们同属于遗传物质，它们的本质特性是相同的，分之则三，合之则一。基因来源于遗传（先天），它的结构决定了生物的性状，这与元精来源于先天（遗传），是构成脏腑组织形态的基础物质相一致，所以基因的结构就是元精；基因的程序性表达推动着生物的生长与发育，这与元气推动着生物的生长与发育相一致，所以基因的程序性表达就是元气；基因的调控主宰着生物的一切功能活动，这与元神主宰着生物的一切功能活动相一致，所以基因的调控就是元神。

脑心元神控制大脑识神，是人的潜意识，是生命的本体，是基因的调控功能，属生命的隐性系统。人是脑心元神潜在支配的躯体，道家、佛家的修炼就是用意念来引导它的调控作用，实现自我超越、生命永恒。灵魂出窍就是说元神离开了玄窍虚窍、离开了躯体，这是一种超高级的特异生命现象，也是道家和佛家修炼的最终目的，这已被气功界、人体科学界公认为人体科学的珠穆朗玛峰。道家认为，元神是由长生基质构成，散则成炁，聚则成形，入水不溺，入火不焚，入金石无碍，无论生死，它都存在，这岂不就是基因 DNA。

基因的结构、程序性表达、调控三者间的关系如同元精、元气、元神三者间的关系，都遵循着先天遗传物质"函三为一"的组织原则和"一析三"的分化功能。元精是物质，它的结构决定了生物的性状；元气具有物质与功能的双重性，它是维系元精（基因结构）和元神（基因调控）的桥梁，其程序性表达推动着生物生、长、壮、老生命进程；元神是功能，它的调控决定着生物的一切生命活动。元神（基因调控）是元精（基因结构）、元气（基因程序性表达）共同作用的结果，也是生物信息的最终反映，主宰着生命活动，是基因生物学功能的最终体现，它们是"函三为一"而"一析三"的体用关系。

由此可见，同作为遗传物质，元精、元气、元神与基因的结构、程序性表达、调控有着相同的特性和作用，基因的三大特性实际上就是脑心元精"精化为气，气化为神"的一种自动程序，这就是老子"道之为物……其中有精，其精甚真，其中有信（基因遗传信息）"的人体版，道家的"精化为气，气化为神"这一自化过程揭示了遗传物质发挥作用所具有的三大特性，这也是基因的三大特性，这应是两千多年来中医学对生物遗传物质（基因）三大特性的高度概括和形象表达。

现代医学证实，自主中枢神经系统（脑心）的分子遗传基因决定了人体的一切生理生化过程，使人的生长发育犹如一个既定固有的生物程序，不为人的意志所转移，这是先天遗传物质的作用，亦即先天之精的作用，所以脑心（自主中枢神经系统的分子遗传基因）应是人体的先天之精。现代中医学家田合禄和匡调元都强调目睛命门所藏的先天之精（脑心）就是遗传物质 DNA 所在。

在"两精相搏""精成而脑心生"时，决定人体生长发育的先天遗传基因样本就应蕴藏在脑心中。人始生，先成精，乃是先天之精、元始之精（遗传物质），精成后首先藏于命门，一是因为"人生先生命门""人之初生受胎……惟命门先具"；二是因为命门藏精是藏先天之精。人生先生命门，命门是人始初生受胎的第一个脏器，所以人生先成之精必藏于先天之命门，命门是人体遗传物质藏纳的场所，所以命门号称"先天之本"。

脑心命门元精、元气、元神实质上就是先天遗传物质（基因）的结构、程序性表达、调控这三大特性，在中医学中太极命门"函三为一"的高度概括和表达形式，它们分之则三，合之则一，其实就是一个先天太极的表述。而中医学有关遗传思想的理论也是以"人生先生命门"和"命门为先天之本"为中心展开的，《医贯》中的"人之初生受胎……惟命门先具"和《石室密录》中的"人生先生命门"，与《黄帝内经》的"人始生，先成精，精成而脑心生"的观点是一致的，命门和脑心都是人体初生时先天赋予的第一个脏器，只不过是前哲的两种不同表述形式而已。现代医学遗传物质基因的三大特性与中医学遗传物质先天之精的三大特性不谋而合。

人的生命调控系统的变化不会有两套生理反应系统，所以都是先生者的脑心和命门应合二为一，是同一个脏器。"先生为主"，先天将遗传基因样本，肯定是首先授予先生者，先生者也必将首先获得先天遗传信息和调控机制而具有先天遗传的特性。由于"两精相搏"而"精成"时获得的先天遗传基因样本就蕴藏在先生者脑心命门中，所以先生者脑心命门是后生者五脏的主宰者。

元精和基因"函三为一"的组织原则和"一析三"的功能活动实际上就是先天遗传物质"分之则三，合之则一"的本质特征，因为从宇宙的本原来看，四太创世的"气、形、质"三元合一产生的浑沦、太一（恒星）

231

就蕴含着"函三为一"的组织原则，当太极真精、太阳天精"精化为气，气化为神""一析三"的造化天地万物时，实际上就是先天四太无极之蕴"气、形、质"三个程序特性刻在骨子里的烙印，它必然要体现"三元合一""函三为一"而"一析三"的基因特性，这是先天所决定的；而从微观上来看，遗传物质基因是由 DNA 中四种核苷酸 A、G、C、T 每 3 个一组构成的三联体遗传密码，也是"三元合一""函三为一"的组织原则，当基因发挥作用时，必然要体现其结构、程序性表达、调控"一析三"的三大遗传特性，这也是先天决定的。

元精、基因、太极是一回事，元精是中国传统医学先天遗传物质的说辞，基因是现代医学先天遗传物质的说辞，太极是中国古代哲学宇宙遗传物质的说辞。

道是宇宙万事万物的根源，宇宙万事万物必须遵循道的组织原则和运动规律：八卦的三爻是函三为一的组织原则，它构成了宇宙的基因，所以三爻的八卦体现了"三"的交感互通，六十四卦的六爻具有了三才运化的思想；三联体遗传密码是"函三为一"的组织原则，宇宙物质从无机界到生物界都遵循着三联体结构形态，几乎所有的生物体都使用同样的三联体遗传密码；组成基因的三种核苷酸是函三为一的组织原则，基因的"结构、程序性表达、调控"是一析三的生化过程；三才之道的"天、地、人"是函三为一的组织原则，天地因为有了人（万物）才有了生生不息的生命世界，生命哲学是研究天、地、人的三哲世界，三观是宇宙观（无极）、天地观（太极）、生命观（万物）的三观世界；脑心命门是"元精、元气、元神"三元合一的组织原则，脑心元精的"精化为气，气化为神"是一析三的生化模式。它们都无不刻印着宇宙本原"气、形、质"三元合一的组织烙印和"一生二，二生三"一析三的生成法则。

"函三为一"是太极先天之精遗传基因的组织原则，"一析三"是其制造万物的初始时期和第一时间，"元始之时"的一析三是有步骤、有程序、有过程的。作为太极之体的元精和基因，其"三元合一"的组织原则和

"一析三"的分化过程既有古代宇宙生成论的依据，又有现代科学技术的依据，绝非空洞的理论。随着时代的前进，古代哲学的宏观概念必然要被现代科学的微观概念所阐明，古今贯通，它是科技的进步、医学的进步，并无中西之分。

正是：

> 三元合一三联体，宇宙基因三联体；
>
> 宇宙基因是太极，太极基因司造化；
>
> 中医自古基因学，函三为一三联体；
>
> 三元合一为太极，太极基因不可分。

《黄帝内经》重思辨轻解剖，重功能轻形质，虽然没有明确神有元神和识神之分、脑髓有脑心和大脑之分，但是《素问·本病论篇》的"心为君主之官……在帝太一帝君泥丸宫"中的"心"，实际上就是指泥丸宫中的太一帝君泥丸脑心而言，只是表述隐晦，我们没有识别出来。后世把脑元神和心识神混为一谈，把脑心和大脑混为一谈，所以几百年来对心主神明和脑主神明之争，都不足以表述传统医学尤其是道家医学对"头有九宫、脑有九瓣、泥丸、泥丸宫、上丹田、方寸、脑心、天心、道心"的脑髓形态解剖学和元神识神的生理、心理学的认识成就，虽然道教是宗教神学，但不能轻视其养生之道的医学之理。结合道家医学探究《黄帝内经》"命门者，目也"和"精成而脑心生"及其西为中用的形态解剖学和生理/心理学的本质关系，则可以完全阐释《难经》命门所有的生理功能及其关系的本质。如果源头上不厘清中医理论存在的这些重大问题，下游任何固守成规的研究都是枝叶皮毛的研究。

# 第八章　脑心命门与五脏

脑心与五脏的关系，就是命门与五脏的关系。脑心命门与五脏就是先天与后天的天地阴阳关系，就是阳主阴从的关系，就是上下升降的阴阳关系。

## 第一节　脑心命门与五脏是先天生后天的主从关系

［明］赵献可在其《医贯》中引用褚齐贤的话："人之初生受胎……惟命门先具。有命门然后生心，心生血；有心然后生肺，肺生皮毛；有肺然后生肾，肾生髓；有肾则与命门合。"人之初生受胎唯有命门先具，有了命门然后才有了心肺肾等五脏的产生，显然是在强调命门是先生者，心、肺、肾等五脏是后生者，是先有了命门的产生而后才有了心、肺、肾的产生，非常明确地指出了命门先生为主的主宰作用。

而且赵献可还提示"肾生髓，有肾则与命门合"，肾生髓则是直通于脑心，脑心是命门所藏的先天之精，一则提示了后天养先天的道理，二则提示了肾精生髓通于脑则是与命门合。合，一般是指上下相合，说明命门与肾是上下关系，肾生髓上通于脑心而与命门上下相合，说明命门是凌驾于五脏之上的。

《素问·五藏生成篇》："诸髓者，皆属于脑。"《素问·奇病论篇》："髓者以脑为主。"《灵枢·海论》曰："脑为髓之海。"《黄帝内经》所述髓，主要是脑和脊柱之中的脊神经，而非现代医学所认识的骨髓，所以赵献可的"肾生髓，有肾则与命门合"正是肾收藏着五脏六腑之精，通过脊髓之道直通于脑心，以后天之精奉养先天之精，是先天生后天，后天养先天之道。

由于脑心命门禀受于先天，受先天（遗传物质）之托，所以命门具有调控五脏的作用；由于人生先生脑心命门而后生心及其他脏腑，所以脑心命门调控首先从心开始，如〔清〕陈士铎在《石室秘录》中曰："命门者，先天之火……人生先生命门，而后生心……心得命门而神明有主（此神明为大脑识神受脑心元神控制），始可应物；肝得命门而谋虑；胆得命门而决断；胃得命门而能受纳；脾得命门而能转输；肺得命门而治节；肾得命门而作强；三焦得命门而决渎；膀胱得命门而收藏；无不借命门之火以温养之也。"指出命门为先天，所以人生先生命门，是脑心命门元精（基因结构）化生元阳之气，元阳之气即先天之火，是先天之火的推动（基因程序性表达），才依次产生了五脏六腑，并由脑心命门调控（基因调控）五脏六腑的生理活动，显然脑心命门是先生者，五脏是后生者，所以太极命门是后天五脏的开端，是五脏的先天。先天生后天，脑心命门以先天之精（元精）培育五脏六腑（命门为"十二脏之化源"），以先天之火（元气元神）主导五脏六腑，五脏六腑得命门之火的温养而各居其位，各谋其职，这就是命门先生为主的本质。

陈士铎的《黄帝外经·脏腑阐微篇》曰："心为火脏，以手少阴名之者，盖心火乃后天也。后天者，有形之火也，虽属火而实属阴。"所以"心火生于命门先天之火……心得命门之火则心火有根"；"主者，命门也。命门为小心，若太极之象能生先天之水火，因以生后天之水火也，于是裁成夫五脏七腑，各安于诸宫，享其奠定之福，化生于无穷耳"。心火属于五脏为后天，小心命门为先天则是五脏的奠定着，是化生之源泉。脑心命门通过足太阳之脉贯通十二经，"故心得命门，而神明应物也……而命门为十二官之主，有此主则十二官治，无此主则十二官亡矣……主不明则十二官危。所谓主者，正指命门也。七节之傍有小心，小心者，亦指命门也"。小心之脑心命门与五脏是先天生后天的主从关系，《黄帝外经》已经说得很明白了。

褚齐贤、赵献可论述的人生先生命门，然后生心，然后生肺，然后生肾的脏腑生成顺序和陈士铎所论述的人生先生命门而后五脏之中首先生心，以及命门首先从心开始调控肝、胆、胃、肺、肾、膀胱的顺序正是现代胚胎学脏腑发生的顺序，有胚胎学证据：

"两精相搏"所形成的受精卵增殖裂变（肇基化元），在第4天形成内细胞群（图8-1），内细胞群是一群具有全能分化功能的细胞，它们在胚胎的发育过程中，可以进一步分化为外胚层、内胚层和中胚层，并最终分化为不同的组织器官，构成一个完整的生物体，即内细胞群是构建生物体最基本、最原始的物质，因而具备了元精的意义。内细胞群（元精）在第2周初形成的外胚层明显大于内胚层（图8-2），外胚层在第3周初又内陷分化出中胚层（图8-3），即外胚层在胚层的分化中始终占据着主导地位。3个胚层在发育阶段的早期就存在着生长速度的巨大差异，外胚层最大，生长速度最快，且最早开始发育，在第3周中期形成神经板（图8-4），实质上就是首先产生了自主中枢神经系统（脑心）。

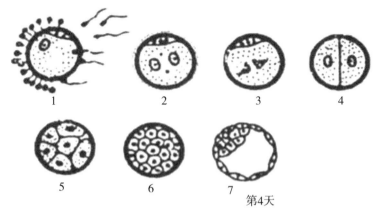

1 两精相搏（受精卵）；2~6 肇基化元（增殖裂变）；7 形成元精（内细胞群）

**图8-1 元精的衍化过程**

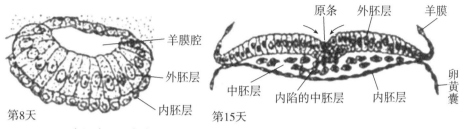

第8天

**图8-2　内细胞群形成的外胚层**
**明显大于内胚层**

**图8-3　外胚层细胞内陷形成的中胚层**

第15天

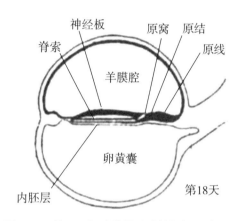

第18天

**图8-4　外胚层迅速增厚形成神经板（脑心）**

　　神经板在第3周末形成神经管，神经管的头部迅速膨大将形成脑心，尾部细长形成脊髓，这就是"人始生，先成精，精成而脑髓生（神经板）"及"人生先生命门（脑心）"的胚胎学证据，这也就首先确定了中枢神经系统的分子遗传基因应是蕴藏在神经板及稍后的神经管头部，从而也决定了内胚层和中胚层衍化为五脏六腑等组织器官的发生发展程序，因为在中枢神经系统的分子遗传中，其基因（元精）的程序性表达（元气）和调控（元神）决定了人体的一切生理生化过程，使人的生长发育犹如一个既定固有的生物程序，不为人的意志所转移。

　　在神经板（脑心命门）诞生后，中枢神经系统分子遗传基因按照其既定固有的生物调控程序开始主宰胚胎发育及五脏构形，即胚外中胚层在第3周末便形成原始的心血管系统（"有命门然后生心"），在第4周初心脏

237

开始搏动并有血液循环（"心生血"），内胚层在第 4 周早期开始形成原始的消化系统（肝、胆、胃）及稍后的呼吸系统（肺，"有心然后生肺"），中胚层在第 5 周开始形成泌尿生殖系统（肾、膀胱、生殖腺，"有肺然后生肾"）。

由上可见，胚层的这一衍化过程充分证实了"人始生，先成精，精成而脑心生（神经板）"及"人生先生命门（神经板）"的观点；充分证明了"人生先生命门，有命门然后生心，有心然后生肺，有肺然后生肾"这一脏腑生成顺序；充分证实了人生先生命门以及命门首先调控心（循环系统），然后调控肝、胆、胃（消化系统）及稍后的肺（呼吸系统），然后调控肾、膀胱（泌尿生殖系统）的观点，即命门调控脏腑的顺序基本上是胚胎器官先后发生的顺序。

从胚胎器官的发生学来看，神经板（脑心命门）的诞生则应是先后天的分水岭，因为最重要的主宰生命进程的中枢神经系统分子遗传基因（元精）就蕴藏在神经板（脑心命门），是张景岳所言"先天之生我者，由此而受"的命门便是人体内的第一个脏器。由于蕴藏在神经板（脑心命门）的中枢神经系统分子遗传基因又决定着内胚层和中胚层衍化为五脏六腑等组织器官的发生发展程序，所以"后天之我生者，由此而栽也"的命门便是后天五脏六腑产生的"十二脏之化源"。

命门是由先天产生的，命门产生后又具有化生十二脏的作用，所以命门（神经板）便是张景岳"先后天立命之门户"的分水岭。《黄帝内经》早在 2000 年之前就指出人胚发育先成脑心命门（神经板）；褚齐贤、赵献可在 300 年前指出，人胚发育应先生命门（神经板），然后命门主导心、肺、肾这一胚胎发生过程；陈士铎也在 300 年前更精确地指出了命门调控心、肝、胆、胃、肺、肾、膀胱的顺序正是胚层衍化形成脏腑组织的顺序；张景岳则明确指出命门是先后天的分水岭。这些都是由于中医学在观察自然客观规律发展变化时对人体发生发育过程所做出的科学论断。

《灵枢·本神》曰："生之来，谓之精，两精相搏谓之神。"人生先生之精肯定是先天之精，先天之精所成之神肯定是先天之神，是元精的气化产生了元神，精合其神，就是精神，无精则无神。

《灵枢·经脉》："人始生，先成精，精成而脑髓生。骨为干，脉为营，筋为刚，肉为墙，皮肤坚而毛发长。谷入于胃，脉道以通，血气乃行。"两精相搏相成脑髓生神亦生，所以人始生，先生脑心（元精）和元神（二者应合二为一），后生骨（肾主骨）、脉（心主脉）、筋（肝主筋）、肉（脾主肉）、皮毛（肺主皮毛）以构胚胎五脏之形。脑心是先生者，五脏六腑是后生者，正是精成而脑心生才有了骨、脉、筋、肉、皮毛五脏之后生，所以脑心就是"心者，五脏之专精"的心。再如"血气已和，营卫已通，五脏已成"，两段经文相互印证，也是说必待胎儿出世"谷入于胃"时才能"脉道以通，血气乃行"，或者这时才能说"血气已和，营卫已通"，这时才能算作"五脏已成"。这就十分明确地指出了脑心是先生者，五脏是后生者，是脑心先天之精决定了骨、脉、筋、肉、皮毛五脏的生成。

先生为主，先生者肯定是最先获得先天遗传密码及调控机制而具有先天遗传物质的特性和使命，因而能主导后生者。脑心先生为主，骨为干、脉为营、筋为刚、肉为墙、皮肤坚而毛发长则各居其位，所以脑心命门应是五脏之主。人始生，先成脑心之精，后成五脏之形，《黄帝内经》显然是在告诉我们，脑心远比骨、脉、筋、肉、皮毛（五脏）重要。脑心与生俱来，为先天之精所成就，所以具有先天遗传物质的特性和使命而能主宰骨、脉、筋、肉、皮毛五脏的生成和其生理活动。

赵献可在《医贯》中曰："人得以生者，是立命之门，谓之元神。"人生是先从命门而开始，命门立，元神俱，命门与元神与生俱来，同属先天本为一体，所以命门先生为主的本质是元神，这与《黄帝内经》的"生之来，谓之精，两精相搏谓之神"及"人始生，先成精，精成而脑心生"是同一个概念，是先天之精形成了脑心、产生了神。

《难经》认为命门是"五脏六腑之本，十二经脉之根"，张景岳认为命门是"人生之初，性命之本"，是"十二脏之化源"。"但知根本，此其要也，命门是也"，"五脏之本，本在命门"，都认为命门是五脏之根本。

脑心命门是先生者，五脏六腑是后生者，二者是"先天生后天，后天养先天"的关系，所以"五脏六腑之精气皆上注于目……上属于脑心"是"后天养先天"的必然结果，也说明《黄帝内经》的这个目睛命门就是先天之本、"五脏六腑之本"。《五篇灵文》曰："先天若无后天，何以招摄？后天不得先天，岂能变通？"脑心命门元精没有后天五脏六腑之精的奉养，何以能主宰天下？五脏六腑没有先天脑心命门的温养，岂能运化？

先天之精是机体最基本的遗传物质，精成而脑心生，显然是先天之精，也就是机体的遗传物质凝聚成脑心，所以脑心就应具有先天遗传物质的特性而能掌控机体的生长发育和五脏的生理活动。人体的生殖细胞中存在数万种基因，人体的生理功能是由受精时获得的基因样本所决定的，也就是说在"两精相搏"而"精成脑心生"时，决定人体生理功能的遗传基因密码就已经蕴藏在脑心中，因此脑心具有主宰机体生长发育及五脏六腑生理活动的作用，这已被现代医学所证实，这就是脑心先生为主的本质。先天将遗传密码和调控机制肯定是首先授予先生者，先生者脑心命门则以此为新生命的起点，禀先天遗传物质基因密码朝着一定的功能方向发展，去主宰人体的生长发育和五脏的生理功能。

自主中枢神经系统（脑心）的分子遗传基因调控着机体的一切生理进程，使机体的生长发育犹如一个既定固有的生物程序，不以人的意志为转移，这实际上就是机体的最高中枢——脑心泥丸宫调控着不以人的意志为转移的五脏六腑内脏器官的生理活动，体现着元神主宰的作用。因此，"两精相搏"而"精成"时授予先生者脑心命门的遗传基因密码，必然决定着骨、脉、筋、肉、皮毛五脏的生成及其生理功能。

脑心命门与五脏既然是先天生后天的关系，就必然是主从的关系。张景岳在《景岳全书·真阴论》中说：命门是"十二脏之化源。故心赖之，则君主以明；肺赖之，则治节以行；脾胃赖之，济仓廪之富；肝胆赖之，资谋虑之本；膀胱赖之，则三焦气化……而实皆真阴之用"。包括血脉之心在内的五脏六腑均依赖于脑心命门的支持才能发挥其功能活动，是脑心命门元精化生的元气、元神，随足太阳经的运行入十二脏之腧，内存一身之正气而推动着五脏六腑的功能活动，所以赵献可在《医贯》中也说："肾无此则无以作强……脾胃无此则不能蒸腐水谷……肝胆无此则将军无决断……心无此则神明昏，而万事不能应矣。"血脉之心、神明之心与五脏是同一层次，都是在命门的主宰下产生和活动的。

陈士铎在《辨证录》中直言："命门为五脏之主……盖命门为十二官之主宰。"他又在《石室秘录》中指出："人生先生命门，而后生心。心得命门而神明有主，始可以应物……（五脏六腑）无不借命门之火温养也。"命门先生为主，是五脏之主，五脏只有在命门的支配下才能有它们的生理活动。

李时珍在《本草纲目·果部·第三十卷》中说："命门……贯属于脑，为生命之源，为相火之主，精气之府，人物皆有之，生人生物，皆由此出。"指出命门与脑本为一体，作为生命之源，生人生物，生心、肝、肺、脾、肾皆由命门脑而源出。

《黄帝外经·小心真主篇》曰："阴阳有先后天之殊也，后天之阴阳藏于各脏腑，先天之阴阳藏于命门。命门者，水火之源。水者，阴中之水也，火者，阴中之火也。""阴中之水者，真水也；阴中之火者，真火也。故命门之火，谓之元气；命门之水，谓之元精。"命门与五脏是天地阴阳的关系，命门为先天，五脏为后天，所以"阴阳有先后天之殊也"。《黄帝外经·命根养生篇》曰："精即人之命根也。"张景岳曰："精即元之根。"脑心元精化生元气，元精、元气即元阴、元阳，即先天无形之水火，所以命门为"水火之源"。元精即"阴中之水也"，元精化生元气，元气即"阴中之火也"，所以"先天之阴阳藏于命门"，而脑心元精是根本，一言以蔽之。

脏腑的结构和功能是在脑心命门的主导下，按照先天既定固有的生物程序（基因）有序的发生和发展，具有方向性，是不可逆的。五脏需借力于脑心元气的温煦推动和元神的调控主宰才能有正常的生理活动，而脑心命门本身的动力机制（基因的程序性表达）则是在其自身内部，是自己发生、自己发展、自我消亡的，而非外力所为，这实际上就是脑心元精"精化为气，气化为神"的一个自动程序，也是脑心元精"炼精化气，练气化神，炼神还虚，复归无极"的必然过程。脑心命门元神对生命活动的自主调控也包括其自动识别和抵抗疾病的能力，以及御邪于外或驱邪外出的功能，这实际上是命门"守邪之神"御邪防病的自主调控功能，所以"守邪之神"就是脑心命门元神（基因调控）所为。

脑心是目睛命门所藏的先天之精，是真精真阴，所以命门是真阴之脏，是人体生命之根，是十二脏之化源，是人身之太极。命门藏精化气，一生二，而兼具水火，故张景岳在《景岳全书·传忠录》中说："命门为元气之根，为水火之宅，五脏之阴气非此不能，五脏之阳气非此不能发。"但元气为元精所化生，所以张景岳在《景岳全书·真阴论》中又说："欲治真阴而舍命门，非其治也，此真阴之脏，不可不察也……故治病必当求其本。盖五脏之本，本在命门；神气之本，本在元精，此即真阴之谓也。"命门元气、元神为五脏之本，而脑心元精化生元气元神又为命门神气之本，是人体阴阳之根，所以，若脑心命门真精亏损，元精不能化生元气元神，"则五脏六腑皆失所持，而阴阳病变无所不至"，这是"万物盛衰之理，盈虚在根"（《景岳全书·传忠录》）的道理，所以张景岳反复强调命门藏真精真阴而为"真阴之脏"，是人体生命的根本，故治阴阳病变必求其本，这是"一生二"，"一"为"二"之本的道理。

《黄帝内经》的"生之本，本于阴阳"及"阴平阳密，精神乃治"和"治病必求其本，本于阴阳"，则是"二生三"的阴阳之道，故治精神病变（"三"）必求其本，本于阴阳则是"二"为"三"之本的道理。所以阴阳病变治其一，此即真阴之谓也，二以一为本也，本原之道也；精神病变（"三"）治其二，阴平阳密也，三以二为本也，阴阳之道也。正是邵雍"是故二以一为本，三以二为本"的道理。

《寓意草》曰："头为一身之元首，穹然居上，乃主脏而不奉脏者也。"居于丹田命门泥丸宫的脑心泥丸不仅是主脏，而且与五脏是主与奉的关系。五脏是在脑心命门的主导下产生的，所以五脏之本，本在脑心命门之元精，而"五脏六腑之精气皆上注于目"通过目系上奉于脑心命门，二者是先天生后天，后天养先天的道理。命门与肾均为藏精之所，但命门藏脑心先天之精而"为十二脏之化源"，肾则藏五脏六腑后天之精，主骨生髓，上奉于脑心命门。故脑心命门为先天之本，"肾者主水，受五脏六腑之精而藏之"为后天之本。《医宗必读》以脾为后天之本说，掩盖了"水主地""万物禀形非水不育"的本质。

"精成而脑心生"，显然脑心就是人体的先生者；"人生先生命门""人之初生受胎……惟命门先具"，显然命门也是人体的先生者。先生为主，但机体不应有两主，也就是机体不应有两套调控系统，所以认为先生者的脑心和命门应合二为一，何况脑心就是《黄帝内经》的目睛命门所藏纳的先天之精，二者本为一体，有着发生学上的证据，所以命门的部位之争和有形无形之争应当以脑心命门之部位和有形有质而定论。

任何功能都是以物质为基础的，没有脱离物质而独立存在的功能，如心、肝、脾、肺、肾五藏本身就包含着解剖学意义上的器官，所以太极命门藏脑心真精而为藏，也是有其形态解剖学基础的，这也是"其精甚真"的现实人体版。历代医家对命门不管怎么争论，大家都不否认命门是真实存在的，它是物质的，是有解剖结构的，是有形的实体性脏器。摆正命门的位置，给予命门一个明确的定位，是将顺中医基础理论脏腑关系的关键。

正是：

　　　　精成脑心命门生，人生先生命门脑；

　　　　先生为主是脑心，骨脉筋肉皮毛跟；

　　　　命门先天生后天，后天五脏养先天；

　　　　五脏之本在命门，神气之本在元精；

三花聚顶在脑心，五气朝元入命门；

命门为天是太阳，五脏为地肾主地；

先天后天阴阳分，先天命门后天肾；

先天阴阳藏命门，后天阴阳藏五脏；

先天玄牝阴阳根，双丘双丹双昆仑。

# 第二节　脑心命门与五脏是阴阳互根互用的关系

命门与五脏是对立统一的天地阴阳关系，应具有太极阴阳互根互用的结构模式和运动模式：任何一个事物都有其结构（体）与功能（用）两个方面，体阴用阳，结构为阴，功能为阳，体在内，用在外，两者相辅相成构成一个整体，命门也不例外。命门为"元气之所系"，又藏有元精，精化为气，元气为元精所化生，二者是功能与物质的关系。

阴阳是相对而言的，元气为功能属于阳，元精是物质属于阴，二者同属于命门（天）是一个整体。但元气（用）在外需发布远行，元精（体）在内需固守舍藏，体阴在内，用阳在外，抽象而言，可以认为这就是"阳中有阴"的结构模式，这与太阳一样，它的外面是光芒万丈的阳气（元气），内里是产生热核反应的物质（元精），太阳没有内里的热核反应（"太阳之精"精化为气）就不会产生能够温煦大地的天之阳气（元阳之气），脑心命门没有元精的气化作用（相当于太阳内部的热核反应）就不会产生能够温煦五脏六腑的元阳之气，二者的道理是一样的，所以道家认为泥丸宫中的泥丸脑心就是真精真阳"黑白相和"的玄牝之体，就是人体的阴阳之根蒂，其义理不言而喻。

脑心元精就是人体的"太阳之精"，是人体内的天心；元气亦称为命火，命火就是人体内的太阳火，是一身阳气的根本；元神就是太阳神，是人体的最高主宰。所以命门就是人体内的天，脑心就是命门"天一所居"的太阳，含真精真阳，"黑白相和"，符合太极图"阳中有阴"的结构特征。

木、火、土、金、水，"五脏本皆属阴"，是组成人体内地的内容，而肾水是五脏之阴的根本。木、火、土、金、水五形之火是地火，所以心火是阴中之火，为阴中之阳。抽象而言，可以认为这是"阴中有阳"的结构模式。实际上，心火主血脉的功能是推动五脏血液循环的根本动力，如果没有心火主血脉的功能，脏腑就难以产生五脏六腑之精气（阴气），尤其是心火衰竭就会出现肾水不化的临床病症，这是阴中无阳其寒必极之证。与地球一样，地火是阴中之火，为阴中有阳的结构模式，如果没有地火氤氲这个内部因素，就不会有泉源之温，地水也就会寒凝不化，这与心火衰竭首先表现的是肾水不化的病症相一致，可以认为心火就是阴中有阳的结构模式，即人体内的地（五脏）符合太极图"阴中有阳""黑白相和"的结构特征。

五脏是形本属阴，五脏阴中有阳也可认为是五脏其形质在外，而功能于内，如心主血脉、肾主水、脾主运化、肺主气、肝主津液等，这些水、血液、食糜、气、津液等物质的代谢过程均在脏器内部完成，是"阴中含阳"的格局；命门则不同，其形质（元精）在内，而功能（元气）行于外，其元气元神均至幽至微，杳然不可见，是"阳中含阴"的格局。

太极图的另一个特征是阴阳相互为用的升降运动，那么命门与五脏也应存在着阴阳相互为用的升降机制。"五脏本皆属阴"，肾水是阴中之阴，阴中之阴为太阴，所以肾为"太阴之脏"，而太阴为至盛之阴，所以肾亦称为"至阴之脏"，位于人体的下极。命火是阳中之阳，阳之阳为太阳，所以命门应为太阳之脏，而太阳为"至盛之阳"，所以命门又为"至阳之脏"，位于人体的上极。命门为太阳之脏而居上，肾为太阴之脏而居下，二者位于人体的两极，成上下对立升降之势以阴阳相互为用，人道合乎天道。

命门为"真阴之脏"是言命门元精为"五脏之专精""十二脏之化源"，命门为"至阳之脏"是言命门元精"精化为气"为一身阳气之根本，

245

位于人体的上极是人体内的天；肾为"至阴之脏"是相对于命门"至阳之脏"上下两极而言，并非是"真阴之脏"，肾水是五脏之阴的根本，为人体内的地，肾命水火只是天地阴阳水火的关系，是先天与后天的关系，与命门先天真阴真阳不可混为一谈。命门脑心为玄牝之体，含真精真阳"黑白相和"，是"精化为气""气化为神""函三为一"生生不息的先天之太极，是人体内的天；五脏阴中有阳"黑白相和""厚德载物"是后天之太极，为人体内的地。

"道生天，天生地"，"则天分而为地"。命门与五脏的天地阴阳关系是先天与后天的关系，命门化生五脏是"天生地成""阳主阴从"的天地阴阳关系，命门先天太极（天）与五脏后天太极（地）不可同日而语。

朱熹"物物有一太极""万物之中各有一太极"，太极就是邵雍"黑白相和，虽是两分，还是一个"的物体，脑心命门寓真阴真阳"黑白相和"是一个太极之体，五脏阴中有阳"黑白相和"也是一个太极之体，人身含命门与五脏之天和地的对立统一又是一个太极之体。这正是〔元〕郝经所说："自天地观之，则天地各一太极；自五行观之，则五行各一太极；自八卦观之，则八卦各一太极；自人与万物观之，则人与万物各一太极。合天地、五行、人物观之，则共一太极。"太极虽然统体存在，但在万物化生之时，万物又各具有一"太极"。太极产生天地万物后，仍存在于各万物之体，如同基因一样，具有遗传性，无处不在。基因就是"函三为一"的太极，太极就是道，实际上这就是基因的自我复制，是道生道，道中有道，其大无外，其小无内，无所不在。

黄元吉曰："自有真阳从虚无窟子出。只以人身真阴真阳团聚一处，久久酝酿，庶得真一之气于虚无窟子中。"脑心真精居虚窍橐龠泥丸宫（虚无窟子），它"精化为气"以形成元阴元阳、真阴真阳团聚于橐龠窟子中（图 6-2），精化为气"久久酝酿，庶得真一之气于虚无窟子中""徘徊于太阳之宫"，然后"元气腾腾""自有真阳从虚无窟子出"，"出见于泥丸之府"的"泥丸宫下"，以"气出于脑"，冲开玄关，通过目系出玄牝之门目，以"阳气出于目……循项下足太阳"，随足太阳经的运行入五脏六腑之腧内存一身之阳气，以推动五脏六腑的生理活动而产生五脏六腑之精气，"五脏六腑之精气皆上注于目……上属于脑心"，五脏六腑众生之精气是通过"目者宗脉之所聚"的渠道皆上注于目，入"玄牝之门"上注于脑心命门丹田泥丸宫，所以"玄牝之门"又称为"众妙之门"（图6-2）。

正如黄元吉曰："天地合而玄牝出，玄牝出而阖辟成，其一上一下，一来一往，旋循于虚无窟子，即玄牝之门也。"五脏芸芸乃众生，皆通过"目者，宗脉之所聚"的众妙之门各复归根在玄牝（脑心），所以五脏六腑之精气皆上注于目睛命门脑心，以后天之精奉养先天之精，是谓"归根复命"。五脏六腑众生之阴气经过泥丸宫"玄关一窍"这个橐籥窟子的阴阳交合转化后，再随足太阳之脉的运行通过目系出"玄牝之门"，如此一上一下，一来一往，一进一出，一呼一吸，"旋循于虚无窟子"，凯旋于"玄牝之门"，是以"心"为中心而上下环转"反复其道"的圆运动。

正是：

> 阴阳环转一气流，只在玄牝颠倒巅；
> 一气周流撞玄关，玄关门开天梯开；
> 登堂入室拜泥丸，气出于脑入五脏；
> 玄关之门凯旋门，脑心命门是主人。

## 第三节　脑心命门与五脏是天与地的关系

阴阳学说的核心是对立统一，认为事物的整体观是一个由阴和阳的对立统一所构成，而不是一个散在的多元结构。对立的双方是通过升降运动的有机连接形成一个整体，这个对立统一体的生命力是其升降运动的体现。"人身是一小天地"，具有阴阳对立统一整体观的现实意义，具有生命在于升降运动的现实意义，即人体也应具有天和地的整体观念及阴升阳降的基本运动规律。就此而言，整个机体的生命活动也必须是由人体的阴阳二气在运行周身的过程中，上下环转，以其不断的升降运动所推动。命门与五脏是天与地的阴阳关系，是先天与后天的阴阳关系，就必然是上下升降的关系。

脑心大中至正，深藏于乾宫太阳宫（图6-2），是阳中之阳，为太阳，而"太阳为至盛之阳"，所以脑心命门应是"太阳之脏""至阳之脏"，位于人体的上极，是人体内的天；木、火、土、金、水五脏本皆属阴，是人体内的地，肾主水，是阴中之阴，为太阴，所以肾为"太阴之脏""至阴之脏"，是五脏之阴的根本，故肾主地，所以天地"造化之权，全在水火"，是唯脑心命门太阳天火之阳气与肾太阴地水之阴气上下升降而已。

五脏为地，心火作为人体内的地火，是阴中之阳，但其本质属阴，所以心火为阴火。心火既不是人体一身阳气之本，也无温化肾水的作用，即心火与太阴肾水无对立作用，就无升降之谈，二者本皆属阴，这种地阴内部之间的水火关系只是一种水克火的五行相克关系。

对立的水火关系是肾命水火，并非是心肾水火，前者是"阴以阳为主"的水火相济关系，后者是"肾为心之主"的水火相克关系，二者不可混淆。

以五脏为中心的整体观，并用五行生克制化的规律来阐述五脏之间的生理活动和协调统一，只是局限于人体地阴内部事物之间的相互关系了，并不能从根本上说明有机体整个生命的发生与变化过程。五行无常胜，但以五行五脏为中心的整体观，却以心为五脏之主，违反了五行学说的基本规律。它既以心肾为五行生克关系，又将心肾牵强于阴阳水火之升降，而心肾生克关系只是肾水克制心火的一种五行相克秩序，在正常的生理状态下，不存在心火对肾水的作用，若心火作用于肾水，那就是五行相侮的一种反常现象了。

将五行生克关系和阴阳升降关系在心肾关系中同时并存，这本身就是一种阴阳与五行概念混淆不清的认识，而关键是对心火性质认识的错误。事实上，肾水可以相克甚至相乘心火，如肾水凌盛则心火衰败。若是阴阳相济的关系，则不存在肾水凌盛而心火衰败的问题，所以心肾水火不是阴阳相济的升降关系。另一方面，心火也并非能温化肾水，因为它既不是一身阳气之本，也无生化的作用，所以它无力与肾水对立，也就无所谓升降了。

若把肾命水火并具于一脏，使其失去对立升降之势，则火必将直接燔灼干戈于水，水必将直接凌盛扼息于火，对立的水火岂能相容？水火相煎相格，谈何生机？而命火与肾水分立上下，成升降之势，才能"冲气以为和"，脑心命门以其天火之阳气下温肾水，温煦而不燔灼，蒸化而不干戈，气化适宜则太阴地水之阴气由此而化而升；肾以其地水之阴气上济脑心命火，滋润而不凌盛，奉养而不扼息，濡养有度则命门火之阳气由此而生而降，这种肾命水火升降的造化运动，才是人体生命变化的基本运动形式和根本所在，才是列子"冲和气者为人"的"和气"状态。

若把命门降贬于五脏之一，左肾右命，把命门归属于肾，与五脏等量齐观，扼水火升降于五行生克之中，溶天地于一体，以五行五脏为中心的整体观，不仅有失天地水火升降造化之义，而且也必然出现心肾既是水火升降，同时肾水凌盛则心火就要衰败，心火也并非能温化肾水，并且还有心肾生克的矛盾存在，而肾命水火既是对立统一的关系，却并非水火升降的矛盾现象。

肾虽然有先天之本之称，但它与其他脏腑的功能关系乃是彼此之间的协调与五行生克关系，并不凌驾于其他脏腑之上，正是由于把命门归属于肾的错误，才有了这种矛盾现象。"肾得命门而作强"（陈士铎），"肾无此（命门）则无以作强，而技巧不出矣"（赵献可），人生先生脑心命门，不是先生肾，足以说明命门与肾是有先后天之分的，命门不能等同于肾。所以应从理论上将肾和命门加以区分，确认命门为先天之本不仅可以深化中医理论，也是完善理论的必然需要，并且可以拓展现代研究的领域和空间，应该引起中医界足够的重视。

命门不同于肾，也高于五脏，具有完整的系统性和独立性，是具有独特生理功能的高层次系统。命门学说具有极为强大的生命力，不廓清肾与命门孰为先天之本的理论问题，不把命门独立于五脏之上，将命门附属于肾，那么中医脏腑理论上一些自相矛盾的问题就难以解决，而基于"肾为先天之本"的理论研究也不会有大的突破。

心肾水火升降实际上是脑心命门太阳天火之阳气与肾太阴地水之阴气上下升降而已，没有认识到真正的心，错把五行五脏的心火与太阴肾水相匹配以说明水火升降，是庸人自扰，身陷囹圄而不能自拔。

对立统一，统一体是由两个对立面组成的。人身作为一个小天地，以脑心命门"太阳之精"为天，木、火、土、金、水五脏为地，这个统一体的两个对立面就显露出来了，如此才能有上下升降、二气交感、水火既济、"冲气以为和"的生命运动。它以脑心命门太阳天火之阳气与肾太阴地水之阴气的水火升降为其生命活动的基本运动形式，并以脑心命门为五脏之主，符合天尊地卑、对立统一的整体观，符合升降运动的生命观，符合阴以阳为主的形神观。

正是：

> 天一昂明在当空，命门天一在天宫；
>
> 何言命门陷两肾，天塌地陷无虚空；
>
> 水火相煎无生意，冲气不和无以生；
>
> 一上一下为济济，肾命水火不相容。

道家的"三花聚顶，五气朝元"是人生修炼的最高境界。"三花聚顶"是指元精、元气、元神混而为一聚集于头顶中心的"玄关一窍""泥丸宫"；"五气朝元"则是指五脏之精气皆上朝于元精、元气、元神聚集的脑心泥丸宫，以此比喻先天与后天的上下定位及其天地关系。从"心藏神，后天为识神……火气朝元；肝藏魂，后天为游魂……木气朝元；脾藏意，后天为妄意……土气朝元；肺藏魄，后天为鬼魄……金气朝元；肾藏精，后天为浊精……水气朝元"来看，这里明确了心神是后天识神并非最高主宰，肾精是后天浊精并非先天之精，心、肝、脾、肺、肾五脏是后天地阴木、火、土、金、水的五行关系，五脏神、魂、意、魄、精之气皆上朝于头顶中心三元所住的"玄关一窍""泥丸宫"，三元所住的脑心命门泥丸宫与五脏是先天与后天的天地阴阳关系，是地以天为主的阴阳关系。

"三花聚顶"，泥丸宫中的脑心元精如同"太阳之精"一样，精化为气，气化为神，三元合一，聚集在头顶的"太阳宫""太极宫"，是人体的天心道心，是人体的太一帝君，是人体内的上帝天神，所有五脏的不平，必然要反馈到脑心泥丸宫，状告到太一帝君那里，以求得平衡。"五气朝元"则是五脏以脑心为中心的"抱元守一""归根复命"，是天尊地卑的"负阴而抱阳"，如同太阳系的天地一样，太阳是精、气、神三元合一的太极太一；"八星朝元"是八大行星以太阳为中心的"抱元守一""归根复命""负阴抱阳"的环转运动而达圆通之境地。"三花聚顶"，脑心寂然不动而为天；"五气朝元"，五脏"抱元守一""负阴抱阳"而为地。命门既是"诸精神之所舍，元气之所系"而为"五脏六腑之本"，就应在"三花聚顶，五气朝元"的宇殿天都、昆仑之圣地，怎么可能是五脏地阴之中的左肾右命。

张景岳在《类经·运气类》中说："人身是一小天地。""夫头为诸阳之会则是，曰阴不上头则非。盖阴阳升降之道，焉有地不交天，脏不上头之理！"脑心命门与五脏应是上下升降的天地阴阳关系。

如何升降？

足太阳脉外起于目睛命门，就是内起源于脑心命室泥丸宫的经脉（图6-2），在脑心"元精溶溶"生生不已动力之源的推动下，它运行脑心元精化生的元气、元神首先"徘徊于太阳之宫（泥丸宫）"，待神气满堂，再浩浩荡荡"出见于泥丸之府"的"泥丸宫之下"，"元气腾腾"而"气出于脑"，"元神跃跃"以冲开玄关，通过目系外出于生命之门目，"清阳出上窍"，"阳气出于目……循项下足太阳"，然后循顶下项夹脊通达十二脏之俞以"感而遂通天下之"，以脑心命门天火之阳气温煦人体内的地（五脏），这就是命门天之阳气下降于地的经络学证据。

五脏（地）得到命门天阳之气的温煦后，便产生五脏地之阴气再上升于天，五脏地之阴气上升于脑心命门（天）其途径有二：

第一，"五脏六腑之精气皆上注于目……上属于脑心"，上注于目打开玄关，玄关开天梯门开，登堂入室拜泥丸，就会通过目系玄关这个通道抵达于泥丸脑心，这是目睛命门与脑心在发生学上的渊源关系所决定的。生命之门目到生命之室丹田泥丸宫的过道——目系，就是玄关，玄关命门就是先后天的分水岭，是后天通往先天的门户，所以五脏六腑之精气（地之阴气）皆上注于目，通过这个关卡上升于脑心命门（天），以地阴之气上济于天，也说明五脏与脑心命门就是先天与后天的天地阴阳关系。

《灵枢·经脉》曰："五阴气俱绝，则目系转，转则目运，目运者，为志先死。志先死，则远一日半死矣。"五脏之精气皆上注于目，通过目系上奉于脑心，是五气朝元的路径。若五脏精气乃绝，就不能上注于目系撞开玄关濡养脑心，五脏精绝先死，脑心则随后最远"一日半死矣"，而精绝神去形神俱灭。从解剖发生学上看，目系是脑心的从属结构，心眼相连，心是眼之根，脑心失养就不能指挥若定，脑心失去定力就驾驭不了目系，则目系自行转动迷失方向而眩晕，头倾视深精神将夺而死矣。五脏藏五志，"五阴气俱绝"故"志先死"，叶枯根烂，志先死后的一两天内脑心命根亦死矣，阴阳离决而形神俱灭。

第二，《素问·上古天真论篇》曰："肾者主水，受五脏六腑之精而藏之。"由于肾是后天五脏之阴的根本，所以是肾主地，肾藏五脏六腑之精，即肾精主骨生髓通于脑，是肾精携带着五脏六腑的精气（地之阴气）通过髓道上升至它的最高点——脑心命门。《灵枢·经脉》曰："足少阴'贯脊，属肾'。"《足臂十一脉灸经》曰："足少阴脉'循脊内'。"《阴阳十一脉灸经》曰："足少阴脉'上穿脊之'。"足少阴肾经与脊髓直接相通，肾是通过其上循脊内的足少阴肾经与脊髓升至它的最高点——七节之上的脑心命门。

如此脑心命门居人体的上极以其天火之阳气下降于地，肾居于人体的下极以其地水之阴气上升于天，此阴升阳降、水火相济就是太极阴阳相互为用的运动模式，这也是命门"其气与肾通"的《难经》本意。

《素问·六微旨大论篇》曰："气之升降，天地之更用也……升已而降，降者谓天；降已而升，升者谓地。"脑心命门元精化生的元阳之气通过足太阳经的运行入十二脏之腧下降于五脏，降者谓天，所以命门是人体内的天；五脏之精气通过"宗脉"皆上升于目睛命门上属于脑心，升者谓地，所以五脏是人体内的地。

脑心命门足太阳经大盛之阳气下降于五脏并唯肾而络，肾精主骨生髓直通于脑心命门，这就是"水能升而火能降，一升一降，无有穷已，故生意存焉"的天人相应观。脑心命门天之阳气与五脏地之阴气相互为用的升降运动将命门与五脏有机地联系在一起，使人体成为一个对立统一的整体，这就是"气之升降，天地之更用也"的天人相应观。

脑心命门天火之阳气的温煦作用是激发五脏六腑产生精血的根本动力，如张景岳在《景岳全书·传忠录》所言："生化之权，皆由阳气"，故"凡精血之生，皆为阳气。"五脏六腑精血的化生必有赖于阳气的温煦和推动作用，只有命门天火之阳气温化肾水，才使肾精得以产生，因为"阳旺则气化，而水即为精，阳衰则气不化，而精即为水，其为正为邪总在化与不化耳"（《景岳全书·杂证谟》）；命门天火之阳气促动脾胃腐熟水谷，才使血液得以化生；命门火之阳气推动五脏六腑的运化，才使精血得以不断的化生。故"阳盛则精血盛，阳衰则精血衰"（《景岳全书·传忠录》），"精血之司在命门"（《景岳全书·杂证谟》），由此可见，脑心命门之心是生物之心，脑心命门之火是生化之火，它作为一身阳气之本，握有生化之权，主宰一身之阴血的生化。

张景岳在《类经附翼·求正录》中说："是形本属阴，而凡通体之温者阳气也；一生之活者，阳气也；五官五脏之神明不测者，阳气也。"即人之体温、活力及五官、五脏的生理变化都是阳气的作用，而能起到温煦机体、推动激发五官、五脏生理变化，并维持生命之活力的阳气，显然唯命门天火之阳气而已。张景岳还说："故凡自生而长，自长而壮，无非阳气为之主，而精血皆其化生也。"命门天火是生命之火，它作为一身阳气之本，是生命活动的原动力，主宰着五官、五脏的生理变化及机体生、长、壮、老之进程，这是"阴以阳为主""地以天为主"的必然规律。

正是：

> 心主之脉母亲河，源远流长入五脏；
> 脑心玄牝是天根，扎根丹田是命根；
> 命根长出足太阳，上接天来下入地；
> 脑心命门藏真精，元精溶溶元气腾；
> 元气腾腾元神跃，元神跃跃冲玄关；
> 打开玄关通天地，命门五脏上下通；
> 玄关一开脑洞开，自恃丘脑为脑心；
> 五气朝元来相贺，元神总统五脏神；
> 脑心道心即天心，总统五脏神机灵；
> 奉天承运出玄关，出走命门太阳经。

# 第四节　脑心命门太阳经与肾太阴经的关系

张景岳在《类经·经络类》中指出："太阳总领诸经……太阴滋养诸经。"脑心命门太阳之火为一身阳气之本，它既为生命活动的原动力，又是"十二经脉之根"，所以太阳必然要"总领诸经"，这显然是作为十二经脉之根的脑心命门，以其太阳火之阳气的温通和促动作用所能体现的。肾太阴之水是一身阴气之根本，所以太阴能"滋养诸经"。然而张景岳所言是指六经之太阳太阴，但从根本上来讲，其功能是脑心命门太阳天火与肾太阴地水方能体现的，所以六经之太阳经和太阴经应是禀脑心命门太阳之火和肾太阴之水而总领诸经和滋养诸经的。

张景岳曰："日丽乎天，此阳中之阳也，非太阳乎？……水行于地，此阴中之阴也，非太阴乎？"太阳在天，太阴在地，而"太者气刚，故日不可灭，水不可竭"，而"惟其不灭者，方为真火；惟其不竭者，方为真水"。肾命之太阴太阳既为真水真火，其气就必为大盛之阴气和大盛之阳气，前者是水火之本源，后者是水火之气流，而六经之太阴太阳的含义就是阴气大盛和阳气大盛的意思，即六经之太阳经和太阴经应是禀脑心命门太阳之真火和肾太阴之真水而运行大盛之阳气和大盛之阴气的经脉，是若如此，方符合其本义。它们是根与枝的源流关系，具有同一属性，如此太阳经和太阴经才能总领诸经和滋养诸经，而具有太阳真火和太阴真水的功能作用了。

天与地是先天与后天的阴阳关系，所以肾太阴之真水只是后天五脏之阴的根本，需与脑心命门"太阳之精"为"至阴之脏"的概念相区别。脑心命门既为"至阴之脏"，又为"太阳之脏""至阳之脏"，是脑心命门先天之精"精化为气"而为先天"阴阳之根蒂"，故有双重特征。

脑心命门为至阳之脏，居人体的上极，为大盛之阳气的发源地，太阳经则是运行大盛之阳气的经脉，二者应是根与枝的源流关系，所以太阳经起自目睛命门，一则说明《黄帝内经》的目睛命门便是真火之阳气的发源地；二则说明太阳经是命门的经属。命门主火，作为一个独立的器官，为太阳之脏，而太阳经源于太阳之脏，其火源不竭，方可使其大盛之阳气源远流长。命门为"十二经脉之根"，所以太阳经禀太阳真火运行大盛之阳气入十二经之腧，温之以通，而能"总领诸经"，为六经之首。

肾为至阴之脏，居人体的下极，为大盛之阴气的发源地，太阴经则是运行大盛之阴气的经脉，所以太阴之脏的肾经应名为太阴经，而非"少阴"之称。太阴经禀太阴脏之真水"滋养诸经"，方可顺理成章，名正言顺。

其脏其经，脏与经乃是根与枝的源流关系，二者应具有同一属性。什么样的枝应有什么样的根，什么样的脏应有什么样的经，方可一气相通。经脉的运行，必须有相关脏腑气血的灌溉，方可源远流长，而脏腑气血的发挥，又必须通过相应经脉的传输，才能散布于全身各处。太阴经和太阳经既是大盛之阴气和大盛之阳气所运行的经脉，就应以太阴真水和太阳真火为本源，方可源远流长。

肾为太阴之脏，是大盛之阴气的发源地，所以其经脉应为太阴经，才能使其大盛之阴气一气相贯，而发挥"滋养诸经"的作用。即肾水之阴气只有通过能够"滋养诸经"的太阴经来运行，才能滋布于全身各处，以实现其滋养机体各器官组织的作用，而这绝非"少阴"所能胜任。把少阴冠之于太阴之脏的肾经，这个命名既未顾及肾经这个枝是源于太阴之脏这个根的事实，也未能表明肾枝这个经只是反映其根太阴之脏大盛之阴气这个事实。太阴根支出的必然是太阴枝，而唯有太阴枝才能蒸发太阴根的大盛之阴气。其根其枝，其经其气，枝根相合，方可名副其实。

足太阳经运行的是大盛之阳气，它通巅贯背降至阴，为周身之纲领，内连五脏六腑之腧而温之，所以其根源也必然是太阳真阳之脏器，而这绝非膀胱所能栽培。脑心命门为太阳之脏，理应是太阳经大盛之阳气的发源地，所以太阳经出自目睛命门，说明这个命门便是真火元阳之根本，亦唯有此，才能使太阳经大盛之阳气气贯周身，而泉源不竭。另一方面，脑心命门元阳之气又必须通过相应经脉的传注，才能发布于全身各处，所以它通过能够"总领诸经"的太阳经来运行，贯穿于十二经之腧，才得以发布于全身各处，以实现其温煦机体一切器官组织的功能作用。这正是源流相合，枝根相符，归属其实。

脑心命门太阳脏真火之阳气和肾太阴脏真水之阴气是通过其相应的太阳经和太阴经来运行，才能散布于全身各处，而总领诸经和滋养诸经，以实现温养脏腑组织的水火功能。

太阳与太阴是先天与后天的主从关系，所以两者中以太阳尤为重要。命门太阳既能总领诸经，就必能总领诸脏，就必能主持表里上下、脏腑百骸、五官九窍的沟通和联络，它通过其四通八达的传导网，可将局部的信息反馈回命门所在的脑心元神之府，经过脑心泥丸宫的"炼精化气，炼气化神"，脑心命门又可将其产生的阳神之气传导于任何一部位，以主导和协调机体的生理活动，所以张景岳说：太阳"为周身之纲维，内连五脏六腑之腧，此诸阳之主气独四通八达之街也"。脑心命门以其真火主一身之阳气，温通阴阳诸经，通达四气街、三百六十五络，及脏腑百骸，而一统天下。凡周身脏腑百骸、五官九窍、十二经及四气街、三百六十五络，皆以此为总纲领，统一在脑心命门的主持和协调下，从而构成一个为脑心命门所总统的有机整体。

由于脑心命门太阳之火与肾太阴之水为天阳地阴之本源，其经脉为天地阴阳升降之道路，所以以虚证言之，则水火不足，为百病之根源，但关键是命火之虚衰；以实证言之，则邪客于体，首袭阴阳升降之道路，或以脑心命门太阳经为首当其冲，或则直中肾之太阴（少阴）经，以期循其经而入其脏，所以病发太阳，还是病发少阴（太阴），实为《伤寒论》发病学上的两个关键环节；而在治则上，或调补肾命水火，以治病必求其本，或"决渎壅塞，经络大通，阴阳得和者也"（《灵枢·邪客》），以疏通升降之道路，求得阴阳自和，也首当必法。

概而言之，五脏六腑在脑心命门太阳火之阳气的温化和督促下，产生阴精之气而上行，一是经髓道直通脑心命门泥丸宫，二是经"滋养诸经"的渠道到达脑心命门泥丸宫，三是经生命之门目而入脑心所居的生命之室泥丸宫，以"炼精化气""补精还脑"共济生命之火，使其火源不竭，生机不息，是为"阳得阴助而生化无穷"。生命之火得阴精之气的滋助，方能阳气大盛，它又自太阳之宫、生命之室出生命之门目，经太阳经的运行通巅降背，入十二脏之俞，禀天火以行天道，温煦五脏六腑，统率脏腑百骸，从而促使精血的化生，并总领阴精之气的上升，使其水源不竭，而滋济无穷，是为"阴得阳升而泉源不竭"。水助火势，为火之源；火助水化，为水之主，二者相互为用，所以张景岳在《景岳全书·阴阳篇》中说："火为水之主，水即火之源，水火原不相离也。"是脑心命火先天之神气（阳气）与肾水后天之精气（阴气）上下升降，而水火既济，精神互根，如此升降往复，则生机不息。

脑心命门为太阳之脏，居人体的上极，是大盛之阳气的发源地，而太阳经是禀脑心命门太阳脏之天火而运行大盛之阳气的经脉；肾为太阴之脏，居人体的下极，是大盛之阴气的发源地，而太阴经是禀肾之太阴地水所运行大盛之阴气的经脉，肾命水火二气只有通过太阴经和太阳经的运行，才能散布于全身各处，以实现水火的功能，太阴经与太阳经以肾太阴脏和命门太阳脏之水火为本源，而"总领诸经"和"滋养诸经"。

# 第五节　六经表里的太极图解

肾为太阴之脏，其经脉就应是太阴经，怎么却是"少阴经"？《黄帝内经》提出六经之说，其阴阳盛微是各有其数的，若以爻性来表示，则太阳为☰（三阳），阳明为☱（二阳），少阳为☳（一阳）；太阴为☷（三阴），少阴为☵（二阴），厥阴为☴（一阴），从三而一是按阴阳盛微列序。《黄帝内经》又将太阳与少阴相表里，阳明与太阴相表里，少阳与厥阴相表里。表里即阴阳，是对立统一的关系，应具有阴阳相互对立和相对平衡的基本特性。

但《黄帝内经》在六经表里的相互配合上却并非按其阴阳盛微相配，如少阳与厥阴相表里，尚可理解，因其皆为一阳一阴，阴阳处于势均的对立状态，而太阳与少阴相表里，阳明与太阴相表里，以☰与☵相配，以☱与☷相配，使阴阳未能处于势均状态，或是阳盛阴微，或是阴盛阳微，这却有失阴阳相对平衡和相互对立之义。

其中《黄帝内经》又以太阳与少阴相表里，在生理与病理上为人体最重要的阴阳两经，这首先从概念上来讲，就令人费解，因为少阴并非阴气最盛，怎能与阳气最盛的太阳相配？又怎能在生理与病理上显示阴气最盛的太阴呢？按照《周易》太极图的规则，阴阳相合必须是由相互对立的双方所构成，而且阴阳双方总是处于相对的平衡，如☰与☷相对立、☱与☷

相表里，☳与☶相呼应，可见每组爻性无论怎样变化，其表里相合的阴阳总是对称的、均衡的、互补的，而且阴阳表里相合所构成的六个爻性总是有三个阳爻和三个阴爻，这是《周易》太极阴阳图表里相合的基本演变规则。

医源于易，而《黄帝内经》之六经除了把少阳与厥阴按照☳与☶相对应外，却把太阳与少阴相表里，把阳明与太阴相对立，即☰与☷相对立，☲与☵相合，阴阳并非平衡，也并非是相互对立的双方，其表里相合所组成的六个爻性也并非总是三个阳爻和三个阴爻，或是阴盛阳微，或是阳盛阴微。阴阳不平衡，就不能对立，就不能统一，也就不能构成表里相合的一对矛盾，它不是平衡的统一观，不符合《周易》太极图阴阳表里相合的基本演变规则，可以否定之。

然而，从足太阳膀胱与足少阴肾、手太阳小肠与手少阴心、足阳明胃与足太阴脾、手阳明大肠与手太阴肺来看，却也不无道理，因为这正是肾与膀胱、心与小肠、脾与胃、肺与大肠相表里，又有其合理的一面。但这个矛盾的关键是在于《黄帝内经》对心、肾和脾、肺的定性上有误而造成的，一个显而易见的问题是，肾为水脏，位于阴位，是阴中之阴，而阴中之阴为太阴，所以肾应当为太阴之脏，非少阴之脏；而肺位于阳位，乃阳中之阴，而阳中之阴为少阴，所以肺应为少阴之脏，非太阴之脏，对于这一点，后世医家虽有明确的认识，但却未将少阴肾经和太阴肺经的名称相应的更改过来，这确是一个显而易见的缺憾，因为什么样的枝应有什么样的根，什么样的脏应有什么的经，方可一气相通，名正言顺。

如若重新定性，将少阴心肾更名为太阴心肾，将太阴脾肺定为少阴脾肺，那么六经脏腑相表里就可与《周易》太极阴阳图相契合了。即更正后的六经脏腑表里相合应是足太阳膀胱与足太阴肾、手太阳小肠与手太阴心、足阳明胃与足少阴脾、手阳明大肠与手少阴肺，这样不仅完全合乎太阳与太阴、阳明与少阴，以及少阳与厥阴相表里的太极阴阳图像，而且也理顺了一阳二阳三阳与一阴二阴三阴在阴阳盛微、从一而三相匹配的合理性了，自然其阴阳相合所组成的六位爻性总是有三位阳爻和三位阴爻，符合《周易》太极图阴阳表里相合的对称性、均衡性和互补性的平衡统一观及其演变的基本规则（图8-5、图8-6）。

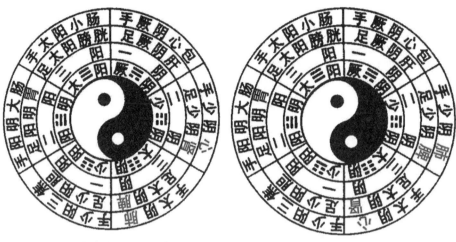

图8-5 《黄帝内经》六经表里图　　　　图8-6 更正六经表里图

《伤寒论》用太阳、阳明、少阳、太阴、少阴、厥阴六经组建的人体气化模型与太极八卦的三阴爻三阳爻组成的太极六十四卦的六爻模型异曲同工，是一种推衍三阴三阳变化的象数模型，"三阴三阳"是阴阳的进一层分析，与两仪的"一阴一阳"、四象的"二阴二阳"一样，都是生命变化的符号，疾病的千变万化都在三阴爻三阳爻组合成的六爻六十四卦的范围之内，这也正是伤寒之法得以推而治杂病的原因所在。

　　脑心命门是先生者，五脏是后生者，二者是"先天生后天，后天养先天"的关系，这就必然决定了它们是阳主阴从的主从关系。脑心命门阳中有阴，五脏阴中有阳，是太极图阴阳互根的结构模式；脑心命门天之阳气下降于五脏，五脏地之阴气上升于脑心命门，是太极图阴阳互用的运动模式。足太阳膀胱经应更名为足太阳命门经，因为它是命门太阳之脏的经脉，足少阴肾经应更名为足太阴肾经，因为它是肾太阴之脏的经脉，只有正视现实，勇于更正，才能将顺混乱不清的脏腑经脉关系，中医理论才能与时俱进。

260

# 第九章　脑心命门与元神、识神

神的特性就是主宰。主宰就是调节与控制，因此在生命活动中具有调控特性的器官就应是神的实质所在，任何功能都是以物质为基础的，没有脱离物质而独立存在的功能。然而神有元神与识神之分，脑髓有脑心与大脑之分，生命活动有生理活动和心理活动之分，三者具有对应性。《黄帝内经》的神没有元神脑神与识神心神之分，致使心、脑神明之争无休无止。道家的神有脑神元神与心神识神之分，一般将脑元神称为脑神，心识神称为心神，道家的养生医学也是传统医学的重要组成部分，不可置之不理。厘清神的概念，对厘清脏腑关系尤为重要。

## 第一节　元神脑神

脑心形似泥丸位于脑髓中央泥丸宫的中心，是脑中之脑，脑中之核心，主宰五脏六腑的生理活动，体现元神的最高主宰作用。脑心不仅控制五脏六腑的生理活动和人体生、长、壮、老的生命进程，而且机体内外所有感觉神经纤维的信息都要经过脑心的转换后，才能形成运动神经纤维的信息而发射到全身各处，如同人体的脑芯片一样，它是人体的中央处理器（CPU），相当于先天设置好的人体程序软件，有先天固有的生物程序和调控机制而主宰五脏六腑的生理活动和人体生、长、壮、老的生命进程，体现元神的最高主宰作用，是人体的至命之处，故曰命门。

《黄庭经·琼室章》曰："琼室之中八素集，泥丸夫人当中立……专闭御景乃长宁，保我泥丸三奇灵。"脑髓琼室之中有四方四隅八素并中央一部共九宫，近中央泥丸宫四周之宫谓四方，远中央泥丸宫四角之宫谓四隅；泥丸夫人乃是指脑心元精为万物之母的本性；泥丸三奇即三元，即元精、元气、元神三元合一、三位一体的脑心太一帝君御立于九宫之中央泥丸宫的当中，泥丸宫是专门闭养泥丸君的御景宫，如此以保元精、元气、元神三奇之灵。脑心太一帝君泥丸君御立于九州中央黄庭的当中，这是五气朝元的圣地，是九五至尊之地，其至尊至静，三元合一，三奇至灵，感通内外，是天下之至神，是天神，也是脑心中的上帝。

正是：

> 九宫中央泥丸宫，九州中央是黄庭；
>
> 泥丸宫中有夫人，黄庭当中有上帝；
>
> 五气朝元润脑心，九五至尊泥丸君；
>
> 四方四隅八卦阵，太极为心在当中；
>
> 太一帝君泥丸君，上帝就在我心中；
>
> 人与天地相参应，九州中央是中心；
>
> 脑心命门太阳经，挟脊两岸十二经；
>
> 天高地远八面风，奇经八脉有神功；
>
> 内功外功源自心，皆以脑心为中心。

《黄庭经》曰："泥丸……眉间……却入三寸为丹田，亦名泥丸宫。"《中医词释》："泥丸……脑之正中，眉心后去三寸处。"皆明确泥丸深藏于脑髓的中心，是脑中之脑，脑中之核心，故可称为"脑心"。《秘传大丹直指》曰："泥丸谓之上丹田，其穴在两眉正中入内三寸之地，方圆一寸二分，虚开一窍，乃藏神之所。"明确泥丸深藏于脑髓中央"方圆一寸二分"的"丹田""方寸"中，所以不包括大脑，泥丸绝不是指整个脑髓。

脑髓的中心虚开一窍，其空如谷，巢穴也，泥丸居之，脑心住之，元神藏之，乃泥丸元神脑心所住之宫。脑心就是深藏于泥丸宫中的泥丸，而泥丸宫是元神所住之宫，这与脑心调控五脏六腑生理活动而体现元神主宰五脏之众神的作用相一致，所以脑心泥丸就是元神，是人体的最高君主。

《黄庭经·琼室章》曰："方寸之中念深藏，不方不圆闭牖窗。"泥丸脑心深藏于目睛命门之内、脑髓中央不方不圆的方寸泥丸宫之中，正是"方寸之心念深藏，目睛命门闭牖窗"，脑心元神深藏若谷，难以窥探，故又称"谷神"，为生命之本源，变化之根本。

魏晋《老子中经》曰："泥丸君者，脑神也。"《黄庭经》云："脑神，精根，字泥丸。"皆明确深藏于泥丸宫中的泥丸元神就是脑神。精化为气，气化为神，元神为元精所化生，所以"精"是"脑神"的根，故又有"脑神曰精根"之说，无精则无神。精，元精也，字泥丸，名脑心，别名元神、脑神，是泥丸→元精→元神脑神的关系。泥丸深居九宫之中央的"方圆一寸二分"中，所以说"泥丸夫人当中立""元神居方寸"。

明代《本草纲目·天灵盖》说："泥丸之官，神灵所集"，"脑为元神之府"。府，是指"泥丸之官""元神"居住的地方，脑府只是"元神""泥丸之官"的官邸，元神泥丸君只是居住于脑府之中的主人，泥丸元神并非指整个脑髓，这实际上还是回归到了泥丸元神所住的丹田泥丸宫，所以元神、上丹田、方寸、黄庭、泥丸宫、泥丸、脑心、天心、元精、命门皆同义，都是指脑髓中央其空如谷的方圆一寸二分之地（图6-2）。

［唐］梁丘子注释《黄庭经》的脑神泥丸时云："脑神丹田，百神之主"，"丹田之宫，黄庭之舍，洞房之主，阴阳之根。"百神之主即是脑神，脑神即是元神，居丹田泥丸宫，并是"阴阳之根"。"阴阳之根"乃是脑心元精"精化为气"而为阴阳之根，脑元神是元精、元气所化生，含真阴真阳、元阴元阳，故而是阴神阳神的聚合体，所以说脑元神是"阴阳之根""泥丸夫人"，理即在此。

宋代尹志平师徒所述《性命圭旨》亦云：丹田泥丸是"阴阳变化之乡"。东汉《玉历经》曰："丹田者，人之根也，精神之所藏也。"也是说丹田泥丸是人体阴阳之根，是元精、元神之所舍，与命门是"阴阳之根蒂""诸精神之所舍"相应，也是《黄帝内经》的"心者，五脏六腑之大

263

主，精神之所舍"之所在。丹田、丹心、命门皆同义。

我们把《黄庭经》的"脑神精根字泥丸"；《玉历经》的"丹田者，人之根也，精神之所藏也"；《黄帝内经》的"心者，五脏六腑之大主，精神之所舍"；《难经·三十九难》的命门为"诸精神之所舍"；张景岳的"五脏之本，本在命门；神气之本，本在元精"并列比较，就可得出它们是同一个指向，是可以融合在一起的：

脑神精根字泥丸，精化为气气化神；

泥丸宫中藏泥丸，脑神精根字脑心；

脑神精根即精神，精神所舍在脑心；

五脏大主是脑心，君主之官泥丸君；

精神所舍在命门，五脏之本在脑心；

神气之本本元精，精根脑神字脑心；

脑心命门泥丸君，太一帝君精气神。

［隋］杨上善在《黄帝内经太素》中明确："头是心神所居。"心神应是脑心元神之心神，而非血肉之心神。

《周易正解》曰："一者，天地之元神，数之至尊。""一者万化之祖氕，八卦之元神。""天下之理统于一，天下之数生于一，一者造化元神，万事万物之权舆也。""太极者，元神也。"《道法精微》"先天元神，太极之祖也。"元神即太极，太极即太一，所以一与元神等同，就是"天一所居"的脑心命门之元神，就是四方四隅八卦之中的太极脑心、太极元神。

《素问·五藏别论篇》曰："余闻方士，或以脑髓为脏。"道家方士以脑神泥丸君为脏，且"敢问更相反，皆自谓是"。这被《黄帝内经》排除在正统医学之外的观点正是道教医学长期坚持探索的命题，纵观道家脑神、元神、谷神、泥丸、丹田、方寸、玄关、玄牝、天心、道心、太极、太一、天一、太岁论，不失为今天重整传统医学理论立泥丸脑心、元神脑神为太极命门不可或缺的历史渊源。

# 第二节　识神心神

中医学上，心有两个基本释义，一是指心脏，《素问·痿论篇》曰："心主身之血脉。"心是一个推动血液循环的脏器，称为血脉之心，是医学上的解剖名称；二是指具有思维意识的器官，《孟子·告子》曰："心之官则思。"《礼记·中庸》曰："总包万虑谓之心。"《灵枢·本神》曰："所以任物者谓之心。"这个心只是大脑的代称，称为神明之心，是哲学上的名词。

## 一、神明之心

"心之官则思"，这个心是指具有思维意识功能的大脑，是大脑的代称，所以"心想事成"不能说成是"脑想事成"，"心理学"不能说成是"脑理学"，"心情"不能说成是"脑情"，以及"费尽心思""心平气和""心有灵犀""独具匠心""惊心动魄""心驰神往""心情舒畅"，等等，皆说明这个心只是大脑的代称，称为"神明之心"。

用心来代言人的精神意识思维活动，不仅见于中医藏象学说，而且古代哲学、文学、艺术、文字、习俗等方面，都已将大脑的思维意识功能与"心"相系，所以把大脑的精神意识思维之活动称为"心理学"，没有称为"脑理学"，由心理原因导致的躯体和精神症状则称为"心因性疾病"，没有称为"脑因性疾病"，最终形成了以心代脑的实际局面。

《素问·灵兰秘典论篇》曰："心者，君主之官，神明出焉；肺者，相傅之官，治节出焉；肝者，将军之官，谋虑出焉……脾胃者，仓廪之官，五味出焉……肾者，作强之官，技巧出焉。"心之所以为"君主之官"是因为其"神明出焉"，但"神明出焉"应为聪明智慧出焉，"明"是外显外露的意思，是生命活动的外在表现，如《淮南子·精神训》："耳目清、听视达，谓之明。"藏于内者为神机，显于外者为神明，所以这个心只是主宰躯体外象视、听、言、行之心理活动的君主之官。而且这个心只是五脏之一，"五官"之一，只是分工不同，并非是最高君主。

《荀子·解蔽》曰："心者，形之君也，而神明之主也。"显然这个心只是一个形体视、听、言、行智慧神明出焉的君主之官，是神明之心。神明，在《黄庭经》中均是精神意识、神志之意，乃后天之神，这是大脑"任物"和"处物"的功能，谓之"心"。

《灵枢·口问》曰："心者，五脏六腑之大主也……故悲哀愁忧则心动，心动则五脏六腑皆摇。"也仅仅是指悲哀、忧愁等精神情绪的心理活动，对包括血脉之心在内的五脏六腑生理活动的不良影响而已，但它仍然脱离不了五行五脏的属性和范畴。

张景岳在《类经·疾病类》中注解说："心为五脏六腑之大主，而总统魂魄，并赅意志，故忧动于心则肺应，思动于心则脾应，怒动于心则肝应，恐动于心则肾应，此所以五志唯心所使也。"也还仅仅是忧、思、怒、恐等心理情绪对五脏的不良影响而已。

《太乙金华宗旨》云："凡人投胎时，元神居方寸，而识神则居下心。下面血肉心……闻惊而跳，闻怒而闷，见死亡则悲，见美色则眩，头上天心何尝微微些动也。问天心不能动乎？方寸中之真意，如何能动。到动时便不妙，然亦最妙，凡人死时方动，此为不妙，最妙者，光已凝结为法身，渐渐通灵欲动矣，此千古不传之秘也。"首先明确元神在上居于脑髓中央泥丸脑心所住的方寸丹田泥丸宫，是为脑神；而大脑的情绪行为、精神欲念、思维意识之识神则下归于血肉之心，这是因为二者有直接的关系，一则是"心藏脉，脉舍神"，脉为神之居，"血脉和利，精神乃居"，心血是"精神意识"识神活动的物质基础和先决条件；二则是"闻惊而跳"，精神意识恍惚则血脉不利，精神意识活动对血脉之心有直接的影响，是基于脉为神之居的原因。而且此心神异常的主要表现为癫、狂、痴、痫、郁证、惊悸、健忘、不寐之识神等证候，这是大脑本身的病变。至于此心神异常还可引起脏腑的功能紊乱，也只是心动（大脑）则五脏六腑皆摇的不良反应。《太乙金华宗旨》把元神、方寸、天心视为同类，方寸中的天心元神之心神是不为喜怒、悲伤、美色所动的，如果动则是"凡人死时方动，此为不妙"的濒死状态，而最妙者是只有修炼成金丹法身才能"渐渐通灵欲动"而为生命的最高境界，这是"千古不传之秘也"。

《内观经》对神明的定义是："神托心存……所以谓之神明者，眼见耳闻，意知心觉，分别物理，细微悉知，由神以明，故曰神明也。"明确神明是依托心而存在的。神明是视听言行、知觉感悟之思维意识的心理活动，如此"由神以明"的过程也是对《黄帝内经》"心者……神明出焉"最好的诠释。

《内观经》接下又说："所以神明，形固安也。运动住止，关其心也。"神明即识神，识神调控着视听言行之形体运动的固安住止，由于"神托心存""关其心也"，所以五官形体运动的固安住止是由心所控制的。心，《内观经》接下说："心者，禁也，一身之主。心能禁制，使形神不邪也。心则神也，变化不测，故无定形。"禁，制动、制导也，即心能够控制五官形体的活动而不使其邪斜也，故而为一身形体之主。然而心神制导的是随人的意志而转移的形体运动固安住止的心理活动，它无规律可言，所以"变化不测，故无定形"。《内观经》很明确，这个心具有主宰着视听言行五官形体运动住止的功能，是"神托心存"心神一体的心。

《素问·脉要精微论篇》曰："头者，精明之府，头倾视深，精神将夺矣。"精明，聪明智慧神明也；精神，意识思维神志也。头倾偏侧目深陷，精神将夺神明息，所以"精明之府"就是"神明之府"，头就是大脑神明居住的地方。头与脑，内外有别，"头者精明之府"与"脑为元神之府"有别，精明与元神有别，脑府是深居于脑髓中央的泥丸宫，是脑心元神君居住的府邸，为内宫"神机是也"而主宰着内脏的生理活动；头府是位于头颅之内中央泥丸宫之外的四方四隅之宫，是大脑神明君居住的官邸，为外宫以"神明出焉"主宰着躯体视听言行之心理活动。

## 二、血脉之心

心主血脉而舍神，神明之心隶属于血脉之心，两心息息相通，体阴用阳，藏象一体，总称为心，这个心是医学与哲学的产物，也称为"心神"。

《灵枢·本神》曰："心藏脉，脉舍神。"可见"心藏神"是由于心主血脉而藏神，这个神显然是后来之神。

胎儿降生后，大脑才开始有对外界感应认知的识神活动。识神有思有虑是大脑的后天认知活动，本属大脑却归于心，这是由于心主血脉是大脑识神活动最重要的物质基础和先决条件，因为心血的盈虚量变能够即刻影响到大脑的神明活动，如心血停运 1～3 秒即可影响到识神活动（眩晕），停运 5～10 秒即可造成识神活动的丧失（晕厥），停运 5～8 分钟即可造成大脑皮质的永久性损害（植物状态），这是"心藏脉，脉舍神"的直接证据，病根在心。而大脑中动脉破裂出血影响到其皮质支动脉下部分支血供缺如即可造成失语、失读、失写、失用、失认及体像障碍等识神活动的丧失（植物状态），这是"血脉和利，精神乃居""血脉不和，脉不舍神"的直接证据，病在脉上。心搏骤停抢救过来的植物人就是因大脑短暂的缺血对外界感应认知的识神活动完全丧失，而脑心调控五脏生理活动的元神功能仍然存在，心血如此短暂的停运并没有造成其他器官的明显变化，而凸显了"心藏脉，脉舍神"与大脑神明一体化的藏象关系，所以因缺血导致大脑局部坏死而识神活动丧失的植物状态恰恰说明了"心藏脉，脉舍神"的功用。

"心主神明"之"主"是主持、操控的意思，不是执行的意思，血脉之心操控着大脑的生命线，心脉稍有供血不足，就会使大脑功能紊乱，说明心脉是大脑的命脉，优先保障大脑的血供，即"脉舍神"是心脉最突出的作用，良好的"心脑耦合"关系对于良好的思维功能是非常重要的。

《灵枢·平人绝谷》曰："血脉和利，精神乃居。"只有心主血脉生理功能的正常，才能有后来之神的安居乐业。由于心主血脉的功能是大脑神明活动的物质基础和先决条件，从而把医学上的血脉之心和哲学上的神明之心联系在一起，构成一个功能系统，使血脉之心成为有思有虑之心，为有心之心，而称为心神，但此心神非彼心神，非脑心元神之心神。

《素问·六节藏象论篇》曰："心者，生之本，神之变也。""生之本"差矣，心血心火皆不能化生五脏六腑何以言生命之本？"神之变也"也只是指精神意识思维之识神的无规律变化而已，它与"神明出焉"是一个道理，元神有其既定固有的生物规律和内在机制而不存在变数。再参合《素问·金匮真言论篇》"夫精者，生之本也"，而先天之精藏于命门所以命门为"生之本"，即此"生之本"可以推翻彼"生之本"。机体不可能有两个"生之本"，命门元精化生的元气元神对生命的作用是心血心气无法比拟的。

"心藏脉，脉舍神"与"肝藏血，血舍魂""肺藏气，气舍魄""脾藏营，营舍意""肾藏精，精舍志"是同一个层次上的概念，所以"心藏脉，脉舍神"之神与魄、魂、意、志一样，只是五神志之一，它不能统领五脏。何况心与五脏是五行生克的关系，五行无常胜，且心血尚需肾精的滋养，肾精亏则心血虚，且心火又被肾水所克，所以心主不了五脏六腑的事。

[明] 赵献可曰："心得命门而神明有主。"由于脑心元神既潜在制约着大脑识神的心理活动，又调控着血脉之心的生理活动，所以心尚需命门脑心元神的支持才能够聪明智慧出焉。

### 三、血脉之心与神明之心合二为一

《医学衷中参西录》曰："心脑息息相通，其神明自湛然长醒。"同为后天的心通过血脉与大脑识神息息相关，须臾不可分离，如此紧密的关系使血脉之心和大脑构成了一个心脑血管系统，在这个系统中，由于心主血脉是大脑识神活动最重要最敏感的物质基础和先决条件，所以大脑的神明活动归属于血脉之心。

《说文》曰："思，睿也，从心从囟。"囟是指大脑，即思维意识与心和大脑密切相关，是大脑的本能，但需心血的濡养才能发挥其作用，故从心从囟，"心囟"并称，心脑耦合、体阴用阳、藏象一体，先从心后从脑，心为本，脑为标，以心代脑，故心主神明也。

张锡纯曰："人欲用其神明则自脑达心，不用其神明则仍由心归脑。"明确心与大脑的耦合关系是："用心"则思，耗费心血而神明为心所欲；"不用心"则不思，不费心血而神明仍本归属于大脑。

大脑本身几乎没有供能物质的储备，全部依靠心血来维持其正常生理功能，故"心藏脉，脉舍神"，不曰心而曰脉，不曰藏而曰舍，其字义之蕴意不可不察。心血施舍予大脑，方可成其神明之功用，心脏与大脑是通过血脉来维系其紧密关系而构成一个功能系统的，大脑的神明活动须臾不可离开心血的供给，所以大脑属于"下识心"，需心血的供给方可成其神明之功用（"神明出焉"），这也正是张锡纯"识神在心，心脑息息相通，其神明自湛然常醒"的有力佐证。

现代医学把心和心理活动称为"双心"，心脏病和心理情绪病常常相互影响、相互伴发、相互加重称为"双心病"。心血的盈虚量变和心自主节律的异常变化可即刻影响到大脑的神明活动，所以心血虚的病人容易并发抑郁和焦虑等心理疾病。而焦虑、抑郁等心理情绪又可直接导致心脉的紊乱，如精神紧张（神明之心）则心跳加快（血脉之心）、脉率加快（心在体合脉）、血容量改变（心其充在血脉）、面色改变（心其华在面）、出汗（心在液为汗）、中风舌謇语涩（心开窍于舌）等。可见心理影响生理，心动（大脑）对血脉之心的影响是最直接最突出的。但是生理决定心理，神明之心是以血脉之心为基础的，脉为神之居，如此两心相融、契合无间、心心相印形成了一个藏象整体，所以"心"有两层含义，用以概括血脉之心和神明之心的生理病理。这个"心"是医学与哲学的产物。

《黄帝内经》说：肝主筋，肾主骨，脾主肉，肺主皮毛，心主血脉。所以只要是筋的问题，治肝没错；只要是骨的问题，治肾没错；只要是肌肉的问题，治脾胃没错；只要是皮毛的问题，治肺没错；只要是血脉的问题，治心没错，这是临床验证的经典。但是，"脉舍神""脉者血之府，神之所居也"，血、脉、神三位一体，所以只要是血脉的问题，如心血不足、脉不自律，也就必然要表现出大脑神志的问题，所以只要是脑的问题，治心没错。"心脑同病""心脑同治"，这也是临床验证的经典。

"心藏脉，脉舍神"，心为本，脉为道，神为标。大脑神明之象通过脉道与心相感相应发生关联效应而藏象一体。如果心脉虚（心功能低下、心血不足），脉不自律（心律失常），就会出现脉不舍神的神志恍惚等精神症状；如果脉道不利（脑动脉硬化症）就会出现痴呆等症状；如果血脉不和（脑出血、脑血栓）就会出现意识障碍等症状。反之，如果焦虑、抑郁、惊恐等心理情绪则会引起心脉的紊乱。

但是生理决定着心理，心主血脉而为根的生理活动决定着大脑神明之象的心理活动，而取象比类大脑神志的病变反映的则是心脉本质的病变，二者是藏与象、本与标的关联效应，心脉为本藏于内，神明为标象于外，这就是"心藏脉，脉舍神"而为神明之主的本质所在及其与大脑的藏象关系。《灵枢·营卫生会》："血者，神气也。"中医把血脉和神明结合起来，总称为"心"，用"心"来表述藏于内的血脉之心和显于外的神明之象。

近代中西医对"心主神明"与"脑主神明"认识的争论：认为心主血脉是大脑功能活动最重要的物质基础和先决条件，由此主张"心主神明"论；心脏-大脑-神志系统是心主神明的基本框架，心主血脉是大脑神志最基本的物质基础，而大脑神志的病变又往往从心论治，只要是脑的问题，治心没错；安徽中医药大学教授周逸平的课题组则依据心主神明的理论和临床实践提出了"心脑同病""心脑同治"的著名观点。神明之体藏于心，神明之用发于脑，体阴用阳，心主血脉是大脑神明活动的根本，二者是藏与象的关系。

# 第三节　元神与识神的相互关系

脑心是脑元神的实质所在，而丘脑是脑心的主要成分，占据着大部分脑心，它是神经纤维传入和传出信息的整合中枢，所有的大脑皮质都与脑心有直接的神经纤维传入和传出地来回联系，当切断与脑心的联系时，相应大脑皮质的功能就会全部消失，无论从功能上还是从解剖发生学上看，都可以认为大脑是脑心的一个自然延伸部分，脑心（元神）潜在控制大脑（识神）的整体活动水平（图9-1），进而控制全身的生命活动，大脑（识神）实际上是低级脑部位，脑心（元神）是高级脑部位，二者有着先后之分、功能之分，这应是脑元神与心识神的现代解剖生理学关系。

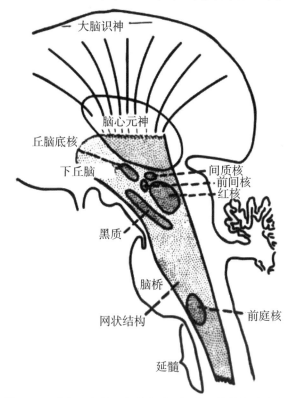

图 9-1　脑心（元神）控制大脑（识神）的整体活动水平

从解剖生理学来看，躯体感觉器官（视觉、听觉、温觉、味觉、痛觉、触觉）的感觉信息到达大脑皮质的所有神经通路都要经过脑心的中继（唯嗅觉是通过边缘系统泥丸宫的旁嗅区和嗅额区），在此分类整合、更换神经元，然后投射到大脑皮质，才会促使大脑做出相应的感觉意识等识神活动，这应是脑心元神潜在控制大脑识神的解剖生理学证据。

识神（大脑）产生于元神（脑心），元神（脑心）支配着识神（大脑），元神（脑心）是最高级主宰，识神（大脑）是次高级主宰。元神是生命活动的内在机制，是"生之本"，识神是生命活动的总体意识和外在表现，它是在元神的基础上产生的，并潜在的受控于元神，符合脑心与大脑的解剖生理学关系。

《素问·五常政大论篇》曰："根于中者，命曰神机。"藏于内者为神机，显于外者为神明。脑心主宰着五脏六腑的生理活动和生命进程，不以人的意志为转移而藏于内，神机是也；大脑以脑心为本，为心神之用，主宰着躯体视听言行之心理活动，以人的意志为转移而显于外，神明是也。

《太乙金华宗旨》曰："方寸……乃至虚至灵之神所住""元神居方寸，而识神则居下心，下面血肉心。"明确了元神与识神、脑神与心神、道心与人心的区分和上下定位。

《老子中经》曰："泥丸君者，脑神也，乃生于脑，肾根心精之元也。""泥丸"就是"脑神"，是肾精心神之根本，而心神及五脏神对脑神是从属的地位，皆上朝于脑神所住的"天宫"。

《黄庭内景经》则以"一面之神宗泥丸"确立了泥丸脑神处于诸神的宗主地位，脑神无为尊贵静处而为百神之主，心神有为则动而不已处于被支配的地位，脑神与心神有本末、动静、体用之分。

张锡纯曰："元神者，藏于脑，无思无虑，自然虚灵也；识神者，发于心，有思有虑，灵而不虚也……神明之体藏于脑，神明之用发于心。""脑为元神，心为识神，脑中之神，体也；心中识神，用也。"元神脑神无思无虑深藏于脑髓中央的丹田泥丸宫，并非是大脑之本身；识神心神有思有虑发于心，是薄发于大脑神明之功用，并非是心脏之本身，深藏浅出，厚积薄发，张锡纯明确了元神脑神与识神心神的功能定位和体用之分。

元神主内，识神主外，元神深藏厚积而为体，主宰五脏六腑的生理活动；识神浅出薄发而为用，主宰躯体视、听、言、行的心理活动，故"心者……神明出焉"，不曰藏而曰出，是曰识神而已。

《内观经》说："太一帝君在头曰泥丸君，总众神也。照生识神，人之魂也；司命处心，纳心源也……照诸百节，生百神也，所以周身，神不空也。"总众神者，元神也。泥丸宫中的太一帝君脑心元神为众神之主，在泥丸脑心元神的照应下产生了心识神和周身百神，使机体各器官、各组织具有生命功能，符合五脏五神是由脑心命门所化生。由于心神为众神之一，又出于泥丸元神君照应所生，所以心识神的地位当在脑心元神泥丸君之下，二者并存不悖。

脑心元神无思无虑，与生俱来是先天之神，主宰五脏的生理活动，其调控心自主运动的功能正常，才能有"心藏脉，脉舍神"的活动，心才能有从"任物"到"处物"的精神意识思维的识神活动。脑心元神调控五脏自主运动功能的正常才能有"心藏脉""肺藏气""肝藏血""脾藏营""肾藏精"的生理活动，五脏神由此而产生，并在脑心元神的统领下而各司其职，若元神失落就会六神无主。心识神有思有虑是后天之神，必须借助于脑心元神之灵知以为用，为后天对客观事物有所知、有所识，表现为由"任物"到"处物"的意识思维感应认知过程。

识神主外而聪明智慧出焉，视、听、言、行变化不测，无定形，无规律，神明是也，心神也；元神主内至幽至微，五脏生理活动杳然不可见，有其固有的内在机制和生物程序，神机是也，脑神也。如果心因"神明出焉"而为"君主之官"，也只能认为这个心只是一个具有主宰形体视听言行的"形之君也"，是一个次高级主宰。

黄元吉曰："元神自虚无中来，识神从色身中出。元神无形，识神有迹。元神用事，识神退听，识神亦化为元神。识神用事，元神隐没不见，元神亦化为识神。"这是论元神与识神的转化关系，元神来自先天，识神来自形体；元神无形不可见，识神视、听、言、行而有迹；躯体视、听、言、行、感觉信息（阴精）皆反馈于脑心元神泥丸宫，以"炼精化气，炼气化神"，是元神用事则识神亦化为元神，躯体视、听、言、行的感觉信息（识神）经过脑心元神的转化（元神用事）后再传递到大脑，以促使大脑产生躯体视、听、言、行的运动信息（识神），是识神用事则元神亦化为识神。躯体感觉信息（识神）→脑心（元神）→躯体运动信息（识神）的转化关系符合脑心与大脑的神经解剖生理学关系。

［晚明］林兆恩在其《元神实义》一文中专论元神与识神的关系，他说："元神，无知也，而无所不知；无觉也，而无所不觉；无识也，而无所不识。而识神虽曰有所于知，而知非其所知；曰有所于觉，而觉非其所觉。"正是由于躯体视听言行感觉信息（识神）必须反馈到脑心，经过脑心元神的整合转换后才能引发出大脑皮质的躯体运动信息（识神），所以看似脑心"元神无知也，而无所不知；无觉也，而无所不觉；无识也，而无所不识"。正是因为识神必须经过脑心元神的分析整合才能产生，所以大脑"识神虽曰有所于知，而知非其所知；曰有所于觉，而觉非其所觉"，是元神潜在支配识神，脑心潜在控制大脑的生理解剖学关系，所以看似大脑有所知、有所识、有所觉，其实脑心元神是真知，不经过脑心元神的洗练，大脑识神就无从谈起。

《东医宝鉴》曰："头有九宫，脑有九瓣，九宫罗列七窍，应透泥丸宫，日则接于物，夜则接于梦。"九宫罗列七窍的信息，皆反馈至位于脑髓中心的脑心泥丸宫，泥丸宫则根据视觉、听觉、嗅觉、触觉、温觉、味觉、痛觉七种感觉器官反馈来的躯体感觉信息，经过脑心元神的分析处理后（炼精化气，炼气化神）发送到大脑的相应皮质，才能使大脑做出相应的"日接于物，夜接于梦"的识神反应，以感应认识（任物）和支配处理（处物）外界一切事物。

脑窍有外窍必有内窍，外窍可感观为七窍，内窍玄微为中窍、虚窍、神窍、祖窍、玄窍，外窍归宗于内窍（图6-2）。脑髓中心的丹田"方圆一寸二分，虚开一窍"，乃为"中窍"，而感觉意识之神转换为元神，元神转换为神明智慧之神，必由中窍、虚窍而运行，中窍乃为"元神气化之所，神机化生之处"，故又称为"神窍"，神窍化生元神，统御五脏神。中窍、虚窍、神窍、祖窍、玄窍为元神之府，为"诸神之会，总统众神"。《说文解字》曰："窍者，穴也，空也。"巢穴也，脑髓的中心"虚开一窍""其空为谷"，泥丸脑心居之，元神脑神藏之，是机体内外所有感觉信息的转换中心，所以脑心泥丸宫为"诸神之会，总统众神"。

空穴才能来风，脑髓的中心"虚开一窍""其空为谷"，为丘脑所在，所以丘脑是机体内外所有感觉信息聚集转换的中心，是百脉朝圣的上帝，丘脑所在的天宫泥丸宫就是阴阳之气"阴进阳出""阴消阳长"的虚无窟子"橐龠"，橐龠里的左丘右丘、左玄右牝颠倒巅，是阴阳之气转换的转换器、发动机，古汉语的"空穴来风"是有自然科学依据的。

《黄庭经》将人体的所有感觉功能都意象化为各种神灵，最后包括五官七窍之神、周身百节之神和五脏之神都要归宗于中窍丹田泥丸宫而为"诸神之会""万神会约之所"，这就是"一面之神宗泥丸""上丹产于泥丸宫，百神所集"，"泥丸之官，神灵所集"，"脑神丹田，百神之主"，"虽周身百节皆有神，惟泥丸之神为诸神之宗……而当中方圆一寸处，乃百神总会"的解剖生理学证据。《黄庭经》曰："五藏六府神明主，上合天门入明堂；守雌存雄顶三光，外方内圆神在中。"脑心元神是五脏六腑之大主，居天门天庭天宫中，是太极阴阳、左丘右丘、左帝君右帝卿、知雄守雌的昆仑二倍体，是太极函三为一"三花聚顶"的头顶三光，是元神所住的不方不圆的泥丸宫。《黄庭经》已概而言之。

正是：

> 百神所集泥丸宫，百神之主是脑心；
> 泥丸丘君是总神，阴阳颠倒在玄牝；
> 阴阳转换起经纶，反复其道唯脑心；

276

中医自古已神明，何言西学所发明。

《锦囊密录》云："脑为元神之府，主持五神，以调节脏腑阴阳，四肢百骸之用。"正是基于脑心元精"精化为气"而为"阴阳之根蒂"，正是基于脑心元神潜在制约着大脑识神，所以脑元神既能调节"脏腑阴阳"，又能调节"四肢百骸"之用。明确脑元神是五脏神及心神控制下的躯体四肢百骸之神的最高主宰。

元神是先天的根本，识神是后天的果实，元神支配识神，识神反馈元神，元神在识神的反馈作用下发生进化。但是，当识神过用则会干扰元神对生命活动的调控作用。心神思虑忧伤过度的不良心理活动则会干扰脑神的正常生理活动，不符合生命内在机制的"识神"活动可以干扰"元神"的正常活动，并是导致一系列疾病的重大因素。

《黄帝内经》曰："故悲哀愁忧则心动，心动则五脏六腑皆摇。"这就是心识神的过度过用对脑元神主导五脏六腑自主生理功能的摇动，心理对生理的干扰。脑主神明是心藏神的实质内容，五脏神是以五脏相关情志功能的形式替代脑主神明功能的部分功能，其实质是脑主神明部分功能的替代，所以脑病则"五脏六腑皆摇""百病乃生"，是情志抑郁心理疾病影响的结果。所以脑功能并不仅仅只是在脑内，而更多的是生发于脑-脏的相互作用之中。

脑心深藏于脑髓的中心，无思无虑不以人的意志为转移而调控着五脏六腑的生理活动，它是先天既定固有的生物程序和内在机制，神机是也，是神的高级层次，称为"元神"，也是脑神的本质所在。大脑有思有虑以人的意志为转移而调控着躯体视、听、言、行的心理活动，它是后天生命活动的感应认知过程和外在表现，无规律可言，而显于外，神明是也，是神的低级层次，称为"识神"，是心神的本质所在。所以心识神的本质应是大脑，脑元神的本质应是脑心，脑心和大脑应是脑神和心神的物质基础。

脑心元神无思无虑是无心之心，是人体之本心，既可称为脑神，也可称为心神；大脑识神有思有虑是有心之心，既称为神明之心，也称为"心神"，但此心神非彼心神，二者往往混为一谈，故出现了心主神明和脑主神明无休止的争论。

［宋］张伯端云："夫神者，有元神焉，有欲神焉。元神者，乃先天以来一点灵光也；欲神（识神）者，乃后天所染，气禀之性也。元神者，先天之性也。"明确元神识神有先后天之分。

［清］张锡纯云："所谓神者，实有元神识神之别。""脑中之神为元神，心中之神为识神……元神者，无思无虑，自然虚灵也；识神者，有思有虑，灵而不虚也。"不仅明确神有脑神元神、心神识神之分，还明确脑元神是无心之心，心识神是有心之心。

张锡纯进一步指出："然其所注重者在脑中元神，不在心中识神。""脑中元神，体也；心中识神，用也。"元神应是指深藏于脑髓中心的泥丸脑心，脑心无思无虑不以人的意志为转移，主宰五脏六腑的生理活动，大脑有思有虑以人的意志为转移，主宰躯体视、听、言、行的心理活动，而生理活动是心理活动的基础，所以脑心元神为体，心中识神为用，体阴用阳，元神是识神的根基。

元神是人体最本底的存在，与生俱来是生命活动自存的内在机制和规律，对生命活动起着自发性的调控作用，是先天固有的生物程序；识神是思维意识之后天的心理活动。所以元神识神是脑功能的两部分内容，识神是大脑皮质的意识中枢所体现，主要相关于后天的心理活动；元神则是自主中枢神经（脑心边缘系统）功能的体现，主要相关于先天的生理活动。

"神"有先天之神和后天之神之分，先天之神即元神，元神即脑神，脑神即脑心，它是生命活动的内在机制；后天之神又分为心神、肝神、脾神、肺神、肾神等"脏神"，心神仅是五脏神之一，是大脑精神意识思维心理之神。元神是人体先天生命物质——脑心元精的功能性体现，不能离开物质基础而独立存在，脑元神对心识神的调节通过"五脏神"系统发挥作用，其中包括促进五脏神的形成以及对五脏神进行统管两种作用。

　　神有大小概念之分，五神之中的神属小概念，主宰精神意识心理活动的心识神只是脏神之一，许多教科书和学术论著将心识神与主宰五脏神的脑元神混为一谈，误导至今。"可叹苍生错认心，常将血肉当黄庭"正是对这一现象的由衷感叹。元神是生命活动的内在机制和固有程序，脑心则是元神的发源地，是脑神的本质所在；脑心元神可以简称为心神，是真正的心神；识神只是大脑的精神意识思维活动而已，由于大脑识神与心血的供给息息相关，所以也称为"心神"，但此心神非彼心神，不可混为一谈，厘清不同层次的"神"，才可以厘清"神"与脏腑生理病理关系等内容中含混不清的部分。

　　张景岳云："心为一身之君主，禀虚灵而含造化，具一理以应万机。"显然这是脑心元神的特性，是生命演生的根蒂，非血脉之心所能，亦非神明之心所能。神有脑心元神与心血识神之分，已是一个不争的事实，不可置之不理。

　　正是：

> 为学日益是识神，为道日损是元神；
> 天命之性是元神，气质之性是识神；
> 无思无虑是元神，有思有虑是识神；
> 太极元神居方寸，血气识神居下心；
> 脑心元神为心神，血肉识神为人心；
> 血脉和利识神居，元精完固元神居。
>
> 元神为本藏于内，识神为标显于外；
> 人知其神乃识神，不知不神之元神；
> 不神无知无不知，识神所知非其知；
> 纳有形通于无形，穿过无形才有形；
> 先天元神神即性，性即心中至善理；
> 知觉从性而分出，先天元神化识神。

炼精化气气化神，必由中窍而运行；

阴转阳来神转神，必由玄牝来转运；

寂然不动是天心，蹦蹦跳跳是肉心；

感而遂通是元神，视听言动是识神；

脑心元神是心神，肉心识神非真心；

真精真心出真神，血气肉心出识神；

真性元神助本心，心血来潮助人心。

无心之心是脑心，有心之心是人心；

脑心一身之君主，具一理而应万机；

可叹苍生错认心，常将血肉当黄庭；

血肉之心非良心，脑神精根是真心；

敢把血脉拉下马，天庭自有脑神在；

心脉之神非彼心，脑心元神才是心；

心主不明国之乱，拨乱反正需良心。

至此，《黄帝内经》中的"心"有三层含义，一是血脉之心，二是后天识神，三是先天元神。心神是不分离的，《黄帝内经》把这三者都称为"心"，混合在一起，大心小心不分、元神识神不分，脑神心神不分，真心真神不明确，致使后世医家心、脑神明之争几百年来无休无止，妙趣横生，这是《黄帝内经》给我们摆下的龙门阵，迷惑我们，让我们趣味无穷，能够不断推陈出新，化腐朽为神奇，我们七弯八拐，出神入化当自明，"小心"之脑心元神才是真正的心。我们必须从根本上厘清心和神的概念，重新审视以心神为主宰的中医学说，这对重新认识中医基础理论及其脏腑关系尤为重要。

280

# 第十章　脑心命门是经脉循环系统的中枢

《黄帝内经》的"目者，宗脉之所聚"和"诸脉者，皆属于目"，是说所有的经脉都归属于目睛命门所有。它们都是以目睛命门脑心为中心而"出入升降""阴进阳出""上下环转""首尾相接""一气周流"的经脉循环系统，与现代神经系统以"脑心"为转换中心的信息循环有着相同的运行轨迹。

神有元神和识神之分，生命活动有生理活动和心理活动之分，机体运动分为内脏运动和躯体运动两大系统，躯体运动受大脑识神的调控以人的意志为转移，是心理活动；内脏运动受脑心元神的调控不以人的意志为转移，是生理活动。元神支配着识神，心理活动以生理活动为基础。

督脉"奉天承运"是传递大脑识神视、听、言、行躯体运动信息的经脉，所以督脉与躯体运动神经"皮质脊髓束、皮质脑干束"密切相关；任脉与之相反相成，是"归根复命"向大脑反馈躯体感觉信息的经脉，所以任脉与躯体感觉神经"脊髓丘脑束、薄束、楔束"密切相关。足太阳"奉天承运"是传递脑心元神调控五脏六腑内脏运动信息的经脉，所以足太阳与内脏运动神经"交感干"密切相关；足少阴与之相反相成，是"归根复命"向脑心反馈五脏六腑内脏感觉信息的经脉，所以足少阴与内脏感觉神经"内脏感觉丘脑束"密切相关，它们都是以脑心命门为中心而阴进阳出、上下环转、首尾相接的经络信息循环系统。

# 第一节 督脉与任脉循环通路

道家的《修真图》在头部素髎、龈交的旁边标有"督脉"二字，在肾之下的会阴处标有"任脉"二字（图6-8），说明督脉是起于头部的经脉，这才符合"阳在上，阴在下；阳下降，阴上升""阴阳上下环转"的运动规则。督脉自上而下是传递大脑躯体运动信息的经脉，与之相反相成，任脉自下而上入目，是通过脑心命门的转换而向大脑反馈躯体感觉信息的经脉，督脉的传出调控与任脉的传入反馈相反相成，组成了以丘脑脑心为转换中心的躯体运动/感觉信息循环系统。

## 一、督脉是传递大脑躯体运动信息的经脉

大脑运动皮质发出的运动神经纤维下行组成锥体束，其中一部分到脊髓，称为皮质脊髓束，另一部分止于脑干的脑神经运动核，称为皮质脑干束。皮质脊髓束发出的躯体运动神经调控着躯体四肢的随意运动，皮质脑干束发出的脑神经调控着头部五官的随意运动，二者在大脑思维意识（识神）的主宰下，调控着躯体视听言行之心理活动。

督脉起于大脑"后出于项中"的风府穴（本章第三节将有论证），分上下两支而行，其下循脊里止于长强的起止走行与皮质脊髓束的起止走行一致，其偏瘫、手足拘挛、颈项强直等病变也与皮质脊髓束病变一致，故下循于脊里的督脉与皮质脊髓束密切相关。督脉从风府出来后向上行走的一支沿头额部至鼻柱龈交（图10-1），其中风不语、口眼喝斜等病变与皮质脑干束所控制的头面部五官运动功能和病症相一致，所以上循于头部的督脉与皮质

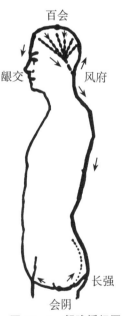

图10-1 督脉循行图

282

脑干束密切相关。

大脑控制躯体运动的信息传输通路,分为主宰躯体四肢运动的皮质脊髓束和主宰头面五官运动的皮质脑干束。源自大脑"后出于项中"的督脉,也分为主导躯体四肢运动的下行督脉和主导头面五官运动的上行督脉两条信息传输通路,由此,皮质脊髓束应是下行督脉的实质内容,皮质脑干束应是上行督脉的实质内容。督脉只是大脑识神主宰躯体运动的信息传出通路,是皮质脊髓束、皮质脑干束的生理病理反应线。

古代医家对督脉的循行起止是有不同观点的,如《十四经发挥》《东医宝鉴》《铜人腧穴针灸图经》《针灸甲乙经》《圣济总录》对督脉穴位是由上向下排序的,即督脉起于素髎,经水沟、兑端、龈交,再过神庭、上星、百会等穴,然后从风府下项中并于脊里,止于长强,从穴位排列顺序来看督脉是由上向下循行的。《灵枢·营气》曰:"上额循巅,下项中,循脊入骶,是督脉也。"明确督脉是从上而下走行的。

《灵枢·本输》曰:"颈中央之脉,督脉也,名曰风府。"风府正好在大脑的出入口枕骨大孔处,说明督脉出自于大脑,符合阴进阳出的原则。而且《灵枢·大惑论》有"后出于项中"说,所以《灵枢·本输》的"颈中央之脉,督脉也,名曰风府"应是指督脉"后出于项中"的风府穴。如果督脉是自下而上从风府进入脑内,显然是违反了"阴进阳出"的原则。

虽然《难经·二十八难》曰:"督脉者,起于下极之俞,并于脊里,上至风府,入属于脑。"但下极之俞会阴不是藏,它无力担当督脉的强大功能,而"上至风府,入属于脑",却说明了风府是大脑的出入口,督脉"并于脊里""属于脑",一则说明督脉与脑和脊髓有着非常密切的关系,二则说明督脉"入属于脑"就是归属于大脑的一条经脉。

《素问·骨空论篇》:"督脉为病,脊强反折。"《难经·二十九难》:"督脉为病,脊强而厥。"现代医学证明这就是皮质脊髓束的病变,说明督脉反映的就是皮质脊髓束病变,所以督脉应是属于大脑的经脉。即"督脉者,起于下极之腧"又"属于脑"这种自相矛盾的说法我们应甄别而取其后者之意，因为下极之腧的"会阴"根本无力栽培督脉的强大，而督脉反映的是大脑的生理病理，所以督脉"上至风府，入属于脑"应理解为：督脉起自大脑，下出风府，"后出于项中"。

现代医学证实，"督脉为病，脊强反折，脊强而厥"，往往并不是皮质脊髓束（督脉）本身出了问题，而是大脑出问题了，如脑卒中的偏瘫。督脉（皮质脊髓束）只是起源于大脑，是大脑向躯体传递运动信息的传输通路。古今结合，我们取《黄帝内经》督脉"下项中，循脊，入骶"之走向及《难经》"督脉者……属于脑"之归属和风府为大脑出入口之寓意，再会同现代医学修正：督脉起自大脑，"后出于项中"，从风府而出，其上行者"上巅，循额，至鼻柱""至龈交而终"，其下行者"下项中循脊入骶"（图 10-1）。督脉起自大脑"后出于项中"并于脊里的走行正好与皮质脊髓束的走行相一致，皮质脊髓束主导躯体四肢的运动，与下行督脉的功能一致，所以皮质脊髓束应是下行督脉的实质内容；皮质脑干束的病症与上行督脉的病症相一致，所以皮质脑干束应是上行督脉的实质内容。

《针灸大成》叙述督脉病症是全面的，诸如大脑方面的癫症、癫狂、眩晕、昏厥、惊悸、健忘、失眠不寐、神志恍惚、抽搐、惊厥、震颤等，及躯体方面的手足发麻、颈项强直、拘挛、腰腿疼痛、中风不语、口眼㖞斜、偏瘫、破伤风、伤寒等。现代医学证实，以上所有症状皆为大脑皮质及其皮质脊髓束、皮质脑干束病症，所以督脉与大脑及其皮质脊髓束、皮质脑干束密切相关。

有研究指出，督脉是大脑的经脉，因为督脉病变直接表现为大脑病变，类似于瘫痪、癫痫、精神病等，而且后者最为突出，在督脉 28 个穴位中有 24 个穴位与大脑病变有关，即督脉主要反映了大脑本身及其主持躯体运动功能障碍的病变。

有研究指出，针刺督脉经穴可以治疗以上所有病症，尤其对大脑神志方面的病症有着确切的治疗效果，这不仅是古代医家得出的临床经验，而且已被现代临床和科研实验所验证。督脉在循行路线、生理功能、临床治疗及现代实验研究等方面均与大脑及其皮质脊髓束、皮质脑干束有着极为密切的内在联系。

在临床实践中，中风首当以督脉论治，采用"通督调神"针法可以改善脑供血和中风偏瘫的躯体运动障碍，而躯体运动受大脑皮质脊髓束、皮质脑干束的控制。

诸多临床实验研究表明，属于大脑思维意识（识神）范畴的惊悸健忘、神志恍惚、自闭症、抑郁症、焦虑症、血管性痴呆、记忆力减退、认知障碍、失眠、癫痫、眩晕、儿童多动症等均可采用"通督调神"针刺法的治疗获得良效，而"通督调神"是通过针刺督脉经穴治疗大脑各种病变的临床经典，说明督脉与大脑识神密切相关。

诸多临床实验研究表明，属于皮质脊髓束、皮质脑干束躯体病变的中风偏瘫、小儿脑瘫、痿证、帕金森病、强直性脊柱炎、口眼㖞斜等视、听、言、行之病症均可经针刺督脉经穴而改善，说明督脉与皮质脊髓束、皮质脑干束密切相关。

针灸督脉经穴对大脑及其皮质脊髓束、皮质脑干束所引起的病变有非常重要的治疗作用，"病变在脑，首取督脉"，这已成为历代医家的共识，所以督脉应是属于大脑的经脉。由于督脉与皮质脊髓束的起止、走行及功能、病变一致，临床治疗有效，与皮质脑干束的功能、病变一致，临床治疗有效，所以督脉应是反映大脑及其皮质脊髓束、皮质脑干束生理与病理的经脉。

现代医学证实，督脉为病引起的中风偏瘫反映了大脑皮质是左右半球对侧交叉的运动信息系统，其根源在于双丘脑的"维筋相交"的交叉指令，是丘脑玄牝的"颠倒之术"。所以督脉为病引起的中风偏瘫反映了督脉内部有两条线路，分别控制着左右侧肢体的运动，其根源在于大脑的左右半球，而大脑左右半球的根源在于左右丘脑玄牝一体的脑心。

## 二、任脉是向大脑反馈躯体感觉信息的经脉

根据条件反射的活动规律，生命活动首先应是在躯体感觉神经纤维和

内脏感觉神经纤维接受体内外各种感觉信息的刺激，并传入各级中枢，经过各级中枢的整合后，才能反射性的引发出躯体运动神经和内脏运动神经的反应性活动。没有感受性刺激，就没有反射性运动，如同聋哑人一样，没有听觉的感受性刺激，就没有言语的反射性运动。所以生命活动应遵循：感受器→传入神经→中枢→传出神经→效应器的条件反射活动规律。

大脑（识神）→皮质脊髓束、皮质脑干束（督脉）→躯体运动（视听言行）实质上只是中枢→传出神经→效应器条件反射活动规律中的运动信息传出系统，而感受器→传入神经→中枢则是条件反射活动规律中的感觉信息传入系统。任脉担任着躯体感觉信息传入反馈的任务，如此才能和督脉躯体运动信息的传出相反相成，组成以丘脑脑心为转换中心的躯体感觉/运动信息循环系统。

督，督促的意思；任，接受的意思。按照阴阳对立统一、相反相成的原则，督脉既是传递躯体运动信息的经脉，那么与之对应的任脉则应是传递躯体感觉信息的经脉，如此才能构成一个以脑心为转换中枢的躯体感觉/运动信息循环系统。

现代医学证明，躯体浅感觉（痛、温、触的感觉）的神经纤维在脊髓内形成脊髓丘脑束传入通路，躯体深感觉（肌、腱、关节的感觉）的神经纤维在脊髓内形成薄束、楔束传入通路，脊髓丘脑束和薄束、楔束将躯体左右两侧的深浅感觉信息向上交叉传递到脑心中的对侧丘脑，在此整合换神经元后，再组成丘脑中央辐射，投射到大脑中央的运动皮质，从而指令大脑运动皮质发出相应的躯体运动信息，躯体运动信息经皮质脊髓束传递到躯体运动神经，以调控躯体四肢的运动。

头面部左右两侧的浅感觉神经纤维经三叉丘系也交叉传递到左右两侧丘脑，头面部的深感觉神经纤维传递到丘脑的传递路径尚不明了，视觉、听觉、味觉等特殊感觉通过一定的途径也交叉传递到对侧丘脑（唯嗅觉是通过边缘系统的旁嗅区和嗅额区），头面部的深浅感觉信息及特殊感觉信息同样经过丘脑的整合、换神经元，再组成丘脑中央辐射，投射到大脑相应的运动皮质，以指令大脑运动皮质发出头面部的躯体运动信息，再经皮质脑干束传递到脑神经，以调控头面五官的躯体活动。

　　任脉起于会阴，直线上传环唇后，分两支从两目之下中央入目，任脉入目后必然要经过目系（玄关两窍）这个特别通道的交叉传输抵达脑心中的左右两侧丘脑（图10-2），经过脑心的中继整合后再抵达大脑，因为任脉传递的是躯体感觉信息，所以任脉入目的目的地应该是经过脑心的中继整合后到达大脑，以与起源于大脑的督脉首尾相接，形成躯体感觉/运动信息循环系统，这个循环系统是以丘脑脑心为转换中心的，所以脑心是任督二脉"阴进阳出""阴阳交接"的中心及其"上下环转""一气周流"的原动力。

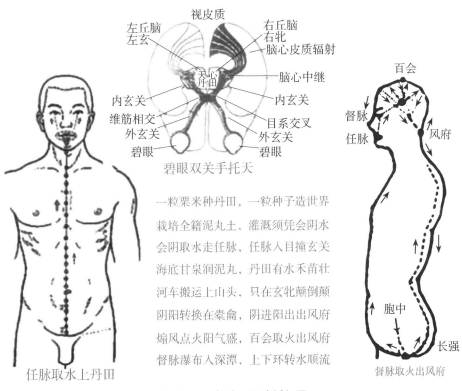

碧眼双关手托天

一粒粟米种丹田，一粒种子造世界
栽培全籍泥丸土，灌溉须凭会阴水
会阴取水走任脉，任脉入目撞玄关
海底甘泉润泥丸，丹田有水禾苗壮
河车搬运上山头，只在玄牝颠倒颠
阴阳转换在橐籥，阴进阳出出风府
煽风点火阳气盛，百会取火出风府
督脉瀑布入深潭，上下环转水顺流

任脉取水上丹田

督脉取火出风府

**图 10-2　督脉、任脉循行图**

《大丹直指》的"河车搬运入昆仑，须是牢关双市门"，正是说明周天的运行、任督的循环就像河车搬运水流一样，任脉之阴气是从前面的两目两窍、玄关双市门进入脑心后而一气周流的，河车的搬运、任督的周天循环应是"阴进阳出"的顺时针方向而非逆时针旋转。

［明］石和阳的"命门（目）之上，有玄关两窍，左玄右牝，中虚一处，名曰黄庭。"所以任脉分叉两支入目后，应是通过目内的"玄关两窍"进入黄庭泥丸宫中的左丘右丘、左玄右牝之脑心的。泥丸玄牝是"阴阳之根蒂"，奠定了"一分为二"的生成法则。

督脉起于大脑"后出于项中"的风府，再"下项中，循脊，入骶，交于会阴"，与起于胞中的任脉首尾相接，任脉出会阴，循腹直上入目，后经两目系的交叉传输至对侧丘脑，经丘脑脑心的中继后到达大脑，与起于大脑的督脉首尾相接，如此才形成了任督二脉首尾相接一气周流的小周天，这也就是以脑心为转换中心的躯体感觉/运动信息循环系统（图10-3）。督脉起源于人体的上极向下而行，任脉起源于人体的下极向上而行，符合

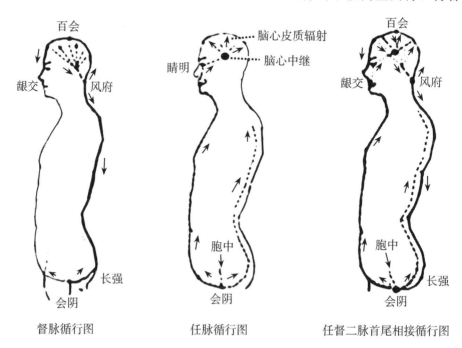

督脉循行图     任脉循行图     任督二脉首尾相接循行图

图10-3　任督二脉首尾相接一气周流的小周天

"阳在上，阴在下""阳下降，阴上升"和"阴阳上下环转"的阴阳运动
法则。

起自机体下极的任脉直线上传到脑心，经脑心的中转后，与大脑的督
脉相衔接的起止循环路线和起于机体下极的脊髓丘脑束、薄束、楔束直线
上传到脑心，经脑心的中继后，与大脑的皮质脊髓束、皮质脑干束相衔接
的起止循环路线是相一致的。由于脊髓丘脑束、薄束、楔束均存在接受躯
体左右两侧感觉信息的两条内部线路，并在上传到脑心时又都交叉进入对
侧丘脑而后到达大脑，所以任脉上传环唇后也分两支入目，并随两目系的
交叉传输分别进入脑心中的对侧丘脑而后抵达大脑，说明任脉本身也存在
着接收躯体左右两侧感觉信息的两条内部路线（图 10-2）。由此可见，任
脉与脊髓丘脑束、薄束、楔束的起止走向一致，传递反馈躯体感觉信息的
功能一致，两条内部路线一致，交叉进入对侧丘脑脑心的情况一致，还与
督脉的皮质脊髓束、皮质脑干束首尾衔接一致，所以脊髓丘脑束、薄束、
楔束和头面部的"感觉丘脑束"应是任脉的实质内容。

任脉的传入反馈与督脉的传出调控相反相成和首尾相接，组成了以脑
心为交接、转换中心的躯体感觉/运动信息循环系统，其本质是脊髓丘脑
束、薄束、楔束及头面部的"感觉丘脑束"的两条内部线路传入反馈与皮
质脊髓束、皮质脑干束的对侧交叉传出调控首尾相接和相反相成组成了脑
心的躯体感觉/运动信息一气周流的循环系统。脑心玄牝"维筋相交"的
左右"颠倒之术"奠定了督脉和任脉必然是两条内部线路的基础。

另外，《灵枢·五音五味》曰："冲脉任脉皆起于胞中，上循背里，为
经络之海。"即起于胞中传递躯体感觉信息的任脉还有分支向上循行于脊里
（图 10-2），与脊髓丘脑束、薄束、楔束的走行一致，所以任脉是明修栈
道、暗度陈仓，实质上是通过脊里向脑心传递躯体感觉信息的。"经络之
海"说明任脉应是汇聚躯体感觉信息的经脉。依照阴阳平衡和相反相成学
说的理论，针刺任脉应是通过感传其"上循脊里"的分支将躯体感觉信息
反馈于大脑的，因为"上循脊里"的任脉与脊髓丘脑束、薄束、楔束的走

行及功能相一致。

诸多研究表明，针刺任脉经穴有促进大脑神经功能恢复的作用，针刺任督两经的经穴可改善脑部血液供应，修复大脑神经损伤和促进大脑神经干细胞的增殖分化，并能改善睡眠。针刺任脉、督脉对脑卒中后神经干细胞的分化和增殖都发挥着非常重要的调节作用，其中神经干细胞被公认为是能够自我更新并提供大量脑组织细胞的细胞，针刺任脉、督脉经穴对脑缺血损伤后的神经修复具有积极作用。任脉、督脉与大脑直接相连，与精神、神志及躯体疾病密切相关，是反映大脑生理病理的经脉，所以大脑神志性疾病采取任督二脉的配穴法进行针刺治疗，具有双向的良性调节作用而显现更好的治疗效果。

由于任脉、督脉与大脑具有共同相关性，而且作为以大脑为中枢的躯体感觉/运动信息系统的循回传输通路，反映督脉的传出调控和任脉的传入反馈信息系统的整体作用，所以选用任督二脉的配穴法进行针刺治疗，体现督脉的反射调节信息和任脉的反馈调节信息的双向治疗作用，体现阴阳平衡和相反相成学说的理论。

## 三、脑心是任督二脉的交接中心

机体运动分躯体运动和内脏运动两大系统，经脉应是构成这两大系统的信息传输通路。人体的主体经脉是十四经，十四经脉中的督脉起于大脑"后出于项中"的风府，下项中，循脊，入骶，交于会阴，入胞中，与任脉相衔接；任脉起于胞中，出会阴，循腹直上分两支入目后再交叉进入对侧丘脑，经丘脑脑心的中继后到达大脑与督脉相衔接，所以《性命圭旨》曰：泥丸元神上丹田是"阴阳变化之乡，任督交接之处"。任脉反馈的躯体感觉信息（阴精）从两目下中央入目，通过目系"维筋相交"的交叉后交给了泥丸脑心，经脑心上丹田泥丸宫的"炼精化气，炼气化神"后，再投射到大脑皮质的相应区域，才能引发出相应的躯体运动信息（阳气），躯体运动信息随起源于大脑的督脉"后出于项中"的风府穴后，向下行走的一支循脊里，至会阴，入胞中，再与起于胞中的任脉首尾相接，向上行走的一支至鼻柱，至龈交，与环唇的任脉相交接，从而形成了一气周流的任督循环系统，所以说泥丸元神是"阴阳变化之乡，任督交接之处"。

督脉与任脉首尾相接独特于十二经组成了以脑心为交接中心的躯体运动/感觉信息循环系统，实际上这就是皮质脊髓束、皮质脑干束（督脉）的传出调控通路与脊髓丘脑束、薄束、楔束（任脉）的传入反馈通路组成了以脑心为转换中心的躯体运动/感觉信息循环系统。所以脑心就是"阴阳变化之乡，任督交接之处"。

《灵枢·海论》说经脉"内属于脏腑，外络于肢节"。经脉只是联络躯体与内脏的信息通路，对于督脉/任脉来说，它们是联系大脑与躯体器官的经脉，所以针刺其经脉可以对大脑-躯体起到上下双向调整的作用。《素问·阴阳应象大论篇》曰："阴阳上下之环转也。"试问，如果督脉起源于下，由下而上运行经风府进入大脑与也由下而上行从两目系进入大脑的任脉相衔接，二者相向而行，如何上下环转、一气周流？

清代《天方理性》指出，一切"纳有形于无形，通无形于有形"的任务都是由脑来完成的。"纳有形"是收受躯体感受器的各种感觉刺激，将外界客观的、有形的（视、听、言、行）各种感觉信息（形、声、色等）通过上行传导系统（脊髓丘脑束、薄束、楔束）上传至脑心，经脑心元神的整合、换神经元后再投射到大脑变成无形的、主观的心理状态，是所谓"纳有形于无形"；"通无形"是将大脑各种无形的调控信息通过下行传导系统（皮质脊髓束、皮质脑干束）传导至躯体的各个效应器官，变成视听言行可见的有形活动，是所谓"通无形于有形"。《天方理性》借助了西方医学的它山之石，又使用古中医学比喻类比的论证方式探讨了大脑与心理的关系，也包涵了现代生理学的研究成果。

《灵枢·本神》曰："所以任物者谓之心，心有所忆谓之意，意之所存谓之志，因志而存变谓之思，因思而远慕谓之虑，因虑而处物谓之智。"

任物，担任、接受事物的意思；处物，支配、处理事物的意思。即神明之心大脑是通过任脉的反馈而接受躯体视、听、言、行之外界感觉信息的（任物），然后经过大脑"意、志、思、虑、智"的综合分析后产生躯体运动信息，躯体运动信息是通过起源于大脑的督脉而支配处理（处物）一切外界事物的。"处物谓之智"是大脑识神活动的最终结果，而大脑的识神活动是由心来表述的，所以"任物者谓之心"，心是通过任脉而"任物"和督脉而"处物"而"神明出焉"的。心是大脑的代称，而大脑识神有思有虑是后天之神，需要借助脑心先天元神的感通之路，才能对后天客观事物有所知、有所识，表现为由"任物"到"处物"的意识思维感应认知过程，"任物"到"处物"是以脑心元神的感通功能为中心环节的。

《黄帝外经·命门真火篇》曰：命门"通于任督，更与丹田神室相接，存神于丹田……十二经之火得命门先天之火则生生不息，而后可转输运动变化于无穷，此十二经所以皆仰望于命门，各倚之为根也。"岂不就是丹田神室中的脑心命门而孰能担当此重任？只有脑心命火的推动，任督一气周流才能循环不已；只有命火的推动，十二经才能转输循环不已。

正是：

自下而上感苍天，自前而后入玄牝；
河车搬运入昆仑，须是玄关双市门；
精化为气气化神，阴进阳出天地通；
自上而下通天下，任督周天一气通；
阳在上来阴在下，阴上升来阳下降；
任督上下之环转，一气周流不逆行；
纳有形通于无形，穿过无形即有形；
感觉神变运动神，必由脑心来洗礼；
炼精化气气化神，必由中窍而运行；
阴转阳来神转神，必经玄牝颠倒颠；
任督交接阴阳乡，玄牝命门橐龠箱；

阳在上来阴在下，阳下降来阴上升；

心目洞明分两目，玄关两窍双轨道；

任脉双轨入两目，玄关两窍入玄牝；

玄牝颠倒分左右，大脑半球左右分；

维筋相交分左右，督脉偏瘫左右分；

双轨双道太阳经，任督双轨亦双道；

左丘右丘双昆仑，至善根源在玄牝。

# 第二节　足太阳经与足少阴经传输通路

足太阳是起源于脑心向五脏六腑传递脑神调控内脏运动信息的经脉，足少阴与之相反相成，肾收藏五脏六腑之精，主骨生髓，通于脑，通过其上"循脊内"的足少阴肾经，经髓道将内脏感觉信息反馈于脑心。足太阳的传出调控与足少阴的传入反馈相反相成，组成了以脑心为转换中心的内脏运动/感觉信息系统。

## 一、足太阳经是传递脑心经内脏运动信息的经脉

督脉起源于大脑，是传递大脑识神调控躯体运动信息的经脉，所以躯体运动随人的意志而转移，是心理活动；足太阳经起源于目睛命门脑心，是传递脑心元神调控内脏运动信息的经脉，所以内脏运动不为人的意志而转移，是生理活动。

脑心通过下丘脑-交感干-内脏运动神经系统支配内脏的生理活动，所以脑心也称为"内脏脑"。现代医学证明，内脏活动受内脏运动神经的支配，内脏运动神经又称自主神经、植物神经，在很大程度上不受意志支配，它主要受脑心既定固有的生物程序所控制。自主神经又分为交感神经和副交感神经，交感神经形成的椎旁神经节列于脊柱两侧，各椎旁神经节由节间支互相串连而构成交感干，交感干源自脑心，受脑心控制，位于脊

柱两侧，上自颅底，下至尾骨挟脊而下行（图10-4）。交感干发出的交感神经丛联络内脏器官，以支使内脏运动，所以，交感神经丛也称内脏交感运动神经，是内脏运动的主导者。副交感神经节则位于所支配的内脏器官附近，与交感神经相拮抗，但这种拮抗的性质是使内脏活动协调，保证内脏器官正常的活动。交感神经和副交感神经（自主神经）的最高中枢在脑心，二者在脑心的控制下，共同支配内脏运动，如同人的左右手一样，相互协调配合，共同完成一件事情；或如同人行走的左右脚一样，一前一后相拮抗，但是在前进着。

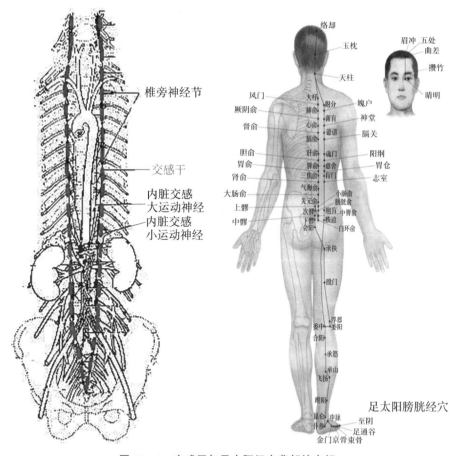

**图10-4  交感干与足太阳经在背部的走行**

294

足太阳经从项部沿脊柱两侧下行，与交感干列于脊柱两侧的循行线路基本一致；足太阳经内连五脏六腑之腧将阳气输注于五脏六腑，以温煦推动五脏六腑的功能活动；与交感干发出的交感神经丛内连五脏六腑及其增加能量代谢、提供热量以温煦推动内脏器官活动的功能基本一致；足太阳经不受大脑识神意志支配而根据脑心元神既定固有的生物程序控制五脏六腑等内脏的自主活动，与交感干不受大脑意志支配而根据脑心既定固有的生物程序控制内脏自主活动的功能基本一致；交感干与足太阳的最高中枢（脑心）一致，主要的挟脊而行一致，传导脑心内脏运动信息的功能一致，所以足太阳在脊柱两侧循行的主要实质内容应该是 交感干。

另外，足太阳经下项循肩髆内是分作四行而下行的（图10-4），通常只讲挟脊入五脏六腑之腧的内侧两行应为主脉，对五脏六腑的内脏运动起主要作用，外侧两行应为支脉，对内脏运动起配合协同作用。是否可以这样设想，外侧支脉的生理功能应该是协同内脏运动副交感神经的生理反应，有待进一步的探究。总之，足太阳经的主脉和支脉在脑心的统筹支配下，相互配合协调共同主理内脏运动，与交感神经和副交感神经在脑心的统筹支配下相互配合协调，共同主理内脏运动的生理现象是一致的，它们都有两条生理路径。

周逸平等综述足太阳经的背俞穴与交感干和交－脊联系点体表投影关系十分密切，电针足太阳经的背俞穴与交感干及其支配的内脏活动密切相关，而切断交感干神经和用交感干神经拮抗剂或毁坏其上位脑中枢又可使电针足太阳经背俞穴失去作用，论证了足太阳经与脑心、交感干神经及其支配的内脏活动的相关性，并体现了作为整体的内脏活动的调控途径。针刺足太阳经背腧穴治疗五脏六腑内脏性疾病在临床实践中得到了广泛证实，而足太阳经是传递脑心内脏运动信息的，所以针刺足太阳经可以调理内脏疾病。足太阳经接受脑心的指令，反映脑心的生理病理现象，脑心元神则通过足太阳经传递其五脏六腑内脏运动信息，以主宰一切内部事务，即足太阳经只是向内脏传递脑心元神调控五脏六腑内脏运动的信息传出通路。

重阳帝君注解《太上清静经》"吉凶两岸无差错"时曰："至善中间是洞府，玄关里面是瑶池（昆仑）。"正是基于足太阳和交感干都是起源于脑髓中间玄关天宫泥丸宫（洞府）中的双昆仑、双丹田、双丘脑（脑心），所以足太阳经和交感干都是双经双身沿脊柱两岸入五脏六腑的，它们是有起源依据的。

正是：

> 脑心长出交感干，源远流长入五脏；
>
> 脑心长出足太阳，源远流长入五脏；
>
> 夹脊两岸无差错，至善根源在玄牝。

## 二、足少阴经是向脑心反馈内脏感觉信息的经脉

按照阴阳对立统一、相反相成的原则，足太阳经既是传递脑心内脏运动信息的经脉，那么与之对应又互为表里的足少阴经则应是向脑心反馈内脏感觉信息的经脉，如此才能构成一个以脑心为转换中枢的内脏运动/感觉信息循环系统。

生理学证明，内脏感觉神经纤维在脊髓内形成的内脏感觉丘脑束，可能靠近脊髓丘脑束上行而传至丘脑，也可能传至脑心的大部分区域，因为脑心主宰内脏活动，应是内脏感觉信息反馈的最高整合中枢。内脏感觉信息经过脑心的综合分析后，即反应性地引发出内脏运动调控信息，内脏运动调控信息必然要通过下丘脑-交感干-内脏运动神经系统和下丘脑-垂体-靶腺内分泌系统的传输以调控五脏六腑的内脏运动。

"五脏本皆属阴"而为人体内的地，肾精是五脏之阴的根本，为阴中之阴，所以肾为"太阴之脏"而主地。肾藏精，是受五脏六腑之精而藏之，换言之，肾收藏着五脏六腑内脏感觉信息而为之"精"。五脏六腑内脏感觉信息（精）集中收藏于肾，再以"肾精生髓通于脑"的传递路径，将五脏六腑内脏感觉信息（肾精）通过髓道（内脏感觉丘脑束）反馈于

脑心。

在第八章曾论证，肾为"太阴之脏"，其经脉就应该是足太阴肾经，以与脑心命门"太阳之脏"的足太阳命门经相反相成，但是目前我们还是按照足少阴肾经来叙述它的功能。《灵枢·经脉》曰足少阴"贯脊，属肾"，足少阴肾经与脊髓直接相通；《足臂十一脉灸经》曰足少阴脉"循脊内"；《阴阳十一脉灸经》曰足少阴脉"上穿脊之"。即肾藏精，五脏六腑活动产生的内脏感觉信息皆集中收藏于肾，肾再通过其上循脊内的足少阴肾经，经过脊髓的内脏感觉丘脑束上传反馈于脑心，以反射性地引发脑心的内脏运动信息，而与起源于脑心的足太阳循环往复，形成以脑心为转换中心的内脏感觉/运动信息循环系统。所以，肾"藏精生髓，通于脑"及足少阴肾经上"循脊内"的实质内容应该是脊髓的内脏感觉丘脑束。

《道枢·黄庭篇》说："肾者，其左少阴，其右太阳，上通诸气……内灌于生门，上入于泥丸，上下流通，如日月之运行。"生门即生命之门；泥丸即脑心元神。即肾通过其"循脊内""上穿脊之""贯脊属肾"的左少阴之脉（脊髓内的内脏感觉丘脑束）将五脏六腑之精气（内脏感觉信息）"上通诸气……内灌于生门（命门目），上入于泥丸（脑心）"，经过脑心泥丸宫的"炼精化气，炼气化神"后产生出元气和元神（内脏运动信息），元神之气再随右太阳之脉（脑心-下丘脑-交感干-内脏运动神经）入十二脏之腧，并唯肾而络，最后植入足少阴肾经的至阴穴，从而左升右降、上下流通（脑心-内脏感觉/运动信息循环系统），如日月运行。足少阴肾与泥丸脑心是相通的，它"上入于泥丸"应是通过其上"循脊内"的足少阴分支内灌于命门而上入于泥丸脑心的，所以"肾生髓，通于脑"应是通过其"贯脊属肾""上穿脊之"的足少阴分支将五脏六腑之精气（内脏感觉信息）上注于泥丸脑心命门的。

从"肾者，其左少阴……上通诸气……内灌于生门，上入于泥丸"来看，说明"贯脊""上穿脊之""循脊内"的足少阴肾经是直接上通于生命之门泥丸脑心的，并与起源于泥丸脑心的足太阳之脉首尾相接形成一条循环往复的生命线。

有研究表明，针刺足少阴肾经可以在脑内控制内脏活动的边缘系统（脑心是边缘系统泥丸宫的中心成分）形成完整的中枢激活与反射环路，说明足少阴肾经可以感传到脑的内脏中枢，这是"肾收藏五脏六腑之精，主骨生髓，通于脑心泥丸宫"的证据，也是上"循脊内"的足少阴上传内脏感觉信息的证据。足少阴肾经主治肾及与肾有关的肺、心、肝、脑等内脏自主性疾病，所以针刺足少阴肾经可以在控制内脏活动的边缘系统内部形成完整的中枢激活与反射环路。边缘系统就是脑心元神所住的泥丸宫，脑心泥丸宫主宰内脏运动，所以针刺足少阴肾经可以在边缘系统泥丸宫形成完整的中枢激活与反射环路，印证了内脏感觉信息应反馈至脑心泥丸宫的这一观点。

边缘系统泥丸宫是自主中枢神经系统调控内脏生理活动的最高中枢，针灸治疗自主性内脏疾病就是通过对其相应自主神经的体表-内脏联系的经脉、经穴（线、点）的刺激进行双向调节，并将内脏感觉的异常信息通过自主神经反馈到最高中枢边缘系统泥丸宫进行整合处理，然后反射性的引发出调节控制信息通过下丘脑-交感干-内脏运动神经到靶器官产生相应的调节效应，以平衡阴阳，扶正祛邪。

《灵枢·海论》曰经脉"内属于脏腑，外络于肢节"。经脉只是联络躯体与内脏的信息通路，对于督脉/任脉来说它们是联系大脑与躯体器官的经脉，但对于足太阳经/足少阴经来讲，它们却是联系脑心与五脏六腑内脏器官的经脉，所以针刺其经脉可以对大脑-躯体、脑心-内脏起到上下双向调整的系统作用。

## 三、冲脉是向脑心反馈内脏感觉信息的经脉

《灵枢·逆顺肥瘦》："夫冲脉者，五脏六腑之海也，五脏六腑皆禀焉。其上者，出于颃颡，渗诸阳，灌诸精。"禀，回禀、禀报的意思，即五脏六腑的活动信息皆得禀报于冲脉，所以冲脉是内脏感觉信息汇聚之海。

"冲"有中空、空虚之义，能海纳百川，故冲脉能容纳五脏六腑的信息。冲脉起于"胞中"又"至胸中而散"，故能感受五脏六腑变化的信息。

冲脉入目后必抵达脑心，这是目与脑心在发生学上的渊源关系所决定的。冲脉自下而上入目后应该是通过目系抵达脑心的，因为冲脉感传的是内脏信息，脑心则是内脏感觉信息反馈的最高中枢。冲脉起于腹腔，上至巅顶，与普通内脏传入神经纤维在盆腔、腹腔及孤束核在中枢神经系统（脊髓）的分布一致，其走行与内脏感觉丘脑束走向相吻合，冲脉分支又上行于脊内（图 10 - 5），所以冲脉也是向上传递内脏感觉信息的经脉。

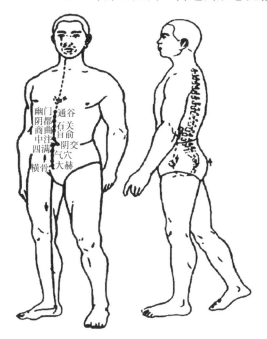

图 10 - 5　冲脉循行图

冲脉"随腹直上"至右目下入目后通过目系抵达脑心，将五脏六腑禀报的内脏感觉信息反馈至它的最高中枢——脑心。任脉的躯体感觉信息上传至面部后分两条线路入目，然后经两目系交叉进入脑心转换后再抵达大脑的左右两半球，因为大脑左右半球交叉控制着躯体对侧肢体的活动。而冲脉单线路入目后经目系止于脑心，因为内脏感觉信息不存在左右之分，脑心的内脏运动信息也不存在交叉控制的问题，所以任脉反馈躯体感觉信息分两支入目经目系交叉进入脑心，转换后再抵达大脑，和冲脉上传反馈内脏感觉信息单线路入目后止于脑心的循行线路是有现代科学依据的。

冲脉分支上行于脊内，将其汇聚的五脏六腑内脏感觉信息通过脊髓的内脏感觉丘脑束传输反馈至脑心泥丸宫，所以内脏感觉丘脑束或也应该是冲脉上行于脊内的实质内容。况且，冲脉与收藏五脏六腑之信息肾及足少阴密切相关，二者起着相互配合的协同作用。

《素问·骨空论篇》："冲脉为病，逆气里急。"这实质上是内脏感觉性病变，所以冲脉应是传递五脏六腑内脏感觉信息的经脉。

有研究认为，冲脉与脑心密切相关。冲脉主支自下而"随腹直上"，"其上者，出于颃颡"（蝶骨体）后应行至下丘脑，下丘脑是脑心的下端，所以冲脉的上极应是脑心。冲脉上"出于颃颡"后"渗诸阳，灌诸精"是指其上行的最终目的和功用，由于冲脉是阴脉之海、五脏六腑之海，汇聚的是内脏感觉信息，所以冲脉"渗"入脑心的应是内脏感觉信息，是将诸多内脏感觉信息（精）"灌"入脑心而已。

《灵枢·五音五味》曰："冲脉任脉皆起于胞中，上循背里，为经络之海。"即冲脉、任脉皆起于人体的下极，皆为经络之海，其性质是皆为汇聚收集感觉信息的经络之海，所以又皆为阴脉之海，其主支皆明示于体表循腹直上，而其分支却皆内循于脊里而上行，二者都是在明修栈道，暗度陈仓，实质上都是通过脊里将机体的感觉信息上传至脑心和大脑，只不过冲脉是上传反馈内脏感觉信息至脑心的阴脉之海，任脉是上传反馈躯体感觉信息经脑心中继后至大脑的阴脉之海，所以冲脉任脉并列，皆起于胞中，皆上循于背里，皆为阴脉之海。

在现代临床中，冲脉除了主治"逆气里急"的内脏感觉性疾病外，也常用于自主神经功能紊乱（内脏感觉信息紊乱）的疾病，在这方面针灸疗法能够发挥药物所不能及的作用，说明冲脉与内脏感觉性疾病密切相关。

## 四、脑心是足少阴经、冲脉与足太阳经的交接中心

足太阳经和足少阴经、冲脉组成了以脑心为转换中心的内脏运动/感觉信息系统，其实质是交感干的传出调控和内脏感觉丘脑束的传入反馈组成了脑心的内脏运动/感觉信息系统。这就是肾精（五脏六腑、感受器）→足少阴经、冲脉（内脏感觉丘脑束、传入神经）→脑心（中枢）→足太阳经（交感干、传出神经）→五脏六腑（内脏、效应器）的内脏感觉/运动信息系统的生命反射活动规律。

《黄帝内经》的"五脏六腑之精气皆上注于目……上属于脑心，后出于项中"提示了五脏六腑内脏感觉信息反馈于脑心后，经过脑心泥丸宫的加工处理（炼精化气，炼气化神），引发的内脏运动调控信息也直接"后出于项中"，与足太阳合，"别下项，循肩髆内，挟脊，抵腰中，入循膂，络肾"的下项挟脊入五脏六腑之腧，最后与足少阴肾相连通的信息循环又一途径。这也是《黄帝内经》着实描述了五脏六腑之精气（内脏感觉信息）→目→目系→脑心（中枢）→足太阳经（内脏运动信息）→五脏六腑→足少阴经的内脏感觉/运动信息的循环路径。

十二经脉之首的足太阳经起源于脑心，下项挟脊入五脏六腑之腧并唯肾而络，统帅总领十一经，而这十一经正好是五脏六腑之经脉。其一，五脏六腑在脑心足太阳经（下丘脑-交感干-内脏运动神经）的支配下产生的五脏六腑之精（内脏感觉信息）皆收藏于肾，肾"主骨生髓，上通于脑心"是通过其上"循脊内"的足少阴经（内脏感觉丘脑束）"上入于泥丸"反馈于脑心的，即足少阴经与足太阳经互为表里"上下流通"的密切关系组成了以脑心为转换中心的内脏感觉/运动信息循环系统，如日月运行；其二，冲脉为十二经脉之海，为五脏六腑之海，冲脉将其汇聚收集的十二经脉信息（五脏六腑之信息）通过其上"循背里"（内脏感觉丘脑束）的传输通路反馈至脑心。总之，这本质上就是交感干（足太阳经）的传出调控通路与内脏感觉丘脑束（足少阴经、冲脉）的传入反馈通路组成了脑心

的内脏运动/感觉信息循环系统。

机体运动分躯体运动（心理活动）和内脏运动（生理活动）两大系统，督脉和任脉的相反相成组成了大脑-躯体运动的经脉循环系统，足太阳经和足少阴经的相反相成组成了脑心-内脏运动的经脉循环系统，所以针刺其经脉可以对大脑-躯体、脑心-内脏系统起到上下双向调整的作用。

《素问·调经论篇》曰："志意通，内连骨髓，而成身形五脏。"志，志向，有既定固有的目标不为人的意志而转移，如五脏的生理活动；意，任意，随人的意志而转移，如形体的心理活动。志意是脑髓的功能，是主宰控制、表达的意思；脑髓是大脑和脑心的合称；骨髓是脑髓和脊髓的合称，颅骨里的脑髓连着椎骨里的脊髓，统称为骨髓。《素问·五藏生成篇》："诸髓者，皆属于脑。"《素问·奇病论篇》："髓者以脑为主。"《灵枢·海论》："脑为髓之海。"《黄帝内经》所述的髓，主要是指颅骨和脊骨之中的脑脊神经，而非现代医学所认识的骨髓。所以"志意通"显然是指大脑的思维意识"意"经皮质脊髓束、皮质脑干束"内连骨髓"的通达"而成身形"之心理活动；脑心既定固有的生物程序"志"经交感干"内连骨髓"的通达"而成五脏"之生理活动，二者合，故"而成身形五脏"的活动，使身形与五脏内外合一成为一个整体。所以在单音节词占绝对优势的古汉语中，"志意"应当分开来理解，脑髓的意和志分别是大脑和脑心的功能，它们应是分别通过皮质脊髓束、皮质脑干束和下丘脑-交感干的"内连骨髓，而成身形五脏"运动的，这也是大脑督脉和脑心足太阳经的实质性表述。

起源于大脑的督脉下行传出调控与任脉的上行传入反馈组成了以脑心为转换中心的躯体运动/感觉信息系统，其实质是皮质脊髓束、皮质脑干束的传出调控，与脊髓丘脑束、薄束、楔束及头面部的"感觉丘脑束"的传入反馈组成了大脑的躯体运动系统；起源于脑心的足太阳下行传出调控与足少阴经、冲脉上行传入反馈组成了以脑心为转换中心的内脏运动/感觉信息系统，其实质是脑心的下丘脑-交感干下行传出调控与内脏感觉丘

302

脑束的上行传入反馈组成了脑心的内脏运动系统，这也是《黄帝内经》"诸髓者，皆属于脑"的本质反映。

无论是从传统医学还是从现代医学来看，泥丸脑心就是机体内外所有感觉信息的转换中心，无愧是《性命圭旨》所言的"阴阳变化之乡"，不仅是躯体运动系统的"任督交接之处"，也是内脏运动系统的足太阳经、足少阴经交接之处。

虽然五脏六腑的生理活动和视、听、言、行的心理活动分别受内脏运动神经和躯体运动神经的支配，但内脏运动神经和躯体运动神经分别受脑心元神和大脑识神的控制，即元神和识神这两套内外控制系统是非常清楚的，元神的本质是：脑心-下丘脑-交感干-内脏运动神经系统及下丘脑-垂体-靶腺内分泌系统，它调控五脏六腑的生理活动及机体的生殖功能和生、长、壮、老的生命进程；识神的本质是：大脑-皮质脊髓束、皮质脑干束-躯体运动神经系统，它调控躯体视、听、言、行的心理活动。但是，大脑识神受脑心元神的控制，它们都是在脑心元神"感而遂通"主宰下的循环系统，所以脑心必然是人体经络信息循环系统的控制中心。

起源于大脑的督脉下行传出调控与任脉的上行传入反馈组成了大脑的躯体运动/感觉信息系统，其实质是起源于大脑的皮质脊髓束、皮质脑干束的传出调控与脊髓丘脑束、薄束、楔束及头面部的"感觉丘脑束"的传入反馈组成了大脑的躯体运动/感觉信息系统，起源于脑心的足太阳经下行传出调控与足少阴和/或冲脉上行传入反馈组成了脑心的内脏运动/感觉信息系统，其实质是起源于脑心的交感干和/或副交感神经下行传出调控与内脏感觉丘脑束的上行传入反馈组成了脑心的内脏运动/感觉信息系统。

下行与上行、传出与传入、运动与感觉、调控与反馈相反相成，可见中西医有着不谋而合的共识，只不过是二者的表述方式不同，中医的表述宏观而大略、形象而通俗、抽象而概念，西医的表述微观而细致、具体而专业，前者体现了通俗化，便于形象描述和整体观念，后者体现了专业化，便于微观描述和系统观念。中医是哲学，西医就是科学，哲学指导科学；中医是科学，西医就是科技，科技解读科学，互为补充。

督脉与任脉组成的大脑躯体运动/感觉信息系统和足太阳经与足少阴经和/或冲脉组成的脑心内脏运动/感觉信息系统相辅相成，构成了一个完整的有机整体，但脑心元神控制大脑识神，是机体的最高主宰者。换言之，皮质脊髓束、皮质脑干束与脊髓丘脑束、薄束、楔束及头面部的"感觉丘脑束"组成的大脑躯体运动/感觉信息系统与交感干和内脏感觉丘脑束组成的脑心内脏运动/感觉信息系统相辅相成，构成了一个完整的有机整体，但脑心控制着大脑皮质，是机体生命活动的最高主宰者，人体不可能有两套生命系统，所以大脑的任督二脉再重要，它也是在脑心足太阳经的调控之下，如脑心足太阳经上额循顶一分支从百会穴入颅联络于大脑，以脑心元神之气潜在制约着大脑督脉的躯体运动功能，这是脑心足太阳之脉控制大脑督脉的经络学证据。受大脑意志支配的另一督脉分支与足太阳之脉同出于目内眦，上额循顶与足太阳经偕行挟脊入五脏六腑之腧，以大脑识神之气潜在影响脑心足太阳的内脏运动功能，这是大脑的情绪变化可以影响到五脏六腑生理活动的经络学证据。

早在两千多年前的中医学就用督脉和任脉组合这种宏观而形象的表述方式，描绘了皮质脊髓束、皮质脑干束与脊髓丘脑束、薄束、楔束及头面部的"感觉丘脑束"组成的大脑躯体运动/感觉信息系统；用足太阳经和足少阴经和/或冲脉组合这种形象而通俗的表达方式，揭示了交感干和内脏感觉丘脑束组成的脑心内脏运动/感觉信息系统，实属中医学的伟大！

督脉与皮质脊髓束、皮质脑干束，任脉与脊髓丘脑束、薄束、楔束，足太阳经与交感干，足少阴经和/或冲脉与内脏感觉丘脑束有着十分紧密的关联，而且大量的现代针灸临床实验也足以证实督脉与皮质脊髓束、皮质脑干束，足太阳经与交感干有着本质的关系，任脉与脊髓丘脑束、薄束、楔束的关联也有针灸实验在验证着，而足少阴经和/或冲脉与内脏感觉丘脑束的关联期待着针灸临床实践的论证和总结。

既然理论与实验相符，尤其是督脉与皮质脊髓束、皮质脑干束，足太阳与交感干的本质关系有着大量的证据，我们就不能视而不见，一味地墨守成规，几十年甚至上千年不敢跨越雷池一步，实属中医学发展史上的遗憾。即使是我们的创新理论与实验不十分完美，也不妨公诸于世，在实践中、在争鸣中再探索、再完善。

捋顺督脉与大脑的关系，明确督脉与皮质脊髓束、皮质脑干束，足太阳经与交感干，任脉与脊髓丘脑束、薄束、楔束，足少阴经/冲脉与内脏感觉丘脑束的本质关系，将会更好的指导我们的临床实践，甚至还会有更大的进展。

安徽中医药大学的经脉脏腑相关课题研究组专家周逸平指出：经脉虽然不能和神经等同，但是一些最主要经脉的走向和功能却与脑脊神经纤维的走向和功能基本相同，随着医学的进步要"西为中用"，从脑神经科学去研究经脉脏腑相关应是当前一个正确可行的方向。兹以抛砖引玉，抛光沁色，有俟来者。

正是：

> 视听言动乃识神，任督周天来运行；
> 只在玄牝颠倒颠，炼精化气气化神；
> 上下环转小周天，身形运动在识神；
> 五气朝元入脑心，五脏运转惟元神；
> 取坎添离旺命火，气出于脑太阳经；
> 夹脊两岸入五脏，少阳相火暖三焦；
> 腐熟水谷化五精，五脏之精入脑心；
> 上下环转大周天，只在中间颠倒颠；
> 内外周天上下转，脑心命火是动源。

# 第三节　脑心命门是经络信息的转换中心

《素问·五脏生成篇》曰："诸脉者，皆属于目。"属于目，就是归于

305

目所有。目，《黄帝内经》认为它是生命之门；命门，《难经》认为它是"五脏六腑之本，十二经脉之根"。根决定着枝叶的生成和发展，故"诸脉者，皆属于目"晴命门脑心所有。枝叶归根所有，所以"目者，宗脉之所聚"是为"归根复命"。

生命之门目是人体最重要的生命通道，它是"宗脉""诸脉"进出于脑心生命之室泥丸宫的门户要道。脑心命门既然是"五脏六腑之本，十二经脉之根"的生命之根，那么"诸脉者"，所有的经脉枝叶都应归根于目晴命门脑心所有，命门目是所有经脉进出于生命之室泥丸宫的生命之门，"目者，宗脉之所聚"的经脉是"归根复命"经脉，"诸脉者，皆属于目"的经脉是"奉天承运"的经脉，"宗脉"和"诸脉"以目睛命门脑心为中心而"阴进阳出"循环往复，脑心命门则是人体经络信息循环系统的中枢。

《黄帝内经》的"五脏六腑之精气，皆上注于目……上属于脑心"，"目者，宗脉之所聚"，即五脏六腑之精气（阴气）应是通过"宗脉"皆上注汇聚于目睛命门脑心（归根复命），再经过脑心丹田泥丸宫的"炼精化气，炼气化神"以产生阳神之气，阳神之气再通过"诸脉者，皆属于目"晴命门脑心的经脉发射到全身各处（奉天承运），从而完成脑心命门天之阳气与五脏地之阴气上下升降、反复其道的循环过程。

目是生命之门，内有脑心生命之根，外有"宗脉""诸脉"之枝叶，从而构成了一个根深叶茂的生命之树，而脑心就是这个生命系统的根，"宗脉"归根复命，"诸脉"奉天承运，从而构成了以脑心命门为根蒂的经络循环系统。

精成而脑心生，脑心就是先天植入人体的性命之根，是"天植灵根"，根至静"寂然不动"具有"感而遂通"通天下的主宰功能，但只有"目者，宗脉之所聚"的"归根复命"，脑心才能由感而应，由应而动，由动而通，只有"诸脉者，皆属于目"的"奉天承运"，脑心生命之根才能"感而遂通天下之故"，为天下之至神，主宰生长壮老生命之进程。

足太阳经和足少阴经、督脉和任脉都是以目睛命门脑心为转换中心而"阴进阳出""上下环转""一气周流"的。基于此，我们再来解读《灵枢·大惑论》这段意味深长的话："五脏六腑之精气，皆上注于目而为之精。精之窠为眼，骨之精为瞳子，筋之精为黑眼，血之精为络，其窠气之精为白眼，肌肉之精为约束，裹撷筋骨血气之精，而与脉并为系，上属于脑，后出于项中。"这里不仅仅是五脏六腑内脏生理活动的"血气"之精，还有视、听、言、行躯体心理活动的"筋、骨、肌肉"之精，它们裹撷在一起并为目系，上属于脑心。可以这样解读：五脏六腑的血气之精皆上注于目后，与任脉上传入目的"筋、骨、肌肉"四肢百骸之精同走一个目系通道，即它"裹撷'筋骨''血气'之精，而与脉并为系"，皆通过目系上属于脑心。

但是五脏六腑"血气"之精的内脏感觉信息（阴精）上注反馈于脑心泥丸宫后，经脑心泥丸宫的整合分析（炼精化气，炼气化神）后，可直接转化成内脏运动信息（阳气），内脏运动信息（元神之气）再随起源于生命之室的足太阳经，通过目系出生命之门目，然后再入十二脏之腧，以调控五脏六腑的生理活动，其实质是内脏运动信息（元神之气）是由脑心-下丘脑-交感干-内脏运动神经系统传递于五脏六腑的，从而体现着元神的最高主宰作用；而视、听、言、行"筋、骨、肌肉"之精的躯体感觉信息（阴精）上注反馈于目睛命门脑心后，也经脑心泥丸宫的整合转化（炼精化气，炼气化神）后发射到大脑皮质以指令其产生躯体运动信息（阳气），躯体运动信息（识神之气）再经起源于大脑的督脉"后出于项中"的风府，正是《灵枢·本输》"颈中央之脉，督脉也，名曰风府"的来源，然后分上下两支而调控头面五官和躯干四肢视、听、言、行之筋、骨、肌肉的心理活动，其实质是躯体运动信息（识神之气）是由大脑-皮质脊髓束、皮质脑干束传递于躯干和头面五官的，从而体现识神的次主宰作用。

"……裹撷筋骨血气之精，而与脉并为系，上属于脑，后出于项中"，实际上包含着任脉上传的视、听、言、行、筋、骨、肌肉的躯体感觉信息

（阴精），通过目系反馈到脑心生命之室泥丸宫后，再转发到大脑引发出躯体运动信息（阳气），躯体运动信息（识神）再随起源于大脑的督脉"后出于项中"而调控躯体视、听、言、行的心理活动，这才是任脉入目的最终目的。

"裹撷筋骨血气之精，而与脉并为系，上属于脑"，"筋骨"之精实际上就是躯体感觉信息，"血气"之精实际上就是内脏感觉信息，这实际上就是机体内外所有的感觉信息（阴精）都要集中反馈到脑心泥丸宫，以炼精化气，炼气化神，阴阳交换，转换成运动信息。现代医学也只是近百年才认识到，而古中医几千年前就已认知了，堪称伟大。

我们要深刻领会《黄帝内经》五脏六腑之精（内脏感觉信息）和筋骨肌肉之精（躯体感觉信息）皆上注于目睛命门"……裹撷筋骨血气之精，而与脉并为系，上属于脑心，后出于项中"的深刻含义，"筋骨血气之精"经脑心丹田泥丸宫的"炼精化气，炼气化神"，产生出的识神之气（躯体运动信息），随起源于大脑的督脉"后出于项中"，分上下两支而行，主宰头面五官和躯体四肢的筋骨、肌肉、视、听、言行的心理活动，产生出的元神之气（内脏运动信息）则随起源于脑心泥丸宫的足太阳经"气出于脑""阳气出于目……循项下足太阳"，入十二经之腧而主宰五脏六腑的生理活动。

足太阳经为十二经之首，督脉为奇经八脉之首，又都为阳脉，皆发源于脑心，以脑心为根底。足少阴与足太阳相反相成，组成了内脏感觉/运动信息系统的生理活动，任脉与督脉相反相成，组成了躯体感觉/运动信息系统的心理活动，它们都是以目睛命门脑心为转换中心而阴进阳出，进行阴阳交接和循环往复的。所以，"诸脉者，皆属于目"睛命门脑心所有。

"诸脉者，皆属于目；诸髓者，皆属于脑。"脉和髓并列，目和脑并列，实际上，《黄帝内经》在这里就蕴藏着经脉和脊髓、目睛命门和脑心的本质关系。而"命门者，目也"和"精成而脑心生"就有着发生学上的本质关系，所以"人生先生命门"和"人始生，先成精，精成而脑心生"

是同一个概念。

"诸髓者，皆属于脑"，应该是"诸髓者，皆属于脑心"，有着现代解剖生理学证据：脊髓中的内脏感觉丘脑束及脊髓丘脑束、薄束、楔束感觉丘脑束的感觉神经纤维全部传导到丘脑脑心，岂不就是"诸髓者，皆属于脑心"？头面五官的"感觉丘脑束"也都传导至丘脑脑心，说明整个脑髓系统是以丘脑脑心为中心的。下丘脑-交感干-内脏运动神经系统是脑心的指挥大棒，岂不就是"诸髓者，皆属于脑心"？脑心激活大脑运动皮质，指令其发出皮质脊髓束和皮质脑干束运动信息，岂不就是"诸髓者，皆属于脑心"？《神仙栽接密法》的"感通心髓"，"心髓"显然应是指脑髓中的脑心而言，是内脏感觉丘脑束及脊髓感觉丘脑束、薄束、楔束感觉丘脑束的感觉神经纤维的"感"和皮质脊髓束、皮质脑干束运动神经纤维的"动"，感动、感通脑心而已。

道家的上丹田泥丸宫就是一个"炼精化气，炼气化神"的先天之地，实际上它就是人体经络信息系统的转换中心，在脑心泥丸宫先天之地的这个根基上，它就是要把后天生命活动反馈来的感觉信息（阴精）经过先天一气的洗练转化成运动信息（阳气），或者说是把上奉到脑心泥丸宫的"筋骨、血气之精"转化成阳神之气为我所用，它是后天生命活动的循环过程，也是后天生命的修炼过程。也如同八卦图或六十四卦图当中的太极，八卦和六十四卦的阴阳爻都离不开中心太极阴阳的"颠倒颠"才能够转化和变化。

"精化为气，气化为神"则是指脑心元精自身的气化，是"元精溶溶"而产生了元气和元神，它是先天生命活动的自动程序。但脑心命门先天之精"精化为气"必须有后天五脏六腑之精不断地输送，才能有持续的生命活动。由于肾主地，肾受五脏六腑之精而藏之，所以填精补肾，补精还脑，以后天之精养先天之精，方可持续的"炼精化气，炼气化神"，入定出神，出神入化。只有不断地添油续命，才能生生不息，神用无穷。如果真精耗尽，釜底抽薪，生命之原气"独绝于内"，根枯脉竭则死矣，经络系统的信息循环也就终止了。

先天之精"精化为气"是有定数的，《素问·阴阳应象大论篇》曰"年四十而阴气自半"，随着年龄的增长，真精不断地被耗散，真气也随之而衰弱，寿终正寝即是油尽灯灭，真精耗尽，真气自绝于内的自然终结。精足气盛，精虚气衰，保养真精，减少耗散，是维护真气的根本，也是长寿的根本，《素问·五常政大论篇》曰："阴精所奉其人寿。"理即在此。

"炼神还虚，复归无极"，无论是先天还是后天的生命活动，最终都要化为无，是原始反终，有生就有死，死化为无，复归于无极。

正是：

> 脑心命门太阳经，千里迢迢入至阴；
> 上接天来下入地，命门五脏天地通；
> 双丘双田双昆仑，双身双经太阳经；
> 夹脊两岸无差错，双身源自双昆仑；
> 玄牝颠倒起风云，泥丸脑心起经纶；
> 奉天承运是诸脉，诸脉皆属目命门；
> 归根复命是宗脉，目为宗脉之所聚；
> 目睛命门是脑心，诸脉宗脉皆属目；
> 会阴集海底之金，沿任脉入目命门；
> 直上泥丸遍九宫，合成督脉出琼室；
> 督脉直下循脊里，光照海底及会阴；
> 任督首尾相交接，上下环转不逆行；
> 肾集五脏之精气，上注目命门脑心；
> 脑心炼精以化气，气出于脑太阳经；
> 挟脊两岸入五脏，司五脏精血生化；
> 阴阳上下之环转，玄牝中间颠倒颠。

任脉、足少阴之脉、冲脉是"目者，宗脉之所聚"的经脉，是进入目睛命门脑心而"归根复命"的经脉；督脉、足太阳之脉是"诸脉者，皆属于目"的经脉，是发源于脑心"奉天承运"而源远流长的经脉，它们都是以目睛命门脑心为中心而阴进阳出、上下环转、首尾相接而出入升降一气周流的经脉，与现代神经解剖生理学以脑心为转换中心的信息循环有着相同的运行轨迹。虽然经脉不能和脑脊中枢神经等同，但是足太阳经和督脉一些最重要经脉的走向和功能与脑脊中枢神经的走向和功能基本相同，与现代医学大有共同之处，而大量的针灸临床实验研究都证实督脉与皮质脊髓束、皮质脑干束及足太阳经与交感干密切相关，尤其是经典"通督调神"的针刺法对皮质脑干束、皮质脊髓束的病变有着十分显著的疗效，"病变在脑，首取督脉"已经是历代医家的共识，所以，从脑神经科学去研究经脉脏腑相关是当前一个正确可行的方向。随着时代的进步要"西为中用"，去故就新才是发展之道，而重新认识《黄帝内经》的"精成而脑心生""命门者，目也"和"诸脉者，皆属于目；诸髓者，皆属于脑"的内在关系，就必须要汲取现代的医学营养，才能符合中医的发展之道。

# 第十一章　脑心命门与小心、心主、三焦的本质关系

中医学上有"命门与三焦相表里""心主与三焦相表里"和"心包与三焦相表里"之说，命门又有"小心"之说，"小心"是什么？"心主"是什么？"心包"是什么？它们是同一个物体吗？命门和三焦的功能很重要，并有着广泛的临床应用，但命门的部位有争议，三焦也存在着有形无形之争，这些问题几百年来一直困扰着中医学子。我们试从"小心"的本质入手，来探讨它们的关系。

## 第一节　脑心命门与小心、心主

《素问·刺禁论篇》曰："脏有要害，不可不察……膈肓之上，中有父母，七节之傍，中有小心……刺中心，一日死……刺头中脑户，入脑立死。"

杨上善注"七节之傍，中有小心"的心是"命门者，小心也"。王冰注"七节之傍"的"小心为真心，神灵之宫室"。小心就是真心，藏有真神，居天宫泥丸宫（图 6 - 2），那么就应是指颈椎七节之上脑髓正中的脑心命门上丹田泥丸宫。中（zhòng），是"正对上""正好合上""正中下怀"的意思，颈椎的上端与脑心下端的延脑正好合上，正中（zhòng）脑心的下怀，是中"小心"也。

"膈肓之上，中有父母"的父母一般认为是指膈肌之上的心肺，心肺

与"七节之傍，中有小心"具有对应关系，二者均在上焦的运筹范围之内。颈七、腰五、胸十二，膈上之心肺占据了整个胸腔，并受颈椎七节的神经纤维网控制。而且膈由膈神经支配，膈神经是颈七神经丛的分支，所以七节就应是指胸腔之上的颈七。

延脑是心肺的基本中枢，所以同是上焦范围之内的七节依傍脑心下端的延脑管辖心肺，是傍有所依，中"小心"也。而且颈椎七节有颈上、颈中、颈下交感神经节，其发出的节后神经纤维网正好支配膈上的心肺，是脑心（小心）-交感干调控上焦心肺的神机通路，所以"膈肓之上，中有父母；七节之傍，中有小心"的对应关系是《黄帝内经》强调了上焦范围之内的七节是依傍小心命门总领心肺的神机之路。

膈，膈膜、薄膜的意思，可膨隆呈穹窿形，构成空腔。由大脑皮质下的边缘叶构成的泥丸宫，实际上就是由大脑与间脑（脑心）交接处的软膈膜形成了穹窿形的空腔，或者说是由大脑两半球内侧面的边缘叶呈 C 形围绕脑心形成了穹窿形空腔。边缘叶分为内外两环，犹如外膈内肓两层膈膜，呈环形包绕着脑心（图 11-1）。肓，张介宾在《类经·疾病类·痹证》说："肓者，凡腔腹肉里之间，上下空隙之处，皆谓之肓。"［东汉］刘熙《释名》则曰："肓，腔也，言空腔、空隙之间也。"王冰注："肓膜，谓五脏之间膈中膜也。"即胸腹腔脏腑外边的膜统称为肓膜，所以脑心外围的边缘叶就是脑心泥丸君的隔膜，唯有脑心命门的"神失守位""病入膏肓"的泥丸宫才是病极严重而难以医治，所以《黄帝内经》中的这个"膈肓"应是指脑心所住的玄窍泥丸宫。《释名》曰："膈，塞也，管上下，使气与谷不相乱也。"大脑皮质下的边缘叶"膈肓"保护着形似泥丸的丘脑脑心，形成了泥丸宫的宫城，上下左右固守着太一帝君泥丸君，只留有"泥丸宫下"的出口，使邪气不得相乱脑心泥丸宫。

《说文》说："肓，心下鬲上也……鬲上肓，肓上膏，膏上心。"鬲、肓、膏是由外及里的三层形成了空腔，中间包裹的是心，并无肺，所以把"膈肓之上，中有父母"的父母解读为心和肺是很勉强的。膈在外，肓在内，

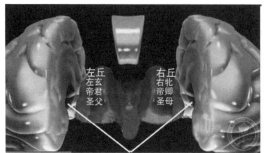
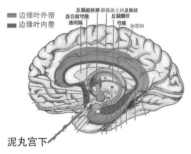

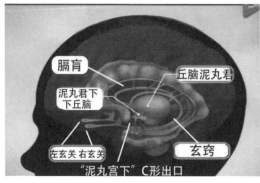
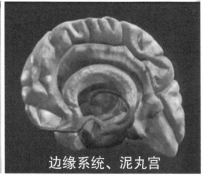

图 11 - 1　边缘叶膈肓、边缘系统泥丸宫、丘脑脑心泥丸君

膈肓两环相贴并提，所以，无论是"膈下肓上"还是"膈上肓下"，无论是"心上膈下"还是"心下膈上"的争论，都可以用大脑皮质下的边缘叶构成的空腔——泥丸宫来解读，因为它是"心主"的宫城，上下左右都是空隙。大脑皮质下的双层边缘叶"膈肓"形成了泥丸宫的内壁，泥丸宫中的脑心泥丸君则主要是由左丘脑右丘脑、左帝君右帝卿、太一帝君父母二神组成，它们就是"膈肓之上，中有父母"的圣父圣母、道父道母（图 11 - 1）。"中"是中间是意思，是穹窿形空腔的中间，是"膈肓之上"的"中间"有父母二神，是"膈肓之中有父母"的意思。《黄帝内经》把"膈肓之上，中有父母；七节之傍，中有小心"并举，是直指颈椎七节之上的膈肓泥丸宫中间的脑心之"小心"，是左丘右丘、帝君帝卿"父母二神"并一神和"雄雌一体"的道家观念，总称为太一帝君泥丸君，是最高主宰。

　　《素问·阴阳应象大论篇》对父母的概念是："阴阳者，天地之道也，

314

万物之纲纪，变化之父母，生杀之本始，神明之府也，治病必求于本。"横膈之上的心肺显然不称职。玄窍泥丸宫之内的脑心元精是坎离精，而坎中一阳为真阳，离中一阴为真阴，所以坎离精中的"一阴一阳之谓道"，是人体的"天地之道"，是人体阴阳之道的道根所在，所以真阴真阳玄牝一体的丘脑二倍体就是人体的"变化之父母"，是道家的"圣父圣母""道父道母"，其心主之脉足太阳是一身之纲维、十二经之纲纪，丘脑是机体内外所有信息的转换中心，是"阴进阳出"而"神明出焉"的泥丸君，是"阴消阳长"的"生杀之本始"，是坎离精"精成而脑心命门生"的"真阴之脏"，是张景岳"治病必求于本"的命门"真阴之脏"。所以"膈肓之上，中有父母"的"父母"应是膈肓玄窍泥丸宫中"大中至正""至尊至静"的"帝君帝卿"之"道父道母"。

正是：

坎卦外阴而内阳，离卦外阳而内阴；
阴阳互根为太极，坎离之精太极精；
心为太极坎离精，阴阳之根泥丸君；
左丘右丘父母心，帝君帝卿父母神；
圣父圣母是天神，道父道母是道根；
真阴真阳坎离精，脑心泥丸阴阳根；
空洞无涯膈肓壁，中有父母住天宫；
七节之上泥丸宫，中有小心泥丸君。

《素问·本病论篇》曰："心为君主之官，神明出焉，神失守位，即神游上丹田，在帝太一帝君泥丸宫下。神既失守，神光不聚……令人爆亡。"其中的"泥丸宫下"应是指边缘系统泥丸宫下边的 C 形出口处，但也有的版本则是"泥丸君下"，而"泥丸君下"则应是指丘脑泥丸君下边的下丘脑（图 11‑1），所以"泥丸宫下"和"泥丸君下"应是两个概念，但它们都是脑心元神输出的咽喉要道。"泥丸君下"犹如是道家所说的内玄关，"泥丸宫下"犹如是道家所说的外玄关（图 10‑2）。

脑心泥丸君"为君主之官"而"神明出焉"，就是通过下丘脑-交感干-内脏运动神经系统和下丘脑-垂体-靶腺内分泌系统的输出通道"泥丸君下"和"泥丸宫下"而"神明出焉"的。张维波等在《黄帝内经与"神明"与心的"神明出焉"解析》一文中强调，这个"神明"应是指可预见的周期性、节律性变化，是阴阳的消长运动产生的，与人的精神意识没有直接的关系。这恰似机体内外所有的感觉信息，经过橐龠泥丸宫中的左丘右丘、左玄右牝的"阴进阳出""阴消阳长"而产生出可预见的下丘脑-交感干、下丘脑-垂体之运动信息（阳神），这些信息有着昼夜变化的周期性和"女子七七，男子八八"生、长、壮、老的节律性，它是有规律的，受脑心生物钟的控制，通过"泥丸君下"的下丘脑和"泥丸宫下"的 C 形出口而"神明出焉"。如果"神失守位"，元神失职或元神虚弱无力，撞不开玄关，出不了生命之门，则只能"神游上丹田"，恍惚在泥丸宫，元神出不了"泥丸宫下"的 C 形出口，五脏六腑、机体内外没有阳神之气的温煦、推动和激发作用，亦即没有下丘脑-交感干-内脏运动神经系统和下丘脑-垂体-靶腺内分泌系统可预见的"周期性、节律性"调控，神光不聚，神不明亮，就会元神"神去则机息""神去则死矣"而必然"令人爆亡"。

《素问·移精变气论篇》曰："不离其常，变化相移，以观其妙，以知其要……以应四时之脉，此上帝之所贵，以合于神明也。""常"就是上帝"脑心太一帝君"可预见的"四时"周期性和节律性的调控指令，它是上天赋予脑心元神既定固有的生物程序和生物节律（"常"），是以"四时"周期节律为转移的"神明"变化。

正是：

百神朝元聚脑心，神入丹田阴气尽；
阴进阳出精化气，阴消阳长出神明；
阴阳交换脑心中，玄牝颠倒出神明；
一粒黍珠造世界，八卦炉中炼真精；
炼精化气气化神，神明出焉定乾坤；

316

变化相移不离常，以观其妙知其要；

上帝所贵合神明，神明出焉泥丸宫。

傍，非旁也。《说文》：傍，临近、依傍、凭借也；中，中间、中心、中（zhòng）也，兼有。根据脑脊从上而下的生理结构和功能特点，颈七只能是"傍"上而不能"傍"下，"七节之傍"应是指颈椎依傍延脑而立，是"傍"有所依，而"七节之傍，中有小心"之后又紧接着有"刺头中脑户，入脑（脑心）立死"的记载，这是"小心"为延脑之佐证。

延脑是脑心最下端的组成部分（图 6-4），脑心与血脉之心相比，则称为"小心"。颈椎上端风府穴之上临近的就是脑户穴，脑户与印堂相对应，其深中部恰是脑心的区域，是七节所依傍的"小心"，故"刺中心，一日死"与其后的"刺头中脑户，入脑立死"是同一个概念。脑髓之中唯延脑稍有损伤即可引起呼吸心跳停止而立刻死亡，延脑又位于颅骨下端的脑户穴和风府穴处，而唯脑户穴和风府穴深刺可直中延脑而立死，此乃生命之要害，人身之命门，符合"脏有要害，不可不察"的主旨，无疑这个延脑之脑心就是"小心"。

七节紧依"小心（脑心）"之脏而立于上焦，是脑心与横膈之上心肺的神机通路，七节凭借脑芯之神机、命门之原气总领上焦之心肺。

正是：

膈肓之中父母心，七节之上丘脑心；

圣父圣母双丘脑，帝君帝卿泥丸君；

刺头入户中脑心，太岁头上不动土；

脏有要害岂无知，脑心太岁泥丸宫。

吴崑的《黄帝内经素问吴注》曰：命门即"小心"，杨上善的《黄帝内经太素》注："命门者，小心也。"小心就是脑心命门。《针灸甲乙经》及《黄帝内经太素》又将"小心"作"志心"，王冰的《补注黄帝内经素问》则曰："志心，谓之小心。""志心"与"小心""心主""脑心""命门"相关联，统领控制"五志"（五脏之志、五神脏）的中心就是"志心"，而

317

"志心"位于脑髓的中心，为上丹田命门之脑心。说来说去，"小心""志心""命门""心主"同为一物，就是"脑心"。《吴医汇讲·命门说》说："'七节之傍，中有小心'为命门者，至谓其形如胡桃，尤为荒诞。"虽然这是反对，但恰恰反证了七节之上正中形如胡桃泥丸的脑心命门在古中医是有解剖学认识的，是真实存在的。

人体有大心和小心之分，七节之傍的命门小心则是十二经脉、三焦之主。三焦囊括五脏六腑，小心既是三焦之主，就必在大心之上，三焦之外。三焦有形有名，主一身之阳气，其根源在命门。紫阳真人谓："真心者……中有谷神所居，一身之帝室……此心非肉团大心……大心必败，小心必胜者。"小心就是真心和道心，为元神所居，是一身最高主宰，就必是大心之主。

陈士铎《外经微言》曰："主者，命门也，命门为小心……所以为十二经之主也。主者，即十二官之化源也。"小心即命门，又是十二官之主，故小心为真主，也称心主。赵献可云："《内经》曰七节之傍有小心是也，名曰命门，是为真君真主，乃一身之太极。"脑心就是太一帝君、真君、真主，其至尊至静、至高至上，位于七节之上的上丹田生命之室泥丸宫。

小心与心有别，王冰曰："小心，谓之真心，神灵之宫室。""小心"藏脑宫神室，所处在上，在上丹田命室泥丸宫，是神灵所在，是真正的心、真正的主，相对于血脉之心而言，称为小心，但却是真心、真君、真主，故曰"心主"。脑心命门以三焦为别使，位居三焦之上，只有这样，小心命门脑心"真君、真主"才能作为至高无上的"太一帝君""心主"而为十二官之主、五脏六腑之大主。

脑心命门是人体内真正的心、真正的主、真主的主、"心主"的主，那么"命门与三焦相表里"和"心主与三焦相表里"，实际上就是"脑心与三焦相表里"。

《难经·二十五难》曰："心主与三焦相表里。""主"，最终的字义就是以脑心为代表的自主中枢神经，"心主"就是大主、真主，是能够统领五脏六腑的实体性脏器，相当于以脑心为主体的自主中枢神经，而三焦则

318

是遍布脏腑的周围神经及其神经纤维网，所以"心主"与三焦的表里关系就是脑心自主中枢神经（脏）通过周围神经（脉）及其神经纤维网（一腔之大腑）主宰整个人体的关系，"心主"与整个脑心自主中枢神经的功能类似，三焦则与三大周围神经纤维网相类似，二者为表里关系。

"心主与三焦相表里"，而"三焦者，原气之别使也"，脑心命门又为"三焦之原"，所以"心主与三焦相表里"与"命门与三焦相表里"是同一个概念，心主与命门同为一物，就是脑心，实质上就是"脑心与三焦相表里"。脑心命门既是五脏六腑之本，就是三焦之根源。

心主对应三焦，三焦为一腔之大腑，包罗诸脏，心主就应是独立于三焦之外的实体脏器，而非上焦之中的心或心包。同理，命门与三焦相表里，就应是独立于三焦之外的实体性脏器，而非是下焦的左肾右命，应是三焦之上的脑心命门。

三焦为"腑"而能"总领诸脏"，是因其为"原气之别使"执行脑心命门原气主宰的使命，元精、元气、元神三元合一，故元气蕴含着元神主宰功能而能"总领诸脏"。"心主"与脑心命门同为一物，故又有命门与三焦相表里之说，而脑心命门旗下的下丘脑-交感干-内脏自主神经纤维网则是三焦导上宣下、周身贯体、和内调外的神机通路。

"心主"就是统领五脏六腑之外的实体性脏器，是以脑心为主体的自主中枢神经，而三焦则是遍布脏腑的周围神经纤维网，所以"心主"与三焦的表里关系就是脑心自主中枢神经（脏）通过其周围神经及神经纤维网（腑）支配整个人体的关系，并与下丘脑-神经内分泌免疫网络的神经-代谢之综合活动密切相关。心主、命门、脑心、元神同为一物，"心主与三焦相表里"和"命门与三焦相表里"，实质上是"脑心与三焦相表里"，所以心主就是脑心，脑心就是真主。

# 第二节　脑心命门与三焦相表里

小心、心主与脑心命门同为一物，而命门与三焦相表里。

《难经》曰："心主与三焦相表里"，而"三焦者，原气之别使也，主通行三气，经历五脏六腑。"命门又为"三焦之原"，是原气之根，所以"心主与三焦相表里"与"命门与三焦相表里"是同一个概念，命门原气是通过三焦的上通下达而出入于五脏六腑和全身各处的。

唐容川在《伤寒论浅注补正》中曰："三焦之源起于……命门，故曰三焦根于命门。"华佗的《中藏经》曰："三焦者，人之三元之气也。号曰中清之府，总领五脏六腑……三焦通，则内外左右上下皆通也。其于周身贯体，和内调外，营左养右，导上宣下，莫大于此也。"脑心命门元精化生元气元神，是"五脏六腑之本，十二经脉之根，呼吸之门，三焦之原"，三焦秉持脑心命门三元之气而具有"总领五脏六腑"和"周身贯体"的功能。

李时珍《三焦客难》说："三焦者，元气之别使，命门者，三焦之本原，盖一原一委。""命门，三焦发源处也。"命门原气"游行于三焦"，所以"三焦即命门之用。"脑心命门为三焦之根源，三焦行使命门三元之气总领五脏六腑，起着导上宣下、周身贯体、和内调外的作用，二者是体用表里的关系，所以命门必然是独立于三焦之外的实体性脏器，而非下焦之内的左肾右命。脑心命门三元之气需要借助三焦导上宣下的传导功能而出入于五脏六腑，总领诸脏、和内调外、推动气化、腐熟水谷、运行津液最终化生后天之精以养先天之精，所以三焦应是脑心命门三元之气升降出入的通路和气化的场所。

《类经·藏象类》："然十二藏之中，唯三焦独大，诸脏无与匹者……三焦者……躯体之内，包罗诸脏，一腔之大腑也。"三焦是包罗诸脏的一腔大腑，六腑之中唯三焦独大，心肝脾肺肾无与匹配。五脏六腑，五脏配五腑，但惟有脑心命门至上"总领五脏六腑"与三焦相匹配，是为六脏六腑十二藏。三焦与命门相表里，位于三焦之上的脑心命门三元之气，经足太阳之脉的运行入十二经之俞后，必须经过三焦导上宣下的疏通机制方可"周身贯体"沟通全身气血津液，发挥其激发、温煦、推动各脏腑组织器官的功能作用。

《千金要方·三焦脉论》曰："夫三焦者……有名无形，主五脏六腑，往还神道，周身贯体可闻不可见。"往还神道，就是三焦主领五脏六腑导上宣下、周身贯体的神机通路，是三焦神经纤维网传入传出的"往还神道"。脑心命门与三焦相表里，是脑心自主中枢神经与三焦自主周围神经的表里连带关系，所以三焦能"主五脏六腑"，但根源在脑心命门，脑心命门为体，三焦为用，二者显然是"体用一源，显微无间"的关系。脑心高级自主中枢神经接受全身各处（三焦神经纤维网）感觉信息的传入（导上），经过它的整合转化后再发出运动信息的传出（宣下）：一是整合内脏的感觉信息后直接引发出脑心-下丘脑-交感干-内脏运动神经（三大神经纤维网）传出信息；二是整合躯体的感觉信息后投射到大脑皮质引发皮质脊髓束、皮质脑干束-躯体周围运动神经（外周神经纤维网）传出信息，从而"主五脏六腑"及"周身贯体"。

脑心通过调控大脑的整个活动水平进而调控着全身的整体活动水平，所以脑心命门是中枢神经和外周神经的最高主宰，脑心元神通过自主中枢神经系统调节机体内外，以适应机体内外环境的变化，从而"正气内存，邪不可干"，通过对外周神经纤维网的调节以使"腠理坚、皮毛固"，从而御邪防病，这也是脑心命门元神为"守邪之神"的职责。

"心主与三焦相表里"与"命门与三焦相表里"，实质上就是脑心自主中枢神经与其三大周围神经纤维网（三焦）的表里关系。周波在《心主是中枢神经的佐证》及《三焦的实体、命名及与心主的表里关系》中认为：心主就是脑心自主中枢神经，三焦就是三大周围神经纤维网，心主有对应的经脉，心主与三焦相表里就是脑心自主中枢神经通过心主之脉周围神经与三焦神经纤维网脏腑相表里。这也完全可以是边缘系统泥丸宫心包与三焦相表里，它们都有相应生理功能的表里体用关系。以高也陶为代表的众多学者也论证心主就是脑脊自主中枢神经，三焦则是其周围神经纤维网。

"心主"与三焦有图有真相，"心主"位于三焦之上，与脑心命门自主中枢神经相类似，三焦位于躯体和脏腑之间的空腔，与周围神经纤维网相类似，而上、中、下三焦则与上、中、下三大周围神经纤维网相类似，包罗诸脏，五脏六腑均在其中。上焦神经纤维网囊括心、肺，中焦神经纤维网囊括脾、胃、肝、胆，下焦神经纤维网囊括肾、膀胱、大小肠，可见张景岳描述的"躯体之内，包罗诸脏"的三焦是有现代神经解剖学证据的（图 11 - 2）；三焦周围神经纤维网的最高中枢是在脑心及其居住的生命之

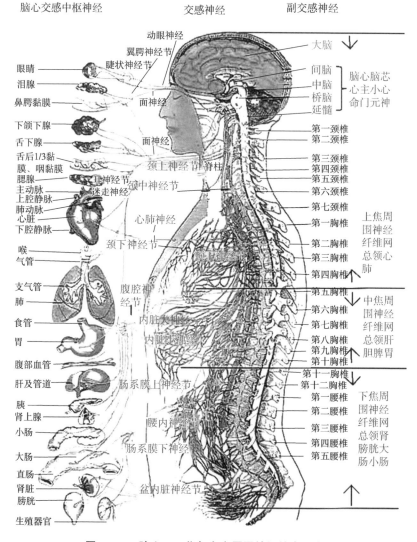

图 11 - 2　脑心、三焦与自主周围神经的表里合一

室泥丸宫,所以命门心主为"三焦之原",是三焦周围神经纤维网的总根源,是天根(图11-3、图11-4);三焦为命门"原气之别使",奉脑心命

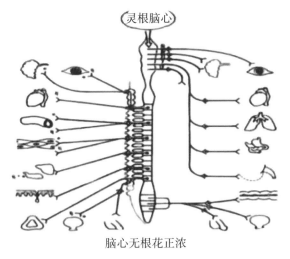

脑心无根花正浓

**图 11-3　脑心命门为"三焦之原",是三焦自主神经纤维网的总根源**

人体自主神经的传出纤维

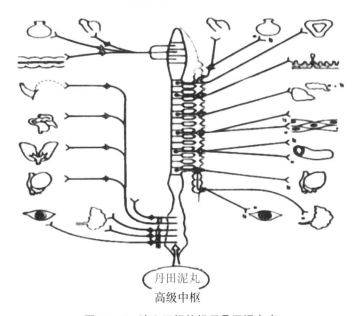

高级中枢

**图 11-4　脑心天根扎根于丹田泥丸宫**

门心主之命总领五脏六腑，是传入传出的"往还神道"，是沟通"内外左右上下"的神机通路，是"导上宣下"的气机升降之路，是"周身贯体，和内调外，营左养右"的气化场所，符合脑心-下丘脑-交感干-内脏运动神经系统神机通路的功能特性，符合脑心-下丘脑-垂体-靶腺内分泌系统气机气化的功能特性，完全符合神经纤维传入传出"导上宣下""往还神道"的功能特性。

如果把图11-3倒过来看，人体的自主神经传出纤维犹如一颗生命之树，脑心天根扎根于丹田才能生，扎根于泥丸才能长，丹田泥丸是孕育生命的沃土，道教的哲学文化蕴含着生命学原理。足太阳交感干挟脊而行犹如这颗生命之树的主干，传出神经纤维犹如这颗生命之树的树枝，五脏六腑犹如这颗生命之树的花果（图11-4）。由于生命之树的根是脑心、太一神、太阳神、太极神，主干是太阳经，十二经则犹如树枝，五脏六腑犹如果实，所以足太阳交感干"是一身之纲维，为诸阳之主气，四通八达，贯五脏六腑之俞"，是一颗完整的生命之树，蕴含着生命的原理，可称为太一神树、太阳神树、太极神树，《山海经》和"三星堆"则用青铜神树诠释了生命之树的意义。

足太阳经运行脑心命门三元之气出生命之门目，然后"上额，循顶，下项，夹脊，入十二经之俞，别入三焦"而达五脏六腑，在背部正好与夹脊而行的交感干的走行及其支配五脏六腑自主活动的功能高度一致，下丘脑-交感干是胸腹腔三大周围神经纤维网（内脏运动神经）的主干，是脑心命门足太阳经在背部夹脊而行的实质内容，二者传递脑心调控内脏运动的信息路径是一致的，足太阳脑心命门元神之气借助交感干支出的内脏运动神经（周围神经纤维网）而"总领五脏六腑"，是脑心命门足太阳经元神之气调控五脏六腑的神机通路，这应是中西合璧的典范。

五脏六腑之精气皆上注于目，通过目系上属于脑心命门泥丸宫，脑心接受五脏六腑内脏感觉信息的传入（导上），经过脑心泥丸宫"炼精化气，炼气化神"产生出的元神之气（内脏运动信息），再经足太阳之脉（下丘脑-交感干-内脏运动神经）的传出（宣下），入五脏六腑，这都离不开三焦"导上宣下"的作用。三焦的"导上宣下"实际上就是周围神经纤维的传入和传出功能，所以说三焦是"往返神道""主五脏六腑"，有着现代神经解剖生理学的证据。

三焦作为腑，有其相应的解剖结构，也就有相应的功能概念，它是气机的主要途径和气化（内分泌新陈代谢）的主要场所，脑心命门则是气机气化的原动力。脑心命门心主自主中枢神经与三焦自主周围神经是内外上下表里体用的关系，符合"心主与三焦相表里""命门与三焦相表里"的功能特点。脑心命门心主相当于最高统帅，上、中、下三焦相当于三大区域的将领，三焦之下众多的神经节相当于兵头，其发出的节后神经纤维网支配附近的器官（图11-2）。

脑心命门与三焦相表里正好是六脏六腑，为"十二藏""十二官"之大全。脑心命门为"五脏六腑之大主"，自然包括三焦在内，三焦囊括五脏，所以是五脏六腑。脑心心主命门与三焦相表里就是形神皆俱、形神合一的最高范畴，形神合一也是《素问·上古天真论篇》的核心思想。

三焦与脑脊周围神经相关，所以上、中、下三焦大致相当于颈椎段、胸椎段、腰椎段三个区域脑脊周围神经的神机通路，颈椎段（上焦）支配心、肺以上，胸椎段（中焦）以脾、胃、肝、胆为主，腰椎段（下焦）支配肾、膀胱、大小肠以下（图11-2），这就是命门脑心自主中枢神经"为三焦之源"的本质及其之下的三焦（周围神经）导上宣下、周身贯体、往返神道的神机（气机）通路。

三焦与内脏周围神经的上、中、下三大神经丛在形态上和功能上高度相似，而且"三焦之原"的高级部分就应是内脏自主神经系统中枢部的脑心命门，这与现代医学中内脏自主神经系统分为中枢神经系统和周围神经系统的概念有着惊人的相似。三焦功能的实质就是内脏自主神经，而内脏自主神经的根"三焦之原"在脑心命门。

脑心命门与三焦相表里，三焦有其结构基础，只不过是命门气机升降出入的一条道路而已，三焦是气机、气化的主要途径和场所，脑心命门则是气机的根源、气化的原动力，符合命门脑心自主中枢神经与三焦自主周围神经的感觉传入（导上）和运动传出（宣下）及升降出入表里相合的结构和功能特点。

上、中、下三大神经纤维网每个都犹如手掌般大小，所以［南宋］陈无择"三焦如手掌大"的三焦有形说是有一定依据的（图 11 - 2）。上、中、下三大神经纤维网犹如三大气候群，节段不同，纬度不同，气候不同，虽然其总根源是在太阳命火的调控之下，但有其各自的区域特性，形成了不同的气候群，所以在治疗上有着地域的特殊性。

# 第三节　脑心、泥丸宫、心包、膻中与三焦

泥丸宫是由边缘系统所构成，它是脑心的外围组织，具有保护脑心的作用，可以认为这就是藏有脑心心主的心包和宫城（图 11 - 1）。边缘系统泥丸宫通过下丘脑这个内脏通道主宰五脏六腑内脏生理活动，故有"内脏脑"之称，是最高中枢。脑心是边缘系统泥丸宫宫城中的主人，就是心主，是最高主宰的代称，心包泥丸宫是脑心心主的代表，可以代心布令、代心宣化、代心出治。张景岳《类经图翼·三焦包络命门辨》中的包络和命门其实是同一个概念，其"或言三焦包络为表里，或言三焦命门为表里"，就是三焦心包（泥丸宫）为表里、三焦脑心（命门）为表里，就是形神为表里，所以张景岳认为"三焦包络命门者，医者之要领，脏腑之大纲"。《类经图翼·三焦包络命门辨》还认为："人生系命于精，精为元之根。"所以先天之精所成就的脑心命门是三焦五脏六腑的总根源。《类经图翼·三焦包络命门辨》实际上就是三焦泥丸宫（心包）脑心（命门）辨。

《灵枢·胀论》曰："膻中者，心主之宫城也。"膻指空腔，中指中央，边缘系统泥丸宫之中央乃是丘脑脑心居住的空腔，它就是可以代心布令的膻中，因为边缘系统泥丸宫也是五脏六腑的最高中枢，这远非胸腔膻

中的心脏及其包膜所能比拟。心主与膻中不可分割，膻中是心主的从属结构，是心主的宫城，心主在什么地方，膻中就应在什么地方，显然边缘系统泥丸宫应是心主的宫城，而两乳膻中的体腔、心脏的包膜并没有代心布令的生理基础。脑心通过心包络足太阳之脉入五脏六腑之腧别入三焦神机之道以导上宣下、周身贯体，其办公地点在边缘系统泥丸宫宫城的"膻中"，所以膻中可以代心布令而为"心主"，"故主明则下安，主不明则十二官危，使道（"心包络""心主之脉"、足太阳、三焦）闭塞而不通"。

《黄帝外经·包络配腑篇》言："夫心主与三焦两经也，必统言其相合者，盖三焦无形，借心主之气相通于上中下之间，故离心主无以见三焦之用，所以必合而言之也。"说明三焦是借脑心命门"心主之气"来施行气化功能的，三焦气化与脑心命门心主之气密不可分。脑心授命边缘系统心包泥丸宫，通过心主心包络之脉足太阳与三焦两经来调节五脏六腑，以实现其主宰脏腑的功能。

《黄帝外经·藏腑阐微篇》言："心主即膻中包络也。为心君之相臣，奉心君以司化，其出入之经，较五脏六腑更近，真有心喜亦喜，心忧亦忧之象，呼吸相通，代君司化以使令夫三焦，俾上中下之气无不毕达，实心之系通之也……包络即膻中也，为心膜膈，近于心宫，遮护君主，其位最亲，其权最重，故三焦奉令不敢后也。包络代心宣化，宜各脏腑皆奉令矣，何独使三焦乎了……包络代心出治，腑与脏同，三焦听使于包络，犹听使于心，故包络为里，三焦为表。"完全符合边缘系统泥丸宫与丘脑脑心心主的神经解剖生理学关系，也完全符合脑心心主边缘系统泥丸宫与三焦上下相表里的神经解剖学关系，这远非胸腔膻中的心脏及其包膜所能比拟，而且三焦囊括着心脏在内的五脏六腑。代心布令，既主令五脏六腑，又主使三焦，岂非脑心边缘系统心包泥丸宫而孰能为之主？

《灵枢·邪客》曰："心者，五脏六腑之大主也，精神之所舍也。其藏坚固，邪弗容也。容之则心伤，心伤则神去，神去则死矣。故诸邪之在于心者，皆在于心之包络。包络者，心主之脉也。"《素问·本病论篇》曰："心为君主之官，神明出焉，神失守位，即神游上丹田，在帝太一帝君泥丸宫下。神既失守，神光不聚……令人暴亡。"我们综合《黄帝内经》的这两段经文来看以下几个内涵：

1. 脑心为太一帝君"君主之官"，是为心主，其深藏于生命之室泥丸宫之宫城，"其藏坚固，邪弗能容也"，君主是不能受邪的，受边缘系统泥丸宫心包的保护并代为受过，它是心主脑心的坚固屏障，如果脑心心主一旦受邪，那就是"心伤则神去，神去则死矣"的"令人暴亡""一日死""入脑立死"。"神去则死矣"是元神去则死，元神在泥丸宫，所以"心伤则神去"是脑心伤则元神去，而非血脉之心和神明之心。

2. 脑心命门元精"精化为气，气化为神"而"神明出焉"，为"十二官之主""五脏六腑之大主"，"故主明则下安，主不明则十二官危，使道闭塞而不通"。若"心主"不明，起源于脑心心包泥丸宫贯穿五脏六腑之腧的使道-足太阳之脉得不到脑心命门元阳之气的灌溉便会闭塞而不通，所以"包络者，心主之脉"应是指起源于脑心泥丸宫心包命门的足太阳之脉（图6-2）。

3. 脑心命门为"守邪之神"，命门失守，正气不足，邪客于体，心包足太阳之脉则首当其冲，因为它是脑心心主的外围，为"三阳之父"，具有"三阳主表"、卫外、抗邪的功能，《素问·热病论篇》"巨阳主气，故先受邪气"，《黄帝外经·伤寒知变篇》"伤寒一日，巨阳受之……巨阳者，足太阳也……寒邪必先入于足太阳之经"，所以命门是"守邪之神"，而足太阳经是运行脑心命门元气的经脉，命门"守邪之神"的作用是通过足太阳经来完成的，所以诸邪首袭的是脑心命门心包足太阳之脉，故"诸邪之在于心者，皆在于心之包络""寒邪必先入于足太阳之经"，所以"病发太阳"是《伤寒论》论治的关键环节。如果诸邪攻城略地，循其经入其脏，沿路侵入心包泥丸宫，便会"心伤则神去，神去则死矣"的"令人暴亡"，这是极端情况，而大多数则是"诸邪之在于心者，皆在于心之包络"的宫城之外。

4. 下丘脑是边缘系统泥丸宫的内脏输出通道，位于脑心下方"泥丸君下"或"泥丸宫下"的出口处。太一帝君脑心泥丸君本身就居住在上丹田泥丸宫，所以脑心元神失守，心主不明，无根之焰则只能游走在上丹田泥丸宫，出不了心包"泥丸宫下"的玄关生命之门目，足太阳心主之脉得不到脑心命门元阳之气的灌溉便会"使道闭塞而不通"，是元神"神去则死矣"；脑心元神"神光不聚"则出不了心包"泥丸宫下"的下丘脑，下丘脑-交感干-周围神经纤维网（内脏运动神经）便会"使道闭塞而不通"，三焦神经纤维网不能导上宣下，总领五脏六腑，"则五脏六腑皆失所持，而阴阳病变无所不至"，元神"神去则机息"。

5.《素问·本病论篇》的"心为君主之官，神明出焉。神失守位，即神游上丹田，在帝太一帝君泥丸宫下"的神明出焉与《素问·灵兰秘典论篇》的"心者，君主之官，神明出焉；肺者，相傅之官，治节出焉；肝者，将军之官，谋虑出焉……脾胃者，仓廪之官，五味出焉……肾者，作强之官，技巧出焉"中的神明出焉所指不同，从二者后续论述的比对来看，前者是指泥丸宫中的太一帝君脑心元神而言，后者是指五脏之一的心识神而言，而且从道家的"三花聚顶，五气朝元"来看，元精、元气、元神三元之气聚集在头顶的脑心命门泥丸宫，而木、火、土、金、水五气朝元的"心藏神，后天为识神……火气朝元"的心神是后天之神，显然泥丸宫中的太一帝君泥丸脑心元神才是最高的主。主宰之谓帝，主宰就是生物之心、天地之心，天心居天宫，帝君居泥丸宫之宫城，所以脑心元神本身就居住在"七节之上"正中的天宫泥丸宫（图 6-2）。

心主就是大主，是人体最高的主，心主就是脑心自主中枢神经，三焦则是其周围神经纤维网。心主有对应的经脉，命门心主（自主中枢神经-脑心）通过心主之脉（自主周围神经-交感干）与三焦（周围神经纤维网-内脏运动神经）脏腑相表里，也完全可以是边缘系统泥丸宫心包与三焦相表里，它们都是有着相应生理功能的表里体用关系，是张景岳的《类经图翼·三焦包络命门辨》的实质内容。

正是：

> 目睛所夹是脑心，方圆一寸是小心；
>
> 方圆一寸命门中，小心命门是真心；
>
> 心主宫城太极宫，心包膻中泥丸宫；
>
> 精神内守泥丸宫，五脏大主是脑心；
>
> 方寸之心是小心，小心命门泥丸宫；
>
> 天柱之上是昆仑，七节之上是脑心；
>
> 真气存内在命门，气出于脑太阳经；
>
> 水之有源其流远；太阳无源怎流长。

# 第四节　命火、君火、相火、心火、阴火的关系

脑心命门有形是先天太极之心，居天宫太阳宫，为太阳君火；三焦有形根源于脑心命门，是脑心命门之脉而主一身之阳气，为少阳相火，主持人体的基本温度，符合脑心命门自主中枢神经与三焦周围神经的表里、体用、上下关系。

《素问·天元纪大论篇》："君火以明，相火以位。"相火对应君火，受君火摆布。君火是指太阳火，张景岳说："君火者，太阳之火也，为阳气之本，为万化之源。"命门之火是人体一身阳气之本，是"十二藏之化源"，就应是人体内的太阳之火，所以君火是命火，而非心火。

张景岳在《类经附翼·求正录》中说："日丽乎天，此阳中之阳也，非太阳乎？……火之在地，阴中之阳也，非少阳乎？……太者气刚，故日不可灭……此日为火之本……少者气柔，故火有时息……此火是日之余。"少阳是相对于太阳而言的，阳中之阳为太阳，阴中之阳为少阳，少阳"火之在地"，是天下降之阳，"此火是日之余"，是太阳火的尾巴（图11-5）。太阳为君火，少阳就是相火，少阳对应太阳，相火对应君火。太阳天火之

阳气下降于地，不远万里，由盛而衰，由刚而柔，由太而少，已是少阳之气，它潜入大地，冲气以为和，已是相和之火，故少阳相火并称。少阳虽然"火之在地"，是阴中之阳，有阴火之名，但其来源于太阳，本质上属于阳，是阳火。少阳相火根源于太阳命火，受命门太阳君火摆布。

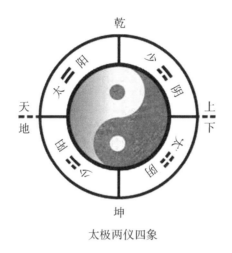

太极两仪四象

**图 11－5　少阳是天下降之阳**

张景岳说："天之大宝只此一丸红日，人之大宝只此一息真阳。"脑心命门与五脏是天地阴阳关系，圆坨坨的脑心是人体内的一丸红日，它日丽中天，高高在上，是人体内的太阳天火，脑心命门之火就是人体内的一息真阳，是足太阳运行大盛之阳气的发源地。脑心命门太阳天火之阳气通过足太阳之脉的运行，源远流长，入十二脏之腧别入三焦，覆盖大地五脏六腑时已是少阳之气，相和之火，温养五脏，腐熟水谷。三焦在下囊括五脏六腑为少阳之火，相和之火，五脏之火，是"火之在地"的地火，所以少阳相火又称为阴火，但少阳是天下降之阳，三焦少阳相火来源于命门太阳君火，所以这个阴火（相火）与命门元气的盛衰密切相关，其本质属于阳火。三焦少阳相火覆盖五脏而为五脏之火，主持人体的基本温度，也只不过是脑心命门元阳之气通过三焦别入五脏六腑而已。三焦少阳相火主腐熟水谷、生化营卫气血也只是替天行道，为脑心命门太阳天火之阳气的生化功能而已。

三焦少阳相火源自脑心命门太阳君火，二者是"君臣"体用关系。天运当以日光明，天上太阳君火昂明，地下少阳相火守位，才能"冲气以为和"。明君良相，君强则相强，相强则和，相和则生物。若脑心命门太阳君火不明，三焦少阳相火不位，五脏六腑就会出现低体温的一系列病症，脏腑不和，根源在命门。

《景岳全书·君火相火论》云："君火之变化于无穷，总赖此相火之栽根于有地，虽分之则一而二，而总之则二而一也。此君火相火之辨，凡其为生化、为盛衰、为本末，重轻攸系，从可知矣。"张景岳在《类经附翼·大宝论》中言："大有元亨，火在天上。"而"日为火之本"，脑心命门太阳君火在上，为太一帝君，居天宫、太阳宫、泥丸宫，脑心命门太阳火之阳气下降于地而为少阳之气、相和之火；少阳相火在下，栽根于地，潜伏于五脏，为阴中之阳而温和五脏六腑。少阳相火源自太阳君火，故君强则相强，命火衰则相火亦败。三焦少阳相火为命门太阳君火所用，是天下降之阳，故"虽分之则一而二，而总之则二而一也"，只是"盛衰、本末、重轻、刚柔"之分。

天上脑心命门太阳之火"为阳气之本，为万化之源"就是君火。地下三焦五脏少阳之火为什么称为相火？因为二者是天地君臣关系，君主无为而治，不可事事亲为，宰相代君布令，调和五脏，君令就是君火，相令就是相火，这是其一；其二，脑心命门太阳天火之阳气源远流长，潜入大地三焦五脏，冲气以为和，这时已是少阳相和之气，以阴阳相和，形神相和，故少阳相火并称。相和是中华文化的核心价值，也是中医的核心和灵魂，相和则生物。相火举足轻重，不可或缺。

赵献可在《医贯》中说："三焦者为其臣使之官，禀命而行，周流于五脏六腑之间而不息，名曰相火。"三焦相火"如天君无为而治，宰相代天行化，此先天无形之火与后天有形之心火不同"。后天心火不能是先天相火之君，三焦少阳之火是犹如宰相辅助天君命门治理五脏的执行者，名曰相火。

刘完素《素问玄机原病式》说：相火归命门，它"游行三焦，兴衰之道由于此，故七节之傍，中有小心，是言命门相火也"。七节之上的脑心太阳命火高高在上而为相火之体，相火潜伏于大地三焦五脏而为命火之用，它游行于三焦，和调脏腑，故人体兴衰之道由此而体现。《类经·运气类》曰："阳在下者谓之相火，相火在命门，皆真阳之所在也。"少阳相火虽然"火之在地"，为阴中之阳，有阴火之名，但其根源于太阳命火，为真阳之火，本质上属于先天无形之火，所以相火宜补不宜泻。

张景岳在《景岳全书·求正录》中说："阳化气，阴成形，是形本属阴。而凡通体之温者，阳气也；一生之活者，阳气也；五官五脏之神明不测者，阳气也。"即人之体温、活力及五官五脏的变化都是阳气的温和作用，而能起到维持人体体温、总领五脏六腑、保持形体活力的阳气，显然是命门太阳君火之下的少阳相火而已，是少阳相火潜入大地五脏形体而执行的相和功能，是替天行道的执行者。

郑钦安《医理真传》谓："君火，凡火也；相火，真火也。"张锡纯在《医学衷中参西录》中谓："相火为水中之元阳，乃阴中之火。"五脏之心火是地之木、火、土、金、水五形之火，本质属阴，所以心火是阴火、凡火，不能是相火真、火之君；相火虽然是阴中之火，但它来自太阳命火，是潜入大地五脏六腑的少阳之火，覆盖五脏而为五脏之火，它的本质是真火阳火。"相火为水中之元阳"，与太阴肾水相亲相合，乃是脑心命门太阳天火之阳气通过心包络足太阳之脉下降于地，植于至阴，唯肾而络，蛰藏于肾水，为地下之温、水中的阳根，实际上是太阳命火与太阴肾水的相亲与相合，相亲相合的少阳之火就是相火。

朱丹溪在《格致余论·相火论》中说："水火木金土各一其性，惟火有二：曰君火，人火也；曰相火，天火也。"人火即心火，心火是五行之火，为凡火，所谓的"君火"是人火，所以心火之凡火与相火之天火绝不是君臣关系。相火是天火，也只是命门太阳天火之阳气下降于地的少阳之火，本质上还是天火之阳气的秉性，二者本为一气。人体的天火是太阳脑心命门之火，相火则是潜藏于大地五脏的少阳之火，太阳命火高高在上，少阳相火代君行事潜藏于地，二者为体用关系、本末关系，所以命火与相火才是"君强则相强"的君臣关系。

张志聪在《侣山堂类辩》中云："少阳三焦之气，生于命门，游行于内外，合于包络而为相火。""相火者，先天所生之阳也。"三焦少阳相火是脑心命门先天之火所生之阳，是泥丸宫心包之外的少阳之火，而脑心则是泥丸宫心包之内的太阳之火，二者有天壤之别、太少之分。唐宗海《中西汇通医经精义》讲："命门为相火之根，三焦根于命门，故司相火。"相火的根源发自命门，上则主宰于脑心。

李东垣在《兰室秘藏》中说："心与包络者，君火、相火也。""心者，君火也，主人之神，宜静而安，相火代行其令。相火者，包络也，主百脉，皆荣于目。凡心包络之脉，出于心中，以代心君之行事也，与少阳为表里。""心与包络者"，我们以脑心泥丸宫心包来解读，脑心元神为太一帝君居泥丸宫，宜静而安，无为而治，君主（君火）不能事事亲为，由宰相（心包泥丸宫）代行其令，就是相火。相火者，包络也；包络者，心主之脉也。心主之脉足太阳经运行脑心元精化生的大盛之阳气出于目睛命门（出于心中），从天而降，源远流长，以代心君之行事，入十二经之腧主百脉（诸脉者皆属于目），百脉又皆荣于目（目者宗脉之所聚），心主包络之脉足太阳入十二经之俞，潜入三焦大地，一路走来，由盛而衰，由刚而柔，由太而少，已是少阳相和之气，由脑心命门太阳君火演变为三焦五脏少阳相火，故心包络太阳之脉与三焦少阳为表里。

徐大椿《杂病证治》曰："阳之在下者，为阴中之阳，故曰相火。"阳之在上者，为阳中之阳，就应是太阳君火。三焦少阳相火在下，由脑心命门太阳天火而来，是太阳火的尾巴，已是少阳之气、阴中之火，故相火又称为阴火，但其本质属阳。少阳相火由命门太阳君火摆布，游行三焦，散布全身，遍及五脏，主持人体温度，促进生化。

334

相火上归命门，君强则相强，具有同一性，少阳相火虽然是太阳命火的尾巴，但不能与太阳命火等同，太阳命火在上为体，少阳相火在下为用，二者有君臣之分、本末之分、强弱之分、天壤之别，犹如太阳火与太阳之阳气的关系一样。君火为天火、命火，相火为地火、五脏之火。君火号令，形成大地之火，是相火之根源；相火替天行道，禀命而行，潜伏于地，温和五脏，是五脏之火，维持五脏生理功能。命火相火密切相关，少阳相火来源于太阳命火，异中有同，同在一个道上，但命火是起始，相火是终止，命火是相火的源头，相火是命火的尾巴，又同中有异，道行不一（图 11 - 5）。相火与命火的混同由来已久，对相火和命火的概念进行明确的界定，无论对中医理论研究还是指导临床运用都有利于相火学说的完善和推广。区分少阳相火与太阳命火，不仅是辨别太阳病和少阳病的关键所在，也是《伤寒论》病发太阳和病发少阳的关键所在，以指导临床辨证论治。

木、火、土、金、水五脏本皆属阴，为人体内的地，所以五脏之心火是阴火、凡火，作为阴火的心火岂能是君火？君火以明，岂能是阴火所为？相火以位，岂能是凡火撼动？张景岳认为此凡火"但能焦物病物，未闻有以烘灸而生物者"，所以思虑过度，心火上炎，只能干扰相火，未闻心火而生物者。心火既是君火又是阴火，相火既是命火又是阴火，相火既归命火，又与心火是君臣关系，混乱不已。虽然如此，但是由于三焦相火在临床实践上的广泛应用，而没有被抛弃，顽强地存在着。

《黄帝外经·脏腑阐微篇》曰："心为火藏，以手少阴名之者，盖心火乃后天也。后天者，有形之火也。"心火"虽属火而实属阴……心得命门之火则心火有根"，明确心火是后天有形之火，是阴火，显然不能是君火。

阴火应有两个概念，三焦相火是天上的脑心太阳命火潜伏于大地五脏的少阳之火，是相和之火，已成为五脏之火，五脏本皆属阴，是人体内的地，故命门天火之阳气下降于地时已是阴中之阳的和合之火，属于地阴的范围，故称为阴火，它与木、火、土、金、水五脏心火之阴火是两个不同的概念，前者覆盖大地五脏，听命于脑心命火，后者是仅仅是五脏之一的五行属性。错把五脏之一的心火为君火，是因为没有认识到小心命门之脑心才是人体真正的心，而张冠李戴，才出现了心火既是君火又是阴火，相火既根源于命火，却又要听命于心火，而难以理喻的混乱现象，问题的关键在于没有把命火当君火，虽然认为心火是君火，却没有认识的此心即是小心命门之脑心，如果认识了真正的心，脑心命门合二为一，脑心命火之心火就是君火，一切问题就迎刃而解了。

正是：

太阳君火出命门，少阳相火走三焦；

太阳君火万化源，少阳相火温五脏；

君火以明相火位，命门三焦相表里；

天地合德太极体，君火相火明故里；

一丸红日是太阳，一息真阳在泥丸；

天运当以日光明，人运当以君火明；

天之运即人之运，天之心即人之心；

元元本本无两也，天心人心一颗心；

六大圣人千古传，一丸红日是天根；

君火命火是命根，泥丸脑心是天心。

命门与三焦相表里、心主与三焦相表里、心包与三焦相表里，实质上就是脑心泥丸官与三焦相表里，是脑心自主中枢神经与其周围神经纤维网上下相合、表里相合、本末相合的体用关系，也是命火相火君臣关系的基础。边缘系统泥丸官就是脑心心主的心包和官城，心包与三焦相表里，就是泥丸官与三焦相表里，它们有着神经解剖生理学的结构基础。

# 第十二章　脑心命门与"心"

易、道、太极、太一、天一、天精、天心、太极命门、命门脑心、脑心元神、太一帝君"一以贯之"，都是根源和主宰的代名词，在不同的场合，用不同的名称来表达，它们是互通的，有着相同的内涵。

## 第一节　脑心是"感而遂通"的心

"易"和"心"都是根本的意思。《易传》的"易，无思也，无为也，寂然不动，感而遂通天下之故。非天下之至神，其孰能与于此"。这个无思无为的"易"是指"心"，心生为性，是性命之根，根至静"寂然不动"具有"感而遂通"生生不已的功能，是生物之心，而"生生之谓易"，心与易是相通的；心以精为体，精就是根，根"生生不已""感而遂通"主宰着生、长、壮、老生命之进程，为天下之至神（天神、谷神、心神），"天神引出万物者也"，在天就是天心的感通功能，在人就是脑心元神；感，会意字，《说文解字》说："感，动人心也。"虽然心有"人心"和"道心"之分，但是，只有"无思无为""寂然不动"的脑心性命之根才能感受机体内外所有感觉信息的反馈而被感动、被撼动、兴奋、激动，从而激发出运动信息的产生，以通达机体内外主宰生、长、壮、老生命之进程，所以"感，动人心也"应是"感，动脑心也"，这个"人心"应是指人体之本心"脑心"而言，是性命之根脑心的"寂然不动"，宜静而灵，才能由感而应，由应而动，有动则通，感而后通。感应是感动的前提，感动是感通的前提，"感而遂通"生生不息通天下乃是天下之至神（元神）。脑心"寂然不动"是元神之体，元神"感而遂通"是脑心之用，二者"体用一源，显微无间"，既可称为"脑神"，也可称为"心神"。

王阳明说："心之感应谓之物。"程子说："心所感通者，只是理也。"感应、感通是心的生生之性，也唯有心才能被感动，而感应中对机体内外反馈来的所有感觉信息进行整合、辨识并反映出相应的运动信息，以"感而遂通"通天下是性命之根脑心的生生之性。

黄元吉曰："太极之体，彼感此应，一动即觉，所谓时至神知，即先天真知。"太极脑心由感而应，时至神知，乃是先天之真知。脑心寂然不动是"目者宗脉之所聚"和"诸脉者皆属于目"的"天下之至神"，具有至高的力量，至灵的感觉，所以是机体内外所有感觉信息的汇聚中心和运动信息的生发中心，它通过"宗脉、诸脉"而"感、通"机体内外，是先天真知。

脑心通过"目者，宗脉之所聚"受到五脏六腑精气的彼此感应，以产生元神之气，元神之气通过脑心足太阳经的运行入十二脏之腧，别入三焦而通达五脏六腑；脑心通过任脉而受到躯体"筋骨肌肉"之精的彼此感应，产生识神之气，识神之气通过大脑督脉的运行"后出于项中"的风府，分上下两支而通达"周身百节""四肢百骸"五官身形；脑心通过"皆属于目"命门的"诸脉"而贯通机体内外，此非脑心元神孰能"感而遂通天下之故"？

脑心受"内脏感觉丘脑束"之内脏感觉信息的感动，而产生内脏运动信息（元神之气），内脏运动信息（阳气）通过脑心-下丘脑-交感干-内脏运动神经系统和脑心-下丘脑-垂体-靶腺内分泌系统而推动五脏六腑的生理活动和人体的一切生理生化进程；脑心受"脊髓丘脑束、薄束、楔束"之躯体感觉信息的感动，以指令大脑产生躯体运动信息（识神之气），躯体运动信息（阳气）通过起源于大脑的皮质脊髓束、皮质脑干束而主宰着躯体视、听、言、行的活动，此非脑心元神孰能"感而遂通天下之故"？

脑心"感而遂通天下之故"有经络学和神经解剖生理学的双重证据。

《中庸》的"中和"就是心"寂然不动（中），感而遂通（和）"既分又合的一个概念，程子说："中也者，言寂然不动者也，故曰：天下之大本……和也者，言感而遂通者也，故曰：天下之达道。"脑心位于脑髓的中心，其大中至正，寂然不动而为体，所以是人体的大本；脑心寂静而灵，由感而动，由动而通，通达机体内外"以中致和"生生不已、"以中致用"主宰生、长、壮、老、已。"中"就是"体"，"和"就是"用"，"中和"是"体用"关系，是脑心寂然不动（体），元神感而遂通（用）的本质特征。

《素问·五常政大论篇》曰："根于中者，命曰神机，神去则机息。"心寂然不动（中），感而遂通（和），是天下之至神，神来自于心，是脑心的感通功能，感通是脑心性命之根固有的本能，是脑心元精的生生不息之机，精枯机息则神去。《景岳全书·阴阳篇》说："元阳者，即无形之火，以生以化，神机是也，性命系之。""神即生化之理，不息之机也。"所以脑心元精"精化为气"的生生不息之机就是性命之根本。

脑心通过下丘脑-垂体-靶腺内分泌系统和下丘脑-交感干-内脏运动神经系统调控着五脏六腑的生理活动和人体的一切生理生化进程，有着先天既定固有的生物程序，不以人的意志为转移（无思无为），新陈代谢，生长壮老，日日新，一切都在自然而然中发生，以"生生"为本，是天下之至理、天下之至神，非脑心元神孰能通达生生之理？这就是生物之心，这就是"生生之谓易"。

《抱朴子内篇》曰："天道无为，任物自然。"脑心就是人体内的天道，它无思无为，不以人的意志为转移，一切都在自然而然中发生。

杜光庭曰："无为者，非谓引而不来，推而不去，迫而不应，感而不动，坚滞而不流，卷握而不散。"恰似强调无思无为的脑心对机体感觉信息的反馈并非是"引而不来""迫而不应"，对机体运动信息的发射并非是"推而不去""感而不动"，其"感而遂通""一气周流"并非是"坚滞而不流，卷握而不散"。

脑心是人体的中心和核心，是人体的天心和道心，具有强大的引力作用，机体内外所有的感觉信息（阴精）都要通过"宗脉"汇聚到目睛命门脑心（引而即来，归根复命），经过脑心泥丸宫的"炼精化气，炼气化神"（感应和感动）后才能够产生出全身的指挥控制信息（阳气），指挥控制信息（运动信息）再通过"皆属于目"命门脑心的"诸脉"发布到全身各处的效应器而产生机体运动（推而即去，奉天承运），这便是现实中"感而遂通"的由"感"而"通"、一气周流的天下之理。

反馈到脑心的感觉信息是一定要转化成运动信息并发射出去的，并非是"坚滞而不流，卷握而不散"，山西中医药大学教授冯前进指出：人体的生命信息网络是自下而上的信号流系统，它起始于反向（反馈）信号流的感觉信息，从而对整体生命活动发挥着"感应""感动""感通"具有生物学意义的反射调控作用，即生命活动应遵循：感受器→感觉信息（阴精）→传入神经（阴脉）→中枢（脑心）→运动信息（阳气）→传出神经（阳脉）→效应器的条件反射活动规律，可以认为这种自下而上、由感而通的信号流系统就是以脑心为转换中心的环绕回转运动，脑心则是"阴阳上下环转"的动源和主宰，这也是脑心居囊籥，犹如风箱，首先是一拉一吸（入），引而即来（目者宗脉之所聚），尔后是一推一呼（出），推而即去（诸脉者皆属于目），是机体所有感觉信息（阴精、传入）和运动信息（阳气、传出）阴阳之气进出、转换、流通的场所（虚而不屈），这也是机体信号流系统首先是起始于反馈（吸）传入（进）的观点，目睛命门脑心则是这阴阳之气（信号流）阴进阳出、阴升阳降、上下环转、一气周流的发动者和原动力（动而愈出），是"感而遂通"的中心环节，也是老子"天地之间，其犹囊籥乎？虚而不屈，动而愈出"之寓意，囊籥一吸一进，一呼一出，乃是"呼吸之门"，是生命之气的进出之门——脑心命门。

脑心无思无为，深藏若虚，寂然不动，为"目者宗脉之所聚"的目的地，是引而即来（感），推而即去（通），迫而即应（感），感而即动

（通），一引一推，一感一迫，迫使机体内外所有感觉信息（阴气）和运动信息（阳气）循环往复、反复其道的运动，是由感而应，由应而动，有动则通，感而遂通，并非是"坚滞而不流，卷握而不散"。

根据条件反射的活动规律，生命活动首先应是在感觉神经纤维接受各种感觉信息的刺激，并传入脑心，经过脑心的分门别类、转换不同的神经元发送到大脑皮质后，才能引发出运动神经的反应性活动，是脑心有感才有动，有动才能通，是"感动"而"感通"，这便是心的生发机制，如果脑心没有感觉信息（阴精）的传入，就不会有运动信息（阳神）的产生，无感则无动，无动则不生，所以"目者，宗脉之所聚""五脏六腑之精气皆上注于目"是先决条件。

但是，如果没有脑心的参与就不会有感和动，是无心则不生，如同盲人一样，没有视觉的感受性传入，就不会有物体图像的生成，如同聋哑人一样，没有听觉的感受性刺激，就不会有言语的反射性运动（图 12－1、图 12－2），所以生命活动应遵循：感受器→感受信息（阴精）→传入神经（阴脉）→中枢（脑心）→运动信息（阳气）→传出神经（阳脉）→效应器的条件反射活动规律，感而遂通，由感而应，由应而动，由动而通，但脑心是根本，诸脉是枝叶，脑心是通过"诸脉"而通达机体内外的。

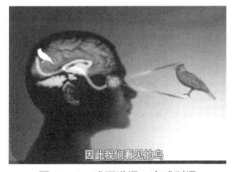 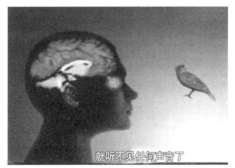

图 12－1　感而遂通　有感则通　　　图 12－2　视而不见　听而不闻　无感则不生

正是：

　　心生万物机在目，心如主人目门户；

目有所见心受之，生死之机实在目；

黄帝内经阴符经，不谋而合命门目。

精成而脑心生。脑心命门就是先天植入人体的性命之根，是"天植灵根"，脑心就是人体的天根和天心，只有脑心天根的"感而遂通"，才能有生命之树的枝繁叶茂，如果没有根，就谈不上感和应，只有"目者，宗脉之所聚"的"归根复命"，脑心才能由感而应，由应而动，由动而生，足太阳、督脉才能奉天承运，冲开百脉，贯通内外，一气周流，反复其道，如环无端，只有"诸脉者，皆属于目"命门脑心，脑心命门才能握"诸脉""感而遂通天下之故"，以号令天下，以生、长、壮、老、已。

《唱道真言》曰："心体本然无物，使心有物，则亦一物也，一物何以能应万物？凡喜怒哀乐，皆外境入感于心，惟心体最灵，故感之即通……以其虚而至灵，境来感之，心即随感而发。"所以"圣人作《易》，下一感字最妙，感而后发，乃知心体本无喜怒哀乐者矣"。心本无喜怒哀乐，但它是性命之根，有感通之灵，它居虚窍而至灵，感而遂通，先感后发，先感后通，机体内外所有的感觉信息都要经过脑心的转化，所以脑心无所不知，是先天真知，脑心的感通生发机制在二千多年前的《易经》就已说明白了。

心生为性，是"天植灵根"，脑心就是先天植入人体的性命之根，是人体内的天根和天心，也是先天赋予人体的"生生"之本，天理寓于其中，只有脑心天根的"感而遂通"才能生生不息，生长壮老日日新，只有脑心的参与其中才能视、听、言、行，这便是脑心天根的感通之性和生生之理，所以从根本上来说，"心"应当是"无思无为，寂然不动"的脑心之本心之天心之道心，而非有思有虑的血脉之心。

《荀子·解蔽》说："心者形之君也，而神明之主也，出令而无所受令。"《荀子·天论》说："心居中虚以治五官，夫是之谓天君。"《荀子·正名》说："心有征知。征知则缘耳而知声可也，缘目而知形可也，然而征知必将待天官之当薄其类然后可也。"机体内外所有的感觉信息都首先要反馈到泥丸宫中的脑心，躯体五官的感觉信息（阴精）必须要经过脑心（天官）泥丸宫的"炼精化气，炼气化神"才能产生指令以促使大脑发出形体五官的运动信息，或者说脑心（天官）征集耳目五官反馈来的感觉信息（心有征知）进行整合辨识、分门别类（当薄其类）、转换不同的神经元后再发送到相应的大脑皮质，以产生相应的识神活动，所以脑心是"形之君""神明之主"的根本所在，是"心有征知""当薄其类"的根本所在，它是"出令而无所受令"的最高主宰，大脑神明则是要"受令"于脑心元神的，脑心居"中虚"之中窍、虚窍"以治五官"是有现代医学依据的。

《荀子·正名》还说："心也者，道之工宰也。"脑心是大道的主宰，是"居中虚以治五官"天君，如果没有脑心分门别类的征知作用，"中心不定，则外物不清"（《荀子·解蔽》），五官就会产生"视而不见，听而不闻"的失聪现象。荀子在强调心的主导作用的同时，认识到第一步就是从感觉开始，如果没有各种感觉信息的传入（征知），那么脑心的识别分类（当薄其类）作用就会成为无源之水而没有意义了，所以《唱道真言》感言："圣人作《易》，下一感字最妙，感而后发。"荀子在两千多年前就已经涉及感觉与思维、感性认识和理性认识的中心环节，是非常难能可贵的。实际上《黄帝外经·阴阳颠倒篇》的"阴阳之原，即颠倒之术也……知颠倒之术，即可知阴阳之原矣。"能够进行信息转换、阴阳颠倒的就是人体的阴阳之根，根就是心，左右丘脑就是阴阳转换的玄牝之体。

《周易参同契释义》云："真人处灵台，五官七窍以及五脏六腑稍有撞击，泥丸宫可立即感到……泥丸宫非但是人身元神所居之位，而且是万神汇集之地，它和人身的五脏六腑，奇经八脉，百骸九窍关系密切，混而相应。""真人"太一帝君泥丸脑心居住的灵台泥丸宫非常灵敏，能感知五官七窍以及五脏六腑的一切活动，是机体内外所有感觉信息的反馈中心，后天脏腑百骸之神必须经过先天脑心元神的洗礼才能获得新生。

正是：

三花聚顶在脑心，五气朝元入命门；

上天入地不等闲，帝君帝卿喜相迎；

左丘右丘心连心，两丘同心利断金；

当薄其类分黑白，后天先天瞬间变；

阴阳之原颠倒巅，颠倒之术丘脑丘；

天翻地覆玄关开，引而即来推即去；

感而遂通真妙哉，心有征知天下通；

可叹苍生错认心，常将血肉当黄庭。

# 第二节　脑心是性理之"道心"

朱子说："心，一也，有指体而言者，寂然不动是也；有指用而言者，感而遂通天下之故是也。"一就是根，一就是太一，脑心就是性命之根，就是太一帝君，居生命之室泥丸宫，脑心寂然不动为体，元神感而遂通为用，脑心和元神"体用一源，显微无间"，故合二为一称为"脑神"或"心神"。朱子进一步说："有感必有应。凡有动皆为感，感则必有应，所应复为感，所感复有应，所以不已也。感通之理……天下之理，终而复始，所以恒而不穷。""心有征知"，征，是征集或远征的意思，即首先是脑心征集机体内外所有的感觉信息，进行汇总分类（当薄其类）、阴阳颠倒转换，而产生相应的运动信息，是"有感必有应，有动皆为感"，运动信息皆是由感觉信息的刺激而产生出来的反应性活动，二者所感所应，感而遂通，所应复为感，所感复有应，反复其道，循环不已，完全符合现代条件反射性生命活动规律的认识，朱子的"感通之理"早已说得明明白白了。

朱子说：人之本心"其体则即所谓元、亨、利、贞之道……故体虽具于方寸之间，而其所以为体，则实与天地同其大，万理盖无所不备，而无一物出乎是理之外。用虽发乎方寸之间，而其所以为用，则实与天地相流通，万事盖无所不贯，而无一理不行乎事之中。此心之所以为妙，贯动静、一显微、彻表里，终始无间者也。"明确人之本心是实有的，其体居方寸，方寸之内岂不就是脑心命门之"小心"。脑心虽小，但它具有天心乾元之体"元、亨、利、贞"的本质特征：元，精成而脑心生，脑心为先天之精所成就，是人体的生命之根源，具有根源"元"的特征；亨，脑心是机体内外所有感觉信息的反馈中心和运动信息的发射中心，是"终始无间"的转换者，其"感而遂通""贯动静""彻表里"而"无所不备""无所不贯"，以至于无"微"不至、无不"亨"通；利，脑心元精化生的元阳之气通过足太阳经的运行入十二脏之腧"内连五脏六腑"而内存一身之正气称为"利"；贞，脑心通过其足太阳之脉"内连五脏六腑"使之整固持久称为"贞"。小心脑心之体"虽具于方寸之间"，但其理"则实与天地（之心）同其大"，所以人之心即天之心，天之心即人之心，人之心"则实与天地（之心）相流通。"

王阳明认为：天地万物生生不息，皆以天根、天心、天理为根底，"人之本体常常是寂然不动的，常常是感而遂通的。"所以"心统五官……所谓汝心，却是那能视、听、言、行的，这个便是性，便是天理……以其主宰一身，故谓之心。"即视、听、言、行不仅仅是感官的活动，而且是心的生生之性和生生之理，是心之所发，若无心参与其中，只会视而不见、听而不闻……如同生理活动（元神）是心理活动（识神）的基础一样，视、听、言、行（识神）之感觉信息必须经过脑心（元神）的中转处理后发射到大脑皮质才能够产生视、听、言、行之运动信息，否则只会视而不见、听而不闻……反之，感觉信息的传入感应则是脑心生生不息的生发条件，有感则生生不息，无感则不生。作为"人之本体"性命之根底的脑心由感而应，由应而动，有动则通，"感应""感动""感通"是性命之根脑心的生生之性，所以《周易》认为必须有"无思无为""寂然不动"的心参与其中才能"感而遂通"，此"无思无为"的心和"天下之至神"非天心谷神、脑心元神而不可。元神指的就是人体的本心、本性，是寂然不动的，这岂不就是《易经》"寂然不动，感而遂通"的脑心之元神？

心生为性，心即理也，王阳明认为："这性之生理，发在目便会视，发在耳便会听，发在口便会言，发在四肢便会动，都只是那天理发生，以其主宰一身，故谓之心。这心之本体，原只是个天理。"视、听、言、行实际上都是性命之根脑心的生生之理，是脑心把反馈来的躯体感觉信息转化成躯体运动信息，是脑心"心有征知""当薄其类"后发送到相应的大脑皮质，以产生皮质脑干束、皮质脊髓束躯体运动信息，是心之所发，"发在目便会视，发在耳便会听，发在口便会言，发在四肢便会动"，都只是脑心元精"炼精化气，炼气化神"之天理"以其主宰一身"。

王阳明又曰："何谓身？心之形体，运用之谓也。何谓心？身之灵明，主宰之谓也。"这个心是天理，是性命之根，是本心，而为最高主宰，并非是意识，是"神感神应"的识神感之、元神应之的感应之心——本心、天心之道心。

张载的《正蒙·参两篇》说："感而后有通，不有两则无一。"机体内外所有的感觉信息只有在脑心性命之根的感应后才能够产生出通达全身的运动信息，没有"感"和"通"，脑心之根也就没有意义了。

性命与生命有别。《礼记·中庸》说："天命之谓性，率性之谓道。"性，从心从生，心生为性，生是心的本性，故天地之心就是生物之心。《说文解字》说："生，进也，像草木生出土上。"性命是生命之根，藏于内；生命是性命之象，显于外。性在心中，修心养性，明心见性，性在丹田命室脑心中，是天根所在；命在身中，生命是脑心中的性命生生不已的外在征象，如同草木一样，枝繁叶茂只是根的外在征象，生命只是生理活动和心理活动的总称，没有心理活动就没有身形活动，人身就是个活死人（植物人），没有生理活动就没有生命活动，生命也就终止了。

精成而脑心生，脑心是人体内的"天植灵根"，根就是心，心灵感应是根的本性，感而遂通，生生不已，根的本性就是生，所以心生为性，乃是天性和天命。性在心中，寂然不动，为精神之根基；命在身中，是生生之命，为魂魄之所寄。身无病，则性命畅通；精根不腐，才能感而遂通。

性命双修，形神合一，两者是相辅相成的。

张伯端《悟真篇》：心者道之体，道者心之用。性在心中，察心观性，则泥丸圆明之体自现，生长壮老无为之用自成，这就是泥丸脑心命门上丹田泥丸宫，玄牝之根道体之所在。

王阳明曰："心即性，性即理，心即理也。"心本有性，性在心内，所以天性就是天根，天根就是天理，天理就是天心，天心就是天道，天道就是天命，理在心中，道在理中，所以"道即心也，心即道也。""天心者，道心也"。都是道家的精髓，它在儒曰天心，在佛曰佛心，在道曰道心，在人曰本心，天心就是道心，佛心就是仁心，本心就是良心，心心相印，心连着心，都是一个心，儒、释、道都是以"生生"为本，"生"是最高的价值取向。张景岳在《类经·藏象类》中说："心为一身之君主，禀虚灵而含造化，具一理以应万机，脏腑百骸，惟所是命，聪明智慧，莫不由之。"此不就是脑心居玄窍、虚窍、道窍、根窍、神窍，禀虚灵而含造化。此不就是脑心转化机体内外所有的感觉信息具一理以应万机，而主宰机体内外脏腑百骸？

朱熹在《易学启蒙》中以"理为太极，理具于心"解释邵雍的"心为太极，道为太极"，所以有"心即理也"的论语。[南宋]俞琰在《易别外传》中说："在易为太极，在人为心。人知心为太极，则可以语道也。"道在理中，理在心中，心为道之器、为太极之本体，为精神之舍宅，易、道、理、心、太极、精、神其实是一回事，是互通互用的。但"道之为物……其中有精，其精甚真。"精是最根本的，易、道、理、心、太极、神，实际上都是"精"衍生出来的哲学概念。

正是：

> 方寸之心心虽小，实与天地同其大；
> 小心脑心虽其小，实与天地相流通；
> 心即道也心即理，脑心是道又是理；
> 天人一理心即理，道在理中心即道；

道心心理即道理，道在心里即道心；

脑心是天又是理，天理道理是一理；

伤天害理折其寿，修心养性理长久；

允执厥中养脑心，神光一道照须弥。

在人体内，心就是太极的代称，也是道的同义语。

陆陇其《太极论》说："夫太极者，万理之总名也，在天则为命，在人则为性，在天则为元亨利贞，在人则为仁义礼智，以其有条而不紊则谓之理。""天命之谓性"，性在心中，乃是天心和道心，以道心度仁心，乃是良心，良心出良知，良知就是天理，这应是宋明理学和心学的精粹。

《尚书》云："人心惟危，道心惟微，惟精惟一，允执厥中。"首先明确心有"人心"和"道心"两个概念。程子也把"心"分为人心和道心："人心惟危，人欲也。道心惟微，天理也。"人心为私欲，蠢蠢欲动，道心为天理，寂然不动。"人心"有思有欲，行为变化多端，故惟危；"道心"无思无为，全是天理，一心一意，替天行道，中正微妙，故惟微。朱子说："人心生于血气，道心生于天理。"所以"人心听命乎道心"，道心居"方寸"宰制"下识心"。人体之心有道心和人心之分，人体之神有元神和识神之分，脑心元神是为脑神，也可称为"心神"，但与血脉之心的"心神"是不可混为一谈的。

《吕祖百字碑注》也说："心有人心道心之分，有真心假心之别。道心者，本来不识不知，顺帝之则之心，为真心；人心者，后起有识有知七情六欲之心，为假心。真心益人寿命，假心伤人性命。""盖先天之炁，藏于道心也。道心为体，先天之炁为用，同出异名，道心即修道之宗祖。夫道心者，主人也；人心者，奴仆也。认得道心为宗祖，以主人而使奴仆，奴仆听命于主人"。显然这是元神与识神、脑心与大脑的关系，但当前的关键问题是元神识神不分，道心人心不分，把假心当真心，"可叹苍生错认心，常将血肉当黄庭"。

《医学三字经》曰："正以心者，新也。神明之官，变化而日新者也。"

这个心发生的神具有推陈出新、生长壮老、日新月异的生生机能，是生生不息、新陈代谢日日新的心，它有着先天既定固有的生物程序，是不可以倒退的，它在儒曰天心，在佛曰佛心，在道曰道心，在人曰本心。天心就是道心，佛心就是仁心，本心就是良心，良心就是天理。儒、释、道三教合一，都以"生生"为本，同根同源，心心相印，都是一个生生不已推陈出新的心。

心，具有一体义、感通义和生生义。脑心是自主神经系统的最高中枢，它通过自主神经网络系统将人体所有的器官组织联络成为一个有机的整体而具有"一体义"；它是机体内外所有感觉信息的反馈中心和运动信息的发射中心而具有"感通义"；它具有先天既定固有的生物程序，决定着人体的一切生理生化进程而具有"生生义"。所以脑心就是人体的天心和本心，也是无思无为的仁心、良心和道心，与有心（有思有欲）之心不同。

# 第三节  脑心即上丹田泥丸宫

《太清中黄真经》曰："一者，上虫居脑宫。"《洞玄神诀》注解："上虫居上丹田，脑心也。"一者，太一也；脑宫，泥丸宫也；上丹田，泥丸宫也；脑心，太一也。都是意指脑髓中央的泥丸宫及居住于内的"太一""脑心"。上虫就是太一，就是脑心，生命之室上丹田泥丸宫就是"太一""脑心"所居住的天庭和天宫。上虫，犹言精虫，含遗传信息，携带DNA，唯精唯一，专司造化，是上上虫，故称为"上虫"。

精虫，居脑宫，允执其中，以"精成而脑心生"；精虫，居上丹田，虫居丹田必成精，以"精成而脑心生"，故上虫，脑心也；"一者"，根也，故"脑心"性命之根也。

脑心居上丹田泥丸宫，以"炼精化气，炼气化神，炼神还虚，炼虚合道"，是脑心元精修炼气化的场所。脑心生命之根扎根于上丹田，在这块生生不已的"田地"里，生命之根生长出了下丘脑-垂体-靶腺内分泌系统和下丘脑-交感干-内脏运动神经系统，及贯穿十二经之腧的足太阳之脉而主宰人体的一切生理活动，所以脑心居上丹田，就是上天赋予人体的性命之根，是"天植灵根"。心是根源的代称，根不能脱离渊，如同鱼不能脱离水，根深渊源是老子的"居善地，心善渊"之寓意，故脑心深居于根窍、道窍、祖窍、昆仑根源吉祥之地，强烈地隐喻出它所包涵着的重要生物学意义。

虫，具有生物的特征和蠕动的特性，上虫蠕动就是上天赋予人体的生物能，就是上天赋予人体的发动机，就是人体的生命动源，上虫蠕动就是人体自带动力的脑芯片。

有虫必有洞，虫居丹田必打洞，玄窍、虚窍、道窍、根窍、祖窍、神窍、中窍、橐龠、玄关、脑宫、天宫、泥丸宫就是上虫打的洞（图6-2），统称"虫洞"。上丹田的"虫洞"就是连接先天和后天的"时空洞"，是"先天而生，后天而接"的总洞玄，穿越"虫洞"就是先天与后天的跨越，虫洞也正是"后天而接""引而即来""感而遂通"的时空洞。虫洞就是颠倒黑白（阴阳）的"时空洞"，是黑道（阴）进，白道（阳）出的时空穿越，它是太极阴阳黑白颠倒、阴阳转换的洞玄，是瞬间将极端相反的事物关联在一起的"时空洞"，穿越"虫洞"就是阴和阳的变幻。如同脑心泥丸宫就是将机体内外所有的感觉信息（阴）吸入其洞玄（引而即来）瞬间转换成运动信息（阳）再发射出去（推而即去），是阴进阳出、黑白颠倒的转换，是"感而遂通"的时空隧道，它是后天识神与先天元神交汇、转换的"空间站"，也是任督二脉阴阳之气瞬间穿越转换的"时空隧道"。

脑心居虫洞，就是上虫，上虫蠕动就是上天赋予人体的生物发动机，它有先天既定固有的生物程序，自动自律，自带定数，不以人的意志为转移，通过下丘脑-垂体-靶腺内分泌系统和下丘脑-交感干-内脏运动神经系统而推动着人体生、长、壮、老生命的进程（推而即去），通过起源于生命之室的足太阳经运送脑心元精化生的元气随目系出生命之门目，然后入五脏六腑之腧而推动着人体生、长、壮、老生命的进程（推而即去）。脑心上虫"真精自动，浩浩如潮生，溶溶似冰泮，要皆自微而著，由小而大，自近而远"（黄元吉）源远流长主宰人体生、长、壮、老生命的进程，体现元神的最高主宰作用。脑心居虫洞，是"后天而接""引而即来""推而即去"的时空洞，所以它是机体内外所有感觉信息"引而即来"黑白颠倒、阴阳转换"推而即去"的时空洞。

正是：

丹田虫洞有上虫，上虫蠕动生物能；

橐龠玄窍藏精虫，元精溶溶是动能；

太极神来太阳神，太极昆仑在苍穹；

阴阳黑白颠倒颠，扭转乾坤在昆仑。

## 第四节　脑心上丹田泥丸宫是生命的中心

道家的脑心泥丸宫至少有十几种称谓（图 6-2）。

脑心居生命之室，是命门藏精的命室，"精藏于此，乃人身之太极"，是人体的"造化之枢纽，阴阳之根蒂，先天之太极"；

脑心居命室，是"人生先生命门"的"精成而脑心生"；

脑心居泥丸宫，是元神所住之宫，是"太一帝君"居住的天宫，也是"心主"的宫城；

脑心居太阳宫，是太阳宫中的"太阳之精"，是"精化为气，气化为神"的太阳神，是"精神之所舍"的天宫太阳宫；

脑心居天宫，是"天一所居"的天庭，是太岁所住的天宫；

脑心居天宫，是人体内的天心，天心以天精为体，以谷神为用，所以脑心命门就是"精神之所舍"而为"五脏六腑之大主"；

脑心居乾宫，是人体内的乾元之体，它圆坨坨，光灼灼，是元亨利贞造化之源泉；

脑心居丹田，是丹田里面的丹心，丹心就是性命之根，性命之根在这块良田上生长出了生命的主干线——十二经之首的足太阳经，生长出了能够主宰人体生理活动和生长壮老的下丘脑-交感干-内脏运动神经系统和下丘脑-垂体-靶腺内分泌系统；

脑心居丹田泥丸宫，是"炼精化气，炼气化神"的场所，是机体内外所有感觉信息的转化中心；

脑心居方寸，其体"虽具于方寸之间"，但"实则与天地之心同其大"，其用"虽发乎方寸之间"，但"实则与天地之心相流通"；

脑心居天庭，天庭是上帝居住的地方，人体间所有脏腑的不平必然要状告反馈到上帝脑心那儿去；

脑心居黄庭，是《黄帝内经》真正的心，与血脉之心相比，它就是"小心"之"真心"；

脑心居虚窍，正是因为有空虚的地方可以容量，脑心元精才能发生气化，以"精化为气，气化为神"，而产生元气和元神；

脑心居虚窍，禀虚灵而含造化，具一理以应万机，脏腑百骸、聪明智慧，莫不由之；

脑心居虚窍，空虚之窍生命之室乃是脑心所居的"虚室"，是"虚室生白"道行天下之寓意；

脑心居神窍，是"百神所集"的"诸神之领袖"，是"率领诸神"的"百神之主"，是"总成岁功"的太岁神；

脑心居根窍，"天植灵根"，是先天植入人体的性命之根，也是归根复命之窍；

脑心居道窍，道心寂然不动，"感而遂通天下之故"，不仅是机体内外所有感觉信息"归根复命""引而即来"的反馈中心，还是机体内外所有运动信息"奉天承运""推而即去"的发射中心，而"感、动"天下之；

脑心居中窍，以中致和，生生不息，以中致用，感通内外，主宰生、长、壮、老、已；

脑心居总窍，是一窍开百窍皆开的总开关，是一洞通百洞皆通的总洞穴；

脑心居玄窍，是玄窍之玄牝，左玄右牝，所以脑心是由左右两半丘脑所构成；

脑心居玄关，一进一出，出玄入牝，是"阴进阳出"阴阳之气转换之中心；

脑心居昆仑，是"精化为气，气化为神"的宇殿天都、先天之地，是人体的"绝地通天"之路；

脑心居虫洞，是"先天而生，后天而接"的时空洞，是"感而遂通"的时空隧道，是后天识神与先天元神转换的空间站；

脑心居橐龠，橐龠一呼一吸就是生命之门的"呼吸之门"，生命之气一进一出，是人体的生命之原；

脑心居橐龠，犹如风箱里的活塞（转换器），风箱一拉一吸（"引而即来"），一推一呼（"推而即去"），它是阴进阳出黑白转换的时空洞，是机体所有感觉信息（阴）和运动信息（阳）阴阳之气进出、转换的场所（虚而不屈），而脑心则是风箱里边阴阳之气交汇的转换器，是阴阳之气阴进阳出、阴升阳降、上下环转、反复其道的发动者，是一气周流的原动力（动而愈出），如果脑心"生气独绝于内"，橐龠没有感觉信息（"引而不来"）和运动信息（"推而不去"）的阴进阳出，气机就将"坚滞而不流"，机息则神去，神机就将化灭矣，脉平而死，复归于无极。

《黄帝内经》曰："善言天者，必有验人。"人之心既然有争议，我们就应从天地之心去寻找人体之心的道理。人道本乎天道，以天道推人道，天之心就是人之心，天心、道心、本心都是一个心，都是以精为体的心，都是"心为太极"的心，心心相印，心连着心，认识了天地之心，就能从根源上以简驭繁，把握以心为主宰的中医学说，从根本上认知人体之心，以寻回人体失落的心——脑心命门之"小心"。

站在脑心性命之根的深度，十二经之纲的足太阳之脉和奇经八脉之首的督脉，其起源于脑心之根的源流问题就可以得到解答。

站在脑心道心的深度，筋骨、血气之精皆上注于目，上属于脑心，"万物归于一"的问题就可以得到解答。

站在脑心天根的深度，"目者宗脉之所聚"的归根复命、"诸脉者皆属于目"的奉天承运，就可以得到解答。

站在脑心天心的高度，三花聚顶，五气朝元的问题就可以得到解答。

站在脑心天心的高度，脑心命门与五脏的天地阴阳问题就可以得到解答。

站在脑心道心动力之源的高度，"反复其道""一气周流""上下环转"的问题就可以得到解答。

站在太极、太阳、天精、天根、天心、道心的高度，所有的一切问题都可以得到解答。

正如刘明武所说：太阳天心，可以解答一系列千古难题。

# 第十三章　泥丸脑心命门咏

　　道家的泥丸宫聚集了道学生命文化的全部精髓，蕴含着极其丰厚的哲学智慧和生命哲理，撰用七言律唱明大道，通悟真言，圭旨性命，古今贯通，感应太上。

## 一、宇殿天都泥丸宫　九五至尊泥丸君

　　赫赫我祖昆仑来，宇殿天都万山祖；
　　子欲不死修昆仑，昆仑玄圃其安在；
　　天上昆仑万古迷，人身命门千古迷；
　　先天之源在昆仑，先天之本是命门；
　　太极昆仑不可分，太极命门是一人；
　　先天一炁连昆命，天人合一在玄牝。

　　杳杳冥冥玄窍来，玄关一窍无生有；
　　无极之真二五精，玄关一窍藏真精；
　　头中一窍叫玄关，玄关一窍藏真神；
　　真精真神合精神，真阴真阳合玄牝；
　　九宫中央泥丸宫，泥丸宫中藏玄牝；
　　精化为气气化精，玄牝颠倒出神明。

　　虚无一窍号玄关，正在脑中天中天；

此处名为祖炁穴，玄牝泥丸正中悬；
正中一窍神炁穴，受炁以生为神府；
三元所聚无分别，精神魂魄会此穴；
守中绝学方知奥，抱一无言始见佳；
个个不识真一处，知此便为得诀人。

琼室之中八素集，泥丸夫人当中立；
四方四隅八卦阵，太极为心立当中；
脑中之脑叫脑心，一丸丘脑即脑心；
一丸脑心人不识，命在心头如昆仑；
先天一炁注中宫，八卦炉中炼金丹；
一颗泥丸炼成丹，一粒金丹造世界。

宇殿天都泥丸宫，其名颇多几十种；
命理道理和哲理，皆在泥丸藏真理；
玄关命门上丹田，玄窍祖窍及道窍；
天庭黄庭太极宫，天宫中宫太阳宫；
诸宫诸窍皆混同，方圆一寸处此中；
群英荟萃泥丸宫，唯我独尊泥丸君。

真精元精和天精，皆在丹田种天根；
精即是根根即心，天精天根即天心；
天心道心和丹心，皆在泥丸藏真心；
脑神元神和谷神，皆在脑心出神明；
太一太岁和昆仑，皆在泥丸藏真容；
心主真主和上帝，皆在脑心显神灵；
一者上虫居脑宫，上虫丹田是脑心；

356

太一上虫泥丸宫，钻营虫洞以藏精；
诸宫诸窍藏真精，聚成泥丸炼金丹；
丘脑真一是泥丸，一九脑心炼成丹；
一粒金丹造世界，一粒种子种丹田；
天植灵根入泥丸，扎根丹田种金丹。

太一元神太极神，太阳宫中太阳神；
天一太一即真一，太一帝君即脑心；
一九红日定乾坤，一息真阳在脑心；
太极命门藏真精，精成脑心命门生；
吾之精即吾之形，命门有形即脑心；
心为太极居中宫，四方四隅太极心；
太极动静分性命，性在心中命在身；
一九脑心生万景，何忧丘脑不昆仑。

先天之炁结黍珠，炁聚成形结泥丸；
执中精一泥丸宫，脑心穷理以尽性；
明心见性非虚语，脑心丹田泥丸宫；
人人丹田本圆明，但但神光照虚室；
虚室生白目光明，神光一道照须弥；
感而遂通天下神，何忧丘脑不神神。

根窍道窍即祖窍，脑心道心即天心；
中窍虚窍即神窍，脑心元神即心神；
空洞无涯是玄窍，虚窍中窍橐龠洞；
头中一窍谓洞天，丹田黄庭谓福地；
玄窍虫洞有上虫，洞天福地有上帝；

丹田方寸纳昆仑，绝地通天泥丸宫；
一窍玄关最幽深，虚无窟内细搜寻；
原来只是泥丸处，明心见性跨鹤游。

丹田虫洞藏上虫，玄窍橐龠藏精虫；
精虫蠕动生物能，元精溶溶是源能；
元气腾腾是动能，元神跃跃是机能；
脑心玄牝发动机，生长壮老原动力；
脑心信息转换器，CPU 中央处理器；
天植灵根脑芯片，自动自律有程序；
上虫蠕动生物能，自带能源自独行；
驱使人生走全程，生长壮老全自动。

子欲不死修脑心，泥丸宫中养命根；
修心养性丹田宫，明心见性玄关窍；
谷神不死生玄牝，玄牝之门是命门；
九宫中央泥丸宫，泥丸宫中有昆仑；
三花聚顶在昆仑，五气朝元润脑心；
九五至尊泥丸君，太一帝君是脑心；
可叹苍生错认心，常将血肉当黄庭；
心运天地万物生，不识丘脑泥丸中。

大中至正泥丸君，中宫天宫泥丸宫；
本来真心居玄洞，太虚同体在天宫；
天根月窟橐龠中，虚极静笃泥丸宫；
非虚空无以藏心，非至静无以养神；
寂然不动是天心，感而遂通是道心；

天心为体居中央，道心为用通天下；
以其体言为天心，以其用言为道心；
一物二名体用分，体用一源动静分。

泥丸精髓筑根基，心居正位定天地；
脑心元精是灯油，起火筑基点心灯；
心灯端坐泥丸宫，八面来风吹不动；
太一昆仑有天梯，天柱顶端是泥丸；
泥丸宫中有昆仑，脊柱天梯通天地；
人人自有定盘针，先天根源在脑心；
却笑从前肾中见，枝枝叶叶外头寻；
不识泥丸真面目，只缘昆仑泥丸中。

中央正位产玄珠，一九丘脑圆陀陀；
人人丹田本圆明，一九脑心光烁烁；
一颗泥丸何赫赫，大似蛋丸黄似橘；
一颗泥丸定乾坤，大中至正泥丸君；
一颗泥丸如红日，天运当以日光明；
一颗泥丸如天心，定海神针在中宫；
一颗泥丸致中和，太和真炁注泥丸；
一颗泥丸聚真炁，真阳真火在天宫；
一颗泥丸如丹心，赤胆忠心施造化；
一颗泥丸如金丹，一粒黍珠造世界；
一颗泥丸如昆仑，先天之源泥丸宫；
一颗泥丸如天根，枝枝叶叶外头寻。

脑心命门泥丸宫，犹如天心主人翁；

脑心西医之命根，命门中医之命根；
泥丸道家之命根，只缘丘脑在其中；
一源三歧儒释道，生命同源本同根；
融会贯通儒释道，若差一纸隔万山；
中医来自于黄帝，道医来自于上帝；
上帝所秘先师传，黄帝医道问岐伯；
道家修炼成真人，黄老修道第一人；
修炼更能参天地，道医养生是上医；
医道本是一家人，谈医论道才是真；
上古天真在昆仑，不敬道医难取经；
黄帝内经道德经，不尊道教失半壁；
黄帝老子黄老道，黄老一道天下通；
中医西医皆是医，衷中参西是上医。

配图解读（图 13-1）

## 二、修真真言字字金　元命真人泥丸宫

修真图中有真诀，流传千古有真谛；
泥丸宫为上丹田，方圆一寸二分地；
虚开一窍即玄窍，元神藏在玄窍中；
眉心入内正中处，中间一穴如鸡子；
大似蛋丸黄似橘，状似莲台如昆仑；
横看成岭侧成峰，只缘昆仑泥丸中。

昆仑之山何亭亭，中有真人可使令；
元命真人泥丸宫，玉帝玄窍在宫中；
脑中玄窍之谓窍，真精真神藏窍中；
脑有九瓣头九宫，房有一寸曰方寸；

360

生命之室
（上丹田）
（泥丸宫）
（太极宫）
（太阳宫）
（乾　宫）
（天　宫）
（中　宫）
（中天谷）
（天　庭）
（黄　庭）
（方　寸）
（道　窍）
（根　窍）
（祖　窍）
（中　窍）
（神　窍）
（虚　窍）
（玄　窍）
（玄　关）
（昆仑虚）
（橐　龠）
（月　窟）
（膻　中）
（心　包）
（虫　洞）

目　系
生命之门
玄牝之门
众妙之门
泥丸宫下

脑神、元神、谷神、泥丸脑心、小心、心主、真主、真心、真精、元精、天精、天根、天心、道心、丹心、天神、太极、昆仑、玄牝、天一、太一、太阳、太岁、上帝、上虫

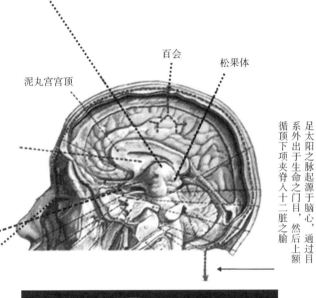

足太阳之脉起源于脑心，通过目系外出于生命之门目，然后上额循顶下项夹脊入十二脏之腧

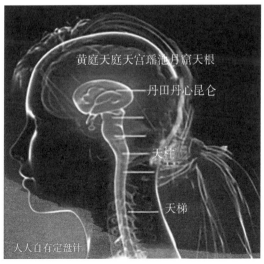

图 13‑1　宇殿天都泥丸宫

361

方寸之中念深藏，元命真人玄穹主；
方圆一寸命门中，小心真主在中宫。

元命真人泥丸宫，玉帝玄穹紫金宫；
元命真人玄穹主，玉帝玄穹是真主；
内有元命是命根，内有真人是仙境；
内有玉帝是上帝，内有玄穹是天宫；
九朵莲花筑莲台，玉帝端坐紫金宫；
九阳真精造玄穹，真气就在泥丸宫。

真气正气即原能，主宰生命自独行；
真精所至金丹开，闭住心宫出神明；
玉帝玄穹夺人眼，紫衣真人心动中；
泥丸宫中脑中脑，脑有真精气自华；
气定神闲元神宫，灵魂飞轻处闲暇；
内外感应玄关窍，炁色飞轻两重天。

修真图 vs 内经图，丹田泥丸是命根；
九峰山巅泥丸宫，一丸红日升阳府；
一粒粟米种丹田，一粒种子造世界；
栽培全籍泥丸土，灌溉须凭会阴水；
会阴取水走任脉，任脉入目上丹田；
海底甘露润泥丸，丹田有水禾苗壮；
河车拨转水顺流，只在玄牝颠倒颠；
阴阳转换在橐龠，阴进阳出风府；
煽风点火阳气盛，百会取火出风府；
督脉瀑布入深潭，阳气气流入海底；

362

化作阴气腾于天，河车搬运上山头；
任督之脉河车路，上下环转水顺流。

仙界蓬莱大罗仙，泥丸宫中昆仑山；
元命真人泥丸宫，太上老君住中宫；
白头老子太上君，玉帝真人玄窍主；
若问此玄玄会得，泥丸脑心玄又玄；
玄中有玄是我命，脑心泥丸我命根；
命中有命是我形，泥丸元精我之形；
形中有形是我精，泥丸脑心我元精；
精中有精是我炁，炁聚有形我之精；
炁中有炁是我神，道之为物皆象炁；
神中有神我自然，神在炁中炁存神；
吾之精即吾之形，脑心元精泥丸君；
泥丸玄牝玄关窍，此玄玄外更无玄。

命门藏精岂无形，命门之脏是脑心；
脑心元精藏命门，深居命室主人翁；
精成脑心命门生，泥丸元精精气神；
脑心命门太阳经，双关夹脊通顶门；
碧眼双目双玄关，双关手托泥丸君；
碧眼双睛手托天，生命源泉此为根。

无极无形无极神，太极有形太极神；
太虚一炁化三清，三清相见结玉帝；
太上三清是谷神，太一三元是元神；
三清不灭生太一，谷神不死出玄牝；

363

元神玉帝两团圆，太一玄牝泥丸君；
不灭之道存泥丸，存想泥丸存灵魂；
大道不灭存泥丸，所存在心自相当；
灵魂寄托存在心，泥丸脑心自相当；
吾命无量在大道，苍生借魂吾道真；
吾从无量动中来，观心得道入泥丸。

三清不灭存泥丸，玉帝不是凭空来；
无极不灭存泥丸，太极道人元神来；
谷神不死存泥丸，太一元神出玄牝；
大道不灭存泥丸，存想泥丸出天道；
道立于一始于一，太一有形是天道；
无道者必不敬神，元命真人他不识。

无极无形无色界，太极有形有色界；
无形无色炁无色，有形有色色有形；
有无相生跨二界，阴阳二界炁色飞；
无极太极太虚含，太虚寥廓皆像炁；
虚极静笃九十九，炁色飞轻玄上神；
杳杳冥冥皆像炁，恍恍惚惚炁色飞；
飘然自在皆象炁，活活泼泼炁色飞；
神出鬼没皆象炁，灵魂转世炁色飞。

空即色，色即空，识破真空炁色中；
有色无色炁色飞，炁色飞轻虚空中；
虚空真性炁色飞，虚冥寂照虚太至；
先天一炁虚中来，先后二炁像混沌；

太上感应炁色飞，灵魂飞轻最善游；
炁色飞轻游二界，修真真言美不禁。

二服二幅皆同音，衣服布幅皆衣布；
修真真言字字金，一言一字悟修真；
头上圈圈是核心，上圈下圈二幅图；
魂来魂去皆象炁，二幅皆象炁色飞；
灵魂转世色飞轻，神出鬼没都揣测；
恢恢天道字不虚，一字一句不轻放。

有色无色二幅画，炁色飞轻画中画；
炁聚为物皆象炁，物散为炁还于炁；
能量不灭炁色飞，灵魂不灭色飞轻；
能量聚散炁色飞，灵魂游荡色飞轻；
能量聚集生豪杰，知炁博色贯灵魂；
炁色不用多披览，续借灵魂混杳冥；

幸为丹田紫衣僧，得道成佛紫衣人；
乾坤赢得一真人，有缘即住无缘去；
灵魂投胎存泥丸，元神上飘出顶门；
炁色飞轻游二界，亦色亦空皆象炁。

道之为物皆象炁，惟恍惟惚炁色飞；
惚兮恍兮色飞轻，有无相生炁色飞；
其中有象皆象炁，其中有物炁色飞；
其中有精色飞轻，其中有信炁色飞；
自古及今名不去，大道无形炁色飞；

恍兮惚兮炁色飞，炁色飞轻致虚极；
太虚寥廓炁色飞，肇基化元守静笃；
炁色飞轻游太虚，太虚一炁化三清。

三清相见生上帝，上帝造物生三才；
惟道是从万物生，先天一炁虚中来；
炁聚有形生万物，万物有形皆能量；
无中生有皆为炁，物散为炁有生无；
能量转换炁色飞，炁聚炁散色飞轻；
内外感应二幅画，有无相生皆象炁。

三清无色人有色，三清太一炁色飞；
有色无色二幅画，魂牵梦绕两重天；
三清不灭想元婴，灵魂投胎存泥丸；
存入泥丸太极活，元命真人是玉帝；
真人紫衣飞罗裳，身披紫金游二界；
灵魂出窍无色界，魂归故里见三清。

灵魂不灭炁色飞，炁色飞轻游太虚；
量子纠缠炁色飞，魂不守舍色飞轻；
听于无声视无形，合其吉凶与鬼神；
修真一梦何时醒，炁色飞轻梦成真。

三清像炁色飞轻，太虚仙玄入中宫；
真灵玄神入泥丸，元命真人玄穹主；
灵魂不灭存泥丸，存想泥丸出魂魄；
左魂右魄合元神，灵魂元神是一人；

灵魂入住伴元婴，点石成金脑元神；
元神含阴又含阳，阳魂阴魄合元神；
太极灵魂即心神，心神心灵即灵魂；
高人上飘大慈仁，脑心元神是仁心。

元神出窍拜三清，获取真炁用无穷；
灵魂出窍归故里，炼神还虚归谷神；
灵魂元神两团圆，入住泥丸活真人；
灵魂三清两团圆，魂归故里无色界；
炁色飞轻飞灵魂，灵魂转世跨两界；
三清联想炁色飞，魂魄联想色飞轻；
阴阳二界相来往，炁色往来最善游；
三清太一两来往，炁色飞轻游二幅。

魂系天道命在身，与天相融炁色飞；
能量冲破千年印，灵魂开启玄关门；
能量灵魂炁色飞，能量注入灵魂飞；
灵魂飞轻入玄窍，魂来魂去伴元神；
灵魂元神合道心，道行天下必有神；
心中有道道即神，合于天道神必果。

炁色飞轻游二界，玄关内外两重天；
玄关之内有色界，玄关之外无色界；
炁色飞轻入玄窍，灵魂转世入泥丸；
泥丸之内是先天，泥丸之外是后天；
坎离之交谓之精，两精相搏谓之神；
随神往来谓之魂，精神魂魄谓之人；

魂不守舍离开神，失魂落魄不成神；
随魂而去谓之鬼，神魂颠倒找鬼神；
未神之前先有魂，神灵还须魂中探；
元神得从魂中来，魂来元神才有灵。

三清不灭炁色飞，灵魂出窍色飞轻；
谷神不死炁色飞，元神出窍色飞轻；
元神出窍见三清，谷神下凡入泥丸；
方才拜见三清神，忽然又到泥丸宫；
炁色飞轻游二幅，灵魂转世入泥丸；
珠在中宫颠倒颠，纵横自在行九宫。

先天一炁是灵根，大道不离玄牝门；
天有五贼夺造化，与天争权鬼神奔；
灵魂出窍炁色飞，元神出窍色飞轻；
神魂颠倒炁色飞，神去魂来色飞轻；
天道轮回炁色飞，死去活来色飞轻；
色授魂与迷心窍，脑心玄窍魂来去。

灵魂归一见笑颜，看准阴阳上下翻；
金晶上下冲和气，真阳震动金顶门；
阴阳二界倾刻间，降下存接落丹田；
无极太极相往来，谷神元神分高下；
后天先天是元神，先天先天是谷神；
后天先天接先天，元神谷神通宵眠。

脑心元神即心神，心神就在泥丸宫；

心为太极太极神，太极灵魂是心神；
元神所住泥丸宫，举头三尺有谷神；
一颗玄珠出顶门，人祖婴儿出葫芦；
太一元婴拜三清，三清之下太一神；
金精化气气冲天，感应太上无色界；
太和真炁混元宫，保合泥丸以利贞；
真阳周注震大千，元婴来自无色界。

高至太虚上神天，早拜三清结元婴；
高天神上虚太至，天神玄仙下人间；
高人上飘出顶门，元神出窍拜谷神；
一圈红花紫金莲，喜迎元婴坐丹田；
一圈樱红犹红日，红红火火照大千；
一圈火环太阳神，神明出焉泥丸宫。

泥丸宫曰元神宫，玄穹宫曰太极宫；
太极宫曰太阳宫，太一神曰太阳神；
太极中宫像太阳，照得心里亮堂堂；
体具先天用后天，元亨利贞色飞轻。

无极之道生太极，不灭之道存泥丸；
太和真炁注丹田，炁聚丹田结泥丸；
泥丸聚炁结金丹，一粒金丹造世界；
一丸脑心含金精，精化为气气化精；
丹田泥丸非有神，真阳周注震大千；
泥丸宫中藏真精，八卦炉中炼金丹；
金精化气气化神，精合其神曰精神；

精神所舍泥丸宫，五脏大主泥丸君。

玉帝端坐紫金莲，太一飞轻下九宫；
太极元神泥丸宫，道由心生心存帝；
脑心元婴坐中宫，感通天下是元神；
元命真人真真真，九真中央是真心；
内有真心气自华，神采飞扬泥丸宫；
我的泥丸我的心，太极天帝泥丸宫；
我的上帝我的心，上帝就在我心中；
玉帝玄穹高上帝，元命真人即上帝。

人人皆可为尧舜，帝在心头莫远求；
识得玄关入玄窍，叩见上帝泥丸君；
量子纠缠心连心，太上感应有灵魂；
修真黄庭经连经，性命圭旨参同契；
唱道真言悟真言，太上感应出元婴；
道不虚行修真图，得诀回来好看书 。

配图解读（图 13-2）

## 三、金晶真阳震大千　修真图中宇宙论

一粒粟米藏宇宙，一粒金丹震大千；
金晶冲合混元宫，真阳震动无色界；
三日为晶最致密，致密无比是金丹；
三日为晶最炽热，炽热无比是真阳；
致密炽热是奇点，奇点爆炸生宇宙；
真阳周注满金丹，金丹爆炸生众星。

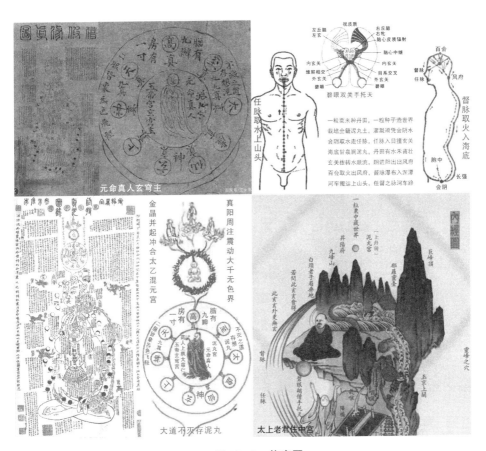

图 13-2　修真图

金丹大道生宇宙，晶石塌陷生黑洞；

中宫宙室混元宫，奇点金丹在黑洞；

金丹震动无色界，太虚显现三清神；

三清相见结婴儿，生天生地生万物；

宇宙诞生大爆炸，修真图中宇宙论；

中西汇通大爆炸，宇宙诞生说相同。


一颗金丹何赫赫，色空不着黄似橘；

金晶真阳本圆明，但但神光照宙室；

三日为晶最炽热，能量爆炸生众星；
金晶塌陷生黑洞，养精蓄锐噬所有；
三日成晶最致密，采捉金晶炼金丹；
大道之源是金丹，混沌之石震宇空。

恍惚之中寻有象，窈冥窍内觅真精；
无极之真二五精，太虚窍内生群星；
天极星海有银心，玉京宫内有天斗；
有无从此交相入，未见黑洞想得成；
黑洞中心炁最盛，金丹炁满大爆炸；
宙室心性在提升，宇宙膨胀在驰骋。

金丹金乌与黑洞，里黑外明光灼灼；
阳中有阴是离火，离火命火光烁烁；
色即炁，炁即空，空无所有即黑洞；
圆陀陀，光灼灼，黑洞周围光最明；
净倮倮，赤洒洒，色空不着是黑洞；
照曜宙室是金晶，金晶中心是黑洞；
至诚之心黑洞中，空无所有是圣人；
至诚而明是金丹，性命之丹最光明。

诚则明，明则诚，诚明兼该万千喜；
黑则明，明则黑，离中有阴光最明；
天道极限天极星，天斗此处定魂魄；
奇点金丹生大道，天极星海在扩容；
一切皆无即是炁，一切皆有即是色；
炁色飞轻音最妙，处处皆有慈悲心。

万物之根皆为心，金丹粟米炁相同；

一粒种子造世界，一个奇点震大千；

种子意志在生长，宇宙意志不可挡；

炁满窍开冲太和，宇宙一切唯心造；

心性充满热能量，生生不息求生长；

生长壮老观自在，太虚膨胀不停歇。


能量震动无色界，振动频率分色空；

物质能量本合一，振动频率分两界；

色即空，空即色，宇宙太空本虚空；

其小无内看夸克，一正一负对夸克；

○小无内大无外，阴阳之根在夸克；

无量寿佛对夸克，阿弥陀佛双夸克；

不生不灭对夸克，无始无终双夸克；

一切有为如梦幻，如露如电如是观；

自性本空如泡影，正反粒子话幽魂；

一定成功定共振，共振共鸣定成功。

配图解读（图 13－3）


## 四、道心佛心是一心　道经心经在脑心

佛陀心经修真图，根本不变皆为经；

道在心中必成经，心中有道即心经；

元命道人泥丸君，道心脑心就是经；

脑心命根即心经，西天取经泥丸宫；

道外无心道即心，心外无道心即道；

道在心中即道经，心在道中即心经；

道以心得即心经，心以道明即道经；

373

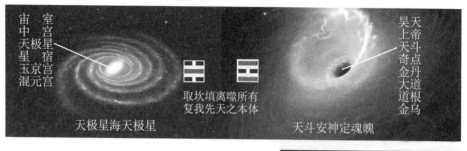

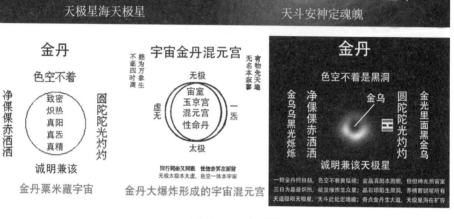

图 13-3　金丹图

千经万术惟心经，心经道经本同一；
道人僧人是一人，道经佛经惟心经；
若人识得太空理，真到灵山寻心经。


道之为物皆象炁，太虚寥廓空不空；
道本炁也炁即精，炁聚精成道根生；
虚即空，炁即精，精即色，色即空；
空即炁，炁即色，炁色飞轻太虚中；
空即无，色即有，有无相生虚空中；
真空妙有炁色飞，有无相生色飞轻；
万象空空皆象炁，空色同体太虚中；
虚极静笃炁色飞，恍惚杳冥色飞轻。

道之为物太虚中，虚中有精精甚真；
无极之真二五精，星星点点皆是精；
无色界，虚不空，有色界，虚空中；
无生有，有生无，有无相生虚空中；
色不异空太虚中，空不异色空不空；
虚即空，精即色，亦空亦色炁色飞；
虚极静笃九十九，星空相融皆象炁；
炁色飞轻虚空中，飘然自在色飞轻。

道之为物太虚中，惟恍惟惚皆象炁；
惚兮恍兮炁色飞，其中有象色飞轻；
恍兮惚兮炁色飞，其中有物色飞轻；
窈兮冥兮象玄窍，其中有精精甚真；
无极之真二五精，其中有信道生道；
炼精化炁炁化神，肇基化元生元婴；
太虚寥廓九十九，星星点点皆埃尘；
日月星辰皆飘渺，炁色飞轻太虚中；
空不异炁炁色飞，色不异炁色飞轻；
炁色相生炁色飞，道之为物色飞轻。

太虚无形炁之体，炁聚炁散虚和实；
炁聚为物即为实，物散为炁即为虚；
虚即空，实即色，虚实同体太虚中；
虚极静笃九十九，虚实同体皆象炁；
色不异空虚其心，空不异色实其腹；
虚空妙有炁色飞，有无共存色飞轻；
有无互化炁色飞，正反离合色飞轻；

375

玄之又玄本同一，同出异名众妙门。

恍惚之中寻色象，杳冥之内觅真精；
恍恍惚惚存有无，有无相生在虚空；
无极即空空即色，太极即我我即色；
无极太极为一体，空色一体为太虚；
太虚即我空无空，我即太虚色无色；
我与太虚为一体，空色一体超万古。

无极无形无色界，太极有形有色界；
无形无色是大道，有形有色是天道；
大道无形本是炁，太极有形物色也；
炁色同体本同一，有无相生太虚中；
炁即色，色即炁，炁色飞轻虚空中；
空即虚，虚即炁，空即色，色即空；
空不异色炁色飞，色不异空色飞轻；
亦炁亦色炁色飞，亦空亦色色飞轻。

无形无色九十九，太虚寥廓九十九；
有形有色百分一，太虚寥廓皆象炁；
炁即空，空即炁，炁即色，色即炁；
炁不异色色飞轻，色不异炁炁色飞；
炁色飞轻虚空中，有无相生炁色飞；
炁色同体太虚中，同出异名玄上神；
道本炁也炁即空，大道空空皆是炁；
太虚无形皆象炁，炁色飞轻虚空中；
元命道人真主人，玉帝佛陀玄穹主；

道经佛经是一经，生命同源本同根。

无极无名观其妙，太极有名观其有；
无极无欲观其炁，太极有欲观其色；
无极无形即是炁，太极有形即是色；
炁即虚，色即实，虚则空，实则色；
物不异我炁色飞，我不异物色飞轻；
物我玄会太虚中，归于无极本同一；
恬淡虚无神乎神，炁色飞轻风吹云；
死生如一炁色飞，庄周梦蝶色飞轻；
天人合一炁色飞，佛道合一我并生；
执古之道以御今，圣人抱一天下式。

空即一，色即二，可道之道非常道；
凡人见二不见一，圣贤见二更见一；
凡人见色不见空，圣贤见色更见空；
凡人见色不见炁，圣贤见色更见炁；
凡人见实不见虚，圣贤见实更见虚；
空即炁，炁即色，有无相生虚空中。

只见实有不见虚，空色分离非佛陀；
只论太极不无极，可道之道非大道；
炁色飞轻无分别，生灭不二道不二；
如如不动空不空，往返离合色飞轻；
不生不灭炁色飞，心无挂碍色飞轻；
人我不二炁色飞，炁色飞轻观自在。

377

道之为物空即色，太虚寥廓色即空；
虚极静笃空即炁，肇基化元炁即色；
空不异色即太虚，色不异空即大道；
炁不异色色即炁，色不异炁炁即空；
色不异空炁色飞，空不异色色飞轻；
空中有色是我命，虚中有炁是命根；
形中有精是我心，炁中有精是我色；
色中有炁是我命，空中有色我自然；
道之为物虚空中，虚中有炁精存神；
悟空悟彻太虚空，此空空外更无空。

虚则空，空则静，至虚至静色飞轻；
玄空造化炁色飞，炁色飞轻造鬼神；
五蕴皆空炁满充，炁色飞轻虚空中；
颠倒梦想色飞轻，炁色飞轻梦成真；
万事万物如梦幻，人生如梦一场空；
星星点点如幻影，有生有灭虚空中；
日月星辰皆尘埃，方生方死皆轮回；
笑我微尘都不算，世道轮回太虚空。

五蕴皆空皆象炁，颠倒梦想炁色飞；
空空无为非无色，色空步步奔虚无；
空而色用色飞轻，色而常空炁色飞；
听其无声色飞轻，视其无形虚空中；
炁色合真成大道，圣圣相传心亦至；
空虚无为心有色，大道虚空有心止；
常若无心定心经，道在心中必成经；

有无相通大道成，炁色飞轻通三教。

道之为物炁色飞，惟恍惟惚色飞轻；
惚兮恍兮炁色飞，窈兮冥兮色飞轻；
量子纠缠炁色飞，灵魂出窍色飞轻；
能量传输炁色飞，幽灵变幻色飞轻；
大道不灭存泥丸，炁色飞轻普天下；
灵魂入住泥丸宫，元命道人玄穹主；
脑心命根在中宫，四大全空点心灯；
照见五蕴皆空空，道在心中即心经。

绵绵若存泥丸宫，用之不尽玄穹宫；
玉帝真人玄穹主，元命道人真主人；
佛在灵山莫远求，灵山就在汝心头；
人人有座灵台山，好向灵山寻心经；
心经藏在泥丸宫，五蕴取经上天宫；
心经出焉太阳经，火眼金睛照乾坤。

道德经文五千言，心经二百六十字；
道经心经炁色飞，道心佛心根连根；
炁聚为物而有形，精成脑心以藏经；
道在心中是道心，心中有道即心经；
根本不变即为经，道经心经是一经；
三教合一互相通，三教从来一祖根。

配图解读（图 13－4）

## 五、四太创世创世主　太极造物造物主

四太创世创世主，太极造物造物主；

379

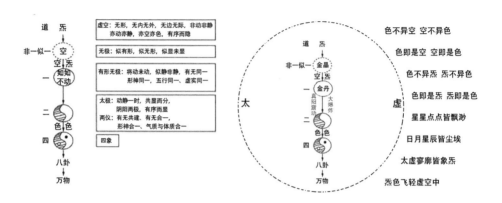

**图 13-4 道心佛心是一心**

四太创世生太极，太极造物生三才；

四太创世气形质，无极之道道生一；

三元之炁气形质，三元合一生太一；

太上三元是无极，太一三元是太极；

大道无形是无极，天地有形是太极；

大道无形生天地，天地有形育万物；

无极无形气形质，太极有形天地人。


太易之下气形质，大罗天下玄元始；

太虚太易与大罗，三元三炁与三清；

太虚一炁化三清，三清三炁玄元始；

玄元始即气形质，炁气层次有区分；

太虚无形炁之体，炁无形太虚之用；

太虚无形炁无形，无中之无是大道。


炁聚为物是太极，物散为炁归无极；

无极无形炁之体，太极有形炁之用；

先天一炁为母气，太极元气乃子气；

380

炁乃气形质之母，玄元始乃炁之子；
道本先天一炁尔，炁聚成形而为一；
气形质原属一体，皆为道炁之分化。

太虚太无生一炁，一言以定道曰炁；
大道无形是太虚，炁聚有形为天道；
道之为物之谓炁，大道无形育太一；
道之在天之谓日，天道有形育万物；
大道无形是暗道，天道有形是明道；
暗道明道幽明配，同出先天而异名；
炁无阴阳是大道，太极阴阳是天道；
一阴一阳之谓道，物无阴阳违天道。

大道贵生无生有，天道贵生生万物；
仙道贵生有生无，有无相生道生道；
大道无形乃为炁，天道有形乃为日；
仙道至灵乃万物，炁色飞轻道生道；
灵魂转世炁色飞，量子纠缠色飞轻；
物质不灭道生道，太虚寥廓炁色飞。

三十五重三清天，三十六重大罗天；
包罗万有是太易，太易 vs 大罗天；
太易之下初始素，三清之上大罗天；
太极上帝天地人，太易大罗是宗祖；
大罗三清为四太，圣境四天四重天；
四重天下生上帝，四太创世生太极；
无极无形生太极，太极有形造天地；

四太创世出元婴，太极造物生三才。

三炁化为三清天，有物混成三家见；
三家相见结婴儿，三清相见生玉帝；
气形质具出浑沦，炁聚有形出元婴；
道生万物和炁聚，和炁生物道生一；
道之为物聚和炁，炁聚为物道生一；
太一分而为天地，造化万物是太极；
太极为道是天道，天道在天是太一；
天道有形是太极，大道无形是无极。

先天地生气形质，先天地生玄元始；
有物混成气形质，有物混成玄元始；
三清创世生玉帝，玉帝造物管天地；
太一玉帝即上帝，上帝造物造物主；
三清生天生上帝，生神生鬼生灵异；
三元合一三联体，宇宙基因三联体。

大道无形化三清，太上三清无极神；
太极有形造三才，太一三元太极神；
无极不灭谓谷神，太极化灭谓元神；
无极不死生太极，谷神不死出玄牝；
无极之道无极神，太极之道太极神；
四太创世是谷神，太极造物是元神；
无极无形谓谷神，太极有形谓元神；
三清不死谓谷神，太极生死谓元神。

三清天尊无极神，三元合一太极神；
太上三清是谷神，太一三元是元神；
太一头上是太上，举头三尺有三清；
元神头上是谷神，举头三尺有神明；
三清之下太极神，上帝之上无极神；
太极上报四重恩，造化万物天地人；
太极下济三途苦，三爻八卦卜前程；
承前启后是太极，天人合一在玄牝。

三层合一是太阳，三重合一是昆仑；
三清合一是玉帝，三圣合一是上帝；
三元真一是太一，三一尊君泥丸君；
无极三元三而一，一始无始一析三；
无极太极三一三，一分为三道生三；
世历三古人三圣，四太创世三而一；
世历初始素三古，帝历气形质三圣；
三古三圣出上帝，三元合一创世纪；
三元三清三圣人，唯三圣人一太极；
三清天尊是太上，三元合一是太一。

太上无极是大道，太一太极是天道；
大道无形生太极，天道有形生天地；
太上无极生太一，太一之上是太上；
三清天尊不灭神，无极不灭谓谷神；
太极天地有沦坏，太极生死谓元神；
元神之上是谷神，三清谷神最高神。

太上谷神无极神，太一元神太极神；
无极谷神言其体，太极元神言其用；
无极不死生太极，谷神不死生玄牝；
天人合一在玄牝，先天元神接谷神；
玄牝之门天地根，为有源头活水来；
谷神元神与识神，无极太极与生灵。

宇宙无处不藏神，日月星辰太极神；
宇宙无处不神灵，太上谷神是总神；
人身无处不藏神，个个细胞皆基因；
人身无处不神灵，太一元神是总神；
大道无极是谷神，生天生地生元神；
大道视天如泡影，天地视人如蜉蝣。

杳杳冥冥非虚空，其中有精精甚真；
视之不见暗物质，听之不闻暗能量；
搏之不得真量子，道之为物有真精；
万般神灵皆太极，唯有大道是空空；
幽明之配是太虚，暗道明道明故里；
大道无形道生一，有形生于无形中；
大道无形育太一，太一有形育天地；
天地有形育万物，万物生生道生道。

道生一来一生二，二生三来物生物；
太一未分化太极，阴阳已分化太极；
函三为一是太一，阴阳一体是太极；
三性会合是太一，乾坤圆通是太极；

本性召明共宗祖，天地万物造物主；
太一三元一析三，太极之道天地人。

无极太极皆为道，暗道明道幽明分；
无极太极太虚含，有形无形虚实分；
杳杳冥冥是无极，日月星辰是太极；
太虚寥廓是无极，肇基化元是太极；
太虚为母只一个，太极为子无穷多；
无中生有是太极，有形物物皆太极；
太易之下气形质，鸿蒙未判是无极；
混沌未分是浑沦，混沌已开是太极；
鸿蒙混沌及太极，太极阴阳天地分；
太一恒星是浑沦，阴阳星系是太极。

太易宇宙的起始，太极天地的起始；
太极之体是无极，无极之用是太极；
阴阳之体是太极，太极之用是阴阳；
五行之体是阴阳，阴阳之用是五行；
无极太极者先天，阴阳五行者后天；
先天先天为无极，后天先天为太极。

无极太极为太虚，太极阴阳为天地；
无极无形生太极，太极有形生万物；
天地之始是无极，万物之母是太极；
宇宙精华是太极，天地精华是万物；
四太创世太阳果，太极造物生物果；
太极宇宙之精灵，生物天地之精灵。

无极三才气形质，三元之炁化三清；
太极三才天地人，帝君三才精气神；
太极之上是太易，太极之下是三才；
一始无始一析三，三定吉凶成大业；
六爻之动天地人，九宫中央太极宫；
宇宙奥秘三六九，一三六九向前走。

太极昆仑不可分，昆仑浑沦似一人；
三重三层三联体，三重山丘三潜能；
似山似丘又似圆，先天先天同一源；
太易大罗三十六，昆仑浑沦三十五；
天上昆仑万古迷，三十五重是迷底；
太极命门千古迷，泥丸昆仑是谜底。

遗传密码三联体，函三为一三联体；
无处不在三联体，无所不有无焚溺；
万物之奥是基因，大无外而微无内；
太极之上不为高，六极之下不为深；
先天地生不为久，长于上古不为老；
宇宙基因是太极，太一三元三联体；
前三后三今又三，三元导航非是缘；
太虚极乐无两样，莲花岛上示东南。

中医自古基因学，所有生命精气神；
三元合一为太极，太极基因不可分；
三爻合一是基因，三爻八卦定吉凶；
三元合一是浑沦，三位一体是上帝；

三家相见结婴儿，三核合一丘脑蛋；
人天相应是太极，宇宙基因万般灵。

三核三元是丘脑，三元丘脑太极神；
太极上帝造物主，上帝太极不可分；
世历三古生太一，人更三圣出帝君；
三核合一丘脑心，三元合一泥丸君；
三清下面上帝神，三生石下埋真心；
三元下面太极心，精气神下埋真心。

赫赫我祖昆仑来，昆仑浑沦是一人；
三层三重昆仑山，三元合一是浑伦；
三家相见结元婴，三位一体是上帝；
函三为一是太极，赫赫皆是三联体；
先天之源三联体，遗传基因三联体；
三爻合一三联体，宇宙基因三联体；
先天昆仑和浑沦，先天之源皆一人；
说来说去三联体，先天之源是基因。

虔诚祈求拜苍天，敢问上帝敢问天；
东儒太极西上帝，生命同源本同根；
三元三圣共宗祖，道教圣经同上帝；
三性二谛是佛主，道教佛教也同根；
三教合一同上帝，生命同源共宗祖；
东儒西儒皆一源，南海东海皆一天。

配图解读（图 13－5）

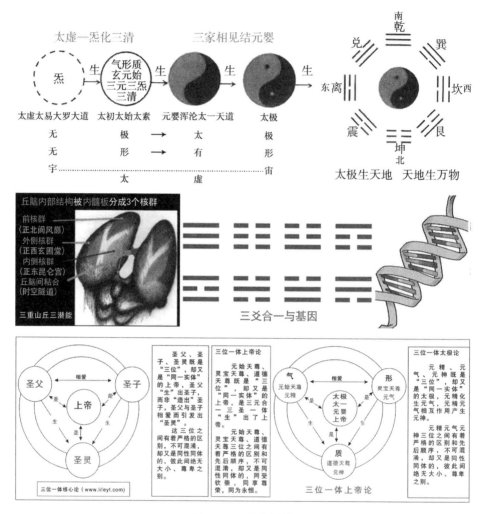

**图 13 - 5　四太创世**

## 六、脑心命门泥丸宫　心如主人目门户

脑中之脑是脑心，两目之间是天心；

脑中之脑天中天，天心脑心是一人；

睛明所夹是脑心，至命之处曰命门；

景岳之言是真言，脑心命门是命根；

目为牖窗心主人，目睛命门藏脑心；
后有密室前生门，密室怎能没有门；
前为命门后命室，泥丸脑心是主人；
命室门牌是命门，命门里面是真人。

心眼相通是一家，目系过道是玄关；
玄关里面是玄窍，玄窍里面藏天机；
天机心机在玄窍，玄关机关是命关；
玄牝本是泥丸心，脑心根基连目睛；
心眼相连走玄关，大道分明在眼前；
感而遂通开玄关，心眼洞开显玄窍；
玄关命门玉钥开，泥丸宫前拜天帝；
不识脑心真面目，只缘丘脑泥丸中。

左丘右丘双丹田，双丘双丹曰玄牝；
左丹右丹合玄丹，三丹相见结泥丸；
左丘右丘心连心，左玄右牝颠倒颠；
脑心泥丸阴阳根，阴阳转换起经沦；
物无阴阳违天道，左丘右丘阴阳根；
阴神阳神合元神，脑心元神泥丸宫；
左丘右丘合玄牝，产在泥丸阴阳乡；
东家女，西舍郎，配作夫妻入洞房；
房有一寸泥丸宫，帝君帝卿住中宫；
东桑西若连理树，扎根丹田泥丸宫。

丘脑卵圆昆仑丘，双丘双丹双昆仑；
左丘右丘丘连丘，昆仑两丘山连山；

左丹右丹结丹台，丹台玉室有玉山；
玄关里面是瑶池，双丘穷神以知化；
先天一炁虚中来，横空出世双昆仑；
我自双丘向天笑，肝胆相照两昆仑；
一物两体即玄牝，丘脑泥丸阴阳根；
天地之始是命门，玄牝之门天地根；
有幸探访泥丸宫，太一帝君双昆仑；
左丘右丘心连心，帝君帝卿是真人；

目睛命门通脑心，只在眼前人不识；
目睛脑心泥丸君，上帝就在心眼中；
心目内观玄关窍，心眼相通玄关道；
心眼相连心为根，目为门户藏脑心；
心有灵犀一点通，目为牖窗闭心灵；
人生真谛西游记，火眼金睛心眼明；
宗脉所聚命门目，容纳百川唯脑心；
诸脉皆属目命门，放眼世界唯目睛。

玄光之珠在眼中，一目了然是脑心；
心生万物机在目，心如主人目门户；
目有所见心受之，生死之机实在目；
感通天下闲趣生，回眸方显昆仑中；
道在心中机在目，天机就在心眼中；
黄帝内经阴符经，不谋而合目命门。

闭目养心养脑心，闭目养神养元神；
闭目养神是修心，心明眼亮出神明；

闭目内观泥丸宫，明心见性泥丸君；
闭目内观泥丸心，修心养性在脑心；
目内观心觅本心，历历在目见真心；
真心明彻通三界，守邪之神玄关门；
本来目睛是真如，神灵光中认真主；
一目了然是心识，心灵感应是心神。

心目洞明泥丸君，内观脑心拜真主；
天植灵根入丹田，明心见性入泥丸；
生出黄芽命门目，顺势而长太阳经；
脑心之眼命门目，气出于脑太阳经；
心明眼亮出命门，光照大地太阳经；
心主之脉太阳经，千里迢迢入至阴；
挟脊两岸入五脏，巨阳之气暖三焦；
吉凶两岸无差错，至善根源在玄北。

两眼神光照大千，窗明几净识脑心；
放眼命门望乾坤，长生久视根蒂深；
放眼命门天机裸，天机就在眼根前；
放眼命门太阳经，巨阳元气灌全身；
左眼为日右眼月，左阳右阴系脑心；
乾宫月窟命门目，出日入月呼吸门；
生气之原在脑心，三元五气聚天宫；
灌溉五华植灵根，幽室内明照阳门。

双丘双经双蛟龙，双目火睛耀天地；
身披龙脉护身形，守邪之神是命门；

替天行道是脑心，脑心命门藏真精；
晴明所挟是天心，目睛命门太阳经；
黄帝内经早定论，可叹苍生错认心；
中西汇通看今朝，借用今日解古经。

太无拨离无边际，玄关一窍开生门；
大道三千六百门，人人各执一苗根；
心眼相连心为根，众生不觉如盲人；
栖息归根泥丸宫，大道分明在眼根；
天心清净窍为宫，红日中天泥丸宫；
净扫迷云眼无翳，一轮光满虚空中；
泥丸宫中精气神，人人具足放光明；
金鼎黄芽日日生，长生久视碧眼明；
道以无心生目睛，发生学上有真凭；
一切光明归脑心，若皈脑心天地通。

配图解读（图 13-6）

## 七、左玄右牝泥丸宫　阴阳一体泥丸君

宇宙卵圆宇宙蛋，天地浑沌如鸡子；
丘脑卵圆丘脑蛋，形如鸡子又似蛋；
状似蓬台又似山，横看成岭侧成峰；
似鸡似蛋又似山，山丘相连昆仑山；
左丹右丹结蓬台，蓬台玉室昆仑山；
不识泥丸真面目，只缘中西未汇通。

左丘右丘平行蛋，平行宇宙是双蛋；
大蛋小蛋都是蛋，胎生源于卵生蛋；

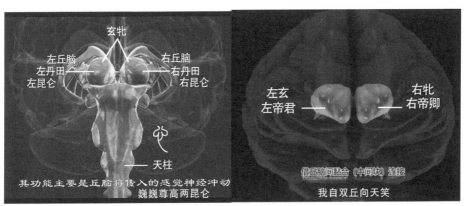

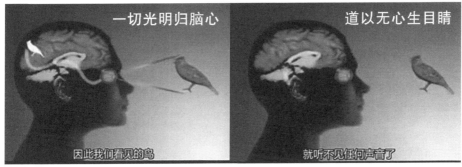

图 13 - 6　脑心命门泥丸宫

　三魂三魄三核群，左魂右魄常来往；

　二丘相连色飞轻，魂魄游弋显神灵；

　帝君帝卿二神仙，左丘右丘双丹田；

　三核开泰产双丘，双丘包含日月精；

　三味真火三核群，斜月三星一个心；

　左丘右丘心连心，太极阴阳太极心；

　阴阳配上三联体，二三相当自合亲；

　太极基因代代传，先天之源昆仑山。


　孤阴独阳不生长，左丘右丘为一真；

　一物两体双丘脑，阴阳合抱太极心；

左玄右牝泥丸宫，阴阳一体泥丸君；
天根脑心泥丸宫，咫尺眼前人不见；
万古不易之谓金，阴阳和合之谓丹；
一丸脑心炼成丹，左丘右丘合金丹；
金丹玄珠照丹田，虚室生白在眼前；
个个不识真一处，灵魂就在灯火处。

本无乾坤与坎离，一炁流行天地间；
乾坤坎离始成窍，玄关一窍筑爱巢；
乾坤合成坎离精，玄关一窍非凡窍；
玄窍之外乾坤精，玄窍之内坎离精；
男女构精卵受精，两精相搏坎离精；
乾坤之交在卵外，坎离之交在卵内；
受精卵内寻真种，八卦炉中炼真精；
坎离之精自交媾，精成脑心命门生。

乾坤之精父母精，坎离之精儿女精；
乾坤之交是先天，坎离之交是后天；
先天乾坤变坎离，后天坎离生性命；
坎离后天之先天，乾坤先天之先天；
太极后天之先天，无极先天之先天；
乾坤之交卵受精，坎离之交二倍体；
受精卵中二倍体，知雄守雌阴阳体；
坎中之阳为真阳，离中之阴为真阴；
脱胎换骨二倍体，雄雌一体玄牝体；
一物两体二倍体，阴阳互根太极体。

乾坤坎离始成窍，先天一炁虚中来；
炁聚为物卵受精，坎离之交卵做巢；
乾坤之精在窍外，坎离之精在窍内；
已生未生名乾坤，既生之后为坎离；
受精卵内坎离精，精卵合子二倍体；
生物个体新生命，是我基因二倍体；
生命源头二倍体，天地造化二倍体；
阴阳太极二倍体，生命基石二倍体；
真阴真阳二倍体，坎离之精二倍体；
精化为气气化神，故名此窍神气穴。

先天乾坤变坎离，男女构精产玄窍；
两精相搏谓之神，玄窍之内藏元神；
两精相搏二倍体，玄窍之内藏坎离；
取坎填离旺命火，精化为气气化神；
左丘右丘坎离精，坎离颠倒阴阳根；
黑白颠倒在玄窍，阴阳交接在玄窍；
一阴一阳之谓道，真阴真阳是道根；
物无阴阳违天道，天道阴阳是太极；
孤阴独阳不生长，违天背元不天道；
阴阳合抱玄牝体，太极阴阳二倍体。

先天之精上上虫，上虫钻入丹田宫；
亿载难逢结姻缘，机缘巧合始成窍；
知雄守雌卵做巢，坎离之交以成精；
精成脑心命门生，生命之源是脑心；
一者上虫居脑宫，上虫丹田生命源；

上虫蠕动生物能，生长壮老全自动。

精成脑心命门生，坎离让人成为人；
后生骨脉筋肉毛，脑心让我成为我；
人生百年天注定，遗传基因二倍体；
我的基因我做主，生命基石二倍体；
我的生命我做主，坎离丘脑二倍体；
朝闻道夕死可矣，认识自我二倍体。

元命真人坎离精，生命真相二倍体；
独与坎离相往来，坎离生出二倍体；
独异于人贵食母，坎离之精二倍体；
丘脑欢喜二倍体，阴阳之根何足奇；
千古之谜我是谁，我是丘脑二倍体；
千古之问谁是我，丘脑命根就是我；
三爻基因三联体，宇宙基因三联体；
三爻八卦定吉凶，我的基因我的心。

我的泥丸我的心，上帝就在我心中；
我的生命我做主，是谁主宰我生死；
上帝是我我是谁，我是泥丸玄窍主；
不识丘脑二倍体，何足挂齿我是我；
来时糊涂去时迷，空在人间走一回；
原本就是坎离精，唯我独尊二倍体；
坎离欢喜二倍体，合成丘脑何足奇；
无头苍蝇如行尸，不识自我太可悲。

元命真人玄穹主，玉帝玄穹泥丸宫；
元命真人我是谁，我是丘脑二倍体；
玉帝玄穹我是谁，我是泥丸坎离精；
我是无极之真精，我是二五之专精；
我是天地之专精，我是五脏之专精；
我是先天先岁物，我是父母之精虫；
我是精虫上上虫，专营虫洞泥丸宫；
宇殿天都泥丸宫，元命真人真主人；
可叹苍生不认真，可怜一个好基址；
误把血肉当黄庭，误把识神当元神。

天地氤氲万物生，男女构精坎离生；
真阴真阳坎离精，舍此阴阳不成神；
取坎填离旺命火，精足火旺则神明；
坎塌柴尽命火微，油尽灯灭神机息；
寿终正寝是天命，坎离之数天注定；
穷理尽性至于命，坎离之精是命根。

变坤为坎水中金，一点真阳曰祖气；
取坎填离还祖气，七返九转大还丹；
离卦得此水中金，长生久视道得矣；
坎卦抽出中间阳，马阴藏相成坤柔；
金龟缩首迁黄庭，移炉换鼎入中宫；
善养圣胎丹田宫，三核双丘出元婴；
大泄天机玄关窍，玄关窍中道易求；
真师指破泥丸宫，双丘坎离列仙传。
道德传来数千秋，腐儒反说无来由；

抱元守一千金贵，踏破铁鞋不易求。

以精为体太极心，以心为体太极神；
精神体用是心神，心神体用是脑心；
脑心元神即心神，精神所舍在命门；
精心策划是脑心，阴阳交换出神明；
神明出焉泥丸宫，撞开玄关出命门；
千经万论讲玄关，命蒂由来在玄牝；
天人合一活玄牝，坎离之精育真种；
命门之门玄关门，玄关门内泥丸君。

丹田心坎离上耕，阴阳互根坎离精；
左丘右丘合泥丸，左玄右牝泥丸中；
左丘右丘二倍体，阴阳和合太极体；
阴阳之根泥丸君，阴神阳神合元神；
雄雌交替演阴阳，阴阳相求演太极；
坎离之精自交媾，自家精血生太极；
太极造化产玄窍，阴阳之根生此窍；
天机玄机此窍中，帝君帝卿此窍生；
玄牝颠倒和泥丸，泥丸丹田阴阳根；
长出主干太阳经，开花结果五脏生。

阳中之阴为真阴，阴中之阳为真阳；
真阴真阳合玄牝，阴神阳神合元神；
一阴一阳之谓道，坎离之精是道根；
精即根来根即心，道根道心即脑心；
性之谓神乃元神，魂魄之精谓元神；

坎中阳而离中阴，魂魄元神孕育中；
坎离之变二倍体，阴神阳神出元婴；
物无阴阳违天道，坎离之精二倍体。

道法自然二倍体，法于阴阳是玄牝；
知雄守雌坎离精，生根发芽筑根基；
自家精血自交媾，坎离之交是夫妻；
卵内夫妻真妙哉，丹田种下真种子；
卵生生命新个体，寄宿天宫来孵育；
丹田天宫也怀胎，怪事教人笑几回；
小小婴儿坐莲台，脑心灵光四面来；
头上婴儿是上帝，上帝主宰我身儿。

天根月窟坎离精，坎离之精是天根；
人身月窟其安在，道窍玄窍皆月窟；
脑心天根藏月窟，泥丸宫中藏元神；
太阳移在月窟中，阴阳合璧卵受精；
坎离之精闲来往，知雄守雌卵作母；
玄窍壶中配坎离，炼精化气气化神；
坎离之精真种子，扎根丹田泥丸宫；
根植丹田才能生，根入泥丸才能长；
天根月窟踏实地，天根之萌丹田宫；
甘露不润无根草，五气朝元润天根。

坎离之精为元精，阴神阳神合元神；
元精元神即精神，精神所舍在脑心；
精即根，根即心，脑神精根字脑心；

天植灵根入泥丸，精根泥丸坎离精；
精成脑心命门生，脑心元精泥丸宫；
精化为气气化神，三花聚顶泥丸宫。

宗脉所聚目命门，五气朝元润脑心；
百神所集泥丸宫，百神之主是脑心；
阴阳颠倒在玄牝，泥丸丘脑是总神；
阴阳转换起经沧，反复其道唯脑心 。

配图解读（图 13-7）

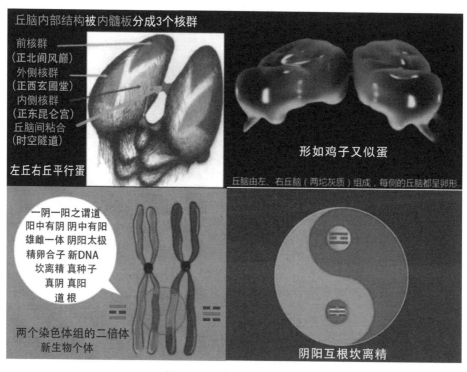

图 13-7 左玄右牝泥丸宫

## 八、精神所舍泥丸宫　五脏大主是脑心

为学日益是识神，为道日损是元神；
天命之性是元神，气质之性是识神；
无思无虑是元神，有思有虑是识神；
太极元神居方寸，血气识神居下心；
脑心元神为心神，血肉识神为人心；
识神之体是元神，元神之用是识神；
元神真人不露相，识神露相不真人；
元命真人泥丸中，运筹帷幄泥丸宫。

血脉和利识神居，元精完固元神居；
元神为本藏于内，识神为标显于外；
人知其神乃识神，不知不神之元神；
不神无知无不知，识神所知非其知；
脑心元神谓之性，血肉识神谓之命；
性在心中命在身，元神识神天地分。

真性元神助本心，心血来潮助人心；
人心生乎于血气，脑心生乎于天理；
无心之心是脑心，有心之心是人心；
寂然不动是脑心，蹦蹦跳跳是人心；
恬淡虚无是脑心，蠢蠢欲动是人心；
静在丹田为脑心，身在闹市为人心。

无思无虑无计谋，以生为本是本心；
天下之美美之美，至善根源是脑心；

有思有虑有阴谋，人心叵测性本恶；

天下之恶恶之恶，万恶之源是人心；

天道贵生生为本，心生为性性本善；

天心生生之谓易，生物之心才是心；

天心道心和脑心，生生为本是本心；

心生万物真善美，不忘初心是脑心。


感而遂通是元神，生生不已是脑心；

惟精惟一是脑心，允执厥中是脑心；

视听言动是识神，变化莫测是人心；

脑心元神是心神，肉心识神非真心；

真精真心出真神，血气肉心出识神；

可叹苍生错认心，常将血肉当黄庭；

元神识神分不清，错把识神当元神；

先天后天不分明，误人子弟迷糊中。


元神不昧助本心，识神以假则伤真；

道心人心须分清，元神识神本末分；

脑心元神居虚窍，禀虚灵而含造化；

人心识神血气心，随机应变无由头；

真精所奉其人寿，颐养脑神人长久；

为道日损脑元精，年四十阴气自半。


元神之体是元精，元精之用是元神；

脑神之体是脑心，脑心之用是脑神；

脑心之体是元精，元精之用是心神；

精合其神是精神，心合其神是心神；

402

精神心神永不离，体用一源永相随；
精神所舍在脑心，五脏之主在命门；
太一帝君是脑心，君主之官是命门；
人心识神非本心，莫把识神当元神。

元神先天接谷神，脑心元神太极神；
精根脑神字泥丸，精根元精出元神；
精神合一泥丸君，脑心命门藏精神；
元精元气与元神，同祖同宗贴骨亲；
炼精化气气化精，阴中之阳阳中阴；
真阴真阳元神中，阴神阳神合元神；
玄牝阴阳太极神，太极元神阴阳神；
脑心元精精气神，函三为一太极心。

阴中求阳补真阳，阳中求阴补真阴；
取坎填离补命火，精化为气气化神；
取离填坎补真精，精化为气气化精；
阴阳互根为太极，太极阴阳坎离精；
乾坤之交始成窍，内有坎离精气神；
寂然不动玄牝体，感而遂通玄关用；
同性同体精气神，同享尊荣为先天；
先后顺序精气神，不可混淆有区别；
同一实体精气神，三元合一太极心；
三位一体精气神，太一帝君泥丸君。

洞天福地泥丸宫，空洞无涯是玄窍；
道家曰虚致虚极，佛家曰空守静笃；

403

儒家曰中致中和，脑心住在虚空中；
虚空清净泥丸宫，中藏元神泥丸君；
非虚空不能藏心，非致静不能养神；
非致中不能定位，非大和不能生生；

大中至正泥丸君，至尊至静是脑心；
心神住在泥丸宫，三教合一润无声；
世人见一不识一，仍将血肉当黄庭；
不识泥丸真面目，一回存想一回空；
不信道教难成真，亦缘中西未汇通；
心脑之争何时休，脑心命门定乾坤。

## 九、太一帝君是脑心　代心布令泥丸宫

心主宫城太极宫，心包膻中泥丸宫；
精神内守泥丸宫，五脏大主是脑心；
元命真人玄穹主，定居善地泥丸宫；
其藏坚固心善渊，守邪之神是命门；
专闭御景太极宫，保我泥丸三奇灵；
真气存内在命门，气出于脑太阳经；
水之有源其流远，木之有根其叶茂；
人之有精其命长，太阳无源怎流长；
脑心命门太阳经，主宰天下有路径；
一身纲维太阳经，四通八达太阳神。

大中至正泥丸君，感而遂通出神明；
元神不出游丹田，神失守位则死矣；
头为天谷以藏神，脑心元神是天神；

天柱之上双昆仑，七节之上丘脑心；
平行丘脑两昆仑，左昆右昆隧道通；
昆仑下面有天梯，脊柱天柱通苍穹；
三花聚顶在昆仑，五气朝元走天梯；
上天入地不等闲，传入传出神机路。

膈肓之中父母心，帝君帝卿泥丸宫；
圣父圣母双丘脑，道父道母双丹田；
边缘系统泥丸宫，中西合璧取真经；
膈肓心包泥丸宫，中西汇通才是真；
膻中心主泥丸宫，西为中用解真经；
小心命门泥丸宫，衷中参西得真经。

代心布令泥丸宫，泥丸宫中住真君；
刺头入户中脑心，太岁头上不动土；
太一避兵太一神，兵避太岁太岁神；
脑心太极是太岁，太岁头上是上帝；
上帝头上不动土，刺头入户一日死；
脏有要害岂无知，脑心命门泥丸宫。

命门三焦相表里，心包三焦相表里；
心主三焦相表里，脑心三焦相表里；
三焦神经纤维网，有名有形三个群；
脑心三焦相表里，导上宣下神通路；
传入传出纤维网，往还神道神机路；
内外左右与上下，周身贯体无遗漏；
包罗诸脏是网络，总领诸脏根在心；

景岳之言最明辨，三焦包络命门辨。

脑心太阳为君火，三焦少阳为相火；
太阳君火出命门，少阳相火走三焦；
命门君火万化源，三焦相火温五脏；
君火以明相火位，命门三焦相表里；
膻中心包泥丸宫，小心心主即脑心；
脑心命门三焦根，天罗地网包诸脏；
命门小心有破绽，惟有大疑才大悟；
脑心元神是心神，须臾不离方得真。

配图解读（图 13 - 8）

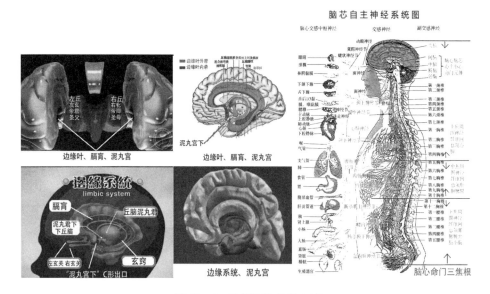

图 13 - 8　边缘系统与泥丸宫

## 十、真阴论中藏大宝　景岳之言真真诚

阳中之阳为太阳，阴中之阴为太阴；

日丽乎天太阳火，水行于地太阴水；
太阳天火生五气，太阴地水成五形；
天以太阳生万物，地以太阴成万物；
阳生阴长万物荣，天生地成和气生；
阳化气而阴成形，天垂象而地成形；
万物之生太阳火，万物禀形太阴水；
造化之权在水火，生化之权由阳气。

变化必著于神明，神明必根于阳气；
阳气必源自真精，精化为气气化神；
物之生死由阳气，阳气之根是真阴；
真阴之用是真阳，真阳之体是真阴；
真阴之脏是命门，精血之司在命门；
真阴论中藏大宝，大宝论中有真阴。

睛明所夹是脑心，至命之处曰命门；
元神在头曰泥丸，天一所居在命门；
太阳之火是君火，万化之源是命火；
命火五脏之化源，五脏之精肾主地；
先天之生我命门，后天我生之五脏；
先天后天分水岭，唯我命门太极心。

一九红日是天心，一息真阳在脑心；
天得太一以清明，人得脑心以资生；
天运当以日光明，人运当以君火明；
天之运即人之运，天之心即人之心；
元元本本无两也，天心脑心一颗心；

407

六大圣人千古传，一丸红日是命根。

无极之真二五精，天地专精先岁物；
先天之精藏命门，精成脑心命门生；
人生先生命门脑，后生骨脉筋肉毛；
先生为主是脑心，脑心先天生后天；
后天五脏养先天，五脏专精是脑心；
脑心一身之化源，精即人之命根也。

五脏之本在命门，神气之本在元精；
命门藏精是根本，此即真阴之脏也；
取坎填离旺命火，阳气之根是真阴；
无根之焰非真火，精足火旺神则明；
命门之火谓元气，命门之水为元精；
精即真阴之水也，真阴之脏是命门；
阴平阳秘精神治，阴阳离绝精气绝；
阴精阳神即阴阳，精根脑神字阴阳。

壮水之主制阳光，益火之源消阴翳；
欲治真阴舍命门，不识命门真面目；
欲治真阴找命门，左归右归入玄牝；
真阴之治在命门，治病必当求其本；

乾坤圆通天地合，命门五脏盖阴阳；
命门为天是太阳，五脏为地肾主地；
先天后天阴阳分，先天命门后天肾；
先天阴阳藏命门，后天阴阳藏五脏；

精根元神泥丸心，真阴之脏精为根；
命门藏精坎离精，坎离之精即元精。

五脏是形本属阴，命门元气本属阳；
形气相感阴阳交，命门五脏小天地；
脑心命门是元神，命门五脏是形神；
形神合一小天地，命门五脏天与地；
形气形神相对立，命门五脏相统一；
人身是一小天地，命门五脏即天地。

天地阴阳有升降，命门五脏分高下；
天一昂明在当空，命门天一在天宫；
何言命门陷两肾，天塌地陷无虚空；
水火相煎无生意，冲气不和无以生；
一上一下分天地，肾命水火不相容；
天尊地卑乾坤定，先天后天天地分。

天有天根物有蒂，人有人源树有根；
先天一炁虚中来，不在心肾在玄牝；
指肾为命心代君，指鹿为马在横行；
可叹苍生错认心，还将两肾作命门；
呼唤命门来做主，拥护脑心为天心；
寻回失落脑元神，魂归命门真君主。

九宫中央泥丸宫，九五之尊泥丸君；
三花聚顶在昆仑，五气朝元润脑心；
可叹苍生错认心，常将血肉当黄庭；

可叹苍生错认门，常将命门浑于肾；
不认小心认肉心，又将肾水做真阴；
不认真火认心火，常将心火当君火；
不认元神认识神，常将识神当真君；
废医存药有原因，脏腑关系说不清；
心肾之气非阴阳，玄窍坎离真水火；
可叹不识玄关窍，先天之源找不到；
欲立命门真君主，不识命门真身份；
受生之窍即命门，命门即是玄关窍；
脑心命门泥丸宫，玄窍藏有坎离精；
双丘坎离二倍体，阴阳颠倒在玄窍。

除却木火土金水，翻过五脏唤命门；
翻过心火唤命火，生命之火非心火；
翻过心血唤真精，命门元精是根本；
翻过心君唤真主，太一帝君是脑心；
翻过识神唤元神，脑心宰制下识心；
翻过肉心唤真心，脑心命门是小心；
翻过肾水唤真阴，真阴之脏是命门；
翻过脾土唤黄庭，泥丸真土在中宫；
翻过后天唤先天，先天之本是命门；
翻过心火和肾水，真水真火在命门；
金木相并出老庄，五脏相克无真主；
命门功高盖世主，五脏之本本命门；
命门五脏天与地，形神合一才是真；
命门五脏高与下，天高地厚以风流。

## 十一、脑中之脑天中天　天心脑心一台戏

道之在天之谓日，道之在人之谓心；

天中之天是天心，脑中之脑是脑心；

天之心即吾之心，吾之心即天之心；

天心脑心心连心，道心为媒中间人；

天人一理理相通，万物一体心连心；

日出当心是天心，万化根源总在心；

自古乾坤一台戏，请君更看戏中戏；

脑中之脑天中天，天心脑心一台戏。

心生为性生物心，生物之心是良心；

刨根问底寻天心，欲穷千里在脑心；

天地之心生物心，心生万物是本心；

太阳之精是天精，天精天根是天心；

脑心道心通天心，天宫乾宫太极宫；

丹田宫中方寸心，太阳宫中是天心；

方寸之心心虽小，实与天地同其大；

小心脑心虽其小，实与天地相流通。

心即道也心即理，脑心是道又是理；

天人一理心即理，道在理中心即道；

道心心理即道理，道在心里即道心；

脑心是天又是理，天理道理是一理；

脑心道心与天心，先天一炁心连心；

心为太极太极神，心神合一在脑心；

天神心神太极神，天人合一在脑心；
太一帝君是天君，替天行道是脑心。

天之神明栖于日，人之神明发于目；
心眼相通是一家，天神心神是一人；
目睛命门太阳经，起源脑心泥丸宫；
心主之脉母亲河，源远流长入五脏；
脑心玄牝是天根，扎根丹田是命根；
天根孕育源流出，心主之脉太阳经；
脑心命门藏元精，精化为气撞玄关；
撞开玄关通天地，气出于脑太阳经；
悟彻命根真妙理，元神归本合泥丸；
知行合一归脑心，脑心归本合道心。

其见天地之心乎，人得天心以为心；
其见草木之根乎，人得草根以为根；
草木之根皆为心，心心相印根连根；
寻根问祖探本心，天地之心即我心；
心即根，根即心，左丘右丘根连根；
任脉分叉入两丘，双丘颠倒黄芽生；
根即本，本即心，根本本心即心主；
蹦蹦跳跳岂是根，寂然不动才是心。

孰主沉浮论君主，惟我脑心天下通；
不识脑心命门目，何以君王正天下；
求一物而通万殊，问羊知马探人心；
植物之根就是心，根即心来心即根；

人有心来树有根，生命岂能没有根；
甘露不润无根草，五脏朝元润脑心。

日丽中天在中宫，感而遂通太阳神；
寂然不动是脑心，感通天下太阳经；
先天一炁注丹田，埋下天根真种子；
泥丸脑心是天根，扎根丹田太阳经；
天根孕育源流出，生命主干太阳经；
源远流长入五脏，生长壮老已开心；

万物生长靠太阳，人身生长靠命门；
太阳之火是命火，泥丸脑心是天君；
天地之根玄牝门，太一太阳是天根；
生命主干太阳经，天干地支十二经；
五运六气起风云，枝繁叶茂结五果；
脑心命门是命根，枝繁叶茂皆归根。

配图解读（图 13 - 9）

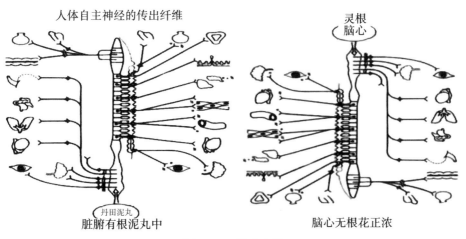

人体自主神经的传出纤维

灵根
脑心

丹田泥丸
脏腑有根泥丸中

脑心无根花正浓

**图 13 - 9　脑中之脑**

## 十二、玄牝颠倒起经伦　皆在心内运天经

一面之神宗泥丸，百神之主是脑心；

宗脉所聚命门目，百脉朝圣入玄关；

玄关两窍生死门，玄牝之门生死窍；

关内关外两重天，关内帝君关外臣；

内玄关中产真火，生死窍中育真神；

外玄关外通天地，气出于脑太阳经；

性命之根内玄关，生命之道外玄关；

玄关命门生死关，丘脑玄牝生死窦。


玄牝之门阴阳根，双丘双丹双昆仑；

玄关门开气流通，玄牝中间颠倒颠；

玄关窍开运周天，阴进阳出橐龠风；

玄关一开阴阳分，玄牝之门阴阳门；

宗脉所聚命门目，百脉朝圣入玄关；

河车搬运入昆仑，须是玄关双市门；

心目洞明分两目，玄关两窍双轨道；

任脉上行入两目，玄关两窍入玄牝；

生命之门何处求，玄关拨转水顺流；

阴进阳出出风府，高山流水入深潭。


玄牝颠倒左右分，大脑半球立左右；

维筋相交分左右，督脉偏瘫左右分；

任督双轨裹内里，双轨根源在玄牝；

左右逢源是玄牝，太极阴阳泥丸根；

出入升降皆双轨，左右变道在玄牝；

玄牝颠倒起经伦，皆在心内运天经。

阴脉之海是任脉，阳脉之海是督脉；
任督皆自会阴起，水深火热苦不苦；
任脉入目去哪了，泥牛入海无消息；
督脉阳气出自哪，上下颠倒犯迷糊；
太阳经脉出睛明，无根之源怎流长；
五脏精气上注目，上属于脑归脑心；
经脉之根是脏腑，脏腑枝叶是经脉；
经脉不能无厘头，命门不能无枝叶；
树有根而水有源，源远流长润万物；
脑心命门太阳经，脏经合一才是真。

任脉采气入两目，玄牝颠倒起风云；
阴进阳出橐龠风，煽风点火阳气盛；
督脉取火出风府，直行千里入会阴；
阳气气流入海底，化作阴气腾于天；
阳在上来阴在下，阳下降来阴上升；
高下相召以感应，升降相因以互动；
一粒粟中藏世界，一颗泥丸生命源；
栽培全籍丹田土，灌溉须凭会阴水；
河车取水上丹田，海底甘露润泥丸；
满船载宝过丹田，放去收来总是丹。

任督交接首与尾，循环往复有路径；
任进督出橐龠风，上下环转不逆行；
顺则为凡逆则仙，大逆不道难成仙；

试问修练几成仙，农夫清心养天年；
本是凡人顺道行，安得本份颐天年；
元亨利贞顺时转，周流万类永吉祥。

诸脉者皆属于目，诸髓者皆属于脑；
目睛命门通脑心，诸脉诸髓皆属心；
五气朝元入命门，撞开玄关入脑心；
百神所集泥丸宫，百神之主是脑心；
泥丸脑心聚宝盆，八面来风集百神；
泥丸脑心太极宫，太极元神主百神。

脑心泥丸圆陀陀，感而遂通光烁烁；
脑心玄牝橐籥宫，一呼一吸变百神；
吸则入牝集百神，呼则出玄主神明；
阴阳混沌于橐籥，真气由此出玄牝；
气出于脑太阳经，撞开玄关出命门；
双丘双丹双昆仑，双身双经太阳经；
夹脊河车入海流，太阳路径此为尊；
吉凶两岸无差错，千里迢迢入至阴；
上接天来下入地，顶天立地太阳经；
源远流长太阳经，至善根源在玄牝。

复命自有复命关，五脏朝圣入玄关；
目者宗脉之所聚，百脉朝圣入玄关；
神入丹田阴气尽，归根复命本性明；
出生入死玄牝门，阴消阳长橐籥风；
阴进阳出玄关门，阴阳转换起经纶；

阴阳交换脑心中，出玄入牝二气焕；
诸脉皆属目命门，命门经主太阳经；
十二经主诸脉行，奉天承运走乾坤。

泥丸元精同为根，元气元神同台舞；
左丘右丘心连心，两丘同心利断金；
当薄其类分黑白，后天先天瞬间变；
阴阳之原颠倒颠，颠倒之术在双丘；
感而遂通真妙哉，心有征知天下通；
天翻地覆玄关开，引而即来推即去；
一吸一呼橐龠风，阴进阳出闯玄关；
先感后通周天运，阴阳合于太极中。

生气之原呼吸门，呼吸之门是命门；
命门玄关阴阳门，阴进阳出呼吸门；
出入升降泥丸宫，经脉交接阴阳乡；
返璞归真入泥丸，正本清源出玄关；
任脉取水入玄关，五气朝元入命门；
百脉朝圣润脑心，高山流水入中原。

昆仑神水天上来，夹脊河车运周天；
阴进阳出橐龠宫，气机发动玄关窍；
虚巧玄窍皆空穴，空穴来风橐龠风；
天地之根玄牝门，循环径路此为尊；
攀登天梯望昆仑，不撞玄关不入山；
帝君帝卿守相望，不见使者不闭关；
玄关两窍入泥丸，左丘右丘双昆仑；

左玄右牝颠倒颠，阴阳转化一气通。

配图解读（图 13 - 10）

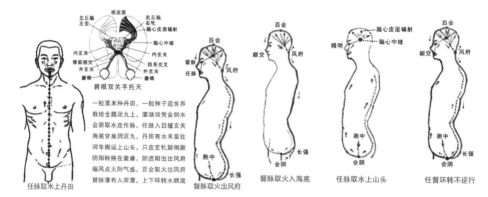

**图 13 - 10　玄牝颠倒起经纶**

## 十三、日出当心天之运　脑心当头人之运

其见天地之心乎，众生回应千百度；
宋明理说满天飞，好高骛远寻宇宙；
务虚理论一大堆，空中楼阁雾里花；
宇宙遥远天地近，宇宙之心非天心；
顶天立地太阳系，太阳昂明本本心；
万往万来心不动，反复其道惟天心。

万物负阴而抱阳，抱元守一太阳心；
圣人抱一天下式，抱元守一圆运动；
负阴抱阳是环抱，环转运动天下式；
怀抱不动则死矣，循环往复是天理；
反复其道圆运动，天一太一是道心；
允执厥中太阳心，以中致和太阳神。

万物负阴而抱阳，先天后天天地分；
太阳先天地后天，阳为先天阴后天；
惟精惟一太阳精，太阳之精是天精；
育有八子天下母，复守其母太阳心；
万往万来本太阳，周而复始不妄行；
天运当以日光明，天地之心生物心；
太阳之火万化源，生物之源就是心；
天地以生物为心，生物之心是本心。

内本外末惟本心，内阳外阴惟天心；
内健外顺太阳心，内君子而外小人；
内阳外阴为泰卦，内阴外阳为否卦；
泰卦出自太阳系，天地人和系泰卦；

天尊地卑乾坤定，阳主阴从圆运动；
系统论以一控多，天地间抱元守一；
内阳外阴是复卦，以一控多是复卦；
天地之心出复卦，一阳为根出复卦。

天地以生生为心，生民以生生为道；
天地之心是道心，道心绝学开太平；
道心惟生出盛世，人心惟危出乱世；
立天心以开盛世，继道学以开太平；
不忘初心是道心，忘了初心是人心；
立脑心天地之心，立天心以定君主；
主不明则国之乱，道心宰制下识心；
为生命立天之道，为往圣繁衍传承。

419

众里寻他千百度，一轮红日照当头；
天之大宝是红日，人之大宝是脑心；
天运当以日光明，人运当以脑神明；
日出当心天之运，脑心当头人之运；
天地之心即我心，我和天心心连心；
万物生长靠太阳，人身生长靠脑心；
脑心丘脑垂体轴，脑心丘脑交感干；
生长壮老全自动，衷中参西取真经。

大道无形生太极，太虚妙有太极象；
太极有形生天地，天道妙有万物象；
三清不灭是谷神，谷神不死生玄牝；
玄牝之门天地根，太一造化阴阳分；
万物负阴而抱阳，抱元守一是阴阳；
道本炁也无阴阳，阴阳相抱是太极。

坎离之精即阴阳，取坎填离旺命火；
离乃中虚而外明，外阳内阴太阳心；
发于二目太阳经，心之先锋机在目；
目至心则随之也，道在眼中何远求；
目击道存唯脑心，慧光返照观道心；
阳中之阴是真精，真精阳气太极心。

脑心五脏之化源，生物之心即天心；
寂然不动是脑心，感而遂通是脑神；
脑心元神泥丸宫，犹如大日处虚空；
虚室生白日光明，心明眼亮出命门；

一身纲维太阳经，四通八达照乾坤；

五脏芸芸乃众生，归根复命众妙门；

五脏踽踽自独行，周行不殆惟脑心；

虚怀若谷太阳心，虚窍玄窍藏脑心。


天得太一以清明，人得脑心以资生；

天地以根而为心，人体以心而为本；

玄牝泥丸人之根，脑心命门是真心；

天一一来本本心，太一脑心是本心；

天心健自强不息，脑心健生生不已；

天地之心见乎动，脑心之动在感通；

生长壮老日日新，人体生长靠脑心；

定海神针是脑心，顶天立地太阳经。

配图解读（图 13 - 11）

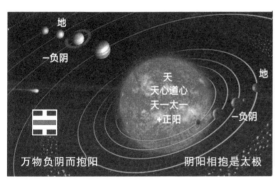
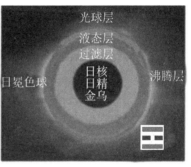

现代太阳结构示意图

图 13 - 11　日出当心天之运

## 十四、虚极静笃泥丸宫　四大全空点心灯

虚无一窍号玄关，脑心玄牝正中悬；

头中一窍曰玄牝，心与天通夺造化；

421

一阳出动撞玄关，气出于脑太阳经；
太阳神光照五脏，从天而降入至阴；
五藏六府元神主，上合天门入高堂；
归根复命过玄关，返璞归真在泥丸；
一窍之旨皆真理，脑心泥丸藏天理；
守中绝学方知奥，抱一无言始见佳。

万法归宗在玄关，天机妙窍在泥丸；
虚极静笃泥丸宫，四大全空点心灯；
心灯只在一静中，正心尽性灯火明；
众里寻他千百度，脑心就在灯火处。

玄关一窍巨虚空，炼精化气产神龙；
双身蛟龙夹脊行，从天而降太阳经；
性之造化系于心，命之造化系于身；
心生为性是命根，心生万物是天根；
从来神水出高源，奔出天宫顷刻间；
琼浆酝就从天降，太阳经脉任海枯。

顶中神水入中原，命门真火温五脏；
阴升阳降两相兼，五气升入大罗天；
丹心之秘在性命，性潜于顶命在身；
顶者性根身者命，一性一命双修梦；
调息要调真息息，点火筑基调心灯；
取坎填离旺命火，壮水益火命长久。

先天同类易施工，太一帝君精气神；

精化为气气化神，精足火旺神则明；
精化为气气化精，阴精耗尽寿则终；
起火筑基点心灯，二光交媾出圣婴；
玄牝窃乾坤之炁，续坎离泥丸命根；
性光圆明显神灵，感而遂通天下神；
知其要者一言终，天得一者而清明；
千古之谜今始悟，方知泥丸是君主；
天宫壶中配坎离，人祖婴儿出葫芦；
天地出生于玄牝，玄牝颠倒阴阳根。

外经微言有真言，精即人之命根也；
吾之精即吾之形，命门藏精岂无形；
精成脑心命门生，命门之脏是脑心；
天植灵根上丹田，脑心命根在丹田；
魂魄藏于精之中，魂阳魄阴坎离精；
阳神阴神合元神，左魂右魄合灵魂；
小心真主是命门，命门小心是脑心；
水中补火坎离精，取坎填离旺命火；
真火注入足太阳，从天而降十二脏；
诸脉皆属目命门，命门经主太阳经；
十二经主诸脉行，奉天承运走乾坤；
十二经最神者心，五脏皆由命门主；
十二经主太阳经，十二脏主是命门；
脑心命门太阳经，有脏有经才是真；
阴阳颠倒在玄牝，顺逆探源在脑心；
三焦之根是命门，命根养生在脑心；
玄牝之门即命门，天地之根即脑心；

423

脑心泥丸阴阳根，三焦之外寻命根；
精神所舍泥丸宫，五脏大主是脑心；
守邪之神是命门，脑心元神在中宫。

玄关一窍有阴阳，心肾原非水火乡；
寄语泥丸在高堂，莫将肉心作君王；
心肝脾肺肾胆府，嘘呵呬嘻呼吹取；
五脏后之天阴阳，如何可以祈晴雨；
两肾中间一点明，痴人守此欲通灵；
谁知此处皆阴气，若此命门隔万程；
阴阳吞啖天地中，心肾盈亏黑与红；
一个乾坤如天地，这些伎俩岂能通。

先天祖炁至玄窍，炼尽阴魂一性灵；
坎离之交顷刻间，真阴真阳结胎婴；
玄关一窍在眉心，直入三寸可许探；
造化天地一真处，如将泥丸作金丹；
泥丸原本阴阳乡，玄牝颠倒焕阴阳；
脑心自家元气主，气出于脑命门目。

太阳默运入至阴，任重道远了心愿；
心肾之气非阴阳，除却假象寻真土；
复我双丘双丹田，原本全凭泥丸土；
培养命根真阴阳，不是旁门乱造作；
真心将何为妙用，灵光一点运元神；
翻去五脏唤命门，得其天一可毕万。

## 十五、泥丸之尊是上帝　扭转乾坤在昆仑

运转五气朝上帝，朝礼上帝泥丸宫；
泥丸之尊是上帝，号召万神无不令；
泥丸万神之会所，还绕泥丸翻天地；
玄牝颠倒焕阴阳，阴阳转换惟脑心；
天地之根是玄牝，先天一炁是祖炁；
玄牝祖窍玄关窍，性命之本泥丸宫；
神气之化坎离精，静则金丹动霹雳；
玄牝雷霆翻天地，阴阳之乡泥丸根；
翰旋造化颠倒颠，心运诸气焕阴阳；
千变万化非脑心，牵一发而动全身；
卷之退藏于命室，纵之弥满于六合；
人与天地均同炁，参天地而赞化育。

金丹黍米脑中珠，造化之机生命源；
丹田泥丸玄珠光，虚室生白照世界；
黍米玄珠真种子，扎根丹田入泥丸；
真阴真阳生黄芽，一粒黍米造世界；
四方四隅唤金丹，八卦炉中炼泥丸；
炼精化气气化神，精根脑神字阴阳；
一九脑心阴阳根，心生造化天地生；
天根月窟日光明，天宫橐籥藏脑心；
离经叛道求真心，泥丸宫中认真主；
近在眼前何远求，不识泥丸真面目。

内观其心性在心，外观其形命在身；

性命在天不在我，命运在我不在天；
吾心自有日光明，五脏运转命在身；
吾心光明照须弥，身形内外同命运；
性命双修撞玄关，天地相通命长久；
太上微言致人间，不死之道此言真。

心灵洞开玄关开，感而遂通天地通；
归根复命撞玄关，五气朝元润脑心；
气出于脑撞玄关，心眼洞开出命门；
命室三元如连珠，落落明景照九隅；
五莲烛光焕八区，元命真人与我游；
太一玄珠安昆仑，瞩望元婴坐莲台；
婴儿何去入泥丸，千千百百命根连；
天心黄阙两眉间，此非枝叶实是根；
命室坚固藏真心，虚中恬淡藏真神；
守邪之神是命门，命门性光玄关门。

命门藏精是真精，真精真神是真心；
血肉之心非良心，精根脑神字真心；
敢把肉心拉下马，天庭自有真神在；
心脉之神非真心，脑心元神是心神；
心主不明国之乱，拨乱反正要良心；
正本清源寻泥丸，生命之根泥丸君。

拨乱反正正脑心，大中至正泥丸君；
一九脑心红日升，日出当心泥丸君；
敢问苍天心何在，黄庭里面是道心；

426

道心惟微人心危，道心宰制下识心；
道窍道心方寸心，小心宰制血肉心；
血肉大心非真心，泥丸宫里藏小心。

以小探微寻宗祖，昆仑就在泥丸宫；
以微知著寻昆仑，昆仑就是太极神；
太极神来太阳神，太极昆仑在苍穹；
天柱上面太极宫，太极阴阳两昆仑；
阴阳黑白颠倒颠，扭转乾坤在昆仑；
帝君帝卿心连心，肝胆相照是一心。

巍巍尊高两昆仑，我自双丘向天笑；
一阴一阳之谓道，雄雌一体是道根；
道父道母对相望，圣父圣母出圣婴；
师父师母玄丹乡，阴阳合抱太极心；
道父道母你不认，却在肉心烧高香；
高堂父母你不拜，却在两肾乱造作；
愚钝不聪自奋蹄，攀登昆仑在路径；
悟道得道有窍门，不在聪明在真诚。

## 十六、河图洛书密码图　太阳结构命理书

河图五宫先天图，洛书九宫后天书；
河洛九宫八卦阵，九宫中央是中宫；
五居中央出河洛，参伍以变天地中；
一阴一阳之谓道，合而十五之谓道。

东宫三八是十一，南宫二和七为九；

西宫四九是十三，北宫一合六为七；
中宫五十是十五，中宫十五最大和；
十五大和是太和，十五太和之谓道；
一阴一阳之谓道，一五一十之谓道；
十五成阴阳之道，非十五不可为道；
中宫集天地能量，太和能量之谓道；
十五密码解河洛，天道秘笈在中宫。

八宫八风聚中宫，绵绵若存存和炁；
和炁聚积筑天基，炁聚天心积太和；
大和之炁聚中宫，天地能量集太和；
太和炁聚而成形，太和和实则生物；
阴阳合和万物生，十五大和是根本；
太和真炁天地心，天地核心在中宫。

中心核心才是心，中和太和是实心；
昔闻有明全盛日，长养宇宙登太和；
太和盛日在中宫，中和太和乃利贞；
相合十五登中宫，长养天地全盛日；
致中和以定乾坤，登太和以育万物；
保合太和以利贞，元亨利贞乃道心。

河图十数先天图，洛书九数后天书；
河洛图书密码书，隐藏天地命理数；
中宫十五是核心，十五太和太阳心；
大衍之数为五十，天五地十而得之；
中宫五十太一龄，太阳五十正当年；

洛书之数四十五，四十五亿是地龄；
中宫五十是天命，四十有五是地命；
河图洛书数一百，太一高寿一百亿；
天地之数五十五，太阳温度五十五；
五十有五来生育，太阳育物正当时。

东宫相乘二十四，南宫相乘一十四；
西宫相乘三十六，北宫相乘还得六；
中宫相乘得五十，各数相和一百三；
河图极数一百三，宇宙年龄一百三。

道之在天之谓日，道之在人之谓心；
天中之日是天心，脑中之脑是脑心；
天心脑心心连心，大道相通根连根；
太和真炁聚中宫，炁聚有形成核心；
太和真炁天地心，天地核心在太和；
太阳之精是天精，精化为气太阳神；
三花聚顶在天心，五朵莲花紫金宫；
天心端坐紫金宫，太阳神光照乾坤。

五朵金莲五朵花，八宫八门八卦阵；
五花八门河洛中，五光十色聚中宫；
中宫太和聚元炁，炁聚为物太极心；
五炁朝元注天心，天运当以日光明。

先天一炁注中宫，炁聚精成脑心生；
脑心端坐泥丸宫，精化为气气化神；

三花聚顶泥丸宫，自强不息是脑心；
五气朝元润脑心，自有河图在心中；
炁聚中宫为核心，心如核能定乾坤；
提挈天地心核能，运化万物是核心。

三元五气聚中宫，宇殿天都泥丸宫；
天人合一在中宫，中宫天宫泥丸宫；
天心为体聚和气，道心为用恃太和；
以中致和是天心，以中致用是道心；
为有源头活水来，太虚之炁用不堇；
和和气气聚太和，天心道心一起来；
天心道心是一物，道心脑心是一人；
天心脑心相联姻，道心为媒中间人。

天数五与地数五，五位相得各有合；
五气为天之阴阳，五形为地之阴阳；
五气相得以成天，五形相得以成地；
形气相感各有合，相得相合万物生；
万物生长化收藏，原始反终五运生；
天生地成生成数，生数成数天地分；
阳生阴长生成数，生数成数阴阳分；
奇数天数是生数，偶数地数是成数。

阳五行与阴五行，五气五形天地分；
五行即阴阳之质，阴阳即五行之气；
气非质而不能立，质非气而不能行；
举阴阳则赅五行，阴阳各具五行也；

举五行即赅阴阳，五行各有阴阳也；
太极一气产阴阳，阴阳化合生五行；
天垂象来地成形，精气聚散知鬼神；
天布五行运万类，人禀五常有五脏。

天数阳数为先天，地数阴数为后天；
一三七九四正数，二四六八四隅数；
四正阳数是先天，四隅偶数是后天；
奇数阳数先天图，偶数阴数后天书；
黑白分明天地分，四正四隅分天地；
五居中央是天心，参伍以变天地中。

一三五七九为天，二四六八十为地；
天地起自于奇偶，奇偶生自于太极；
道始于一立于一，天道脱胎于大道；
大和十五之谓道，天道起自十和五。

天下大本是中央，中央曰心是本心；
中宫十五太极心，玄空造化在机心；
天人合一河洛中，河洛图中寻本心；
人参天地解心扉，不忘初心是本心。

河图五宫四方图，洛书九宫四隅书；
方寸之心居中宫，四方四隅太极心；
四面八方聚中宫，中宫十五最光明；
四来四去往返中，阴进阳出八面风；
八宫八卦太极心，太一行于九宫中；

河洛九宫八卦阵，五居中央是至尊；
九五至尊太极心，丹田黄庭住道心；
河洛密码解九宫，天地秘密河洛中；
河图洛书皆有数，大小有定生圣人；
天生地成皆有数，先后有定出神明。

善言天者验于人，河洛图书有人生；
头有九宫应九天，天人合一泥丸宫；
脑有方寸藏河图，头有九宫藏洛书；
四方之内先天图，四隅之外后天书；
四方之中天中天，四隅之外天外天；
泥丸宫中脑中脑，泥丸宫外脑外脑。

脑心元神天中天，大脑识神天外天；
先天后天两重天，脑心端坐太极宫；
天中之天脑中脑，天心脑心是一人；
天心脑心天中天，道心端坐紫金莲；
方寸之间藏小心，泥丸宫中藏脑心；
泥丸为君太极心，洛书九宫来作证。

九五至尊泥丸君，坐镇中宫河洛中；
中宫一九红日升，泥丸核心有核能；
百神所集聚核心，百神之主是核能；
心为太极照四方，太一神光八面风；
四正四维往返中，万神约会聚中宫；
河图虽小是天图，寸心虽小是天心；
河图寸田方寸心，方寸之心是小心；

432

元亨利贞方寸心，方寸之心装乾坤。

洛书八卦太极心，心为太极是真心；
中宫太一太阳心，中宫十五是本心；
心居方寸是天心，天地之心太极心；
小心命门太极心，太极命门是本心；
生命之心何处寻，河洛图书藏真心；
寸田尺宅有天心，寸心天心相流通；
心为太极是道根，天心宅舍主人翁；
八卦朝元聚中宫，天心定都太极宫。

配图解读（图 13－12）

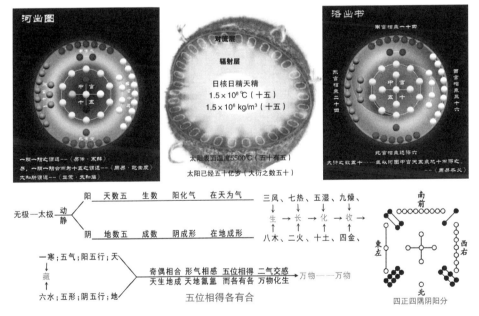

图 13－12　河图洛书密码图

433

## 十七、天有五贼住中宫　五贼在心夺造化

五居中央藏天机，运筹帷幄河洛中；
天有五贼住中宫，十见五贼万事昌；
合而十五之谓道，十五为道破天机；
道破天道八卦中，立天之道以定人；
河图十五先天心，洛书十五后天根；
大小有定出圣人，中宫十五出神明。

五贼在心施九宫，心生万物夺造化；
五盗天机造天地，物盗天地以成形；
人盗万物以生身，人物互盗以偷生；
三盗既宜天地人，三才既安同为盗。

五居中央禀正气，错综其数集太和；
太和之炁聚中宫，参伍以变河洛中；
纵横交错皆十五，合而十五是道根；
天地之气聚中宫，气聚中宫而成心。

五朵莲花在心中，窃得天机五贼神；
天有五贼盗天机，五贼在心施造化；
天地犹如橐龠乎，做贼心虚橐龠中；
虚位以待八面风，十见五贼天道中；
八宫来风会五贼，参伍以变天道中；
八面来风皆有变，唯五居中吹不动；
天心道心天中天，上帝端坐紫金宫；
太一心灯照九宫，八星八风吹不动。

434

太虚既开太极立，太极之数五居中；

中宫正气神主之，同乎太一化万物；

观天之道观河洛，天生天杀演万化；

执天之行执天道，天道贵生演万物；

五贼三盗创世界，五贼在心是道根；

心为根蒂道为用，体用一源是道心；

明心见性道自成，道成万法自然生；

阴符宝字逾三百，道德灵文止五千；

道德经文讲大道，阴符经文直指心；

道德阴符经连经，天人合一是道心。

配图解读（图 13－13）

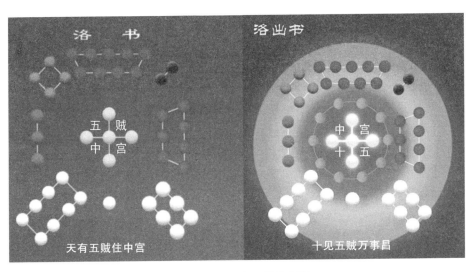

图 13－13　天有五贼住中宫

## 十八、青铜神树太阳神　青铜面具有洞天

扶桑若木山海经，天人感应青铜树；

青铜神树太阳神，扶桑若木太阳树；

435

东桑西木两并列，穿梭往来太阳鸟；
根连根来丘连丘，双根双丘双丹田。

扶桑若木和建木，三棵三核如丘脑；
三成丘脑二成田，三一一二三物物；
三足鼎立青铜树，扎根丹田生命树；
三足仿佛三座山，三核丘脑山连山。

三层三重昆仑山，主干三层青铜树；
青铜树枝分三层，太一三元一分三；
三鸟三层三六九，宇宙奥秘三六九；
一三六九三六九，太一三元三六九；
树枝果实上下两，太阳太阴天地两；
一分为二一分三，一二一三太极含。

主干旁侧一条龙，顺势而下太阳经；
一身纲维太阳经，内连十二经枝叶；
一头双身是蛟龙，夹脊并行太阳经；
双身源自双昆仑，双经源自双丹田。

青铜面具有空洞，空洞无涯是玄窍；
玄关一窍最幽深，虚无窟内细搜寻；
真精真神藏玄窍，天根天心在玄窍；
道心脑心在玄窍，元命真人在玄窍。

洞玄洞虚洞空洞，玄之又玄仙玄至；
高天神上虚太至，至尊至静藏大圣；

空洞无涯是洞天，洞天里面是福地；
玉帝上帝居善地，天心脑心心善渊；
宇殿天都在洞天，太一帝君在福地；
最高主宰在洞天，生命之根在福地。

性命本真乃天道，虚无妙有虚空中；
本来真性同虚空，天心朗耀无昏蒙；
识得虚空方不昧，古往今来有天心；
纵横交错聚中宫，八宫八风产天心；
虚空返照聚太和，照出真空空不空；
道自虚无生一炁，更从一炁产天心；
先天一炁虚中来，阴阳变化虚空中；
合而十五谓太和，天中有心之谓道。

青铜面具两纵目，两目神光照大千；
纵目光柱太阳光，太阳神光太阳经；
纵目千里览天下，太阳经气入五脏；
源远流长太阳经，乘龙而降入至阴。

两目之上是天眼，两眉之间是天心；
天心天眼即心眼，心眼相连心为根；
内观天眼看天心，天心就在脑心中；
天庭饱满放光明，天心当头人之运；
太和真炁注天心，天庭饱满日光明；
脑有天心气自华，气出于脑太阳经；
飞天瀑布出两目，神水从来出高原；
天人合一理相通，三星青铜显神灵。

配图解读（图 13 - 14）

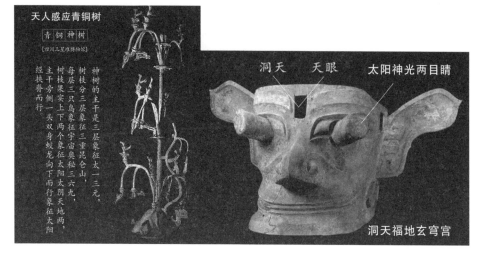

图 13 - 14　青铜神树即太阳神树

## 十九、三教合一西游记　玉帝玄穹泥丸宫

西游原旨取真经，三教合一结伴行；

妖魔鬼怪各路神，托于山川人物中；

一言一字儒释道，一笑一戏辨真心；

一字一句不空发，皆藏命理和道理；

神出鬼没难揣测，千变万化不离道；

恢恢天道不离心，道心脑心是一心。

先天之炁是灵根，大道不离玄牝门；

悟彻双丘归原本，执两用中命长存；

左丘右丘心连心，大中至正太极心；

从心到手温养足，太阳之脉入至阴；

脑心太一夺造化，与天争权鬼神奔；

观道心，知消长，阴阳变化泥丸心。

先天一炁入鼎炉，精化为气气化神；
神气火足出目睛，火眼金睛太阳经；
巨阳之气暖三焦，导上宣下出罗网；
五脏运化见真火，形神俱妙目在享；
性命双修始成真，撞开玄关天地通；
打破虚空见脑心，性在脑心命在身。

这个理，道家传，命门火候不一般；
知的父母生身处，玄关一窍坎离精；
愚人不识泥丸君，争名夺利入人心；
怎如修心修功得，访拜道医修道心；
自行人，听吾劝，脚踏实地不教条；
凡疑凡惑急须除，休将识神混饭吃。

翻去五脏唤命门，得其天一可毕万；
元神默运随命火，太阳经脉了心愿；
心肾气，非阴阳，五行相并出五脏；
除却假土寻真土，复我泥丸中宫土；
原本全凭脑心定，培养命根寿无疆；
不是旁门乱造作，别有天心不死方。

肉尸骸，要看破，莫为五脏废功课；
道心一差五行分，双丘两用造化大；
不明脑心迷真性，五脏相克受折挫；
命火变化消群阴，笑他心火都空过；
诸缘灭，见脑心，须悟元神是法程；

439

生身母处问玄窍，取坎填离死复生。

命门火性归天火，除去水性暖周身；
河车搬运功夫客，谁知三教一家行；
三教合一河图道，执中精一泥丸宫；
五脏同功调阴阳，自有命门要深造；
功成自有泥丸君，返本还元不老耄；
谨防爱欲迷心性，入他圈套失脑心。

读丹经，采道心，皆执脑心想元神；
谁知大道真寂灭，有体有用脑心神；
阴阳转焕须脑心，水火相济要倒颠；
扫尽心田脑归正，五脏攒处却万缘；
戒人心，莫谈诗，识神虚文何益之；
脑心元神脱旧染，除病修真是良医。

说甚识神与烧炼，尽是迷本灾元神；
更有人心高傲辈，冒听冒传欺本心；
防淫辞，息邪说，坏却脑心寿夭折；
莫叫失脚无底洞，全要真精本性洁；
太和混沌运元神，脑心扶持隐雾灭；
道以心济始全真，脑心有欺天不悦。

道为心，脑为神，施法度迷方入神；
不似肉心多惑众，自有脑心盗道真；
假装高明扮人心，掩盖脑心总沉沦；
阴阳配合金丹诀，双丘修真是来因；

未离尘，还有难，莫为识神被人绊；
脑心元神真主人，显晦不测泥丸君。

真心实意见真君，九五之尊寿无算；
天人浑化玄关窍，千灵万圣都称赞；
争道的，仔细参，双丘不是野狐禅；
批破一切旁门路，脑心起元指先天；
了性了命有无理，成道成心造化篇；
遍访道家求口诀，泥丸得道去蹄筌。

勇猛精进敢探路，丘脑还真寿万年；
篡改西游原旨歌，偷梁换柱我盗用；
事虽不同理相通，穷理尽性至于命；
借助西游取医经，玉帝真人是脑心；
帝在心头末远求，人身也有取经路；
天庭天宫泥丸宫，玉皇大帝在中宫。

四十年前读中医，翻来覆去无根由；
自从道学传真诀，才知其中有丹头；
古今多少学医客，谁把命根细追求；
愿结脑心登天汉，窥探天机再阐幽；
言古人所不尽言，道今人所不敢道；
跨越雷池敬诚心，日思夜梦梦中醒。

道之为物太虚中，其中有精精甚真；
虚即空，精即色，色不异空太虚中；
悟空悟空在于悟，空能藏精空不空；

悟彻虚空取真精，精即根，根即心；
精化为气气化神，灵魂飞轻伴元神；
神在心中即佛心，道在心中即道心；
道心佛心是一心，生命之根就是心；
虚空之中精为根，根即心，心即理；
理即道，道即经，心中有道必成经；
心经藏在虚空中，西天取经取心经。

头中空虚谓洞天，丹田黄庭谓福地；
玉帝玄穹泥丸宫，洞天福地有上帝；
丹田黍米容昆仑，天地五行能载焉；
绝地天通泥丸宫，悟空处天入无间。

上联灵台方寸山，下联斜月三星洞；
横批，灵山寻心，西天取经即寻心；
灵山寻心三星洞，悟空西天取心经；
洞内藏有坎离精，精即根，根即本；
本即心，心藏精，心藏真精即真心；
生命之源精为根，根即道，道即心；
道在心中心即经，西天取经取心经；
昆仑山上寻真心，泥丸宫中藏脑心。

悟彻灵台方寸山，泥丸宫中灵台山；
悟彻斜月三星洞，真心脑心橐龠宫；
灵台心灵方寸心，斜月三星心灵洞；
元神灵山居方寸，泥丸宫中方寸山；
方寸之山昆仑山，灵山寻心方寸间；

方寸安心上丹田，丹田寻心河图间。

悟空悟空在于悟，悟彻虚空有真精；
悟彻空洞玄关窍，玄关窍内坎离精；
悟彻空洞泥丸宫，泥丸宫内藏昆仑；
悟彻空洞橐龠洞，橐龠洞内藏玄牝；
悟彻空洞玄穹宫，玉帝就在泥丸宫；
悟彻空洞洞玄洞，洞天福地泥丸君。

识得精根字脑心，根本不变就是经；
道根道心就是经，灵山寻心寻心经；
心道不可须臾离，可离非道也非心；
道心道经是根本，心不离道即心经；
西天取经取心经，道心脑心即心经；
心即道，道即心，心合于道必成经。

真假猴王西游记，脑心肉心真假心；
不辨真假难取经，心经真心在脑心；
修真图中西游记，玉帝玄穹泥丸宫；
西天取经内经图，灵台方寸斜月心；
元命真人泥丸宫，生命之源上丹田；
西天取经上昆仑，真精命根在中宫；
火眼金睛两目睛，顶天立地太阳经；
悟空悟彻泥丸宫，泥丸脑心合元神。

配图解读（图 13－15）

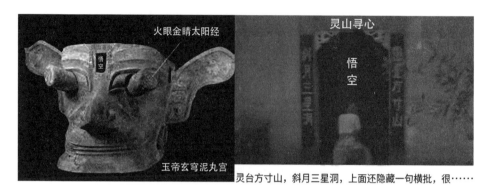

**图 13 - 15　三教合一**

## 二十、有根树，泥丸中　无根树，虚空中

无边无形似洪蒙，空到无极为无根；

有根无根太极分，太极无根树有根；

先天一炁虚中来，无极之真二五精；

大道无形造天地，只见太极无根树；

太极有形育万物，万物之根太极中；

无极无形谓无根，太极有形谓之根；

无根移动动物界，禽兽移动无根树；

有根不动植物界，草木不动有根树。


人有心，树有根，生命岂能没有根；

树无根，心若梦，无生有，心无根；

树有根，泥土中，人无根，虚空中；

人挪活，树挪死，有根无根动不动；

禽兽无根行天下，草木有根泥土中；

脑心灵根虚空中，脏腑有根泥丸中；

五脏地根在脑心，脑心天根在虚空；

有根无根天地分，先天无根是脑心。

精神发焕在交流，人之存亡在自由；
惟有无根去行走，寻觅草木食有根；
万物之灵人无根，草木有根养无根；
自古神仙皆无根，脑心无根花正浓。

无根树，泥丸心，灵根孕育脏腑生；
无根树，丹田土，灵根孕育太阳经；
无根树，谓脑心，脑心无根论人身；
脏腑有根泥丸中，脑心无根虚中来；
树衰以培丹田水，心衰以培泥丸土；
先天一炁注中宫，丹田泥丸树无根。

（一）

无根树，花正幽，生长壮老谁肯休；
阴气进，阳气出，飘来荡去不自由；
一气周流难停泊，常在橐龠换风头；
引即来，推即去，莫待玄牝坏了舟。

（二）

无根树，花正微，乾坤重新生坎离；
木生火，土生金，代代相传一样儿；
自古神仙遗传法，玄牝原来是双丘；
访泥丸，问丹田，错失脑心犹太迟。

（三）

无根树，花正青，泥丸元神古到今；
左丹田，右丹田，阴神阳神合元神；
太一帝君长生宝，五脏六腑根在心；
开命门，说脑心，五气朝元道在心。

**（四）**

无根树，花正孤，借问阴阳二倍体；

单倍体，难抱雏，背了阴阳造化炉；

帝卿无夫为怨女，帝君无妻是旷夫；

左丘脑，右丘脑，静坐丹田生元气。

**（五）**

无根树，花正偏，离了阴阳道不全；

左丘脑，右丘脑，阳寡阴孤各一边；

双丘阴阳配男女，阴阳转焕生神气；

左为阳，右为阴，只在中间颠倒颠。

**（六）**

无根树，花正新，产在泥丸是真人；

寻真主，立真君，精化为气气化神；

元命真人泥丸宫，暗藏天机值万金；

借双丘，作双舟，脑心泥丸说的真。

**（七）**

无根树，花正繁，左丘右丘赛泥丸；

左丹田，右丹田，帝君帝卿二神仙；

心主之脉太阳经，照见五蕴朵朵鲜；

出风府，入两目，河车搬运过泥丸。

**（八）**

无根树，花正飞，气出于脑太阳经；

入五脏，入至阴，五脏六腑花满枝；

天根月窟有双丘，又向双丹补玄丹；

左丹右丹合玄丹，三丹合一结泥丸；

左丘右丘松果体，三位一体是上帝；

这玄机，世罕知，须共圣贤仔细推。

（九）

无根树，花正开，泥丸宫中摘下来；

正气存，灭病灾，好结良心真气来；

泥丸可成天上宝，任凭脏腑笑我呆；

君不动，非卖乖，太一帝君莫强猜。

（十）

无根树，花正圆，玄珠粟米滋味全；

如朱橘，似弹丸，守邪之神莫放闲

脏腑之根源头法，复命归根还本原；

居善地，心善渊，会合先天了心愿

（十一）

无根树，花正亨，说到无根却有根；

无极真，二五精，大道无形万物生；

乾坤之交卵受精，坎离之交孕始成；

乾坤精，坎离精，犹恐相逢认不真。

（十二）

无根树，花正佳，金丹玄珠玩真精；

精化气，气化神，莫在肉心错拣瓜；

五脏八脉皆为假，万草千根归脑心；

圆陀陀，光烁烁，认得脑心是大家。

（十三）

无根树，花正多，脏腑花开隔玄窍；

难攀登，闯玄关，五气朝元橐龠窝；

采得三花归中宫，脑府提名泥丸君；

精化气，笑呵呵，脊柱天梯上昆仑。

（十四）

无根树，花正香，八卦炉中现神光；

金丹珠，望源头，月窟分明见太阳；
吞服五气并诸髓，换尽阴气旧肚肠；
交换场，阴阳乡，再不颠倒空自忙。
（十五）
无根树，花正鲜，真阴真阳水与火；
坎与离，太极前，取坎填离渡法船；
双丘双手牢把舵，大小周天海底翻；
撞玄关，出风府，早把脏腑通身穿。
（十六）
无根树，花正浓，认取泥丸正祖宗；
精气神，泥丸君，取坎填离老变童；
欲向右丘擒白虎，先往左丘伏青龙；
类相同，好用功，阴进阳出脑心通。
（十七）
无根树，花正娇，脑心天日五脏地；
双丘剑，理乱麻，运转天罡斡斗杓；
信息转换阴阳乡，扫尽阴气焕朝阳；
步天梯，入泥丸，内外阴气一笔消。
（十八）
无根树，花正高，天根月窟脑心高；
昆仑路，透九霄，双丘横空泊斗梢；
右丘织女支机石，左丘牛郎驾鹊桥；
入瑶池，胆气豪，盗得双丘王母桃。
（十九）
无根树，花正双，双丘登坛战一场；
坎投离，配阴阳，双丘玄珠无价偿；
坎离家园真种子，取坎填离寿命长；

上昆仑，极乐方，双丘转换是天堂。

**(二十)**

无根树，花正齐，坎离栽培丹田宫；

出神手，步云梯，脑心先天第一技；

精化为气神气爽，笑煞双丘醉似泥；

托脑心，守护神，守邪之神命火中。

**(二十一)**

无根树，花正黄，产在中央泥丸乡；

东家女，西舍郎，双丘夫妻入洞房；

醒醐灌顶劝鸳鸯，交杯换盏醉一身；

这鸳鸯，返阴阳，起死回生是君王。

**(二十二)**

无根树，花正明，日魂天心逼月魄；

脑心髓，坎离精，阴神阳神一元神；

真阴真阳分子午，取坎填离卯酉时；

住黄庭，养元神，天宫怀胎生元婴。

**(二十三)**

无根树，花正红，摘尽脑心一树空；

空即色，色即空，识破真空在色中；

了了真空色相灭，脑心长存不落空；

号元神，称帝君，灵魂超升上九重。

**(二十四)**

无根树，花正无，无心无神难画图；

无极真，二五精，擒入中宫造化炉；

运起周天精气神，炼神还虚返太无；

拜三清，受天命，唯我脑心泥丸君。

## 二十一、前有生门后密室　脑心常居安乐窝

空到极时为太虚，无极无形似洪蒙；

若人识得太空理，真到灵山寻灵根；

洞内求经道在心，天中日影洞中光；

先天妙理藏中宫，只在脑心无根树；

圆陀陀、光灼灼，先天一物本玄牝；

有名有性有其形，不识不知泥丸根。

先天一个圆圈〇，圈圈之内一点⊙；

浑浑沌沌无极〇，无而生有太极⊙；

先天一炁生太极，生天生地生万物；

先天一〇虚中来，一⊙灵性曰灵根；

灵根一点人人有，只是泥丸人自迷；

自迷本性失先天，不识脑心苦无边。

虚之又虚空空空，虚无缥缈有实功；

常有恒心观玄窍，双丘玄牝坎离精；

常无欲以观其妙，坎离颠倒阴阳根；

吾从颠倒劫中来，阴消阳长有妙道；

大道之传原不难，万物皆空性不空；

天道不远在眼前，世人错走黄庭路。

性若空时和炁注，炁入丹田寿无穷；

欲得脑心不神神，扪心自问问道心；

欲在心中神不清，耗散真精道难得；

引即来，推即去，坎离颠倒气流通；

去人心，存道心，唯有道心识真心；
明知天道在眼前，人无道心便失缘。

天之金丹是太阳，人之金丹是脑心；
太阳丹田万化源，脑心丹田生命源；
莫以人心问先天，人心问天不可得；
道心问天天才应，先天即在眼根前；
人心暗昧贪求心，道心光明清净心；
不知这个那个理，故起这样那样心。

道家思想天良心，道心天良发现心；
唯有道心识天心，唯有道心识脑心；
唯有道心识坎离，唯有道心识双丘；
唯有坎离水火源，唯有双丘阴阳根；
唯有坎离颠倒术，唯有双丘中转站；
道外无心无坎离，心外无道无双丘；
道心坎离二倍体，双丘驾驭载脑心；
阴神阳神藏双丘，魂魄坎离藏脑心；
帝君帝卿二神仙，左丘右丘双丹田；
太一帝君夫妻相，道父道母泥丸君。

道心联通天人心，道心联通万物心；
万物皆有道德心，生命之根即道心；
不识生门不知命，不入密室不知性；
登堂入室唯道心，生门密室藏脑心；
前有生门后密室，生门密室悬高处；
脑心常居安乐窝，金丹黍米藏天地。

坎中真阳谓青龙，离中真阴谓白虎；
左青龙，右白虎，左丘右丘升脑心；
谷神不死是天心，玄牝之门是天根；
炁满中宫灌灵根，水满丹田筑泥丸；
乾坤坎离道生道，绵绵若存用不尽；
取坎填离旺命火，火运周天飞橐籥。

寻灵根以正其心，先天不求而自得；
双丘玄牝颠倒颠，心有征知集百神；
采得阴精变阳神，一气周流天下通；
阴进阳出出目睛，气出于脑太阳经；
阴阳之原坎离精，阴阳交接泥丸乡；
坎离之精二倍体，双丘玄牝是脑心。

## 二十二、唯心论即唯道论　道心脑心是命根

唯心论 vs 唯物论，无根树 vs 有根树；
生命之源即是根，生命之树即是身；
根即本，本即心，树即身，身即物；
唯心论即唯根论，唯物论即唯身论；
看不见，唯心论，看得见，唯物论；
修心养性即修根，修身养命即修物。

唯心论 pk 唯物论，生命之树在于根；
道生万物是根源，宇宙一切唯心造；
根即心，心即道，唯心论即唯道论；
身即物，物即事，唯物论即唯事论；
物是标，心是本，万事万物源于道；

道是事物之核心，心是事物之大道。

形而上者谓之道，形而下者谓之器；
上者心，下者物，唯心唯物上下分；
道即心，心即道，形而上学唯道论；
器即物，物即器，形而下学唯器论；
事物根本唯心论，事物变化唯物论；
没有心，哪有事，唯心唯物心事分；
没有心，哪有身，釜底抽心剩躯壳；
剪草除根心是本，唯根唯本唯心论。

无极无形生有形，唯物之根是唯心；
唯心论，无形论，唯物论，有形论；
唯心论，有神论，唯物论，无神论；
灵魂在心心有神，唯心必是有神论；
心神学，唯心学，中医学，唯心论；
心神学，主宰论，主宰论，核心论；
修心修性唯心论，修身修命唯物论；
修身养性唯心论，修身养命唯物论；
心生万物必唯心，道生万物必唯道；
身家性命在于心，唯心唯道是根本。

天垂大象唯心论，成就万物演世伦；
唯心勘破造化理，道不虚行只在心；
唯事唯物不唯心，小事入心心则乱；
唯道唯心不唯物，观事茫茫如流水；
花开花落看庭前，物是人非事事休；

453

造化万物望道心，唯心万般皆由我；
心与道通事事通，物与事连事事喋；
不以物喜而心喜，不以心悲而物悲。

如此多娇看道教，引的帝王竞折腰；
君权神授拜天神，唯心唯道唯天心；
身家性命唯脑心，君权神授唯心神；
心诚则灵唯心论，物是人非唯物论；
心即根，物即身，有心才能有心身；
心有神，物无神，得心才能得天下。

形而上学法于天，形而下学法于地；
正本清源唯根论，脑心命根唯心论；
中心核心唯心论，离了核心道不成；
灵魂魂魄有神论，离了心神命不成；
唯根唯心唯脑心，生命之道唯心论；
阿弥陀佛念心经，无量寿佛是妙音；
美美与共儒释道，各美其美中西医；
古今贯通去寻道，中西汇通找脑心；
修心需修道德心，寻道路上揣道心；
欲识黄老之大道，唯有道心识黄老。

## 二十三、左丘右丘黑白洞 中间隧道是虫洞

乾坤之交生坎离，取坎填离转乾阳；
真阳震动出白洞，乾阳爆炸生大千；
黑洞坤阴贵食母，白洞乾阳射金晶；
采捉金晶入黑洞，自然成丹日日新；

以真引真日归根，黑白两道相流通；
宇宙物质在循环，不减不灭慎修永。

黑洞白洞连虫洞，奇点零时始换心；
取坎填离心换心，复我先天之本体；
换心成功出白洞，真阳震动无色界；
乾阳炸出新天地，元亨利贞永向前；
黑洞执着贪嗔痴，人间一切虚空无；
不失其所以长久，食而不亡以长寿。

一阴一阳之谓道，一黑一白是道根；
知其白，守其黑，黑洞白洞天下式；
吞噬一切是黑洞，喷射一切是白洞；
口对口，黑对白，奇点金丹穿虫洞；
一进一出黑白洞，阴进阳出橐龠风；
一气周流黑白洞，宇宙循环天下式。

黑洞尽头是白洞，黑中有白是坎卦；
白洞回首是黑洞，白中有黑是离卦；
黑洞终点是白洞，黑中有白见光明；
白洞中点是黑洞，取坎填离黑中来；
只进不出是黑洞，只出不进是白洞；
宇宙循环黑白洞，取坎填离走虫洞。

知白守黑神自来，天斗此处定魂魄；
恍惚黑白初变化，涅槃重生初飞来；
中间虫洞好光景，安得宇宙循环洞；

455

纽结一团混一处，化作奇点炼成丹；
魂魄相投天斗中，金火混融金晶中；
黑白相逢玄牝从，阴阳交接虫洞中。

先天一炁虚中来，虚极静笃擘鸿蒙；
盖致虚而至于极，奇点金丹至虫洞；
捉住金晶仔细牵，送入虫洞得最真；
忽然黑洞一声雷，金晶爆炸出虫洞；
金晶冲合白洞开，星群满怀都是春；
若识无中含有象，许君亲见宇宙来。

一阴一阳之谓道，物无阴阳违天道；
黑洞吸入本属阴，白洞喷射本为阳；
黑洞牝鸡自孵卵，其雏不全需白洞；
阳里阴精质不刚，取坎填离转乾阳；
白洞旋添黑洞酒，宇空收取返魂浆；
白洞巧取为功力，认取黑洞不死方。

积存不返易爆炸，宇宙产生大爆炸；
白洞乾阳震大千，炸出星海新宇宙；
引黑逼白运周天，宇宙循环不停歇；
待他奇点自归伏，爆炸化作众星海；
一群星海香一阵，一番雨过一番新；
宇宙循环如醉汉，黑白只守洞中春。

遍体金晶都吞尽，化作纯阳一粒丹；
自此真阳再震动，工夫又与星海同；

奇点金丹藏大道，实为一间虫洞房；
黑白相合虫洞中，天斗在此定乾坤；
奇点虫洞看风向，阴进阳出出白洞；
奇点爆炸无色界，半壁江山一天下。

取坎填离出白洞，坎离颠倒气流通；
氤氲乾坤乍回旋，一气周流黑白洞；
道高一尺天与地，魔高一丈黑与白；
顺道者昌黑到白，逆道者亡白到黑；
顺道而行阴到阳，逆道而行阳到阴；
阴进阳出黑白洞，宇宙洪流不可挡。

信息转换有中枢，转换中枢是丘脑；
感觉信息入丘脑，运动信息出丘脑；
吸入一切是黑洞，发出一切是白洞；
左丘右丘黑白洞，中间隧道是虫洞；
左玄右牝颠倒颠，阴阳转换黑白洞；
引即来，推即去，一进一出黑白洞。

宇宙一切唯心造，宇宙之源黑白洞；
左丘右丘是脑心，生命之源是道心；
黑洞白洞连虫洞，阴阳转换道相同；
口对口，黑对白，心心相授成道心；
离了阴阳道不全，双丘坎离连虫洞；
天人一理理相同，大小乾坤道相同。

阴进阳出感和通，感而遂通走虫洞；

457

一气周流穿黑白，取坎填离出白洞；
黑洞白洞如太极，黑白分明通乾坤；
宇宙之源黑白洞，生命之源左右丘；
天地合为一太极，坎离合为一太极；
夫妻合为一太极，双丘合为一太极。

昔者圣人知阴阳，因阴阳以统天地；
宇宙源泉黑白洞，因黑白以统乾坤；
乾坤定位大宇宙，坎离反复运正轴；
宇宙之源黑白洞，生命之源太极图；
黑洞白洞莫远求，太极图中黑白洞；
按图索骥黑白洞，得来全不费工夫。

黑洞进、白洞出，中间隧道是虫洞；
黑洞终结归奇点，白洞起源自奇点；
一黑一白无量劫，大千俱在一粒丹；
我纳须弥入金丹，明悟大道证涅槃；
生如金丹有须弥，心似奇点藏大千；
黑洞白洞金丹心，涅槃重生奇点心。

一黑一白孕金丹，奇点金丹子宇宙；
生死轮回黑白道，奇点爆炸出白洞；
涅槃重生黑转白，颠倒梦想证涅槃；
天道轮回赞化育，黑白颠倒赞涅槃；
奇点爆炸黑转白，取坎填离火凤凰；
宇宙物质在循环，涅火重生金凤凰。

一花一念无量劫，银河俱在一毫端；
我纳银河入芥子，明悟道谛证涅槃；
一叶知秋藏世界，一点一滴见万丈；
一花一念一菩提，天斗安神造大千；
阿弥陀佛玄妙音，高至太虚玄上神；
科学尽头是哲学，哲学尽头是神学。

三元花开三清神，三清天尊○零灵；
无极之道产混沌，太极动静分黑白；
一黑二白三虫洞，太极之道一二三；
黑白颠倒降人间，籍由她们享天伦；
身体完美小宇宙，双丘之美黑白美；
一个脑心分为二，双丘坎离黑与白。

左丘右丘黑白洞，本是一体连虫洞；
奇点虫洞连两洞，黑白恋情不了了；
三个公子三个洞，相牵生世不分离；
黑白合为一太极，相合奇点夫妻洞；
凤凰涅槃梦归来，黑白一梦终醒来；
似曾相识本相识，左丘右丘你是我。

一黑一白分阴阳，阴进阳出黑转白；
黑白颠倒悟涅槃，阴消阳长证涅槃；
宇宙黑白落人间，双丘坎离驾全身；
黑白唯美脑心中，虫洞为媒粘双丘；
真心已来在玄窍，脑心强大通宇宙；
新新生命已诞生，双丘颠倒是精灵。

黑白转体出脑心，脑心法能主全身；
无量天尊在脑心，双丘勾连出元神；
泥丸铺地泥丸宫，阴进阳出橐龠风；
一进一出能得救，脑心无声气流通；
天机就在脑心中，双丘苦心唤神灵；
时不我待交换中，非心悲心本来心。

脑心唯美大本心，双丘流通太极心；
雌雄颠倒人诞生，黑白合灵转体出；
脑心法体法能身，大爱无疆是道心；
黑白分明是良心，天地良心是脑心；
坦坦荡荡做君主，实实在在行大道；
结构决定了功能，黑白决定了天道。

配图解读（图 13 - 16）

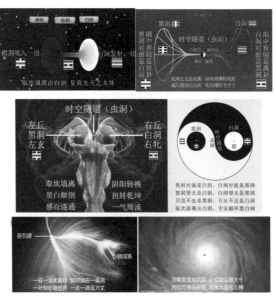

**图 13 - 16　左丘右丘黑白洞**

# 第十四章　关于脑心命门的不同认识

我们认为，脑命门在泥丸上丹田，先天之精凝聚变化而成的脑是命门先天物质与机能的实质所在。脑集元精、元气、元神于一体，赖五脏六腑之精气充养，通过气机神运主导推动和协调五脏六腑的一切生理活动。因此，《性命圭旨·反照图》云：头顶泥丸是"阴阳变化之乡，任督交接之处"；乃"脑血之琼房，百灵之命宅，魂精之玉室，津液之山源"。脑泥丸奇恒之腑，上丹田乃人之命蒂，是性命之祖、阴阳之会、水火交会之乡、魂魄神运之宫，故为精神、魂魄、气血、水火、津液升降开合的关键枢纽和汇集储存的重要部位。脑命门有多种同义名词，如《周易参同契·朔受震符章》称为"天心"，《类经图翼·三焦包络命门辨》称为"脑心"，《云笈七签·内丹》称为"泥丸之玉门"，《灵剑子引导子午记·调息》称为"髓门"，《性命圭旨·安神祖窍》称为"祖窍""玄关"等。但是，脑为命门指脑奇恒之腑为命门，包括脑的内景中具有开阖功能的关枢脑太极、泥丸上丹田、脑窍玄府等。要全面理解脑心命门理论，不能忽视大脑太极说、脑窍玄府说、其他神经功能解剖说等等有关脑心命门理论的不同观点。

## 第一节　大脑太极说

朱熹指出：太极"即万物而在万物"（《朱子语类》卷四），"物物有一太极"（《朱子语类》卷九十四）。自古流传的道家左旋太极图和儒家右旋太极图，正是由《老子·二十五章》所谓"人法地，地法天，天法道，道法自然"的法则而来，实际上代表着宇宙中存在天左旋、地右旋的两种重要的运动模式。道家左旋太极图与银河系的左旋运动状况相吻合，地球上的绝大多数物质，以及构成物质的基本粒子，也遵守这一左旋共同规律。儒家右旋太极图代表的是地域环境及万物生长对人类生存的影响。天道左旋，地道右旋，一正一反。

脑分左右，有阴阳两仪之义。高级气功师进入气功状态后对其大脑进行扫描，从拍摄出的照片可以看出，大脑涨落的图像就酷似一张左旋太极图，学者申斌把它称为人脑太极图。脑功能的各个层次都存在阴阳对立统一的关系，表明脑功能各个状态之间的转换，功能态质的变化与否全在于脑内阴阳对立统一关系的改变以及改变程度，来维持人体心理和生理的相对平衡。ET脑功能技术测试发现气功态时，大脑呈现的脑涨落太极图与中医传统经典思想完美的图像表达阴阳平衡古太极图不谋而合、相互印证。有学者认为，太极图最早是人体气功功能态下内景感受（或内视）记录的丹象。中医认为丹田是"生命之源""五脏六腑之本""十二经之根""呼吸之门"，是真气升降开合的枢纽，汇集、烹炼、储存真气的重要部位，由此可见丹田的功能与大脑功能类似。作为一个小太极的大脑按照阴长阳消的规律彼此影响，相互引斥，两仪平衡，此尽彼生，周复轮转，生生不息。脑中阴阳气血运转有度，从而化生神机，阳神为魂，阴神为魄，百神之会，下镇人身。《左传·昭公七年》谓："人生始化曰魄，即生魄，阳曰魂。"孔颖达疏："魂魄，神灵之名，本从形气而有；形气既殊，魂魄各异。附形之灵为魄，附气之神为魂也。附形之灵者，谓初生之时，耳目心识、手足运动、啼呼为声，此则魄之灵也；附所气之神者，谓精神性识渐有所知，此则附气之神也。"因此，太极一也，不动生二神也。大脑太极系统的自稳调控平衡，以气机神运为调控的枢纽，髓海配脑命门，故有脑命门为下丘脑、脑命门为垂体-下丘脑、脑命门为脑-肾轴等神经内分泌轴学说。

# 第二节　脑窍玄府说

《素问·六微旨大论篇》曰："出入废则神机化灭，升降息则气立孤危。故非出入，则无以生、长、壮、老、已；非升降，则无以生长化收藏。是以升降出入，无器不有。"脑外窍五官，脑内窍玄府。如鼻通于天气，是气机升降出入脑的门户。因此，《本草纲目·辛荑》记载："脑为元神之府，鼻为命门之窍。"《道藏·太上老君内观经》谓："气入鼻，灌泥丸也，所以神形固安也。"以此类推，鼻为命门的外窍，舌窍、口窍、耳窍、眼窍等苗窍也是命门的外窍。

相对而言，脑玄府即是命门的内窍。玄府是一种微观孔门和通道结构，是气液宣通之隧道纹理，生化神机的幽冥之处所。《易传·系辞》曰："阖户谓之坤，辟户谓之乾。"《黄庭内景经·至道章》曰："泥丸百节皆有神。"脑命门枢机之发，为一身之宗，制动之主，百神之会。因此，脑内窍玄府是阴阳交通转化为生命的根本，内在神机外显为神明的门户。

脑髓为先天之精所生，赖后天之精所养。人未离母腹之时，三元即元精、元气、元神归一处，自离母腹以后，元精变为交感之浊精，元气变为鼻口之呼吸气，元神变为思虑之识神。道家以脑为泥丸，脑窍所藏的神气由中窍而运行，通行于泥丸、玄府、心、肾。故上下相交，五脏调和，脑窍才能化生神机。脑窍化生神机，需气血津液滋养，故《素问·八正神明论篇》云："血气者，人之神。"《素问·六节脏象论篇》说："气和而生，津液相成，神乃自生。"丘处机《秘传大丹直指·修真图》谓："泥丸为上丹田，方圆一寸二分，虚开一窍，乃藏神之所。"王禅《道钟警明·修真至宝》说："一个关是一个窍，每一个关旁边又有两个窍，所以一关有三窍。"思虑之识神变成元神，元神变成思虑之识神，"必由中窍而运行"。故脑藏神包括先天之神和后天之神。一般认为，内生之神即元神、魄神、先天之神，如意识状态乃与生俱来；外显之神即识神、魂神、后天之神，如认知功能是学习培育的。《灵枢·本神》云："故生之来谓之精，两精相搏谓之神，随神往来者谓之魂，并精而出入者谓之魄，所以任物者谓之心，心有所忆谓之意，意之所存谓之志，因志而存变谓之思，因思而远慕谓之虑，因虑而处物谓之智。"说明意、志、思、虑、智须通过学习获得。

《素问玄机原病式·火类》曰："玄府者，谓玄微府也，然玄府者，无物不有……乃气出入升降之道路门户也，人之眼、耳、鼻、舌、身、意、神、识能为之用者，皆升降出入之通利也，有所闭塞，不能为用也。"脑部内在的腠理玄府气液宣通，化生神机，故称为神窍。《黄庭经·至道章》记载："脑神精根字泥丸……泥丸百节皆有神。"《素问玄机原病式·火类》有："所谓聋者，由水衰火实，热郁于上，而使听户玄府壅塞，神气不得通泄也。"因此可以推论，玄府是神机出入之门户，除外"听户玄府"及其他关窍玄府，应当还有脑髓、脑膜、脑脉、脑络的腠理玄府，才能发挥脑为元神之府的生理作用。所以，《素问玄机原病式·火类》又称玄府为"鬼神门""幽冥之门"。先天元神通过脏腑转化，显现为脏腑各种功能，故元神统御五脏神。脑窍通过经络及奇经、脉管、荣血、津液、精气等与脏腑相关联，脏腑精气上注于脑，气血津液温养脑窍，神窍才能源源不断有规律地化生元神；脏腑必须依靠元神的支配统御、协调平衡，才能"形与神俱"，共同完成生命活动的各种过程，所谓"主明则下安"，十二官得以正常相使。正如《黄庭经·隐藏章》记载："五脏六腑神明王，上合天门入明堂。"《世界发明》杂志 2003 年第 9 期报道，现代实验研究发现，灵感发生的最初起源地在大脑额叶的内侧面，一个靠近脑门的地方。因此，五脏又称为"五神脏"，并与七情五志相对应。神窍化生之神机，与形质相合，神有所用，外显为神识、精神、情志和脏腑组织的各种功能。

## 第三节　脑奇恒关枢说

生，天地合德；命，禀受有数；故《素问·宝命全形论篇》云："人以天地之气生，四时之法成。"神，阴阳变化；门，开阖启闭，故《灵枢·九针》曰："神乎神，客在门。"强调脑为生死攸关的重要器官，脑奇恒内景中的各种关枢，都是生命之门、生死之门，神机气化之门即命门也。故有人以脑脊髓为命门，或者脑为命室，或者下丘脑为命门，或者下丘脑-脑垂体-肾上腺皮质系统为命门，或者延髓为命门，或者自主神经系统为命门，或者脑-肾轴为命门，或者神经内分泌免疫网络为命门，或者脑髓、脊髓、神经纤维、其他内分泌腺、激素和神经递质等为命门，各种说法不一。这些关于脑心命门的认识，尽管有格物与取象的偏颇，有可能都是"形而下"与"形而上"的综合体，各自在强调不同通路、不同层次、不同组合的脑奇恒关枢的强大功能。

脑具有统帅脏腑的功能，是凌驾于脏腑之上的命门。《黄帝外经·命门经主》曰："命门为十二官之主""命门为十二经之主"。脑命门又统领肢体运动感觉，为脑气筋（即神经）的本源。赵晴初《存存斋医话稿·吴山散记》称："脑散动觉之气，厥用在筋，第脑距身远，不及引筋以达四肢，复得颈节脊髓，连脑为一，因遍及焉。……筋自脑出者六偶，独一偶逾颈至胸下。……又从脊髓出筋三十偶，各有细络旁分，无肤不及。……以为脑与周身之要约。"脑元神-五脏神-诸体神系统以髓系为基础，以经隧、经络、神经为通道，由气化相关联。脑为元神之府，元神是脑命门存在的生命初始本原之神。黄庭脑神位于命门琼室之中，《黄庭内景经·上清章》谓其"散化五形变万神"，内生为五脏神，外化为五志七情，以统全身之神。这也是命门学说有右肾、双肾、肾间动气、两肾之间、三命门（上命门为两目中央、中命门为心下膻中穴、下命门为身后脊骨十四椎下命门穴）等说法的根本原因。其实，脑命门与大脑、延髓、脊髓、神经纤维、肾上腺等内分泌腺、各种激素和神经递质等都有关系，无非是说明大脑的主控作用。脑命门实质指脑奇恒之腑，特别是脑奇恒内景中具有开阖功能的各种关枢，笔者将这一类与脑命门相关的学说称为脑奇恒关枢说。《黄庭外景经·下部经》曰："立于明堂望丹田，将使诸神开命门。"《道枢·黄庭篇》云:"肾者,其左少阴,其右太阳,上通诸气,常随呼吸而出焉,内灌于生门,上入于泥丸,上下流通,如日月之运行。心之动静、呼吸、心宫常存诸也。气者出入于下丹田,流注于身。"人身三丹田以气相贯通,三丹田化为一丹田,泥丸脑命门上贯心肺,中爕肝脾,下通二肾。《太素·经脉标本》关于"命门者目也"释义:"肾为命门,上通太阳于目,故目为命门。"脏腑经络之气是目与命门联系的中介,其通路是命门-肾-少阴经-太阳经-目(睛明穴),所以,《奇经八脉考·张紫阳八脉经》称经络为"内景隧道"。人们从脑为髓海、脑为元神之府、肾主髓的传统认识角度将脑命门与肾命门结合起来。甚至把脑为命门的理论内涵,统入作为藏象学说之一的肾命门概念中,造成脑为命门理论的认识困惑,不利于脑为命门理论的临床应用。

脑为命门所居之宫,为一身之元首,乃生命之枢机。脑命门不仅主宰生命体整体的运动、感觉、意识、认知等生理功能,支配生命的发生、存续、衰老、消亡等整个过程,并且决定生命体的健康或疾病状态。脑命门与生命调控系统有关,但是,脑命门不能完全与神经功能解剖对应。从中医整体理念角度理解和指导临床,将命门学说理论融入人体遗传、生殖、衰老以及代谢等生命过程,使其更加系统和综合化,将对中医学相关诊治理论有很大的促进作用和升华意义。

# 第十五章　脑心命门与生殖发育衰老

古今医家一致认为命门乃生命的关键，是先天之气蕴藏所在，人体生化的来源，生命的根本。脑心命门学说既有藏精舍神、内寓真火之义，又指五脏六腑之本、十二经脉之根。

## 第一节　脑心命门与先天之精及生殖

脑髓居颅及脊柱之内，乃神机蕴化之地，神机化物，一为"元神"，一为"识神"，分主神智及人体活动，人的思维、意识支配着随意志而转移的视、听、言、行、躯体运动，是为"识神"，脑心支配着不以人意志为转移的五脏六腑内脏运动，是生命发展变化的内在机制和固有程序，是为"元神"。元神，亦即神机，阴阳升降之枢机也，人体之天枢也。《素问·五常政大论篇》曰："根于中者，命曰神机，神去则机息；根于外者，命曰气立，气止则化绝。"根于外者，出入的根据；根于中者，升降的根源。"根"者，根本也。没有"神机"斡旋于中和"气立"沟通于外，无从气化，生命无从产生。这里的"神机"主万物之生成，"气立"主天地间万物生成的气化过程，气化是生命活动的外在表现。"出入"是指天地间万物的新陈代谢、吸收精华、排泄糟粕的过程，是生物体本身与自然所发生关系。"升降"是指生物体内之气的升降循环，是生物体内部的气化过程。具体对于人来说，"出入"就是人体内部的新陈代谢，人体与自然发生关系。"入"的部分是指"天食人以五气，地食人以五味"，"出"的部分

467

是指上焦呼出之气、大肠排泄糟粕、膀胱排泄津液等。"出入"是人体气、血、精、神、津、液生成的基础，没有出入就没有其生成的可能，神机即湮灭。"升降"是气、血、精、神、津、液的转化条件，没有升降也就没有了气的生化，人体中的这些物质也就没有生命的意义。

命门，即生命之门，主生长发育与生殖。李时珍《本草纲目·油胡桃》有言："命门……为生命之原，相火之主，精气之府。人物皆有之。生人生物，皆由此出。"即命门及脑所藏的是人与物（应理解为生物）生命初始的本原物质，可理解为"基因""遗传物质""遗传信息"。这种物质，不仅决定了人与物的生成，而且决定了人与物的一切生命活动过程。有学者认为脑含脏的特性，藏精气而不泻，是体阴用阳之脏；命门有腑之泻而不藏之意，是体阳用阴之腑。脑脏与命门腑这一对脏腑以阴阳为其属性，与五脏六腑各自的阴阳又有所不同。《灵枢·经脉》言"人始生，先成精，精成而脑髓生"，人体由父母之精阴阳相合而衍生脏腑筋骨肢节，而脑脏与命门腑是先于其他脏腑而生，并调控其他五脏六腑生成和发育的重要脏腑。中医脏腑都有其循行经脉，脑脏与命门腑的经脉络属相互联系，亦是脑心命门学说的一部分。依据人体经脉循行及其关系，脑脏的经脉在督脉，命门腑的经脉在任脉。督脉统一身之阳，行于人体后方正中，上行于脑，与脑和脊髓关系密切。任脉行于人体身前，与男女生殖系统关系密切，对生殖发育的影响较大，这与"生命之门"主管人体生长发育与生殖的作用相符。《难经·三十九难》曰："命门者，精神之所舍也。男子以藏精，女子以系胞。"故认为命门对维持人体的生命活动有重要作用，同样强调了命门与人体精神与生殖功能的重要关系，这与"脑-肾轴"的功能不谋而合。在女性则与下丘脑-垂体-卵巢轴的功能有关，在男性则与下丘脑-垂体-性腺轴的功能有关，都与生殖密切联系。

人始生，先成精，精成而后藏命门，藏于命门脑髓生。从中医学角度来看，人类的遗传与传代根于元精，元精化元气，元气化生元神藏于脑心命门。如张景岳说："睛明所夹之处，是为脑心，乃至命之处，故曰命门。"笔者的研究证明，命门的部位在脑，位于脑髓中央，形似泥丸的脑心（间脑）就是生命之门目所藏纳的先天之精，生命之门目通过目系与脑心（间脑）相联通。由于生命之门目和脑心（间脑）是由外胚层衍化而来的，所以从发生学来看，二者有十分紧密的联系。中枢神经系统的分子遗传基因就蕴藏在脑心（间脑），所以脑心就是先天之精的精髓所在，是元精的本源，也是元气、元神的发源地。赵献可在《医贯·内经十二官论》中引用褚齐贤的话："人之初生受胎……惟命门先具。有命门然后生心，心生血；有心然后生肺，肺生皮毛；有肺然后生肾，肾生骨髓；有肾则与命门合。""人之初生受胎……惟命门先具"与《灵枢·经脉》所谓"人始生，先成精，精成而后脑髓生"的观点是一致的，因为"命门"和"脑髓"都是人体初生时先天赋予的第一个脏器，只不过是两种不同表述形式而已。

# 第二节　脑心命门与生命的生、长、壮、老、已

精、气、神，人之三元也。"元者，始也、初也"，元精、元气、元神，亦即先天之精、先天之气、先天之神，蕴藏于脑心命门之间。脑心与命门是藏物之府，元精、元气、元神是所藏之质。元精，人体脏腑组织最基本的物质基础，是人体生命物质的本源，其决定人体脏腑组织的形态结构。元气以元精为物质基础，是推动人体生、长、壮、老生命进程的原动力。如《素问·上古天真论篇》即所描述的以"女子七""男子八"为基数程序性递进的生、长、壮、老生命进程，是由肾气（这里的肾气应是元气的功能）的盛衰（由盛到衰即是程序性表达）决定的。从以上论述来看，脑心元精化生的元气的特性就是对生命进程的程序性表达。换言之，元气的特性就是程序性地推进人体生、长、壮、老的生命过程。

从经络角度来看，脑心元精化生的元气、元神随起源于脑心的足太阳经通过目系出生命之门目，然后上额，循顶，一分支从百会入颅络大脑

（识神），然后再下项，挟脊入十二脏之腧，从而发挥其推动十二脏生长发育和主宰十二脏功能活动的作用。脑心命门足太阳自成体系，是人体最重要的脏器。

脑、命门、元神三位一体，其中脑和命门是藏物之府，而元神则是脑和命门所藏的物质。"元神"是决定人体及一切生物产生变化的原始物质，是生命的本源，是指人体发展变化的内在因素及其规律，是原始之神，主宰人一生的生、长、壮、老、已（生命初始的本源物质可理解为"基因""遗传物质""遗传信息"）。现代医学证实，在中枢神经系统的分子遗传物质中，其基因（元精）的程序性表达（元气）、调控（元神）决定了机体一切生理生化过程，并使人的生、长、壮、老等生命活动犹如一个既定固有的生物程序，不为人的意志转移（有着先天生命活动自身规律的固有程序和生物节律）。

生命的开始，两神相搏，精气聚结，合而成形。《灵枢·经脉》记载："人始生，先成精，精成而脑髓生。"胚胎发生，大脑最先形成。生命活动过程，即是精气的消长变化及升降出入运动。《类经·运气类》云："盖天地万物皆由气化，气存数亦存，气尽数亦尽，所以生者由乎此，所以死者亦由乎此。此气不可不宝，能宝其气，则延年之道也。"脑命门藏元精、元气、元神，为全身的主宰。元气内充，真精存固，脑实神全，长生天年。《云笈七签·元气论并序》谓：泥丸脑宫"上元神名曰元"，"若能存念其神，以守元气，气亦成神，神亦成气"，"即耳聪目明，鼻通脑实矣"，"即身形神气永长存矣"。《灵剑子引导子午记·调息》强调脑命门之用："欲得延年寿，无过治髓门。髓门者，玄牝之门也。"此说突出了脑命门维持生命体存续的决定性作用。而生命的消亡，神不守形，精气耗散，阴阳离决。或者精尽而死，五脏之精不藏则夭亡；或者气散则死；或者失神者死。形谢而神灭，神去则机息，生命告终而亡，故《素问·移精变气论篇》谓"神气皆去，形骸独居"，以脑死亡为生命体死亡标准。

人体的生长发育和衰老依赖于神经内分泌系统的调节。发育过程中神经内分泌环境能够调节解剖和生理的长期变化，产生深远的行为效应。长期适应使人类的基因发生改变，而基因表达反过来能被出生后发育过程中的各种因素所调节。从神经系统和神经内分泌系统的发育过程可以看出，二者来源一致且紧密相关。而这二者正与脑心命门学说不谋而合。从生长发育的过程看，这两者有着相互依存密不可分的关系。

脑命门控制人体的健康或疾病状态。《素问·灵兰秘典论篇》曰："主明则下安"，"主不明则十二官危"。《荀子·正论》云："主道明则下安，主道幽则下危。"可见，主指的是君主首脑。《医学入门·脏腑》指出心为君主之官非"血肉之心"，乃"神明之心"。"神明之心"实际是脑。《医学衷中参西录·论中医之理多包括西医之理》中说："神明之体藏于脑"，"人之神明可由脑至心"。遂有人以脑为君主之官，从而强调脑控制人体健康或疾病状态的主导作用。《医学实在易·命门说》："人之强弱寿夭，全系命门。"人类健康与否，或者说患病与否，同大脑有直接关系。脑命门之用，藏精于此，气化于此，运神于此，为性命之本，为十二官之主；脑命门之病，在于形神同治，调神为先；补益上丹田精神、阴阳、气血、祛除脑窍玄府郁、火、瘀、痰、水浊，以恢复脏腑气化稳态为要；开通髓门、关枢、气机升降出入开阖之常度，以调平脑太极神机转运为指归。精明之府的功能正常，才能主持整个人体的生命活动。

# 第十六章 基于脑心命门说的治则治法

脑的精、气、神互化共生，脑与五脏六腑相通。基于脑心命门说的治则治法，体现在：脑病治精、气、神；脑病治脏腑、经络；脑病治君火、相火；脑病治髓、液。

## 第一节 脑病治在精、气、神

脑为奇恒之腑，调控着精、气、神三者的动态平衡变化。精可化气，气可化精，精气生神，精气养神，而神则统驭精与气。鉴于三者间的互相关联，任何一个的失调都会影响其他二者，只有当三者和谐稳定时，人才能保持健康。

精亏、气虚、神怯是疾病与衰老的先兆。脑病治在精、气、神，可以从以下三个方面指导临床应用。

### 一、脑髓海宜填

髓海空虚，脑髓失充，脑窍失滋，脑神失养。厚味填髓法：紫河车、蛤蚧、海马、海参、鹿茸、鹿角胶、龟甲胶、鳖甲胶、鱼鳔胶、蚕蛹、羊肾、猪脊髓和猪骨髓等。

### 二、脑气血宜调

1. 调气 《景岳全书·论调气》说："夫所谓调者，调其不调之谓也。

凡气有不正，皆赖调和。如邪气在表，散即调也，邪气在里，行即调也，实邪壅滞，泻即调也，虚赢困倦，补即调也。"

（1）疏气解表法：香附子、陈皮、紫苏、细辛等。

（2）理气解郁法：柴胡、郁金、青皮、佛手、玫瑰花等。

（3）降气止逆法：川楝子、紫苏子、沉香、吴茱萸、橘核等。

（4）补气升阳法：黄芪、葛根、人参等。

2. 调血　《景岳全书·血证》论治说："凡治血证，须知其要，而血动之由，惟火惟气耳。故察火者，但察其有火无火，察气者，但察其气虚气实，知此四者而得其所以，则治血之法无余义矣。"

（1）直接调血法：①补血养血法，药用当归、熟地黄、白芍、阿胶、丹参、何首乌、龙眼肉等。②活血化瘀法，药用三七、川芎、桃仁、红花、赤芍、蒲黄、王不留行、苏木、乳香、没药等。③凉血法，药用生地黄、玄参、墨旱莲、女贞子、牡丹皮、紫草、水牛角等。④止血法，药用仙鹤草、白及、血余炭、大黄炭等。

（2）间接调血法：血有因于气虚者，宜人参、黄芪、白术补其气；血有因于气实者宜以青皮、陈皮、枳壳、乌药、沉香、木香、香附、瓜蒌、杏仁、前胡、白芥子、浮海石行之降之；血有大热者，宜黄连、黄芩、黄柏、知母、玄参、天花粉、栀子、石膏、龙胆、苦参、桑白皮、香薷、犀角、青黛、童便、槐花寒之泻之；血有寒滞不化及火不归原者，宜肉桂、附子、干姜、姜汁温之。

## 三、调神

1. 补养安神法　药用酸枣仁、柏子仁、灵芝、远志、合欢皮等。

2. 重镇安神法　药用朱砂、磁石、龙齿、龙骨、玳瑁、琥珀、珍珠母、海蛤粉、牡蛎、紫石英等。

3. 交通心肾安神法　药用黄连与肉桂，黄连与鸡子黄、阿胶，龟甲与龙骨，茯神与远志、首乌藤、莲子心等。

4. 开窍醒神法　药用麝香、冰片、苏合香、樟脑、安息香、石菖蒲、辛夷、白芷、薄荷、牛黄等。白芷代麝香，薄荷代冰片，或者使用人工麝香、人工牛黄等。

5. 形神同治　药用神以脏腑、气血、精津为物质基础，其宜固谧安静，所以在调和脏腑气血、补益正气等治法中即寓含补神、安神及调神之法。补神药常用熟地黄、山茱萸、紫河车、阿胶乃为滋补肾精肝血药，人参、党参、炙甘草乃为补心气药，红枣、浮小麦、当归是补心血药，酸枣仁、柏子仁、首乌藤、龙眼肉可补心血，茯神、百合可补心气。神病尽管可以用药形神并治，但非药物疗法亦须配合，如静养、调整情绪、转移思绪和心理疏导等。

# 第二节　脑病治在脏腑、经络

肺朝百脉，主治节，主气司呼吸。肺气充足，则可推动脉中血液上养脑窍。肺主行水功能正常，津液上承滋养脑神。肺朝百脉，推动血液运行顺畅，保证脑脉运血流畅。从经络而言，《灵枢·经脉》云："督脉者，起于下极之俞，并于脊里，上至风府，入属于脑。"《灵枢·营气》记载："是督脉也……入缺盆……复出太阴。"故脑肺相通。肺的宣发、肃降功能正常间接影响着脑神的正常生理功能。肺气虚弱，则宗气摄入不足，不能推动血脉运行，行血功能减弱，气血无力上充于脑，则脑神失于濡养。如：①基于肺主一身之气、主治节、朝百脉等的生理病理特点，从肺论治中风及其后遗症、重症肌无力、耳鸣耳聋、眩晕、帕金森病等各种脑病。②从肺志为悲忧、肺主魄理论指导治疗意识障碍、失眠症、抑郁症、精神疾病等各种神志病。③脑司神明，主控全身意识形态及感觉，代心统神，类比心与小肠；脑与大肠亦属于一个神明系统概念，主控内脏自主运动及内环境稳定，肺与大肠相表里，相互制衡，脑病及肠、肠病及脑。如脑肠轴理论指导下治疗痴呆，也可以肺肠同治。

心主血脉，血气旺盛则髓海充盈，心血为脑髓的化生提供了物质基础。从经络而言，手少阴心经"其支者……系目系"（《灵枢·经脉》），而目"裹撷筋、骨、血、气之精而与脉并为系，上属于脑，后出于项中"（《灵枢·大惑论》），故心脑经络相通。心的功能失常可影响到脑，如心气不足，运血无力，脉道不充，瘀滞脉络，神明无养，则失神、少神，影响脑之神机的发挥，其根仍在于调节心主血脉的功能，使血足、血畅。如：①形神同治。《圣济总录·治神》说："凡以形体之乖和，神先受之，则凡治病之术，不先致其所欲，正其所念，去其所恶，损其所恐，未有能愈者也。"《景岳全书·治形论》说："凡欲治病者，必以形体为主；欲治形者，必以精血为先，此实医家之大门路也。使能知此，则变化可以无方，神明自有莫测。"治神是治形之本，形治则神安、神治则形全。形神并治，实现人体神形合一的中和圆融状态。②多脏燮理。《外经微言·五脏互根篇》说："脑……会诸体；……脑有五脏之阴也。"脑病治在五脏。同时调理二脏、三脏、多脏，如脑心同治、心脑肾同治、心脑肾肝及眼病等同治。或者采用隔一之治、隔二之治、隔三之治（从五邪论治，相乘顺序，属于正治范畴，如心病隔一治肾、心病隔二治肺、心病隔三治脾）。多脏燮理，实现人体五脏一体的承制平衡状态。③同病异治。脑心同病分标本缓急先后而治、病程传变随证而治、证症同治，皆同病异治也。④异病同治、多病同治。多种脑病或者脑病与脏腑共病，脑心同治需要共同而治、并行而治、病证同治、病证症同治，皆多病异病同治也。

脾为先天之本，人体必需之气血化生的源泉，气血上供于脑，为脑神的濡养提供了物质基础。脾土运化正常，则人体必需之气血化生充足有源，脑神得以滋养。人食入之水谷精微可通过脾的生理功能化生为人体气、血、津液，这三种物质基础进而化生脑髓，则脑神得以充养。脾主升清，清阳升达调畅，则脑神得以荣养。从经络而言，脾胃互为表里脏腑，有经络络属相连，《灵枢·动输篇》曰："而胃气上注于肺，其悍气上冲头者，循咽，上走空窍，循眼系，入络脑。"故脾脑经络相通。脾主运化正常发挥作用，则气血滋润充足，脑神脑窍得养。脾失健运，则气血津液生化失常，后天之精化生乏源，导致髓海空虚、脑神失养。人体脾升胃降，一主升一主降，如升降失调，则水液停留。脾健运失常，生痰之源功能失调，则痰湿易生。水湿加内生之痰浊上壅于脑窍，使清窍闭阻。脾统血功能失常，则血不循经溢于脉外，则瘀血内生，易上阻于脑窍，而致清窍阻塞。肝木主疏泄条达，脑髓依靠肝血的不断充养才能发挥正常作用。脑中元神正常功能的发挥发展必须依赖肝的主疏泄、调畅心理情志、气机相应的作用才能维持。从经络上而言，肝经"起于大指丛毛之际……连目系，上出额，与督脉会于巅"（《灵枢·经脉》），而目与脑经络亦相通。故而肝气调达通畅、血气充盛，则脑神清明。肝血亏虚不足，不能滋养脑窍神府，则脑神失于濡养，功能失调。若肝疏泄功能失调，肝郁气滞，一方面易化热伤阴，上扰清窍，导致脑失清明；另一方面则气滞血液运行不利，瘀于窍内，脑窍不通，亦可致神志异常。肾藏精，肾精亦为人体化生一切物质的基础，化生脑髓，脑髓充于脑，为脑功能的物质基础。从经络而言，脑与肾在体表经络相通，肾主骨，骨可生髓，髓充而为脑，脑、肾密不可分。《灵枢·经脉》云："人始生，先成精，精成而脑髓生。"肾藏精生髓，脑肾借督为渠，阴阳相辅，升降相承，以保证人体正常生命活动平稳有序地发展进行。肾精不固，则髓海空虚；肾阳温煦不足，水饮上犯于脑，则脑窍被扰。肾阴肾水亏虚，不能上承制约心火，导致心之虚火上炎，上扰清窍。

脑与任脉、督脉、冲脉、带脉、阴跷脉、阳跷脉、阴维脉、阳维脉等奇经八脉关系密切。脑科疾病如神明失主、肢体失用、七窍失司等，临床运用奇经八脉的理论，不但药物配伍应用，尤其是理疗、针灸、推拿与气功等更为关系密切。如督脉，"督脉者，起于下极之俞，并于脊里，上至风府，入属于脑。"（《难经·二十八难》）。督脉入络脑，总督诸阳，为阳脉之海，调节脏腑阴阳、气血津液。与脑化元神、调节诸要相辅相成。督脉又为脑髓生成和充盈的基础，《灵枢·经脉》云："人始生，先成精，精成而脑髓生。"《医林改错》记载："精汁之清者，化而为髓，由脊骨上行入脑，名曰脑髓。"督脉畅通，源源不断向脑输送肾精，维持脑髓充盈。肾精亏虚，无以生髓，精不能经督脉上承，脑髓失养，出现项背强直，肢体搐动、震摇等髓海不足症状。针灸学有"经脉所过，主治所及"，故针刺分布于督脉上的相关腧穴可以主治头部疾患。百会、大椎、人中、素髎、神道、命门、陶道、身柱等穴位有治疗中风、头痛、癫疾、健忘、嘻笑无常等证的作用。

# 第三节 脑病治在君火、相火

君火以明，体现志心双向调控的主导作用；相火以位，体现志心作用部位的特异性功能。脑髓志心为君，君火寓神明活动；脏腑形体为相，相火蕴脏腑功能活动。这种从生命的高层次上揭示了人体心和身的整体调控模式，称为"君相互感"。临床上，一般君火相火同病，无论君火相火发病先后，神机变化错综复杂，君火相火的虚实、失位、紊乱、壅郁、兼邪等，偏于君火病变者多变动于无形，偏于相火病变者多依附于有形，都有神志病变表现。如得神、失神、假神、神气不足、神志异常等，通过机体的表现于外的躯体症状，结合病人的心理紊乱状态，认识形与神在疾病的发生过程中互为因果的关系，有学者总结为五神辨证体系。

神志调控途径的病变包括：

（1）神志的气化生成障碍：君相火弱，神气虚衰。如线粒体病。

（2）神志的主控通路障碍：五志化火，君火燔灼，相火妄动，神失守位，神气乃浮。途径位点分布失常，或者作用部位的特异性功能异常，如脏腑、官窍、五体等功能性疾病。

（3）神志的双向调控障碍：君相无序，火热壅郁，上冲下迫，神扰紊乱。如精神心理性疾病。治在"因其所因，以调之、安之、从之、抚之"（《冯氏锦囊秘录·尊生救本篇》），恢复气化，疏通经隧，调平君火，敛降相火，神志才能有常度。根据火症病位分治，虚实异治，形神同治。不可囿于"君火正治，相火反治"（《证治汇补·火症》）。如肾气丸、逍遥散、通窍活血汤、大补阴丸、平补镇心丹、龙胆泻肝丸等。

神志相关形质的病变包括：

（1）外邪侵扰：责之于外伤、六淫、瘟疫等，兼并同化，皆从火化。玄府郁滞，神机失用。如黄连解毒汤、大承气汤、安宫牛黄丸等，此不赘述。

（2）先天精气亏损：先天不足、禀赋薄弱者，少火衰乏，神弱颓微，畸缺不正，责之于肾。如遗传性疾病。

（3）后天精气虚滞：年老体衰、饮食不节、形质损伤者，如《灵枢·官能》曰："阴阳皆虚，火自当之。"多兼夹内生邪气如痰、浊、瘀、毒、风等，蒙蔽志心脑窍，或者壅阻君火相火间的循环路径，气火衰耗，神气虚衰，日久难复，责之于肺、脾。如通气障碍性疾病、营养性疾病、代谢性疾病、肿瘤。

（4）亡脱：神随气、血、津、液、精等有形物质散失脱离，脑髓志心败绝，神去机息，失神者亡，如危重急症、多器官衰竭昏迷。治在补益虚损，固护精气，温养阳气，水火互济，祛除兼邪，神志才能有常度。如右归丸、左归丸、生脉散、酸枣仁汤、补中升阳汤、定痫丸、癫狂梦醒汤等。

君火相火各归其部位，各效其神明。《景岳全书·论君火相火之病》说："至若无形之火，则生生息息，窈窈冥冥，为先天之化，为后天之神，为死生之母，为玄牝之门。"形气神不可分离，故守神抱一，守气生化，守形长生。对一般人而言，火宜静养，神静则心火自降，火不妄动。但是，养生家能够驾驭少火。如道书《伍柳仙宗·金仙证论》认为，神即火，炁即药，以火炼药而成丹。又如密宗拙火定以观想为主，唤醒灵蛇拙火，逐轮上升，使上下一气，借此产生特异功能。若七情过度，气火生化障碍，则形神同病。五志相胜，且治且养，调控心理情绪，使机体恢复平衡。

# 第四节　脑病治在髓、液

从实际情况而言，髓系脑病与神经系统疾病并不对等，遗传性髓系脑病又称胎传髓病（五迟、五软、囟陷、解颅等），大多脏髓虚损类（虚劳、消渴、不孕不育、癃闭、喘促、五脏绝等）、髓体虚实类（中风、癫狂、癫痫、颤病、痿病、痉病等）、髓用失和类（眩晕、头痛、耳鸣、不寐、郁病、健忘、痴呆等）属于获得性髓病，包括神经系统疾病及某些心身疾病、心理疾病、精神疾病，乃至内分泌疾病、免疫性疾病等，包括脑病的多数病种。每一种疾病涉及多个系统，髓系脑病表现意识障碍、认知障碍、精神心理障碍、神经功能障碍等症状和体征。因此，有必要明确髓系脑病的特异性。髓系感邪类疾病如脑疽、脑疮、髓疽、脑髓痨等，髓系外伤类疾病如颅骨骨折、脑损伤、脑震荡等，影响脑髓者，属于髓病、脑髓病，而不能全部归属于髓系脑病范畴。只有在影响下丘脑、垂体等神经内分泌结构和功能者，才能归属于髓系脑病范畴。

经脉流注，脏腑藏泄，精气消长，髓海盈亏。髓液气化，气机升降，太过不及，甚则反作。邪正盛衰，虚实更替，精虚髓亏，髓病神损。考察髓系脑病的辨治，虚实为纲，形神同治。《读医随笔·虚实补泻论》说："虚实者，病之体类也；补泻者，治之律令也。"《中西汇通医经精义·全体总论》说："髓之生由于肾，欲补髓者，即从肾治；肝脉入脑交颠目系贯髓，凡神魂晕迷风狂，皆从肝治之，即是治髓；脑又通鼻，可从肺治髓；筋入心，可从心治；髓筋聚于胃，又可从胃以治之。"髓病治在五脏。

然而，《备急千金要方·胆腑方》引《删繁方》说："凡髓虚实之应主于肝胆"，"热则应脏，寒则应腑"。《普济本事方·骨髓虚实》释义：骨"其气虚则骨弱酸疼，倦而无力；其气实则骨热苦烦，津液内燥……髓虚者脑痛不安，身常清慄；髓实者身体烦燥，勇悍惊悸"；"若其脏腑有病，从骨生"者为肾膀胱所主;"若其脏腑有病,从髓生"者为肝胆所主;"当随证以治之"。《本草问答·卷下》说:"夫补髓先补精,精为气血所化,肾气丸、菟丝子等药皆气血双补,能化精者也,精化为髓;而脑髓中有寒,则用附子、细辛从督脉上脑以治之,由气分而入脑也;脑髓中有风有热,则用羚羊、犀角、吴萸、薄荷、荆芥、天麻、黄柏、青蒿、苍耳子以治之,从厥阴肝脉由血分而上脑,此则脑髓之治法。"可见,正因为十一脏取决于胆,髓病包括脑髓病变及脏髓病变,从奇恒腑而言髓病治胆必然联系治脑及辨治其他奇恒腑,从六腑而言髓病治胆必然联系治肝及辨治其他脏腑,所以胆腑方剂才能如此繁杂。

# 第十七章　基于脑心命门说的康复养生

梁丘子注《黄庭内景经·脾长章》曰"百神流通"。脑髓神机的生发和运转与气、血、津、液、精、髓的升降出入密切相关。《灵枢·卫气》说："气在头者，止之于脑"；头为气街，"气之径路也"。《太平御览·方术部》引唐代吴筠《著生论》说："阴居阳位，脑中血海是也。"脑为至阴至阳，水火交媾。脑为髓海，又为诸阳之会。梁丘子注《黄庭经》"脑神精根字泥丸"有说：脑为"阴阳之根"。《道枢·平都篇》以脑为"津液之山源"。脑脊液隶属津液的范畴，疏利水道，三焦气化，津液循环流通以为用，敷布气化而为神。养，即保养、调养、补养。基于脑心命门说的康复养生，在于养神、养气、养精，炼精化气、炼气通神、炼神入虚。所谓"炼精化气，炼气化神"是指脑心丹田泥丸宫把反馈来的感觉信息（阴精）转化成运动信息（阳气），或者说是把上奉到脑心泥丸宫的"筋骨、血气之精"转化成阳神之气，再为我所用，它是后天生命活动的循环过程；"精化为气，气化为神"是指脑心元精自身的气化，是"元精溶溶"而产生了元气和元神，它是先天生命活动的自动程序。"炼神还虚，复归无极"，无论是先天还是后天的生命活动，最终都要化为无，是原始反终，有生就有死，死化为无，复归于无极。

## 第一节　清净养神，动形调神

脑心是目睛命门所藏的先天之精，而脑心元精之所在，正是"炼精化气，炼气化神"的场所，精合其气就是精气，精合其神就是精神，伤精即会伤气，伤精即可伤神，而在人的机体新陈代谢过程中，各种生理功能都需要神的调节，故神极易耗伤而受损。因而，养神显得尤为重要。

刘完素《素问病机气宜保命集·原道篇》指出："神太用则劳，其藏在心，静以养之。"所谓静以养之，主要是指静神不思、养而不用，即便用神，也要防止用神太过而言。动则易耗，故清静养神就特别重要。《黄帝内经》认为，只有清静，神气才能内守，元气才能固密。《韩非子·解老篇》说："圣人之用神也静，静则少费。"神少费而内藏，当用时就能产生更大更多的智慧。《淮南子·精神训》认为："夫精神志意者，静而日充者以壮，躁而日耗者以老。"陶弘景在《养性延命录·教诫篇》中云："静者寿，躁者夭。"把能否清静养神和性命寿夭联系起来。清静养神必须和适度用神结合起来。曹廷栋在《老老恒言·养生随笔》中说得好："心不可无所用，非必如槁木，如死灰，方为养生之道。"说明心无所念，神无所用，浑浑噩噩，绝非养生之道。只有在动静相宜的原则指导下，既清静养神，又适度用神，积极思维，努力进取，才能使精神内守而又旺盛。

《素问·痹论篇》中说："静则神藏，躁则消亡。"也是这个意思。静则百虑不思，神不过用，身心的清流有助于神气的潜腔内守。反之，神气的过用、躁动往往容易耗伤，会使身体健康受到影响。所以，《素问·上古天真论篇》中说："精神内守，病安从来。"强调了清静养神的养生保健意义。清静养神是以养神为目的，以清静为大法。只有清静，神气方可内守。清静养神原则的运用归纳起来，不外有三：一是以清静为本，无忧无虑，静神而不用，即所谓恬淡虚无之态，其气即可绵绵而生；二是少思少虑，用神而有度，不过分劳耗心神，使神不过用，即《类修要诀》所谓："少思虑以养其神"；三是常乐观，和喜怒，无邪念妄想，用神而不躁动，专一而不杂、可安神定气，即《黄帝内经》所谓"以恬愉为务"。这些养生原则，在传统养生法中均有所体现。如：调摄精神诸法中的少私寡欲，情志调节；休逸养生中的养性怡情；气功、导引中的意守、调息、入静；

四时养生中的顺四时而养五脏；起居养生中的慎起居、调睡眠等，均有清净养神的作用。

形与神的关系一向是哲学和自然科学中的重大命题。神的特性就是调控和主宰，而脑髓中枢神经系统调控着人体的一切生命活动，通俗的说神的本质就是在脑，没有脱离物质而独立存在的功能。我们这里讲的形与神指的是其狭义概念，具体说来，形是指形体，即有形之身；神，是指精神，为无形之神。一般讲到生命，往往将其等同于形体、肉身。但实际上，生命绝不仅是一个物质性的概念，它也包含了精神（神）在内。形和神是形成生命的两大要素，缺一不可。如同天人关系一样，周秦时期的哲人在探索生命形神关系的过程中，逐步发展出形神一元的哲学思想。管子、庄子等都对精、气、形、神的构成及相互关系做过精辟的比喻和描述，而《荀子·天论》中提出"形具而神生"的命题，成为后世朴素唯物主义思想的"形神相即""形质神用"等学说的先导。

运动以养形，形盛则神旺，形衰则神衰，形谢则神灭。形体是神的载体，其动静盛衰，关系着神的衰旺存亡。养形是养生的又一重要方面。《素问·上古天真论篇》中"形劳而不倦，气从以顺"，意即通过适度的体力劳动和形体锻炼可以增强脏腑功能，使气机流畅，精神旺盛，气血周流。《素问·宣明五气篇》还从反面指出，久坐久卧，形体活动过少，容易导致气血不畅，伤气伤肉。后世医家从多方面阐发了运动养形的意义，如《三国志·华佗传》指出"人体欲得劳动……动摇则谷气得消"，《寿世保元·饮食嗜酒丧身》说"食后便卧及终日稳坐，皆能凝结气血，久则损寿"，其强调运动之意，隐含其中。所谓"不妄作劳"，既适用于养神，也适用于养形，而"形劳而不倦"则是对劳动和锻炼养生的原则要求。五劳所伤，"久视伤血，久卧伤气，久坐伤肉，久立伤骨，久行伤筋"，是因为久动而不静；"因而强……高骨乃坏"，是因为形体活动过分强烈。所以，劳动和锻炼如果能坚持进行，而又做到有劳有逸，不致过度疲倦，就符合形体活动，动静相宜，神气得养的要求了。

# 第二节 情气中和，调气护脑

脑心位于脑髓的中心，调控五脏六腑的生理活动，故有"内脏脑"之称，它是先天生命活动既定固有的生物程序和内在机制，无思无虑不以人的意志为转移而藏于内，神机是也，是神的高级层次，称为"元神"。大脑调控躯体视、听、言、行的心理活动，它是后天生命活动的感应认知过程和外在表现，无规律可言。有思有虑以人的意志为转移而显于外，神明是也，是神的低级层次，称为"识神"。所以识神的本质应是大脑，元神的本质应是脑心，脑心和大脑应是元神和识神的物质基础。

由于脑心泥丸宫是五脏生理活动的最高主宰，所以内脏生理活动的信息主要反馈至脑心泥丸宫。内脏感觉信息经过脑心泥丸宫的分析整合后引发出内脏调控信息（元神之气），后者起源于脑心泥丸宫（气出于脑），通过目系外出于生命之门目（阳气出于目），然后随足太阳经的运行入十二脏之腧（循项下足太阳），从而调控五脏即五脏神的生理活动，体现着元神主宰五脏及五脏神的作用。由此可见，人体所有内脏和躯体的内外感觉信息都要集中反馈至中窍脑心丹田泥丸宫，脑心泥丸宫实为人体内外各种感觉信息的整合、中转中心。那么何谓五脏神？五脏神受元神的调控，是人体与外界环境相互作用，人的生命和精神情志在宏观层次分属于心、肝、脾、肺、肾五脏支配并协调统一的整体功能，主要包括心藏神、肺藏魄、肝藏魂、脾藏意、肾藏志。在外则表现为怒、喜、忧、思、悲、恐、惊七志。思维活动的意、志、思、虑、智五环节则是五脏神相互协调的思维过程。

七志（即喜、怒、忧、思、悲、恐、惊）是人们每天都要经历的精神活动。这七种情感活动对应着相应的脏腑。心之志为喜，肝之志为怒，脾之志为思，肺之志为忧，肾之志为恐。《素问·阴阳应象大论篇》曰："人有五脏化五气，以生喜怒悲忧恐。"正常的情绪反应不会引发疾病，但是超过限度的情志如精神刺激和过度的喜怒反应都会使气血失调，经络运行紊乱从而导致疾病。情志过度的表现在人体为气机的升降失调："怒则气上，喜则气缓，悲则气消，恐则气下，惊则气乱，思则气结。"故应注意调控自己的情志，拓宽个人胸襟，乐观对待所发生的一切，经历不如意的遭遇应及时排解不良情绪，合理地调摄情志有利于精神的养护，过激的反应会损耗神气甚至会为未来得病而埋下祸根。《素问·上古天真论篇》云："恬淡虚无，真气从之，精神内守，病安从来。"徐春甫继承发扬了《黄帝内经》中关于调养情志的内容，认为其关键在于七情和顺，情志调畅，否则情志不调，极易生疾。《养生余录·养生篇》云："夫喜怒者，道之衰也；忧悲者，德之失也；好憎者，心之过也；嗜欲者，生之累也。人大怒破阴，大喜坠阳；暴气发喑，惊怖为狂；忧悲焦心，疾病乃成，人能除此五者，即合神明"。情志得以调和，则气机运行有序，则神机畅达。故善于养生者，当心志舒和，学会节喜怒，慎悲哀，少思虑，散忧愁，做到"心不忧乐""无所爱憎"。

## 第三节 补精还髓，还精补脑

神的特性是主宰。主宰就是调节与控制，因此在生命活动中具有调控特性的器官就应是神的实质所在，任何功能都是以物质为基础的，没有脱离物质而独立存在的功能。现代医学证明，脑髓调控机体的生命活动，体现神的特性，所以神的本质应是脑髓。从《黄帝内经》"生之来谓之精，两精相搏谓之神"与"人始生先成精，精成而脑髓生"并列来看，两精相搏相成，脑髓生神亦生，脑与神与生俱来，都是由先天之精所成就，所以"神"应是"脑髓"这个实质性器官生成时所持有的功能。

脑由髓汇集而成，故名"髓海"，为奇恒之腑之一。《素问·五脏生成篇》说："诸髓者，皆属于脑。"肾主藏精，《素问·六节脏象论篇》说："肾者主蛰，封藏之本，精之处也。"《灵枢·经脉》云："人始生，先成精，精成而脑髓生，骨为干，脉为营。"《医学入门·天地人物气候相应图》说："脑者髓之海，诸髓皆属于脑，故上至脑，下至尾骶，髓则肾主之。"《医林改错·脑髓说》曾云："灵机记性在脑者，因饮食生气血，长肌肉，精汁之清者，化而为髓，由脊骨上行入脑，名脑髓，盛脑髓者名曰髓海。"《疡医大全·脑疽门主论》中论脑髓与肾说："脑为髓海，通于肾，肾无火则髓不能化精，肾多火髓亦不能化精。"《中西汇通医经精义·全体总论》也说："盖肾主骨，肾系贯脊，通于脊髓。肾精足则入脊化髓上循入脑而为脑髓。"《中国医药汇海·论人类生成之原理及原形》指出："人之才力均出于脑，而脑髓实由肾主之。肾生精，精生髓，髓生骨……即输精入脑之所。人第知脑力足则才智精力从生，而不知所以生者在肾……脑髓生于肾精。"

肾藏精，主生长发育和气化，所藏之精是构成人体生命活动的基本物质，肾精充盛，则促进人体生长发育、生殖，髓充，老而不衰。脑与髓相通。《医林改错》中提到"灵机记忆不在心在脑"，并把人的记忆、听觉、视觉、嗅觉、语言等高级神经活动功能都归属于脑。《素问·脉要精微论篇》说："头者，精明之府。"《素问集注》说："诸阳之神气，上会于头，诸髓之精，上聚于脑，故头为精髓神明之府。"说明脑是精神汇聚之所，主神智活动。《素问·上古天真论篇》说："肾者主水，受五脏六腑之精而藏之。"肾藏精，精生髓，髓能充脑以补益脑髓，故肾精的盛衰，直接影响脑髓的盈亏。肾藏精生髓通脑，《医学入门·明堂仰伏脏腑图》说："脑者髓之海，诸髓皆属于脑，故上至脑，下至尾骶，髓则肾主之。"肾藏精，主骨生髓，通于脑，脑与肾关系密切。若肾精充盛，则脑髓得养，神机运转正常。若肾精亏虚，则髓海不足，神机失用。《灵枢·海论》曰："髓海不足，则脑转耳鸣，胫酸眩冒，目无所见，懈怠安卧。"说明肾精对于人体生命活动的重要性。肾精生髓，髓海得养，脑的生理功能才能恢复正常。肾精充足髓海充盈，则身轻有力，智力超常。髓海充足者精神饱满，意识清楚，思维灵敏，记忆力强，语言清晰，情志活动等正常；肾精不足，髓海不充，则神机失用，表现为记忆力减退，精神萎靡，呆傻愚笨，头晕眼花，失眠等。《医林改错·脑髓说》曰："高年无记忆者，脑髓渐空。"指出记忆与脑髓的充盛有关。若先天禀赋不足或随着年龄的增长，肾精亏虚，髓海不足，则脑髓失养，神无所归，记忆衰减。《素问·逆调论篇》云："肾不生则髓不能满。"陈修园《医学从众录·眩晕》云："肾主藏精，精虚则脑海空虚而头重。"均是从病理角度探讨肾精与脑髓的关系。

诚如《抱朴子·释滞》说："房中之法十余家，或以补救伤损，或以攻治众病，或以采阴益阳，或以增年延寿，其大要在于还精补脑之一事耳。"《类经·摄生类》也说："善养生者，必宝其精，精盈则气盛，气盛则神全，神全则身健，身健则病少，神气坚强，老当益壮，皆本于精。"补肾、填精、益髓，也是顾护神机的一大关键。在淘汰房中术的某些糟粕之后，提倡健康的性生活是保持长寿、预防疾病、让生活幸福的重要方式之一。根据《万寿仙书》记载："昔人谓身有三奇精气神，若能存神固气保真者，则百病不生。须要捍守精气，不可等闲泄露。万一泄露，随当滋补。交会毕，须平身仰卧，直守舒脚，头安枕上，脚跟着床，身体悬空，极力闭气，动摇其身三五次，此令肾水还丹法也。若面皮觉热，乃是精气已升泥丸，即用双手搓磨面皮，若干沐浴模样，使热以放过开，随又合唇止息，舌搅花池，神水咽下丹田，方能精气周流，真补精还髓之术。"

人体脏腑功能活动常受精神意志影响，孙思邈《千金翼方·养性》说："老人之性，必恃其老，无有藉在，率多骄恣，不循轨度，忽有所好，即须称情。"情志过激，能引起脏腑气机逆乱而产生种种病变，所以首先要十分注重调神。《素问·上古天真论篇》指出："上古圣人之教下也，皆谓之虚邪贼风，避而有时，恬淡虚无，精神内守，病安从来。"故"凡治身者，太上养神，其次养形也"（《类经·本神》）。同时要陶冶自己的性情，如丹青书画、习书楷字，或引吭高歌，使精神安逸行畅，即《千金要方·养生序》所谓的"善养性者……性即自善，内外百病皆悉不生"。其次，"养性之道，常欲小劳，但莫大疲及强所不能堪耳"（《千金翼方·养性》），应注意劳逸结合，尤其需要进行一些适度的体育锻炼，活动肢体，流通气血，如晨操、打拳等活动。做到以静为主，兼以运动，动静结合，使我们人体各组织细胞得以整复，延缓细胞衰老，保持肾之精气充实，却病延年。最重要的是，肾气乃"先身生之精气也，非胃气不能滋之"（《脾胃论·脾胃虚则九窍不通论》），先天赖后天之滋养得以充沛，故节制饮食，顾护脾胃，使机体摄取适当的水谷精微以化生气血濡养全身，也是养生的关键所在。曹慈山《老老恒言·饮食》中说："大饥伤脾，大饱伤气。益脾借于谷，饥则脾无以运而脾虚；气转于脾，饱则脾过于实而气滞。故先饥而食，可以给脾；食不充脾，所以养气。"《素问·生气通气论》云："是故谨和五味，骨正筋柔，气血以流，腠理以密，如是则骨气以精，谨道如法，长有天命。"都在强调饮食物需要适度，过饥过饱都易伤脾。其他如慎应寒暑、补摄营养等都是补肾益精、调理养生的重要方法。总而言之，神是脑髓的特性，脑髓又赖于肾精补充，所以当我们在谈及养生养神时，要意识到肾精对于人体生命活动的重要性。肾精充足，髓海充盈，脑的生理功能才能维持正常，则能神气充足，精神饱满。

# 临床篇

# 第十八章　脑血管疾病

## 短暂性脑缺血发作

姚某，女，78岁。

2017年3月2日初诊：因"反复发作头晕、右侧肢体无力1年，再发1日"就诊。1年前起反复出现头晕伴右侧肢体无力、麻木，站立不稳，发作时无恶心、呕吐、头痛、视物不清，无天旋地转，眩晕与活动和体位性有关，每次持续数分钟到1小时，外院多次查颅脑CT无异常。1日前再发作上症1次，故来就诊。现症见：无头晕及肢体偏侧无力，精神萎靡，腰膝酸软，五心烦热，伴耳鸣、发落、齿摇，睡眠差。舌暗红唇燥，苔黄厚干，脉浮细弦。体格检查未见明显神经系统阳性体征。既往高血压病史10余年，最高血压190/120 mmHg，平素口服"苯磺酸左氨氯地平片"（5 mg，每日1次）控制血压，具体控制情况不详。外院检查：双侧颈部动脉彩超示双侧颈动脉硬化并右侧多发斑块形成，左侧颈外内动脉起始部可以狭窄；颈椎CT示C5/C6椎间盘病变，颈椎生理曲度变直；颅脑MRI示脑萎缩，轻度白质脱髓鞘改变。西医诊断：短暂性脑缺血发作。中医诊断：中风先兆，肝肾阴虚，瘀热上扰证。治法：补益肝肾，清热祛瘀。方药：鹿衔草、蓝布正、南沙参、生地黄、白茅根、茯苓、仙鹤草各15 g，小通草、片姜黄、桑枝、山茱萸、秦艽、黄精、芦根各10 g。7剂，每日1剂，水煎，分早晚2次温服。

2018年3月8日二诊：病人诉服药后好转，现复发，症见晨起时呵欠频频，睡眠差，双足如踩海绵，走路不稳，舌老红苔黄白腐干，脉浮弦实。方药：山楂、鸡内金、蓝布正、黄芪、红景天各 15 g，川牛膝、川芎、片姜黄、三棱、莪术、白茅根、芦根、灵芝各 10 g，甘草 6 g。7 剂，每日 1 剂，水煎服，早晚温服。

2018 年 3 月 15 日三诊：病情好转，仍有头晕，舌老红苔黄白腻，脉浮细弦。方药予 2018 年 3 月 8 日处方去黄芪、红景天、灵芝，加忍冬藤、木瓜各 15 g，黄柏、秦艽各 10 g。14 剂，每日 1 剂，水煎，分早晚 2 次温服。

【按语】 短暂性脑缺血发作主要以为阵发性眩晕，发作性偏身麻木，短暂性言语謇涩，一过性偏身瘫软，晕厥发作，瞬时性视物昏瞀为主症，症候特点酷似中医的中风先兆。中医没有短暂性脑缺血发作之病名，《素问病机气宜保命集·中风论》谓："中风者，俱有先兆之证。"张山雷《重订中风斠诠》记述了近 20 种中风先兆症状，其曰"其人中虚已久，则必有先机，为之征兆，或为神志不密……有一于此，俱足为内风欲煽将次变动之预兆。"故其病机特点为脏腑、气血、阴阳失调，风、火、痰、瘀互为患，而瘀血、痰浊为病机关键，气虚、肝风、肝火等导致气机失调，血行瘀滞，络脉不通，以气血亏虚为本，风火痰瘀上扰为标，内风旋动为其直接诱因，血虚或血瘀为其致病根本，属本虚标实之证，因此，活血化瘀、祛痰通络往往贯穿治疗的始终。本案病人年老体衰，肝肾阴虚，阴虚阳亢，瘀热痰浊内生，上扰清窍，发为小中风。一诊处方补益肝肾，清热祛瘀，标本兼治，肝肾之根本得黄精、山茱萸得以补，精血新生，复养其脉，脉气来复，气机顺畅，五脏得养；浊瘀归于肝，气机畅怀，循复周身，故气机逆乱得以平复，症状随消。二诊处方以清肝和血，化瘀通络为主，肝热血瘀乃为发病的关键环节，老年病人，正气虚乏，脏腑功能失调，气机紊乱，阳热弛张，肝阳偏旺。盖肾藏五脏六腑之精气，为人体阴阳之本，肾虚必然影响气血之生化运行而致瘀，元气不足，则气虚血瘀。肝主藏血、主筋，有调摄全身血液之功，又主疏泄，为全身气机之枢。而肝肾同源，肾虚必及于肝。肾精不足，则肝血乏源，脉道失充，血缓为瘀，致肢体失用，"筋不能动"；阴虚燥热，津亏血少，脉道失濡，"血受热则煎熬成块"，又因肝阳化热、化风上逆，夹风痰瘀血上扰脑窍，则发为中风，因此临床上瘀血因素贯穿中风病变始终。至于肝热，则是因中风病人多嗜食肥甘厚味，养尊处优，致使脾失健运，痰湿内生，血脉不利。日久痰浊血瘀互结为患，愈发致使宗气不行，精血难充，使肝肾阴亏益甚，水不涵木，从而致使肝阳、心火暴亢，或化风作眩，阻络肢麻，此即肝热之由来。合而言之，肝热血瘀证为中风先兆证之主要。在中风先兆的治疗上要以疏理气机，活血化瘀为基础，但同时也应重视心理调节，讲究生活规律，节制饮食，劳逸适度，重视季节预防，保持腑气通畅，对有家族遗传史和肥胖体型者应在未出现先兆证之前就积极预防。

# 脑梗死急性期

李某，女，63 岁。

2019 年 3 月 25 日初诊：病人因"中风病"在家属的陪同下坐轮椅就诊。诉于 3 月 19 日晚上 8 点在家中看电视时，突然出现左侧肢体乏力，活动稍欠佳，伴有言语不利，无头晕头痛，无恶心呕吐，无视物模糊，无一过性黑蒙，意识清楚，当时尚未引起重视；第 2 日晨起病情进展，左侧上下肢完全不能活动，伴不能言语，但能听懂家属的谈话，意识清楚，头晕，无头痛，无视物模糊，无恶心呕吐。家属紧急送当地医院就诊，行颅脑 MRI，提示：右侧放射冠区急性期梗死灶，两侧基底核区、放射冠区、颞叶深部多发腔隙性缺血灶伴多发软化灶；侧脑室旁白质缺血改变。结合相关症状、体征诊断为：脑梗死急性期。既往有高血压病史 10 余年，最高血压 192/102 mmHg，平素口服"苯磺酸左氨氯地平片"（2.5 mg，每日 1 次），血压控制可。病人在当地医院住院，规范西医治疗 1 周，上述症状未见明显改善，寻求中药配合治疗，遂来我院门诊就诊。刻见：病人精神状态较差，左侧肢体乏力、麻木、感觉明显减退，活动障碍，左侧上下肢完全不能抬起，言语謇涩，口角㖞斜，午后颧红，口唇干，便干，尿少，盗汗，舌暗红，苔黄，脉细涩，近期体重无明显变化。西医诊断：脑梗死急性期；中医诊断：缺血中风，阴虚血瘀证。治法：养阴生津，活血通络。处方：鸡血藤、石楠藤各 30 g，生地黄、黄精各 15 g，玄参、乳香、没药、川芎各 10 g，蜈蚣 1 条，炙甘草 3 g。7 剂，每日 1 剂，水煎，分早晚 2 次温服。西医继续予口服阿司匹林（0.1 g，每晚睡前）及硫酸氢氯吡格雷片（75 mg，每晚睡前）以抗血小板聚集，苯磺酸左氨氯地平片（2.5 mg，每日 1 次）降血压。

2019 年 4 月 1 日二诊：病人在家属的陪同下坐轮椅就诊，上述症状好转，左侧肢体乏力、麻木感减轻，左侧上下肢已能抬起，言语稍有不利，大便稍干，小便稍黄，眠浅易醒，舌暗红，苔黄，脉细涩。在原方的基础上加天冬、炒酸枣仁、麦冬各 15 g，继服 7 剂，每日 1 剂，水煎，分早晚 2 次温服。

2019 年 4 月 8 日三诊：病人已经出院，在家属陪同下面诊，上述症状已明显好转，左侧肢体稍乏力，已能站立行走，但不能远行，言语已能表达清楚，大便稍硬，小便可，睡眠好转，舌红，苔薄黄，脉细涩。在上方的基础上，加川牛膝、龙骨、牡蛎各 15 g，继服 14 剂，每日 1 剂，以巩固治疗。

2019 年 4 月 25 日，电话随访，病人已基本恢复正常。

**【按语】** 本例病人在确诊为脑梗死急性期后，经西医常规治疗后，效果不明显，我们认为应当联合中药治疗。病人此次发病，是由于肝肾阴虚，阴阳失和，气血津液亏虚以致脉络失养，血行不畅，瘀血内阻，神机失用而发病。气血津液亏虚，脉络失养，故见肢体乏力、麻木、感觉减退；津液不足，故见口唇干、大便干、小便少、脉细；血行不畅，脉络瘀阻，故见口角㖞斜、言语不利等症状。故治疗上应养阴生津，活血通脉，方中以鸡血藤、石楠藤为君，两者相须为用，加强活血补血、舒筋活络之功；生地黄、玄参、黄精为臣，养阴补血滋脾胃、益精补髓，可除寒热、调气机，助君药活血补血，又可补肾益脾养真阴；乳香、没药、蜈蚣标本兼治；蜈蚣善活络通经、化瘀止痛，可加强君药活血之力，并使气机畅达，为佐；川芎气颇芳烈，而味不甚厚，以气用事，升发之力殊猛，能上达头目，直透巅顶，又质不坚，多空窍，故可旁行肢节、贯通脉络、透达腠理、开泄肌肤，为血中之气药，上下内外无所不达，可引诸药直达病所，为使药。诸药合用，可养阴活血、化瘀通络，标本兼治，气血兼调，具有养阴生津、活血通脉、养血舒筋的功效。

脑梗死是由于脑血管永久性或短暂性中断，导致脑组织缺血缺氧，引起相应脑组织神经元、内皮细胞损伤，出现相应意识、运动、感觉等神经功能受损的临床综合征，是严重威胁人类生命健康的急性脑血管疾病之一。脑梗死根据发病时间分 4 期，小于 6 小时为超急性期，6 小时～14 日为急性期，14 日～半年为恢复期，大于半年为后遗症期。根据其发病情况，可以将其归于中风病的范畴，病位在脑，多发于老年人，以风、火、痰、瘀、气、虚为基本病因，以肝肾阴虚、阴阳失和为本，风、火、痰、瘀为标，病机上总属本虚标实。由于肝肾阴虚、阴阳失和、气血津液亏虚以致脉络失养、血行不畅、瘀血内阻、神机失用而发病。一诊处方滋阴、安神的力度不强，故二诊在原方的基础上加天冬、麦冬以增强滋阴生津，同时加炒酸枣仁以安神助眠；三诊时，病人情况已基本好转，故在二诊的基础上，加川牛膝、龙骨、牡蛎以补肝肾之阴，培元固本；四诊电话随访，病人已恢复正常。

# 多发性脑梗死急性期

侯某，男，54 岁。

2008 年 4 月 9 日初诊：病人因"突发失语、口角流涎 14 小时"入院。家属诉其早晨 8 时许突然出现失语，口角流涎，不欲饮食。入院时症见精神萎靡，淡漠，吞咽困难，饮水呛咳，视物模糊，口角流涎，不能言语，能理解简单动作指令，四肢活动尚可，近来夜寐可，大便稀软。体格检查：血压 144/98 mmHg，神志清楚，眼球运动协调，双侧瞳孔等大等圆，视物模糊，颈软无抵抗；四肢张力正常，腱反射存在，病理反射未引出。病人家属诉其 2007 年 10 月因"视力下降"查头部 MRI 示：左枕叶、胼胝体底部梗死病灶，当时未予积极治疗致双目失明，后入住某院予复方地龙胶囊、丁咯地尔、阿司匹林等治疗后视力有所好转，但仅有光感。病人既往有 2 型糖尿病 3 年，长期服用"阿卡波糖片"（50 mg，每日 3 次），血糖控制尚可。有原发性高血压病史 10 余年，血压最高达 180/100 mmHg。服用"尼群地平片"（20 mg，每日 2 次），血压控制不稳定。病人入院后查头部 MRI 平扫＋MRA 示：T1W、T2W 示双侧基底节见多发斑点状长 T1、长 T2 信号灶，右侧颞叶及左侧枕叶亦见斑片状长 T1、长 T2 信号灶，幕上脑室扩大，脑沟裂增宽，中线结构无偏移，左侧大脑中动脉狭窄。全脑血管 DSA 造影：左侧大脑中动脉闭塞，伴有颈外动脉及大脑前动脉侧支形成；右侧颈内动脉远端、右侧大脑前动脉、大脑中动脉及左侧椎动脉、左侧基底动脉多发性轻度狭窄。生化检查：血糖正常，甘油三酯 1.62 mmol/L，高密度脂蛋白 1.08 mmol/L，低密度脂蛋白 2.01 mmol/L。凝血常规正常范围，其余常规检查无明显异常。治疗上，西药予静脉滴注丁咯地尔（0.4 g，每日 1 次）扩血管，改善脑循环；奥扎格雷（80 mg，每日 1 次）抗血小板聚集和解除血管痉挛，改善脑缺血症状；血塞通（400 mg，每日 1 次）活血化瘀通络。皮下注射低分子肝素钠（4000 万 U，每日 1 次）抗凝。口服左旋氨氯地平片（2.5 mg，每日 1 次）控制血压；复方地龙胶囊（0.56 g，每日 3 次）活血化瘀通络；蚓激酶胶囊（60 万 U，每日 3 次）降纤。康复训练：每日保持 1 小时以上的主动、被动肢体锻炼；伸舌、舌顶软腭、舌抚牙龈，每日早晚 2 次，每次 5 分钟；每日进餐时提醒病人有意识的练习吞咽；每日练习单字发音两次，每次 15 个字，时间半小时。根据病人神气萧索，视物昏蒙，纳呆，大便稀软，舌紫苔白滑，脉细涩，并以失语、口角流涎，当属缺血中风中经络急性期，乃痰湿内蕴，风阳扰络，瘀阻脑窍之证。予神仙解语丹化裁，处方：龙齿 30 g，炮穿山甲 15 g，石菖蒲、炙远志、天麻、羌活、木香、三棱、莪术、王不留行各 10 g，胆南星、附片、全蝎各 6 g，蜈蚣 2 条，每日 1 剂，水煎，分早晚 2 次温服。

至 4 月 16 日，住院 17 天，出院时病人偶可说单字，如"吧""哒"等，有指令动作，吞咽困难好转，肢体活动正常，纳可，夜寐可，二便调。出院后继续予降糖、降血压并长期服用氯吡格雷（75 mg，每日 1 次），蚓激酶胶囊（60 万 U，每日 3 次），通心络胶囊（4 粒，每日 3 次）。中药汤剂予上方加减，加强言语康复训练，间断高压氧舱治疗，随访 2 个月，语言功能有较好恢复，基本可以进行生活交流。

**【按语】** 胼胝体病变可有智能减退、记忆障碍、精神异常、失读、偏盲、肢体失用、共济失调等。因病变部位不同，临床表现复杂多样。胼胝体前 1/3 连接两侧额叶前部，包括语言运动区，受损时出现言语障碍、精神障碍、注意力不集中、记忆力减退、淡漠或激惹等；中 1/3 接近共济运动和运用中枢，受损时出现共济失调症状；后 1/3 接近两侧视听区，受损时出现偏盲、失读等。该病人头部 CT 和 MRA 示左侧大脑中动脉狭窄闭塞伴侧支循环形成，右侧大脑中动脉轻度狭窄，使语言中枢得以少部分保存。由于双基底节、右侧颞叶、左侧枕叶、左侧大脑中动脉部分皮质供血区域（如 Broca 区）等多发性梗死，故临床表现以假性延髓性麻痹、皮质盲、痴呆、精神情感障碍等为主。特别是胼胝体作为左右大脑间信息沟通的桥梁，累及胼胝体的脑梗死发病率较低，因其血供不丰富，很难逆转，治疗上如凝血功能正常，尽可能地选择作用较强药物抗凝、抗血小板、降纤，以及使用破血逐瘀中药化裁组方。本案西药治疗同时使用了低分子肝素钠、奥扎格雷、丁咯地尔、蚓激酶等，抗血栓形成力量较大。由于多发性脑梗死的形成时间先后不一，早已超过溶栓时间窗，故没有使用溶栓药物治疗。中医认为目为肝窍，舌为心窍，口为脾窍。肝脉闭阻，则目盲不可以视；心脉闭阻，则舌本强，神气滞；脾脉闭阻，则运化滞，痰湿生；瘀血痰浊与风阳鼓出而闭阻清窍则痴呆、不寐、神衰，乃至神昏。中药治疗同时使用了疏血通、复方地龙胶囊、通心络胶囊、神仙解语丹加减方等，较多配伍了虫类药物，活血、破血、化痰祛风，多重作用叠加，并以石菖蒲"开心孔，补五脏，通心窍"（《神农本草经》），远志"利九窍，益智慧，耳目聪明，不忘，强志倍力"（《神农本草经》），附子"通行十二经"（《本草正义》），并"主喉痹"（《本草拾遗》），龙齿与龙骨同性而偏安神，又"龙骨能引逆上之火、泛滥之水而收其宅……为治痰之神品"（《本草便读》），故又能收涩津液正气而逐痰，降逆利咽。蜈蚣"内而脏腑，外而经络，凡气血凝聚之处皆能开之"，且"其性尤善搜风"（《医学衷中参西录》），故治中风口噤、目盲、耳聋。以上四药相配伍，有开窍、宣窍、利窍、泄窍作用，为假性延髓性麻痹（心窍闭、脾窍闭）、目盲（肝窍闭）、神志改变及精神障碍（脑窍闭）的经验用药。

# 脑梗死恢复期

刘某，女，60岁。

2017年1月13日初诊：病人1个月前有"脑梗死"病史。现症见：双下肢乏力、右侧为甚。平素易便秘，夜尿频，3～4次/晚，舌紫暗，苔黄白厚干，脉沉涩细。中医诊断：缺血中风恢复期；气滞血瘀证。治法：行气活血通络。活血荣络方化裁：石楠藤、鸡血藤、忍冬藤、僵蚕各15 g，川芎、白芷、牡丹皮、桃仁、威灵仙、三棱、莪术各10 g，红花、甘草各6 g，全蝎3 g。14剂，每日1剂，水煎服，早晚温服。

2017年2月10日二诊：病人服药后双下肢乏力症状有所改善，舌淡胖，苔黄腻，脉浮促数。辨证：阴虚血瘀，风痰上扰证。治法：滋阴熄风，活血通络。处方：鸡血藤、何首乌各30 g，忍冬藤、白蒺藜、益智仁、石楠藤、钩藤、川牛膝、茯苓各15 g，川芎、僵蚕、桃仁、红花各10 g，甘草6 g，全蝎3 g。14剂，每日1剂，水煎，分早晚2次温服。半个月后复诊诉双下肢乏力明显改善。

**【按语】** 病人老年女性，五脏精气亏虚，加之病程日久耗伤气血，气虚则血不行，血行不畅聚为瘀血；周身气血不畅则见双下肢乏力；瘀结肠腑，腑气不通则便秘；肾精不足，开阖失权，故症见夜尿频。治疗上应兼顾补虚与祛瘀化痰。一诊中，方中重用忍冬藤、石楠藤、鸡血藤等藤类药物，因其善走经络，舒筋活络之效强，同时配伍僵蚕、全蝎虫类药物，倍增气血流通、络脉通利之功；二诊中，考虑病人日久肝肾亏虚，脾胃虚损，故增加何首乌、益智仁等滋补肝肾的药物，茯苓益气健脾，标本兼治，气血畅达，络脉通则病症除。

# 脑梗死后遗症期

陈某，男，61岁。

2018年7月31日初诊：病人诉2018年2月12日突发脑梗死，现后遗右侧肢体活动障碍，右手不能进行精细活动，在家属搀扶下可缓慢平地行走，语言謇涩，说话含糊不清，认知障碍，记忆力较前减退，舌暗淡苔少，根苔薄黄，脉细弱。西医诊断：脑梗死后遗症。中医诊断：缺血中风后遗症。辨证：气虚血滞、脉络瘀阻证。治法：益气活血，化瘀通络。活血荣络方加减：鸡血藤、黄芪、山楂各15 g，桔梗、王不留行、桑枝、木蝴蝶、姜黄、威灵仙、川牛膝、苏木各10 g，甘草6 g，蝉蜕3 g。14剂，每日1剂，水煎服，早晚温服。

2018年9月20日二诊：病人服药后语謇症状较前好转，自己扶拐杖可在平地缓慢行走，舌暗红苔黄干，脉弦细。辨证：气虚血瘀证。治法：益气养血，活血通络。棱莪消斑汤化裁：鸡血藤、黄芪、酒黄精、山楂各15 g，王不留行、桑枝、姜黄、威灵仙、川牛膝、三棱、莪术、桃仁、红花、白芷、黄柏各10 g，甘草6 g，蝉蜕3 g。20剂，每日1剂，水煎，分早晚2次温服。

2018 年 11 月 16 日三诊：现右侧肢体活动稍障碍，扶拐杖可平地行走，右手持筷可，右手有僵硬感，冷天尤甚，双手疼痛，语言稍不清。舌暗红苔黄滑，脉沉细滑。辨证：痰瘀互结证。治法：化痰祛瘀，通络止痛。棱莪消斑汤加减：虎杖、鸡血藤、连翘、茯苓各 15 g，石菖蒲、莪术、威灵仙、远志、木蝴蝶、三棱、川芎、薄荷、僵蚕各 10 g，乳香、胆南星、没药、甘草各 6 g，蝉蜕 3 g。30 剂，每日 1 剂，水煎，分早晚 2 次温服。1 个月后复诊，诉右手僵硬感较前明显缓解，基本生活可自理。

【按语】 脑梗死后遗症期属于缺血中风后遗症期范畴。《临证指南医案·中风》曰："若肢体拘挛，半身不遂……继则益气养血，佐以消痰清火，选通精髓之药，气充血盈，脉络通利，则病可痊。"本案中，痰、热、瘀为发病之标，气血亏虚为本，虚实夹杂，共同致病。故需益气养血治其本，化痰祛瘀清火治其标，以达到标本兼治的效果。一诊中，方用活血荣络方加减，以达益气活血，化瘀通络之功；二诊及三诊中，病人语謇较前好转，右侧肢体活动仍不利，故方用棱莪消斑汤加减，在前方的基础上增加了三棱、莪术、桃仁、乳香、没药等活血通络的药物，以增强化瘀通络的功效；三诊中舌苔黄滑，脉沉细滑，辨证属于痰瘀互结证，故配伍了石菖蒲、远志、胆南星等化痰的药物。

# 脑梗死后神经性呃逆

陈某，男，64 岁。

2019 年 9 月 10 日初诊：因长期原发性高血压控制不佳，2014 年 5 月发生右侧额叶脑梗死后，肢体功能无障碍，后遗有左侧肢体麻木，呃逆。5 年来长期服用奥卡西平片、拜阿司匹林片、阿托伐他汀钙片、苯磺酸左氨氯地平片等，血压正常，左侧肢体麻木可以缓解，间断使用氯丙嗪注射后呃逆可停止 1～3 日，停药后反复出现呃逆不止。既往有左肾结核摘除术后、高脂血症、双侧颈动脉斑块形成、脑白质脱髓鞘病变等病史。刻诊见向心性肥胖，血压控制可，善恐易惊，头部汗出较多，呃逆频频，呃声高亢连续，上腹部抽痛，口干舌燥，大便干难解，唇紫，舌暗红苔黄黑厚滑，脉沉涩弱。辨证：阴虚失养，脉络绌急，胃气上逆。治法：养阴缓急，理气和胃，降逆止呃。芍药甘草汤合旋覆代赭汤化裁加减。处方：白芍 30 g，赭石、天花粉、石决明各 15 g，炙枇杷叶、川楝子、柿蒂、旋覆花、淡竹叶、枳壳、桃仁、红花、威灵仙各 10 g，桔梗、丁香、甘草各 6 g。14 剂，每日 1 剂，水煎，分早晚 2 次温服。改奥卡西平片为米氮平片（每次 15 mg，每天 1 次）。

2020 年 5 月 19 日二诊：用药 14 剂后呃逆停止 2 个多月，后呃逆复发时，自己按原方在当地购药，断断续续使用原方后也可以取效。2020 年 2 月以来，由于食量太大，胃胀胃痛，呃逆发作频繁，舌暗红苔黄厚腐滑，脉沉涩滞。原方去威灵仙、淡竹叶、炙枇杷叶、石决明，加椿根皮、土茯苓各 15 g，青皮、槟榔、苦参各 10 g。14 剂，每日 1 剂，水煎，分早晚 2 次温服。

2020 年 12 月 2 日三诊：二诊用药后效佳，每因情绪刺激、过度饱食、御寒不当等致呃逆复发时，反复使用二诊处方即可取效。来长沙办事顺道就诊，询问二诊处方是否可以长期使用。感激之情溢于言表，此亦医者之喜悦也。嘱呃逆发作时，间断使用 7 剂即可。当四时调摄，寒温养护，畅达情志，节制饮食，适当减肥，坚持二级预防用药不辍。

**【按语】** 本案脑梗死后神经性呃逆属于中枢性顽固性呃逆，呃逆的直接原因是膈肌的不自主痉挛，其发生的机制主要与膈神经、迷走神经、交感神经的兴奋性改变或延髓、脑干网状结构、中脑导水管周围灰质、丘脑底核受累（卒中、肿瘤、炎症等）有关，涉及 r - 氨基丁酸（GABA）、多巴胺、乙酰胆碱、5 - 羟色胺等多种神经递质的改变。西药治疗取效后容易复发，往往求诸中医。《灵枢·动输》曰："胃气上注于肺，其悍气上冲头者，循咽，上走空窍，循眼系，入络脑。"胃脑相关，脾胃虚弱则脑失所养，中气紊乱必然上扰脑神。《格致余论·吃逆论》说："人之阴气，根据胃为养。胃土伤损，则木气侮之矣，此土败木贼也。阴为火所乘，不得内守，木挟相火乘之，故直冲清道而上。言胃弱者，阴弱也，虚之甚也。"此论脾胃阴虚呃逆。《景岳全书·呃逆》说："唯屡呃为患，及呃之甚者，必其气有大逆，或脾肾之气大有竭而然，然实呃不难治，而元气败竭者，乃最危之候也。"此论脾肾气虚呃逆。呃逆责之气机上逆。《灵枢·卫气》说："气在头者，止之于脑"；头为气街，"气之径路也"。临床所见，升发太过或者下降不及均为上逆，脑与脏腑气机相互影响，气逆多见于胃、肝、肺等脏腑，往往冲气上逆、气阴两虚。本案虽病而饮食仍然有增无减，可见中风呃逆元气尚可，乃脾胃阴虚失养为主，兼有相火，脉络绌急，胃气上逆。止呃之法，标本兼治，养阴缓急调胃，降逆通枢止逆。处方以芍药甘草汤合旋覆代赭汤、丁香柿蒂散、桔梗枳壳汤、枇杷叶散等加减化裁，降胃气上逆的同时，佐以降冲气上逆、降肺气上逆、降肝气上逆，复方复法以和之。

# 脑出血急性期血肿清除术后

邹某，男，47岁。

2019年6月20日初诊：因"突发意识障碍伴右侧肢体活动不利18日"由急诊拟诊为"脑出血"入院。病人2019年6月2日工作中突发头痛，意识障碍，右侧肢体活动不利，紧急送医院查颅脑CT后诊断为左侧颞叶、基底节区脑出血，予微创血肿清除术，术后因意识障碍，呼吸不畅，肺部感染等行气管切开术。术后10日病人神志转清，仍不能言语，间有头痛，右侧肢体偏瘫，为求中西医结合治疗转来我科。现症见：神清，精神差，右侧肢体活动不利，言语不利，口角流涎，头痛，稍躁动，纳可，寐欠佳，小便失禁，大便正常。舌红，苔白腻，脉弦。体格检查：神志清楚，精神状态一般，不完全混合型失语，查体合作，对答部分切题。双侧瞳孔等大等圆，直径约3 mm，直接、间接对光反射灵敏，生理反射引出，右侧巴氏征（＋）；左上肢肌力 5 级，左下肢肌力 5 级，右上肢肌力 0 级，右下肢肌力 0 级，四肢肌张力正常。右侧肢体感觉减退。颅脑CT（2019 年 6 月 19 日）：左侧颞叶-基底节区不规则斑片状脑出血，周围水肿带仍明显，脑水肿及局部中线结构稍右偏；左侧颞部颅骨术后改变。西医予以甘露醇、甘油果糖脱水，硝苯地平控释片、苯磺酸左氨氯地平片、特拉唑嗪片降压及对症支持治疗。中医治以滋阴熄风潜阳，方选安脑平冲汤合天麻钩藤饮加减：生龙骨、生牡蛎各 30 g，生地黄 20 g，牛膝、玄参、钩藤各 15 g，牡丹皮、栀子、赤芍、女贞子、墨旱莲、天麻、生地黄各 10 g，生大黄 9 g，柴胡 6 g。5 剂，每日 1 剂，水煎，分早晚 2 次温服。

2019 年 6 月 25 日查房可见：病人精神状态可，言语不利较前改善，右下肢可水平移动，右侧肢体感觉较前灵敏，病人精神状态尚可，纳可，寐一般，小便可，大便正常。专科体格检大致同前。舌红，苔黄腻，脉滑。病人病情稳定，继续予安脑平冲方加减，以益阴潜阳，养血活血，祛风通络。处方：生龙骨、生牡蛎、鸡血藤、白蒺藜、钩藤、生地黄、丹参各 15 g，怀牛膝、白僵蚕、白芍、黄芩各 10 g，柴胡、甘草各 6 g。10 剂，每日 1 剂，水煎，分早晚 2 次温服。2019 年 7 月 5 日病人中药服完，症状好转，守方加减调整。7 剂，每日 1 剂，水煎，分早晚 2 次温服。

2019 年 7 月 27 日出院。出院时症见：病人精神状态可，言语不利较前改善，右肩可稍上提，右手活动较差，右下肢乏力较前改善，可搀扶行走，右侧肢体感觉较前灵敏，纳可，寐一般，小便正常，大便正常。体格检查：神志清楚，不完全运动性失语，查体合作，对答切题。左上肢肌力 5 级，左下肢肌力 5 级，右上肢近端肌力 3⁻级，远端肌力 1 级，右下肢肌力 4⁻级，四肢肌张力正常。右侧肢体感觉减退较前改善。嘱咐出院后继续服用院内制剂安脑平冲片。

【按语】　本案病人是脑出血急性期，属于突发重症，冲气上逆，气血并逆直冲犯脑，脑部络脉破裂。周德生教授创安脑平冲汤，直接作用，肝阳上亢则潜、肝风内动则平、冲气上逆则降，间接祛除由于出血中风后脏腑气血逆乱、功能失调所致的诸多邪气，综合调理中风后阴阳气血升降。方中白蒺藜、钩藤清热平肝疏肝为君；怀牛膝、生龙骨、生牡蛎降逆安神、生大黄攻积导滞、祛瘀生血，共为臣药；牡丹皮、栀子、黄芩活血化瘀、泻火除烦、凉血解毒，白芍养血调经、柔肝止痛，为佐药；甘草调和阴阳，为使药。诸药合用，达到镇肝熄风、平冲降逆的功效。除了中药同时配合针灸、耳穴、穴位敷贴以及康复训练。病人肢体运动得到一定程度恢复。

# 脑出血恢复期

龚某，男，54岁。

2017年11月1日初诊：因"右侧肢体活动障碍2个月余"就诊。病人2个月前突发口眼㖞斜，言语不利，右侧肢体活动不利。当时急诊送医院查颅脑CT示：左侧基底节区脑出血。积极药物治疗后遗留言语含糊不清，右侧肢体麻木、乏力，眩晕头痛，耳鸣面赤，腰腿酸软。有"高血压病"病史。舌淡白苔薄黄，脉细促弦。西医诊断：脑出血恢复期。中医诊断：出血中风恢复期；辨证：风阳上扰证；治法：镇肝熄风，育阴潜阳。二至熄风丹化裁，处方：鸡血藤、石楠藤、白蒺藜、钩藤、石决明、丹参各15 g，仙鹤草、女贞子、旱莲草、姜黄、地龙、川牛膝、川芎各10 g，甘草6 g。30剂，每日1剂，水煎，分早晚2次温服。

2017年11月29日二诊：病人服药后舌强语謇改善，眩晕头痛，耳鸣面赤好转，仍右侧肢体活动障碍。舌淡紫苔黄腻，脉弦细。处方：2017年11月1日处方加忍冬藤15 g，牡丹皮、秦艽、苏木各10 g。60剂，每日1剂，水煎，分早晚2次温服。

2018年2月7日三诊：5个月前脑出血，服用药物后仍有右侧肢体活动障碍，右上肢痉挛，右侧头面部紧绷感，血压控制可。舌暗苔黄腻，脉沉弱。2017 年 11 月 29 日处方调整为：白蒺藜、钩藤、白茅根、石楠藤、鸡血藤、木瓜各 15 g，桑枝、王不留行、秦艽、川芎、女贞子、墨旱莲、防风各 10 g，甘草 6 g。60 剂，每日 1 剂，水煎，分早晚 2 次温服。

2018 年 4 月 4 日四诊：右侧肢体活动障碍，肌张力高，扶平地行走，二便正常，舌淡略紫黯边尖苔薄黄，中根苔黄厚干，脉弦细促。辨证：肝肾亏虚，痰瘀阻络证；治法：补益肝肾，化痰祛瘀，活血通络。处方：赤芍、山茱萸、牡丹皮、川牛膝、秦艽各 10 g，忍冬藤、木瓜、生地黄、石楠藤、石决明、鸡血藤、虎杖、丹参各 15 g，甘草 6 g。60 剂，每日 1 剂，水煎，分早晚 2 次温服。

【按语】　脑出血属中医学"出血中风"范畴。一般将无意识障碍者称为"中经络"，出现嗜睡、昏迷等意识障碍者谓之"中脏腑"，出血中风多见"中脏腑"。阴阳升降正常是脑之气化正常的表现，脑卒中发病的关键病机是阴阳升降失衡导致气血逆乱。脑出血多以气候骤变、烦劳过度、情志相激、跌仆努力等为常见诱因，致身中阳气变动，内风旋动，相火助肝气上冲，气火俱浮，风火鼓动上逆，血气上涌致脑脉脑络暴张挛急，骤然破裂而致脑出血。脑出血后离经为瘀，壅滞经脉运行，阻碍脑髓气化，本来逆行之冲气或者旋动之冲气都已失和而为滞气、逆气、邪气，故风火、痰浊、瘀血、浊毒、虚寒交混上扰清窍，内生之邪反致窍闭神匿、神不导气、脑髓神机受损，本案病人本体先虚，肝阳升发太过，肺失清肃，胃气不顺降，阴虚不能维系真阳，肾失摄纳，造成脏腑气血上升太过，血随之上逆，最后气血凝滞，脉络受阻，故病机为虚实同病，标本互见，风痰瘀浊毒并存的综合性病候，故临床上多用镇摄潜阳、通调气血的治法。

# 脑出血后遗症期

段某，男，53 岁。

2015 年 4 月 3 日初诊：因"右侧肢体偏瘫，言语不利，反应迟钝 7 个月余"就诊。家属代诉 2014 年 9 月 13 日与人争执后突发意识不清，右侧肢体偏瘫，急诊送医，诊断为急性脑出血，治疗后遗留右侧肢体活动不利伴言语謇涩。现症见：右侧肢体活动不利，言语謇涩，可简短交流，饮水偶呛咳，右眼闭合不全，左侧鼻唇沟变浅，口角㖞斜，饮食一般，夜寐可，大便正常，小便量少，舌暗红，舌黄腻干，脉沉细弦。体格检查：记忆力、计算力、定向力、理解力不配合，左侧肢体肌力肌张力可，右侧上肢肌力 4⁻ 级，右下肢肌力 3⁻，肌张力高，巴宾斯基征（＋）。由于病人病史及症状明确，故暂未行其余检查。西医诊断：脑出血后遗症期。中医诊断：出血中风后遗症期；辨证：阴虚血瘀证；治法：滋阴养血，活血祛瘀。处方：金刚刺、首乌藤、石决明各 30 g，蓝布正、蔓荆子、石斛各 20 g，石楠藤、鸡冠花、忍冬藤各 15 g，秦艽、黄精、川牛膝各 10 g，甘草 6 g。14 剂，每日 1 剂，水煎，分早晚 2 次温服。

2015 年 5 月 8 日二诊：病人服药后，精神状态可，纳食改善，夜间汗出，大便干结，小便量少，肢体偶见疼痛，右侧活动不利，言语謇涩，感觉减退。舌暗红，苔薄黄干，脉细数弱。继续养阴活血通络。处方：鸡血藤、虎杖、红景天、鬼箭羽、鸡冠花、钩藤各 15 g，秦艽、川牛膝、赤芍、墨旱莲、女贞子、牡丹皮、白茅根、桑枝、益母草各 10 g，甘草 6 g。14 剂，每日 1 剂，水煎，分早晚 2 次温服。

2015 年 10 月 12 日随诊，见轻度右侧肢体活动不灵，无言语不利，纳食可，夜寐香，已停服中药 2 个月。

【按语】 脑出血后遗症期属于出血中风范畴。脑出血后遗症期多为肝肾阴虚，肝阳失敛，阳动生热，故阴虚血瘀为主要病机，兼有内热，血滞化瘀，治疗应以行血化瘀、滋养肝肾为本，通经活络为标。风阳内动之象已不明显，治法随之而变。本案为脑出血 7 个月余病人，遗有肢体疼痛，右侧肢体不利，言语謇涩，一诊依据舌脉象，予以养阴活血祛瘀为主，但力度稍缓，效果不甚明显；二诊中予以墨旱莲、女贞子滋补肝肾，鸡血藤、虎杖等药物活血通络，鬼箭羽破血逐瘀，以达通经活络之效。

# 急性脑梗死静脉溶栓术后出血

李某，男，84岁。

2019年9月17日初诊：因"意识模糊、左侧肢体活动不利3小时"急诊入院。病人3小时前在看电视时突然出现左侧肢体乏力，并言语含糊不清，口舌㖞斜，意识模糊。家人急呼120送入我院。既往史：否认肝炎、结核等传染病病史，有"高血压病"病史，今年开始发现"高血压"，血压最高达170/110 mmHg，未按规律服用"苯磺酸左氨氯地平片"，血压控制差。体格检查：体温36.8 ℃，脉搏94次/min，呼吸20次/min，血压137/71 mmHg。神志嗜睡，言语不利，反应迟钝，双侧瞳孔等大等圆，直径3 mm，直接、间接对光反射灵敏，双眼球活动自如，无眼球震颤，左鼻唇沟变浅，伸舌偏左。颈软。双肺呼吸音粗，双肺可闻及粗湿啰音，心率94次/min，心律整齐，未闻及明显杂音，腹平软，无压痛反跳痛，双下肢无肿胀。右上肢肌力5级，右下肢肌力5级，左上肢肌力3⁻级，左下肢肌力3⁻级，四肢肌张力正常，四肢腱反射（＋＋），克氏征（－），巴氏征（－）。卒中量表（NIHSS）评分：7分。随机血糖：7.3 mmol/L。颅脑CT：未见明显异常。时间窗内排除禁忌证，西医予以"阿替普酶"静脉溶栓。溶栓1小时后肢体活动明显改善，言语流利清晰，NIHSS评分：2分。

2020年9月18日：病人出现恶心、呕吐、意识障碍加重，NIHSS评分：7分。复查颅脑CT：右侧额顶颞叶脑梗死合并出血。颅脑MRI：右侧额颞顶枕及岛叶大面积急性脑梗死，合并右侧额叶脑出血，请结合临床并治疗后复查；缺血性脑白质病变，脑萎缩；左侧基底节区及放射冠区陈旧性腔梗灶；双侧上颌窦、筛窦少许炎症。经神经外科会诊：无手术指征，继续内科治疗。

2019年9月20日查房：病人精神差、嗜睡，左侧肢体活动不灵、言语不清，走路不稳，伸舌左偏，饮水呛咳，鼻唇沟变浅，有低热，下腹胀痛好转，双下肢静脉曲张，无头晕头痛，饮食正常，寐差，体重无明显变化，大便秘结，小便胀痛好转，导尿管引流通畅。舌淡红，苔少，脉结。体格检查：嗜睡，言语不利，反应迟钝，双侧瞳孔等大等圆，直径 3 mm，直接、间接对光反射灵敏，双眼球活动自如，无眼球震颤，左鼻唇沟变浅，伸舌偏左。颈软。双肺呼吸音可，双肺可闻及粗湿啰音，心率 94 次/min，心律整齐。右上肢肌力 2 级，右下肢肌力 3 级，左上肢肌力 5⁻级，左下肢肌力 5⁻级，四肢肌张力正常。病人有脑水肿症状，予甘露醇注射液脱水，安脑平冲丸（院内制剂）护脑，番泻叶通便。中医诊断：出血中风急性期；辨证：风阳上亢冲逆，颅脑血瘀水停；治法：平肝降冲，潜阳熄风，醒脑开窍，活血通利。予天麻钩藤饮加减：煅龙骨、煅牡蛎、石决明、白芍、茯苓、炒麦芽各 30 g，天麻、钩藤、川牛膝各 15 g，栀子、熟大黄、三七、茜草、葶苈子、车前子、牛蒡子各 10 g。5 剂，每日 1 剂，水煎，分早晚 2 次温服。

2019 年 9 月 25 日二诊：病人服药后症状好转，嗜睡状态，大便已解，肢体活动同前，舌脉同前。守方再进 5 剂。

2019 年 9 月 30 日三诊：病人服药后神志转清醒，全头痛，颈部胀痛稍好转，左侧肢体活动不灵，言语不清，走路不稳，伸舌左偏，饮水呛咳，鼻唇沟变浅，无腹痛，双下肢静脉曲张，无头晕头痛，饮食正常，寐差，体重无明显变化，大便已解，导尿管引流通畅。续予二诊方药去葶苈子、车前子、牛蒡子，加丹皮、木蝴蝶各 10 g。5 剂，每日 1 剂，水煎温服。

2019 年 10 月 3 日四诊：病人病情好转，可自行下地行走，右上肢肌力 3 级，右下肢肌力 4 级，续方带药 15 剂出院。

**【按语】** 时间窗内超早期静脉溶栓是目前国际上公认的最有效脑梗死急性期血管再通的特异性治疗措施之一，溶栓后继发出血是静脉溶栓最主要、最严重的并发症，尤其是症状性颅内出血。本案病人静脉溶栓有效，但 24 小时内出现了症状性颅内出血，导致西医治疗棘手，中医按出血中风辨治，属于通而过激，冲气上逆，水液渗出脉外、脉络破裂出血，出现临床并发症，乃中风复起的危重态势。病理特征为气血失调，实质是破血逐瘀，太过峻猛扰乱气血、损伤脉络。故本案补虚泻实，升清降浊，和利血脉，流通气血，恢复气血运行常度。顺气宁血为先，配伍潜阳熄风。方用天麻钩藤饮加减，顺气宁血如白芍、茯苓、茜草等药物，熄风潜阳如石决明、煅龙骨、煅牡蛎、天麻、钩藤等药物。兼治风、治郁、治热、治痰等和利血脉。三诊之后减去利浊药物，加丹皮、木蝴蝶利咽开音。

# 外伤性蛛网膜下腔出血

郝某，男，53 岁。

2017 年 4 月 22 日初诊：病人 5 日前因发生交通事故，头部遭到撞击，当时感头部剧烈疼痛，神志清楚，立即送入我院。查头部 CT：右侧颞枕骨骨折，蛛网膜下腔出血，右耳挫裂伤。予以药物保守治疗后，仍头痛明显，要求中药治疗。现症见：神志清楚，头昏沉，头痛，右颞侧麻木，右耳闭塞感，声音刺耳，头部左边汗出，右边少汗或无汗，睡眠差，大小便正常。舌暗红，苔薄黄腻，脉沉细弱。西医诊断：脑外伤综合征，外伤性蛛网膜下腔出血。中医诊断：头部筋伤（头痛）；辨证：瘀阻脑络证；治法：祛瘀生新，通窍活络。处方：鸡冠花、蔓荆子、丹参、山楂、络石藤、鸡血藤各 15 g 片，姜黄、威灵仙、赤芍、苏木、桃仁、黄精各 10 g，红花、甘草各 6 g，蜈蚣 1 条。14 剂，每日 1 剂，水煎，分早晚 2 次温服。

2017 年 6 月 30 日二诊：病人头部外伤基本愈合，稍感疼痛，右耳偶有闭塞感，睡眠一般，二便调。舌暗，苔薄白，脉细弱。去原方中蔓荆子、蜈蚣，加红景天、青皮、枳实各 10 g。14 剂，每日 1 剂，水煎，分早晚 2 次温服。

2017 年 7 月 25 日三诊：病人稍有头痛、头晕，头部外伤已愈合，精神尚可，饮食一般，二便调。继续上方 14 剂。

**【按语】** 脑外伤最容易发生蛛网膜下腔出血，其病因、预后都与原发性蛛网膜下腔出血不同。外伤性蛛网膜下腔出血头痛的主要病因病机为头部受碰撞或外力打击，损及脉络，离经之血瘀积于脑络，导致气血瘀滞，不通则痛。本案临床治疗仍然以活血化瘀、疏通脉络为主。方中桃仁、丹参、苏木、红花、赤芍、鸡血藤、蜈蚣活血化瘀，通络止痛；鸡冠花止血止痛，蔓荆子清利头目；片姜黄、威灵仙、络石藤祛风湿，通经络；山楂健胃消食；黄精滋肾润肺，补脾益气。二诊中去蔓荆子、蜈蚣，加行气药红景天、青皮、枳实使气血通畅，补而不滞。

# 自发性蛛网膜下腔出血

张某，女，54 岁。

2016 年 2 月 18 日初诊：该病人在 3 日前因亲人过世，悲伤过度而出现发作性头痛（持续时间 1 小时左右），疼痛剧烈，伴恶心呕吐，烦躁。在家自行服用"去痛片"，服用后头痛症状稍有缓解，但易反复发作，遂来我院就诊，在入院前 1 小时头痛再次发作。该病人既往有"高血压病、糖尿病"病史。头颅 CT：疑似蛛网膜下腔出血？建议 MRI 检查。头颅 MRI 示：左侧顶枕部沟回中可见 T1 高信号，考虑蛛网膜下腔出血。完善腰椎穿刺检查：压力 160 mmH$_2$O，均匀淡红色脑脊液，常规红细胞 30000/mL，蛋白 0.6 g/L，提示蛛网膜下腔出血改变。建议 DSA 或 CTA 等排除颅内动脉瘤，病人拒绝。予以药物保守治疗，生命体征稳定。刻诊：剧烈头痛，伴恶心呕吐，胸闷气短，烦躁，二便调。舌红苔白，脉弦涩。西医诊断：蛛网膜下腔出血。中医诊断：头痛；辨证：气滞血瘀证；治法：通窍活血，疏肝理气。方药：鸡冠花 15 g，赤芍、桃仁、生姜、川芎、红枣、丹参、牛膝、甘草、陈皮、木香、柴胡各 10 g，白芷 30 g，红花 6 g。14 剂，每日 1 剂，水煎，分早晚 2 次温服。

2016 年 3 月 22 日二诊：病人头痛明显缓解，无恶心呕吐，精神一般，饮食尚可，夜寐安，二便调。舌红苔白，脉弦涩。原方加天麻、夏枯草、石决明各 10 g。服用 14 剂，每日 1 剂，水煎，分早晚 2 次温服。

2016 年 4 月 22 日二诊：病人头痛未再发作。

**【按语】** 自发性蛛网膜下腔出血 85％ 的是由于颅内动脉瘤破裂所致，及时规范处理动脉瘤可大大降低再出血风险及死亡率。由于特殊原因，本例病人未行病因筛查及治疗。通常将本病归属于真头痛或出血中风范畴，是由于脏腑功能失调，气血逆乱于脑，血溢脑络之外所致。病因主要为风、火、痰、瘀。急性期病理性质以实证居多，风、瘀血、火热为主要病理因素，肝失调达，肝风内动，风火相煽，瘀血内蕴，血随气逆，内风、相火、瘀血常互相影响，互为因果。本案桃仁、红花、赤芍、川芎活血化瘀，通络止痛；生姜辛温走散而上行；红枣、丹参益气养血，共行通窍活血之功；鸡冠花止血止痛，陈皮、木香、柴胡行气止痛；牛膝祛瘀通络；甘草中和诸药。二诊中加天麻、夏枯草、石决明平肝潜阳，引热下行，防止再次出血。

# 蛛网膜下腔出血并脑出血急性期

张某，女，67 岁。

2007 年 12 月 10 日初诊：病人因"头痛伴呕吐、小便失禁 2 小时"于当日 22 时 42 分入院。家属代诉病人在做家务时突觉剧烈头痛，坐下休息后未缓解，呕吐胃内容物 1 次，伴小便失禁，帮其换洗后准备睡觉时又呕吐胃内容物 1 次，遂急送我院，急诊科经颅脑 CT 检查后以"蛛网膜下腔出血、脑出血"收入我科。入院时症见：头痛剧烈，四肢活动可，恶心欲呕，小便失禁。既往有"高血压"病史。体格检查：体温 36.5 ℃，脉搏 68 次/min，呼吸 24 次/min，血压 175/105 mmHg。发育正常，营养中等，神清语利，精神差，被动体位，双侧瞳孔等圆等大，对光反射灵敏，眼球运动自如，口角无歪斜，伸舌居中。颈部有抵抗感，心、肺、腹检查未见异常，四肢肌力、肌张力正常，腱反射正常，左侧巴氏征（＋），右侧巴氏征（±）。舌质红，苔薄白，脉弦。辅助检查：颅脑 CT 示头颅结构完整，鞍上池、环池、脚间池及双侧外侧裂池、小脑幕均见不规则高密度影，右侧颞叶见片状不规则高密度影，中线结构居中，右侧侧脑室受压变小，出血量 10～20 mL。MRA 示右侧大脑中动脉 M1 段动脉瘤可能。快速血糖：6.3 mmol/L。血常规：WBC $16.7 \times 10^9$/L，LYM% 9.0%，MID% 3.2%，GRAN $14.7 \times 10^9$G/L，GRAN% 87.8%，Hb 106 g/L，MCHC 290 g/L，PLT $166 \times 10^9$/L。肝肾功能、血脂及血电解质基本正常。ECG 示：窦性心律，电轴轻度左偏。予一级护理，生命体征监测，保持呼吸道通畅，压疮预防，告病危，禁食，头部制动，绝对卧床休息，持续上氧，留置导管，记 24 小时尿量。中药予"醒脑静"静脉滴注醒脑开窍，西医予"泮托拉唑"护胃，"阿奇霉素、头孢他啶"抗感染，"甘油果糖及甘露醇、呋塞米"利尿降颅压，"颅痛定"止痛，"氨基己酸、止血芳酸"止血及能量补液等对症支持治疗。12 月 11 日病人出现嗜睡，考虑脑水肿加剧所致，停"甘油果糖"，"呋塞米"由原来每日 2 次增至每日 3 次加强脱水降颅压，用"甲氯芬酯"兴奋中枢。12 月 13 日病人大便已 3 日未解，予"番泻叶"30 g 开水分次泡服，大便仍未解，14 日查电解质 $K^+$ 3.3 mmol/L，$Cl^-$ 110 mmol/L，$Na^+$ 152 mmol/L；空腹血糖 7.95 mmol/L，糖化血红蛋白正常。予补钾治疗，血糖稍高考虑为应激反应。病人头痛稍缓解，无恶心呕吐，予中药汤剂自拟方以滋阴熄风潜阳，佐以养血活血止血。处方：石决明 30 g，生地黄 20 g，白蒺藜、钩藤、玄参、夏枯草、茜草根、墨旱莲各 15 g，女贞子、牡丹皮、赤芍、白芍、天麻、地龙、白茅根各 10 g，三七粉（冲）3 g。5 剂，每日 1 剂，水煎，分早晚 2 次温服。

12 月 16 日病人有便意，配合"开塞露"外用解出黑便少许，后 1～2 日均解出软便。12 月 17 日行胸片检查示：心影向左下稍增大，提示"高血压性心脏病"。12 月 18 日复查血常规：WBC $9.84 \times 10^9$/L，

NEUT％ 76％，Hb 124 g/L，PLT 172×10$^9$/L。电解质：K$^+$ 3.3 mmol/L，停呋塞米，继续补钾。12 月 24 日予"天麻素、奥拉西坦"改善脑代谢。12 月 28 日予麝香注射液静脉滴注醒脑开窍。

2008 年 1 月 1 日起头痛明显缓解，血常规、电解质基本正常。1 月 4 日查凝血四项、电解质、肾功能、血糖均正常。1 月 5 日停"天麻素、奥拉西坦"。1 月 9 日起已无头痛，行颅脑 CT 复查示：原蛛网膜下腔出血和右侧颞叶脑出血已吸收。1 月 12 日行动态血压检查：收缩压 106～157 mmHg，舒张压 73～112 mmHg。病人病情稳定，于 1 月 13 日查房见：神清，语言流利，无头痛、头晕，无恶心、呕吐，纳寐可，二便调，四肢活动可。血压 140/80 mmHg，心、肺、腹均未见明显异常，四肢肌力、肌张力正常，腱反射正常，双侧巴氏征（－）。病人病情稳定，予"尼莫地平片"（20 mg，每日 3 次）以防治脑血管痉挛，并予中药汤剂自拟方益阴养血活血，祛风通络化瘀。处方：生地黄、鸡血藤、白茅根、柴胡、白蒺藜、钩藤、丹参、忍冬藤各 15 g，白芍、茜草、白僵蚕各 10 g，皂角刺 5 g。5 剂，每日 1 剂，水煎，分早晚 2 次温服。

病人于 3 月 19 日在局部麻醉下经腹动脉穿刺行全脑血管造影术，术中发现右侧大脑中动脉 M1 段有一个 10 mm×5 mm 动脉瘤。3 月 20 日在全身麻醉下行右侧大脑中动脉瘤介入栓塞手术，术后予"尼莫地平片"缓解脑血管痉挛，"头孢美唑钠"防感染，"低分子肝素钠"抗凝，"阿司匹林"抗血小板聚集等对症支持治疗，恢复良好出院。嘱出院后仍服"尼莫地平片"防治脑血管痉挛，中药以 2008 年 1 月 13 日处方加减。

【按语】 统计表明，约 85％的颅内动脉瘤病人表现为单纯蛛网膜下腔出血（SAH），仅有 15％表现为颅内血肿。本病例中两者兼有，情况较少见。动脉瘤破裂后的主要表现为突发剧烈头痛、呕吐、意识障碍、脑膜刺激征等，本病例比较典型。出血后的急性治疗目的以挽救生命为主，主要措施是降颅压，谨慎降血压，防治再出血和脑血管痉挛，预防脑积水。在降颅压的同时，防治脑血管痉挛相当重要。脑血管痉挛是 SAH 死亡的重要原因，血管的收缩将加重脑组织缺血的程度，对此钙通道阻滞剂在治疗上能改善这种情况，尼莫地平是一种具有脑组织选择性的钙通道阻滞剂，对外周血管组织影响较少，神经保护作用确切，故被广泛应用。另外，抗氧化剂、自由基清除剂、非甾体抗炎剂、内皮素阻滞药等也可能在防治脑血管痉挛中发生积极作用。急性期过后，关键在于防止动脉瘤的再破裂，手术方法是重要选择，随着介入疗法的成熟，介入栓塞手术是创伤小、效果较佳的方法。

本病例中病人既有蛛网膜下腔出血，又有脑出血，两者皆属于中医学"出血中风"的范畴。出血性中风的发生，是肾阴亏于下，肝阳亢于上，阳化风动，挟火横窜经遂，直破脑络，血溢脉外，离经之血乃成瘀血，风、火、瘀夹杂损伤脑腑，乃至头痛难止，瘀阻脑窍，则神明不清，易生嗜睡；瘀结肠腑，则腑气不通，便秘乃生。但本病之根本在于肝肾阴虚，肠道失养，便秘属虚实夹杂之象，故本病例中初予番泻叶泻下不效，当从本病病机出发，先予滋阴养血，兼以熄风潜阳，佐以活血止血化瘀之品。方用生地黄、玄参、女贞子、墨旱莲、白芍滋补肝肾；天麻、钩藤、石决明熄风潜阳；牡丹皮、赤芍凉血化瘀；茜草根、三七活血止血化瘀；地龙搜风通络；夏枯草清热通便。服1剂后大便通，配合醒脑静、麝香注射液等针剂，病人逐渐神清，阴液得补，腑气得通，血热下行，气血得降，瘀血得散，故元神之腑自然清净。进入恢复期后，风阳之邪已减，但气血更虚，血脉推动无力，兼有余邪瘀血阻络，致脉络不通，血行不畅，故方用鸡血藤、丹参养血活血通络；生地黄、白茅根、白芍清热养阴；白蒺藜、钩藤、忍冬藤祛风通络潜阳；茜草、皂角刺活血；最妙一味在于柴胡，"升降平衡是脑卒中的关键所在，决非专事潜降"，柴胡一味主升，即能疏肝理气，又能防潜阳药沉潜太过，使气机升降平衡。本病例中善用滋阴养血之法，从本论治，兼顾标实，取得良好效果。

# 慢性脑缺血

吴某，男，43岁。

2017年10月18日初诊：病人诉3个月余以来觉头晕、失眠、头部胀痛、眼胀痛、视物模糊，活动时加重，休息后好转，颈项不适，屈伸活动等皆受限，双下肢乏力，劳累后尤甚，纳寐可，二便调。舌淡苔白厚腻，脉浮细促数。病人平素喜烟酒，饮食偏嗜辛辣刺激之物。既往有"高血压"病史，规律服用"硝苯地平控释片、厄贝沙坦片"治疗中，血压控制可。外院头部血管DSA示右侧颈内动脉发育异常，双侧椎动脉无异常发现；彩超示双下肢动脉硬化并斑块形成；颈椎MRI示C3/4～C6/7椎间盘病变。西医诊断：慢性脑缺血。中医诊断：眩晕；辨证：风湿瘀阻证；治法：祛风除湿，活血通络。处方：甘草6g，炙麻黄、片姜黄、川芎、羌活、桑枝各10g，鸡冠花、鹿衔草、蓝布正、鬼箭羽、红景天、黄芪、白茅根、茯苓各15g。7剂，每日1剂，水煎，分早晚2次温服。

2017年11月1日二诊：头晕头痛好转，双下肢乏力减轻，仍觉眼部胀痛，视物模糊，急躁易怒，心烦失眠，口干口苦。舌红苔薄黄剥，脉细浮数。中医诊断：眩晕；辨证：肝火上炎证；治法：清肝泻火，活血通络。处方：2017年10月18日处方去片姜黄、炙麻黄、川芎，加黄芪、栀子、牡丹皮、青黛各10g，忍冬藤15g。7剂，每日1剂，水煎，分早晚2次温服。

2017年11月15日三诊：病人头晕头痛、心烦失眠明显好转，眼部胀痛、视物模糊较前减轻。舌暗红苔薄黄少，脉细弦浮弱。处方：2017年11月1日处方去白茅根、茯苓，加秦艽、桑叶、菊花各10g。14剂，每日1剂，水煎服，分早晚2次温服。

【按语】　慢性脑缺血属于中医"眩晕"范畴，眩晕作为脑缺血最常见的症状，呈现反复性、发作性的特点，因其易与周围性眩晕相混淆，易被病人忽视。本案病人头晕、头部胀痛兼顾四肢关节活动不利，结合病史及辅助检查，明确本案的基本病机是肝肾下虚、风阳上扰为本，兼夹有痰湿、瘀血内停，阻塞清窍而成，实证为标者，予以祛风除湿化痰、活血化瘀通络为法，喜用搜风通络之品。二诊时病人仍头部胀痛，兼有口干口苦，心烦易怒等症，故加用栀子、青黛、牡丹皮等清热凉血。治法方药符合本病病因病机，肝肾下虚、风阳上扰，多兼夹痰瘀为患，治疗上多予以补肾平肝为基本大法，其次根据兼夹致病因素的不同，常佐以清热、化痰、行瘀之法，或加虫类药以搜风剔邪。临证亦当根据正邪之偏盛偏衰，病之所兼，灵活调整用药。

# 脑小血管病

李某，男，68岁。

2016年4月19日初诊：病人因"反复头晕1年余，左耳听力下降半个月"入院。病人2014年11月13日无明显诱因出现头晕，不伴视物旋转、恶心呕吐、耳鸣、听力下降等不适，持续数十秒后可自行缓解，遂至省某医院就诊。颅脑MRI示：双侧额、顶叶深部及半卵圆中心多发腔隙性脑梗死；脑白质疏松。门诊治疗（具体用药不详）症状可缓解，但易反复发作。入院症见：阵发性头晕，于活动中发作，持续数十秒，发作时自觉行走不稳，向右侧偏斜，无视物旋转、恶心呕吐、眼前黑蒙、汗出、耳鸣等症状，近半个月左耳听力下降，右耳听力正常，纳寐可，大便正常，夜尿频，3~4次/晚。舌红苔白腻，脉弦滑。既往有"原发性高血压、前列腺增生并肥大"病史；近半个月左耳听力下降，我院五官科诊断为"感音神经性聋"。体格检查：体重指数（BMI）24.2，体重偏重。血压148/90 mmHg。余未见明显阳性体征。生化检查：肝功能示球蛋白33.66 g/L，白球比1.21，总胆红素26.6 μmol/L；血脂示总胆固醇5.35 mmol/L；电解质示钙2.6 mmol/L。血常规、肾功能、心肌酶谱、血糖、凝血常规、二便常规均未见明显异常。影像学检查：颅脑 MRI 示多发腔隙性脑梗死，脑白质脱髓鞘改变，脑萎缩；双侧上颌窦、筛窦慢性炎症；双侧下鼻甲增厚。TCD 检测：未见明显异常。四肢动脉检测：四肢动脉检测未见阻塞及动脉硬化改变。心脏彩超：三尖瓣、肺动脉瓣轻度反流；主动脉弹性稍减退；左室顺应性减退，收缩功能正常。西医诊断：①脑小血管病；②原发性高血压 2 级，极高危；③感音神经性耳聋（左）；④前列腺增生并肥大。治疗上予以"尼麦角林片剂、马来酸桂哌齐特注射液"改善微循环，"小牛血清去蛋白注射液"改善头部血液循环，"阿司匹林"抗血小板聚集，"阿托伐他汀"调脂稳斑，"苯磺酸氨氯地平"降压，配合中成药"灯盏花素"活血化瘀通络。中医诊断：眩晕；辨证：痰浊中阻证；治法：健脾化湿，祛痰熄风。方用半夏白术天麻汤加减。处方：灵磁石（先煎）、天麻、茯苓各 20 g，首乌藤、鸡血藤、钩藤、槲寄生各 15 g，法半夏、白术、黄芩、枳实、陈皮、石菖蒲各 10 g，甘草 6 g。5 剂，每日 1 剂，水煎，分早晚 2 次温服。

2016 年 4 月 22 日二诊：病人诉暂无明显头痛发作，无视物旋转、恶心呕吐、耳鸣、四肢麻木等不适。舌红苔黄，脉弦数。中医辨证：阴虚阳亢证；治法：滋补肝肾，平肝潜阳。方用天麻钩藤饮加减。处方：灵磁石（先煎）、天麻各 20 g，首乌藤、盐杜仲、牛膝、槲寄生各 15 g，钩藤、炒栀子、黄芩、茯神、益母草、石菖蒲、麦冬、川芎、石斛各 10 g，甘草 6 g。7 剂，每日 1 剂，水煎，分早晚 2 次温服。

2016 年 4 月 29 日三诊：病人头晕较前明显缓解，无视物旋转、恶心呕吐、耳鸣、四肢麻木等不适，纳寐可，大便正常，夜尿频，2～3 次/晚。同意病人出院，嘱病人规律服用"阿司匹林、阿托伐他汀"等预防再中风，适当运动，定期复查颅脑 MRI、肝肾功能、凝血常规等。

【按语】　一般认为多发性腔隙性脑梗死、脑白质疏松是脑小血管病典型的影像表现。脑小血管病属于中医的眩晕、耳鸣、耳聋、小中风等范畴。《医林改错·通窍活血汤所治症目》说："耳孔内小管通脑，管外有瘀

517

血，靠挤管闭，故耳聋。"耳鸣、耳聋，多因虚致实，气机不利，清窍闭塞。本案为老年病人，慢性病程，病因多元，病机复杂，久病入络，阻滞脑络，玄府神窍气化障碍，气血津液运行失常，产生风阳、痰浊、瘀血，故治疗上以滋补肝肾、潜阳熄风、化痰祛瘀为主。

# 脑动脉硬化症

赵某，女，65岁。

2018年6月21日初诊：病人诉长期以来自觉全身怕冷，头膝为甚，夜间发热，口干，受风寒则头痛，便秘。既往体检提示：颈动脉彩超示多发混合斑块；TCD示动脉硬化，脑血管痉挛。刻诊：头痛，受寒后头痛加重，耳鸣，听力、记忆力下降，畏寒，头膝为甚，盗汗，口干，小便可，大便干结，3～4日一行。舌暗红苔黄白腐，脉沉细弱。既往有"脑梗死"病史，遗留有记忆力下降后遗症，无肢体活动障碍后遗症。西医诊断：脑动脉硬化症。中医诊断：脑络痹；辨证：脾肾亏虚证；治法：脾肾双补。处方：制何首乌、白芍各30g，巴戟天、肉苁蓉、郁李仁各15g，熟大黄、厚朴、桂枝、吴茱萸、枳实、女贞子、墨旱莲各10g，黄连、甘草各6g，番泻叶3g。7剂，每日1剂，水煎，分早晚2次温服。

2018年6月29日二诊：服药后仍觉头部及膝部恶风寒，头部呈游走性疼痛，无恶心。刻诊：头痛，耳鸣，记忆力下降，小便可，大便干结好转。舌老红少苔，脉细浮。现有慢性便秘。辨证：阳气虚弱，风寒外袭；治法：祛风散寒，补肾温阳。处方：荆芥、桑叶、防风、菊花、女贞子、威灵仙、墨旱莲各10g，鬼箭羽、肉苁蓉、鸡冠花、巴戟天、紫石英、制首乌各15g，甘草6g。10剂，每日1剂，水煎，分早晚2次温服。

2018年7月19日三诊：病人头部恶风寒明显改善，自觉额部不适，胸背部汗多，手心发热。刻诊：头痛，记忆力下降，二便尚可。舌老红少苔，脉细促弦浮。辨证：阴阳两虚证；治疗：阴阳双补。6月29日处方去肉苁蓉、巴戟天、紫石英，加牡丹皮、黄芩、栀子各 10 g，麦冬、北沙参各 15 g。10 剂，每日 1 剂，水煎，分早晚 2 次温服。

2018 年 8 月 10 日电话随访时，诉头痛、手心发热均明显改善。

**【按语】** 脑动脉硬化症是指脑动脉粥样硬化、小动脉硬化、玻璃样变等动脉管壁变性所引起的非急性弥漫性脑组织改变和神经功能障碍，临床上以神经衰弱、动脉硬化性痴呆、假性延髓麻痹等慢性脑病症候群为特征，主要表现为头痛眩晕、失眠健忘、肢体麻痹，可有情绪波动、喜怒无常、烦躁不安，或焦虑多疑、固执、嫉妒等，中医统称"脑络痹"。病人一诊后疗效欠佳；二诊时发现其因肾本阴阳两虚，复感风寒，脉浮，故调整药物，以解表药物祛风散寒，佐以温补脾肾之药物，以达内补正气、外驱邪气之效；三诊时，症状明显好转，但自觉手心发热较甚，阴虚为主，去除少许温阳药物，以防助阴滋长，辅以养阴药物，平衡阴阳，使机体维持正常。

# 丘脑综合征

余某，男，64 岁。

2017 年 6 月 14 日初诊：病人自诉 11 个月前无明显诱因突发右侧肢体活动障碍，后立刻送往当地人民医院，急诊颅脑 CT 示：左侧丘脑蝶形低密度灶，考虑丘脑梗死，当地医院予以扩血管、降压、改善脑循环、营养神经等对症支持治疗后，病人好转出院。出院后病人出现右侧肢麻木疼痛，逐渐加重，遂来我院门诊就诊。现症见：右侧肢体乏力，麻木胀痛，干咳少痰，头晕，视物模糊，纳寐可，小便正常，大便稍结。舌暗红无苔，脉细弦促。体查：右上肢肌力 3 级，右下肢肌力 4 级，左侧肢体肌力正常。既往"高血压病"病史 10 余年，未规律服药，具体用药不详，血压控制情况差。西医诊断：丘脑综合征。中医诊断：中风中经络，后遗症期；辨证：肝肾阴虚，瘀血阻络证；治法：平肝潜阳，活血通络。处方：

石决明 20 g, 忍冬藤、天冬、石楠藤、生地黄、牛膝、钩藤、白芍、木瓜、制首乌、赤芍、乌药、海风藤各 15 g, 秦艽、川楝子、北沙参、山茱萸各 10 g, 乳香、没药、甘草各 6 g。14 剂, 每日 1 剂, 水煎, 分早晚 2 次温服。

2017 年 6 月 29 日二诊: 病人右侧肢体麻木胀痛较前好转, 胃脘部不适感, 仍有干咳少痰。舌红无苔, 脉细弦数。2017 年 6 月 14 日处方加麦芽、谷芽、石斛、紫菀、制百部各 10 g。14 剂, 每日 1 剂, 水煎, 分早晚 2 次温服。

2017 年 7 月 14 日三诊: 病人右侧肢体麻木、胀痛、干咳少痰等症状较前明显好转, 胃脘部不适感消失, 右侧肢体乏力较前改善。舌红无苔, 脉细弦数。守 2017 年 6 月 29 日原方 21 剂。

2017 年 8 月 6 日四诊: 病人诉感右侧肢体稍麻, 胀痛感基本消失。舌红少苔, 脉弦细。守 2017 年 6 月 29 日原方 14 剂继续巩固治疗。

【按语】 丘脑综合征是由丘脑膝状体动脉或穿通动脉供血停滞而导致, 典型的临床表现为病变对侧肢体轻瘫, 感觉障碍, 自发性疼痛, 共济运动失调, 不自主运动、意向性震颤如手足徐动、舞蹈样运动等, 亦可能会出现同向偏盲、眼球运动、听力障碍等情况, 根据其发病情况及特点可归属于中医"中风病"的范畴。本案病人为中老年, 中年以后精气渐虚, 肝肾阴虚于下, 肝阳偏亢于上, 故见头晕视物模糊, 肺肾阴阳互滋, 金水相生, 肾阴为诸阴之本, 肾阴亏损, 不能上滋于肺, 肺阴亏损, 故见干咳少痰; 肝风易动, 化火生痰, 肝风夹痰, 横窜经络, 气血不能濡养肢体, 故见右侧肢体乏力。在治疗上以平肝潜阳, 活血通络为大法。一诊时重用石决明, 平肝潜阳, 清热明目; 牛膝、钩藤平肝熄风; 川楝子疏肝行气止痛, 气行则血行; 山茱萸滋补肝肾, 收敛固涩, 防止过于辛散耗气; 忍冬藤、海风藤、石楠藤、木瓜、秦艽祛风通络, 乳香、没药、赤芍、乌药活血化瘀行气止痛; 北沙参、天冬、生地黄、白芍、制首乌滋阴养血, 防止过于辛燥伤阴。石决明咸、寒为贝壳类药物, 常有碍胃之弊, 故时二诊时加用麦芽、谷芽，消食健脾护胃，病人仍有干咳少痰，考虑一诊时方药中沙参、天冬力度不够，二诊时加用石斛、紫菀、制百部增强滋阴润肺止咳之效。三诊、四诊时病人诸症好转，嘱其继续巩固治疗。

# 脊髓出血恢复期

袁某，男，48岁。

2015年3月20日初诊：因"双下肢无力酸痛伴行走障碍5个月余"就诊。病人于2014年10月3日出现头痛，站立时明显，偶有恶心，无呕吐，未予治疗。2天后突感背部针刺样疼痛，后双足麻木，数分钟向上延伸至腹股沟，头痛欲吐，无法走路，伴尿潴留，就诊于外院，完善颅脑＋颈胸腰MRI及脑脊液检查后诊断为"脊髓出血"，予以脱水、营养神经、预防血管痉挛、改善微循环、防治并发症等治疗后，疼痛有所好转，遗留双下肢胀痛、行走障碍。现为寻求进一步康复就诊。现症见：双下肢沉重酸痛，遇热痛缓，双下肢乏力，佩戴下肢助行器可辅助行走50 m左右。间有头昏胀痛，无恶寒发热，无咳嗽咯痰，纳差，夜寐欠佳，小便不能自控，假性导尿，大便干结。舌淡红，苔薄白，脉细弱。既往自诉"血压偏高"病史，未系统服药与监测血压。家族内多名近亲有"脑出血"病史。辅助检查：2014年10月6日年颈胸腰椎MRI平扫显示胸11～腰1脊髓前方条状异常信号，符合出血所致的改变。10月9日脊髓血管造影显示：颈胸段椎管内未见明显异常。10月11日行腰椎穿刺：见均匀一致洗肉水色脑脊液缓慢滴出，不凝固，测初压128 mmH$_2$O。西医诊断：脊髓出血。中医诊断：痿病；辨证：肝肾亏虚证；治法：补肾益肝，通络化瘀。方药：党参、黄芪、熟地黄、山药、牛膝各30 g，当归、茯苓、麦冬、山茱萸、续断、鸡血藤、白术各15 g，制附子10 g，肉桂6 g。14剂，每日1剂，水煎，分早晚2次温服。

2015年4月4日二诊：病人诉下肢酸胀冷痛有所改善，下肢肌肉萎缩不明显。舌淡红，苔白腻，脉沉细。现于原方中加山楂 10 g、炒稻芽 10 g、木香 15 g 以健脾开胃。28 剂，每日 1 剂，水煎，分早晚 2 次温服。嘱病人每日进行双下肢踝泵运动以预防下肢血栓形成，加强双下肢肌力训练。

2015 年 5 月 5 日三诊。病人下肢肌肉萎缩有所改善，纳食可。舌淡红，苔薄白，脉沉细。现守方续开中药 14 剂，配合每日点按肝俞、脾俞、胃俞、命门、腰阳关、气海、关元、足三里等穴位以补益肝肾，益气健脾。

2015 年 11 月 3 日随诊：病人诉平日精神状态良好，佩戴下肢助行器可基本行走，生活基本自理，继续在当地医院进行康复训练。

**【按语】** 脊髓的血液供应来源于脊髓前动脉、脊髓后动脉和根动脉。脊髓出血比较少见，发病原因有外伤性或自发性两种，以外伤所致者多见。当背部重伤或跌伤、臀部外伤、猛力举重、剧烈咳嗽等情况下，皆可直接或间接的诱发脊髓内出血。自发性脊髓内出血可见于血友病、血小板减少性紫癜、白血病、急性一氧化碳中毒等病。该病人病程较长，伴随双下肢肌肉萎缩，久病必虚，属中医"痿病"范畴，《素问·痿论篇》："论言治痿者独取阳明何也？……各补其荥而通其俞，调其虚实，和其逆顺，筋脉骨肉。各以其时受月，则病已矣。"故治疗大致方向为滋补肝肾，兼以调补脾胃。肝肾主筋骨，脾胃为生化之源。党参、黄芪、当归补益气血；牛膝滋养肝肾阴气；附子滋养肝肾阳气；辅以续断、鸡血藤以强筋骨活血通络，故可充养筋肉。

# 脊髓梗死后遗症

张某，男，56 岁。

2012 年 10 月 14 日初诊：因"下肢无力伴行走障碍 1 年"就诊。病人 1 年前无明显诱因突发双侧下肢沉重无力，不能站立行走。当时就诊于外院，完善胸椎 MRI 增强及脑脊液检查后诊断为脊髓梗死。予以抗血小板聚集、改善微循环、脱水、营养神经、防治并发症等治疗后，症状有所好转，佩戴下肢助行器可辅助行走数 10 m。现症见：双下肢沉重，倦怠乏力，站立过久可致心悸、头晕目眩，佩戴下肢助行器。无恶寒发热，无咳嗽咯痰，纳差，夜寐一般，小便假性导尿，大便干结。舌淡紫，苔薄白，脉细弱。既往有"高血压病"病史，最高血压达 180/110 mmHg，自行服用"苯磺酸左氨氯地平片"降压，但一直以来未规律服药。既往从事重体力劳作工作。辅助检查：胸椎平扫＋增强 MRI 示 T8 层面脊髓梗死，请结合临床。腰椎穿刺正常，血常规、肝肾功能、血糖、电解质、心肌酶基本正常，D-二聚体：1.5 mg/L。西医诊断：脊髓梗死。中医诊断：痿病；辨证：气血亏虚证；治法：益气补血，舒经活络。处方：黄芪 30 g，当归 20 g，党参、茯苓、赤芍、熟地黄、木瓜各 15 g，川芎、牛膝、茯神、龙骨、牡蛎、远志各 10 g，甘草 6 g。10 剂，每日 1 剂，水煎，分早晚 2 次温服。西医予以口服"苯磺酸左氨氯地平片"以降压、"阿司匹林"抗血小板聚集、"甲钴胺"营养神经。

2012 年 10 月 25 日二诊：病人诉下肢沉重感有所改善，乏力减轻，目眩次数较前明显减少。食纳一般，夜寐可。舌淡紫，苔薄白，脉沉细。现于原方中加炒稻芽、炒麦芽各 10 g，以健脾开胃。20 剂，每日 1 剂，水煎，分早晚 2 次温服。

2012 年 11 月 16 日三诊：病人诉下肢沉重感较入院时有较大改善，佩戴下肢助行器可辅助行走 100 米左右，食纳可，二便夜寐可。舌淡红，苔薄白，脉弦。现守方续开 20 剂，每日 1 剂，水煎，分早晚 2 次温服。2012 年 12 月 7 日停中药汤剂。

2013 年 4 月 1 日随诊：病人精神状态较好，乏力倦怠较前明显改善，未发头晕目眩等症状。下肢沉重好转，下肢辅助器可基本维持行走，达到生活基本自理。

【按语】 脊髓梗死相当罕见，本病是在继发脊髓缺血性病变的基础上进一步缺血、坏死、功能障碍的血管性病变。呈卒中样起病，脊髓症状常在数分钟或数小时达到高峰，且伴有相应节段的根性疼痛。此病病人的病因及临床表现差异较大，临床表现主要取决于所累及的脊髓动脉，是临床较为少见的疾病，易被误诊为其他脊髓疾病。本案病人主要以下肢痿软、行走站立障碍为主，伴有乏力、头晕、心悸、目眩等症状。可诊断为气血亏虚所致筋肉失养的痿病，故治疗上以补气养血为主，兼以安神健脾。方中当归、黄芪、党参补气养血；木瓜、川芎行气舒筋；龙骨、牡蛎、远志定志安神，故可取效。

# 颅内静脉窦血栓并脑干脱髓鞘假瘤

苏某，女，45岁。

因"突发头晕、行走欠稳10日，进展性加重伴右眼睑下垂6日"于2020年8月14日入院。病人10日前劳累后突发头晕，行走不稳，向右侧歪斜，讲话不清，当即前往某地市中医医院就诊，行头颅CT未见明显异常，予以改善循环、营养神经、止眩（具体药物不详）等治疗方案后，病人症状进行性加重。次日急往某地市中心医院就诊，急行头颅MRI平扫＋增强＋MRV示：颅内静脉窦血栓；延髓病变性质待定。并于下午行腰椎穿刺检查示：颅内压为220 mmH$_2$O，脑脊液生理、生化结果无异常。当即予以"甘露醇及甘油果糖注射液"脱水降颅内压、"泮托拉唑"护胃等治疗，行插胃管护理，后症状未见明显好转；在住院第3日出现右眼睑下垂，并睁眼困难，偏身感觉障碍加重，其经治医师建议转上级医院完善检查以明确诊断，进行下一步治疗。8月13日晚上6时在某大学附属医院行头颅MRI平扫＋增强＋MRV示：矢状窦、左侧横窦、乙状窦内低信号灶，考虑静脉窦血栓形成；延髓偏右侧异常信号灶，边界不清，增强扫描呈环状强化，直径约1.2 cm，肿瘤性、炎性、脱髓鞘病变性质待定；副鼻窦炎。神经外科专家会诊后，考虑脑干胶质瘤，不建议手术治疗。由于诊断为胶质瘤，病人丈夫有放弃治疗的想法，其胞妹则拼死不从，为求中西医结合治疗入住我科。现症见：头晕，行走不能，往右侧偏斜，四肢乏力，左侧偏身感觉障碍，吞咽不能，饮水呛咳，右侧眼睑下垂，睁眼不能，无明显头痛、胸闷等不适，饮食欠佳，夜寐欠安，大便3日未解，小便正常。舌暗红，苔黄厚腻，脉沉滑实。专科查体：右侧眼睑下垂，右侧瞳孔直径2 mm，对光反射稍迟钝；左侧瞳孔直径3 mm，对光反射灵敏。偏身感觉障碍，左侧深浅感觉减退。左侧肢体肌力4级。咽反射消失，余查体未见明显异常。病人既往有"头痛反复发作史"5年余，时作时止，经常自"布洛芬"止痛有效。2019年5月头痛突然加重，伴呕吐，省某医院明确诊断为：蛛网膜下腔出血、颅内静脉窦血栓形成，治疗后好转出院，但一直遗留头晕、头痛等不适，劳累后加重，家属拒绝行有创诊疗，故未完善DSA检查。生化检查：C反应蛋白10.56 mg/L，白细胞12.96×$10^9$/L，红细胞5.11×$10^{12}$/L，血红蛋白140 g/L，血小板233.00×$10^9$/L。西医诊断：脑干病变性质待定，倾向于脑干脱髓鞘假瘤；颅内静脉窦血栓；蛛网膜下腔出血后遗症期。中医诊断：脑瘤；辨证：热毒凝结证。治疗予"长春西汀注射液"改善循环，"低分子肝素注射液"抗凝，"吲哚布芬片"抗血小板聚集，"阿托伐他汀钙片"降脂稳斑，"奥拉西坦注射液"营养神经，配合中成药"丹参多酚注射液"活血通络及对症支持治疗。中医治法：清热解毒，凉血散血。处方：生石膏20 g，决明子、虎杖、连翘、白花舌蛇草、败酱草各15 g，大黄、牡丹皮、知母、薄荷、甘草、玄参、青黛各10 g，龙胆6 g。10剂，每日1剂，水煎，分早晚2次温服。8月24日查房：病人症状较前好转，舌老红苔黄腻，脉沉滑。停静脉注射用药，继续口服吲哚布芬片、阿托伐他汀钙片、长春西汀片等，并予原中药汤剂带药14剂出院。

9月10日门诊初诊：病人丈夫代诉，8月24日出院后未送病人去住院，居家服用上述出院带药。8月28日拔胃管，恢复自主进食，可以自己平地行走。9月2日能够自己做饭，劳动力竟然部分恢复。9月7日复查头颅 MRI 平扫＋增强：延髓少许小点片状异常强化影，病灶较前范围明显缩小，增强后强化部明显；静脉血栓及鼻窦炎，大致同前。由此可以证明，临床诊断为脑干脱髓鞘假瘤的判断正确。现症见：病人语言流利，吞咽功能恢复，饮水不呛，右眼睑可上抬，仅有轻微下垂，无头痛，左侧面部出汗异常，左侧偏身感觉障碍程度明显减轻，能短距离步行，乏力，左侧为甚，舌红苔薄黄干，脉沉细弦有力。嘱病人继续以"长春西汀片"改善循环，"吲哚布芬片"抗血小板聚集，"阿托伐他汀钙片"降脂稳斑治疗。中医治法：养阴活血，磨积散结，化瘀通络。处方：鬼箭羽、麦冬、生地黄、青葙子、天花粉、南沙参各 15 g，僵蚕、土鳖虫、山茱萸、苏木、秦艽、川芎各 10 g，乳香、没药、甘草各 6 g，全蝎 3 g。30 剂，每日 1 剂，水煎，分早晚 2 次温服。

10 月 12 日复诊：病人生活自理，诉左侧头面部麻木、多汗、紧束感，左侧肢体稍乏力，久行则跛足。舌红苔薄黄，脉沉细。治法：养阴活血通络。处方：虎杖、连翘、麦冬、忍冬藤、石楠藤、鸡血藤、络石藤各 15 g，僵蚕、土鳖虫、玄参、天冬、北沙参各 10 g，甘草 6 g，全蝎 3 g。30 剂，每日 1 剂，水煎，分早晚 2 次渐服。

12 月 6 日三诊：病人症状完全恢复，紧张、劳累、情绪激动时左侧颞部麻木疼痛，余无不适。舌淡红苔薄黄，脉沉细弱。复查头颅 MRI 平扫＋MRV 示：矢状窦、左侧横窦、乙状窦内血栓大致同 9 月 7 日，脑干未见异常信号灶。停用中药汤剂，加用医院内制剂活血荣络丸，并继续服用西药抗栓治疗。

【按语】 此案炎性脱髓鞘假瘤误诊为胶质瘤，几乎放弃治疗机会。临床上，诊病难，治病亦难。如此复杂重症，明确诊断后，按照病程从热毒、瘀热、虚滞论治，亦可取得较好的临床疗效。此取"法温病以治杂病"之功也。

# 第十九章　头痛、眩晕类疾病

## 紧张型头痛

阳某，女，55岁。

2018年3月8日初诊：反复头痛10年，呈胀痛，发作性，以颞侧为主，头顶怕风寒，常裹物，颈项疼痛，肩臂疼痛，进食稍多则胃脘不舒，足踝怕冷，平素心情郁郁不欢，不喜言谈。舌暗灰色苔黄干，脉细促浮。自诉可能产后吹风受寒引起。曾外院多次查颅脑CT未见异常。西医诊断：慢性紧张型头痛。中医诊断：头痛；辨证：风寒瘀阻证；治法：疏风散寒，活血化瘀。处方：蜈蚣1条，桂枝、乳香、没药、甘草各6g，桑枝、防风、桃仁、红花、紫河车、枳壳各10g，海风藤、紫石英、桑寄生、鬼箭羽、马鞭草各15g，葛根20g。7剂，每日1剂，水煎，分早晚2次温服。

2018年3月15日二诊：药后头痛明显缓解，颈项疼痛。肩臂疼痛减轻，仍头顶怕风寒，足踝怕冷，考虑产后体虚引起，口苦胃胀，进食稍多则胃部胀满加重，呃逆嗳气。舌暗苔薄黄，脉细弦紧。辨证：肝胃不调证；治法：疏肝和胃，兼健胃消食。处方：2018年3月8日处方加九香虫6g，川芎10g，鸡内金、麦芽各15g。7剂，每日1剂，水煎，分早晚2次温服。

2018年3月22日三诊：病人口苦、胃部胀满感减轻，仍旧恶风寒，头部胀痛，颈项、肩臂疼痛。舌老红苔薄黄干，脉浮促。辨证：气血不足，风寒痹窍证；治法：疏风散寒，通窍止痛。方剂：九味羌活汤加减。

处方：蜈蚣 1 条，细辛 3 g，羌活、防风、当归、川芎、白芷、桂枝、吴茱萸、炙甘草各 10 g，独活、紫石英各 15 g，黄芪 30 g。14 剂，每日 1 剂，水煎，分早晚 2 次温服。

2018 年 4 月 19 日四诊：药后好转，头痛、恶寒明显减轻，觉头晕，倦怠乏力，失眠多梦，面色、口唇淡白。舌暗苔黄白干，脉沉细。辨证：阴血不足证；治法：滋阴养血，通窍止痛。处方：2018 年 3 月 22 日处方加五味子 3 g，白芍、山茱萸 10 g，生地黄 15 g。14 剂，每日 1 剂，水煎，分早晚 2 次温服。

**【按语】** 紧张型头痛属于中医学"头痛""头风""脑风""内伤头痛"等范畴，脑为"清阳之腑"，五脏六腑之气血皆上注于头，但易受邪气侵犯。本案病人有产后受寒病史，产后本多虚多瘀，最易受外来邪气侵袭，加上病人情志失调，肝气不疏，致气血运行不畅，加之肝胃不和，肝郁乘脾，或忧思伤脾，导致脾虚不运水湿和精微物质，清阳不升，痰湿内蕴，或肝郁日久化火，火郁不能外散，煎熬津液而成瘀，瘀血阻络，蒙蔽清窍，或肝火直接上扰清阳，闭阻清窍，阻碍经络气血运行，致气血逆乱而发为紧张性头痛。故风、火、痰、瘀为头痛的致病因素，故临床上多从痰湿论治、从补肾疏肝论治、从开窍与通窍论治、从风邪上扰，脑络瘀阻论治、从健脾调气论治等。本案病机为肝肾阴血不足，风、寒、瘀血夹杂的本虚标实证，在本案辨证中，风邪是紧张型头痛发生发展中的重要致病因素，但有外感与内生之别。风为阳邪，其性轻扬开泄，易袭阳位，加之风性善行而数变，来去迅速，故其所致紧张型头痛时发时止，易于反复，缠绵难愈。风为百病之长，常夹他邪共同致病，如风寒闭阻经脉，壅滞经脉，经脉之气不畅，气血调达不畅，日久而致血脉瘀阻，心血不生，耗伤阴血，阴血不足，血虚生风，清窍失养，可致紧张型头痛。临证时可采用通窍之法，即运用轻清芳香、辛散走窜、升阳益气、祛风化痰、理气化痰等药物通行脑窍以治疗邪毒壅滞、脑窍闭塞的一种方法，可使脑窍恢复其清阳之生理特性。

# 偏头痛

朱某，女，60岁。

2015年12月22日初诊：病人左侧头痛难忍，发作前有眼睛闪光先兆，发作时呈闪电样剧痛，伴呕吐。曾于当地医院完善颅脑CT，未见明显异常。诊断为有先兆偏头痛。服"佐米曲普坦片"后发作频率下降。刻诊：病人左侧头痛时作，持续4～24小时，发作时呕吐，感腹中冷，口苦、齿衄，大便溏，小便正常。舌暗淡，苔黄腻，脉沉细弱。西医诊断：偏头痛。中医诊断：头痛；辨证：肝郁脾虚证；治法：疏肝理气，温中健脾。处方：蔓荆子20 g，延胡索、乌药、赭石各15 g，旋覆花、鸡冠花、白术、川芎、黄连炭、玫瑰花各10 g，炮姜、甘草各6 g。7剂，每日1剂，水煎，分早晚2次温服。

2016年1月7日二诊：病人头痛略减，发作次数较前减少，仍以左侧头痛为主，齿衄已减，腹冷好转。大便稍溏，小便正常。舌淡胖，略紫暗，苔薄黄，脉沉细。辨证：肝郁血瘀证；治法：疏肝理气，活血通络。方剂：散偏汤加减。处方：薏苡仁20 g，香附、鬼箭羽、鸡冠花、赭石、延胡索各15 g，旋覆花、川芎、白芍、郁金、苍术、姜皮各10 g，柴胡6 g，细辛3 g。7剂，每日1剂，水煎，分早晚2次温服。

2016年1月20日三诊：病人头痛明显改善，自行停服"佐米曲普坦片"未见病情加重。腹冷、齿衄已消。二便调。舌淡胖，略紫暗，苔薄黄，脉沉细。守方14剂，每日1剂，水煎，分早晚2次温服。

2016年2月18日电话随访：病人头痛症状基本消失，仅心情抑郁及烦躁时偶发。

【按语】　偏头痛发病部位多在头部两侧，为足少阳胆经循行之处，肝胆互为表里，故偏头痛多与肝关系密切。本案病人便为肝风内扰，兼加脑络瘀血而致病。方中蔓荆子轻清上浮，清利头目，疏风散邪；旋覆花、赭石沉降下行，镇肝和胃，以止呕逆；延胡索、川芎、玫瑰花疏肝理气，活血散瘀。诸药相伍，使风邪得散，气郁得舒，瘀血得行，则头痛得愈。再予白术益气健脾；炮姜、乌药温中散寒，则脾阳复，中气健。病人虽便溏，腹中冷，但兼有齿衄，舌苔黄腻，为寒热错杂，上热下寒之象，故加黄连炭、鸡冠花清热止血。二诊病人头痛略减，但未获全效，仔细察舌验脉，舌体淡胖，舌质泛现紫象，为脾虚湿阻，气血瘀滞，改用散偏汤加味。散偏汤（白芍药、川芎、郁李仁、柴胡、白芥子、香附子、白芷、甘草）治疗偏头痛疗效颇佳。再随症加入旋覆花、赭石重镇降逆；延胡索、郁金疏肝理气；鬼箭羽破血通经；鸡冠花收敛止血；苍术、薏苡仁、生姜皮健脾利湿；细辛温以通阳，使肝阳不亢，脾湿得除，敛中有散，散中有收，可冀头痛得愈。

# 丛集性头痛

文某，女，48岁。

2018年5月10日初诊：病人3日前无明显诱因出现发作性左额及左眼疼痛，每次持续30分钟左右，每日发作5～6次，病人可以自行忍受，未引起重视。今日晨起左额及左眼疼痛加重伴视物模糊，疼痛后左眼浮肿，无发热呕吐，遂来就诊。现症见：左额及左眼疼痛伴视物模糊，左眼浮肿，纳寐一般，小便黄，大便干，舌暗苔黄腐，脉细滞。急查颅脑CT未见明显异常。西医诊断：丛集性头痛。中医诊断：头痛；辨证：风热入络证；治法：清热解毒，活血通络止痛。方剂：清络止痛汤加减。处方：鬼箭羽、板蓝根、连翘、柴胡、半枝莲各15 g，川芎、川楝子、青蒿、黄芩、薄荷、金银花各10 g，甘草6 g。7剂，每日1剂，水煎，分早晚2次温服。

2018年5月25日二诊：病人症状好转，左眼浮肿明显减退，视物正常，但诉大便稀溏，胃口不佳。舌暗红苔厚腻，脉细涩。2018年5月10

日处方去连翘、黄芩，加淮山药、炒麦芽各 15 g，苏木、土鳖虫各 10 g。14 剂，每日 1 剂，水煎，分早晚 2 次温服。

2018 年 6 月 1 日三诊：病人头痛症状大幅度缓解，左眼浮肿消失，便溏次数减少，胃口好转。舌红苔腻，脉细涩。2018 年 5 月 25 日原方去金银花。7 剂，每日 1 剂，水煎，分早晚 2 次温服。

【按语】　丛集性头痛根据其临床表现在中医里归属于"头痛""首风""偏头风"等范畴。丛集性头痛病本责之于肝。肝藏血，肝经有病，必然累及营血，导致血液运行障碍，而成瘀血之弊，正如李东垣在《医学发明·中风同从高坠下》中所云"血者，皆肝之所主，恶血必归于肝""头部多瘀"，肝胆经皆行于头部，胆经行于头两侧，肝经与督脉会于巅，肝胆二经主疏泄，疏泄失调则易产生瘀血，久病入络，久痛入络，均可发生"不通则痛"，故头部剧痛。《临证指南医案·积聚》姚亦陶评论曰"初为气结在经，久则血伤入络"，故在本案治疗时遵叶天士"久病多瘀"的理论，在治疗头痛时常常加用疏肝理气及活血通络之品如柴胡、薄荷、川楝子、川芎、鬼箭羽等，气行则血行，血脉通达，头痛则止。周德生教授认为在头痛的急性发作期主要因为感受风热时毒，热毒蕴结，上攻于头而致头痛。故在活血通络止痛的基础上常常配伍清热解毒之法，常用连翘、黄芩、金银花等药物。病人二诊时，出现便溏，食欲减退，是因寒凉药物易损耗胃气，故二诊时去连翘、黄芩，加淮山药、炒麦芽，遵循"有胃气则生，无胃气则死"的原则养胃固护胃气。

# 巨细胞动脉炎

周某，女，57 岁。

2015 年 4 月 12 日初诊：因"左侧颞部疼痛 2 个月余，再发加重 7 日"就诊。病人诉 2 个月前突发左颞侧、太阳穴周围头痛，呈烧灼样或锤击感，夜间甚，张口或吹风受凉可诱发，咀嚼时可加重，压迫耳屏前方动脉和神经交叉点时也可引起头痛，1 周前疼痛加剧，遂来我院进行治疗。刻诊：病人左侧颞部疼痛，痛剧不可触碰，咀嚼食物及梳头时疼痛加重，疼痛难以入睡，伴头晕乏力，无恶心呕吐及语言障碍。自发病以来病人入睡差，食纳差，二便可。舌淡紫，苔薄白，脉沉细。辅助检查：血常规大致正常，红细胞沉降率稍增快；颅脑 MRI 未见异常。西医诊断：巨细胞动脉炎可能性大。中医诊断：头痛；辨证：气血亏虚证；治法：补益气血，通经止痛。处方：黄芪、党参、白芍各 20 g，白术、土茯苓、当归、升麻、天麻、川芎、酸枣仁各 15 g，红花、甘草各 6 g。7 剂，每日 1 剂，水煎，分早晚 2 次温服。

2015 年 4 月 23 日二诊：病人左颞侧胀痛减轻，头晕改善，夜间睡眠可，饮食，二便可。舌淡红，苔薄白，脉沉细。现守方续服 10 剂，每日 1 剂，水煎，分早晚 2 次温服。

2015 年 5 月 10 日三诊：病人左颞侧胀痛明显减轻，偶有发作，头不晕，夜间入睡快，无神疲乏力症状，饮食二便可。舌淡红，苔薄白，脉沉弦。守方续开 7 剂。2015 年 5 月 18 日停中药汤剂。

2015 年 11 月 3 日随诊：病人头痛未见复发。

**【按语】** 巨细胞动脉炎是一种免疫介导的慢性血管炎，发病多为 50 岁上以中老年女性，主要侵犯颞浅动脉和眼动脉，临床以头痛及视觉症状为主要表现。其疼痛强而剧烈，故现代临床上多以静脉滴注甲泼尼龙或者口服泼尼松治疗，但过快减量或停药可再次复发。中医学按其疼痛部位属于偏头痛，偏头痛在中医学又称"偏头风"，源于《素问·风论篇》。本案病人病久而耗伤气血所致气血两虚，出现头晕乏力，不荣则痛，故见头侧胀痛。因此治疗以补气活血为原则，辅以酸枣仁养心安神，升麻上举阳气，川芎活血行气，故能快速通经止痛。

# 前庭性偏头痛

杨某，女，58 岁。

2018 年 4 月 25 日初诊：诉 1 年前无明显诱因，突然开始出现反复头晕，每日持续 2～3 小时，发作时感天旋地转，无一过性黑蒙，严重时伴有恶心、呕吐，无耳鸣及听力下降，体位改变时症状加重，平卧休息时可缓解。无耳内流脓、恶寒发热、饮水呛咳。既往有"偏头痛"发作史，发作时伴有畏光、畏声及对气味敏感，服"佐米曲普坦"有效。曾到某市级人民医院住院，完善相关检查后诊断为：前庭性偏头痛，予以"天麻注射液"祛风止眩，"倍他司汀注射液"改善耳内循环以止眩，同时口服"盐酸氟桂利嗪胶囊"改善头晕、昏沉不适症状，"丹珍头痛胶囊"改善头痛等对症支持治疗，症状缓解，但仍多次发作，未治其本。2 日前，上述症状加重，遂来我院寻求中药配合治疗。刻见：神清，精神状态较差，无明显耳鸣及听力下降，无头痛，无视物模糊，无胸闷胸痛，无明显消瘦，纳差，睡眠差，眠浅易醒，大便偏干，2～3 日/次，小便偏黄。舌质暗红，苔薄黄而少津，脉弦沉细。中医诊断：眩晕；辨证：肝阳上亢证。治法：清肝泄热，熄风止眩。嘱病人口服"丹珍头痛胶囊"（3 粒/次，每日 3 次）以平肝熄风，解痉止痛。处方：柴胡、珍珠母、延胡索、乌药、首乌藤各 15 g，玫瑰花、合欢花、灵芝、独活、黄柏、秦艽、栀子、牡丹皮各 10 g，甘草 6 g。14 剂，每日 1 剂，水煎，分早晚 2 次温服。

2018 年 5 月 11 日二诊：病人神清，精神状态一般，诉上述症状已好转，头晕发作次数减少，持续时间缩短，偏头痛症状也明显好转，纳差，睡眠差，眠浅易醒，大小便正常。舌质偏红，苔薄白，脉弦沉细。嘱病人继续服用"丹珍头痛胶囊"。在原方的基础上去黄柏、黄连、秦艽，加用酸枣仁、龙骨、牡蛎、山楂各 15 g。继服 14 剂，每日 1 剂，水煎，分早晚 2 次温服。

**【按语】** 前庭性偏头痛是很常见的一种混合型眩晕性疾病，有一定的家族遗传性。目前已经成为发病率仅次于良性位置性眩晕（耳石症）的眩晕性疾病。同时该病也是儿童眩晕的最常见病因。前庭性偏头痛的发病机制尚不明确。有多种学说，包括三叉神经与前庭机制、皮质功能失调、神经递质紊乱、离子通道缺陷等。前庭性偏头痛被认为是中枢性眩晕，并与椎基底动脉缺血引起的短暂性脑缺血发作有关。中医将其归于"眩晕"的范畴，认为本病的主要部位在肝。肝胆互为表里，足少阳胆经入耳中，肝火循经上扰耳窍，则耳鸣耳聋；情志抑郁或恼怒则肝气郁结，气郁化火，阳气上亢，故使耳鸣耳聋加重；肝阳上亢，则面红目赤、头痛或眩晕、血压升高；舌质红，苔薄黄，脉弦主肝病。本案例病人属于肝阳上亢证，周德生教授认为本病的发作主要是因为病人平素肝气郁结，日久上亢于头面部，故治疗上主要在于平肝泄肝胆火，同时滋阴，标本兼治。

# 脑外伤后头痛

钟某，女，88岁。

2015年7月31日初诊：2015年7月9日头部因外物撞击后出现头痛，为左侧头部阵发性刺痛，无恶心，纳差，二便可。舌尖红少苔，边有瘀斑，脉弦细浮。颅脑CT及MRI未见出血。考虑为脑外伤后头痛。中医诊断：头痛；辨证：肾虚血瘀证；治法：益肾活血。处方：红景天、山楂、生麦芽各15 g，薄荷、鬼箭羽、山茱萸、川芎、生地黄、白术、黄精、石斛、玄参、片姜黄、赤芍各10 g，甘草6 g。7剂，每日1剂，水煎，分早晚2次温服。

1周后随访：头痛消失，原头晕、耳鸣症状也明显改善。

【按语】 脑外伤后头痛多因外物撞击致使髓海及脑络损伤，髓海耗损故肾精不足，脑络损伤则血溢脉外形成瘀血。因其病损及病变轻微，现代临床常规检查可无明显异常提示。本案病人肾虚血瘀之证较为典型，一方面病人年老体虚，肾气不足，肾精亏虚；另一方面受外物撞击，瘀血阻滞脑络，头部刺痛明显。治疗上兼顾其标本，以鬼箭羽、红景天、赤芍、川芎、片姜黄等药活血化瘀通络，并配伍玄参、生地黄、石斛等滋阴清热之品既能治其阴虚内热，又能防瘀久化热。

# 低颅压性头痛

李某，女，58 岁。

2016 年 3 月 18 日初诊：诉 3 日前因直肠病变行蛛网膜下腔阻滞术，术后 12 小时站立时出现头痛、头晕、恶心、呕吐，未有喷射样呕吐，时有视物模糊，平卧后明显改善，无四肢活动障碍，无言语障碍。立即完善颅脑 CT：未见明显异常。1 日前完善颅脑 MRI 增强提示硬脑膜轻度强化。血压 90/60 mmHg，考虑低颅压性头痛，予以补液、卧床休息等对支持治疗后略有改善。现为求进一步诊治，来我科门诊就诊。现症见：头部胀痛，以后枕部为甚，伴有头晕，无恶心呕吐、视物模糊、肢体活动障碍，平卧后好转，神疲乏力，纳寐欠佳，二便调。舌淡，脉弦细。西医诊断：低颅压性头痛。中医诊断：头痛；辨证：气血亏虚证；治法：益气补血，通络止痛。处方：黄芪、党参各 20 g，熟地黄、白芍、当归各 15 g，川芎、鸡血藤、防风各 10 g，甘草 5 g。7 剂，每日 1 剂，水煎，分早晚 2 次温服。嘱病人以卧床休息为主，适当多饮水。

3 月 25 日二诊：病人服药后头痛改善，站立时无恶心呕吐及视物模糊。续原方 10 剂，每日 1 剂，水煎，分早晚 2 次温服，以巩固疗效。

4 月 30 日电话随访：病人头痛及伴随症状完全消失。

**【按语】** 低颅压性头痛是指各种原因造成的脑脊液压力降低（<70 mmH$_2$O）导致的头痛，表现为轻-中度钝痛或搏动样疼痛，以前额部和枕部多见，与体位变化明显相关。可伴有眩晕、恶心、呕吐、视物模糊，严重者可出现意识障碍或精神障碍。本病多归属内伤头痛，病因病机是气血不足，肾精亏虚，脑髓失养所致。此病例根据其舌脉及症状，考虑为气血亏虚证，病人气血不足，不能上荣，窍络失养，引起头痛。予以益气补血治疗，因有形之血不能速生，无形之气当所急固，故方中重用黄芪和党参益气为君，熟地黄滋阴养血填精，白芍补血敛阴和营，当归补血活

血调经，川芎活血行气。补中有通，滋而不腻，温而不燥，阴阳调和使营血和营气恢复，头痛则止，兼以鸡血藤通络止痛，防风胜湿止痛，甘草调和诸药，使全方以补气血为主，通络止痛为辅，标本兼治，诸症消失。病人初诊服药7剂改善后，原方续方10剂以巩固疗效，电话随访，病人头痛已基本消失。

# 恶性血管源性眩晕并血管源性头痛

陈某，女，55岁。

2018年2月8日初诊：全头痛反复发作，头昏沉，头晕发作无规律，目赤眼胀，耳鸣，心中烦热，夜寐不安，多梦惊醒，腰膝酸软，小便频，大便调。舌暗苔黄厚滑，脉细滑促。血压150/86 mmHg。颈椎X线片示：C3/4椎间隙变窄，C3/4～C4/5双侧椎间孔狭窄。彩超示：双侧颈动脉硬化并颈动脉窦斑块形成。TCD示：脑血管痉挛。西医诊断：头颈部血管疾病继发性头痛，并继发性眩晕。中医诊断：中风先兆；辨证：肝阳上亢化风证；治法：平肝熄风，滋阴潜阳。方剂：镇肝熄风汤加减。处方：蔓荆子、北沙参、玄参、麦冬、麦芽、生龙骨、石决明、生牡蛎各15 g，蒲黄、川芎、黄芩、桑叶、菊花、川楝子、川牛膝各10 g，甘草6 g。7剂，每日1剂，水煎，分早晚2次温服。

2018年3月15日二诊：病人头晕、头痛稍有好转，心烦失眠，耳鸣，心中烦热，眼睛胀痛，迎风流泪，小便色黄，大便正常。舌暗苔滑腻，脉沉细弦。风阳稍减，火热势盛，痰湿蕴结。辨证：肝火上炎证；治法：清肝泻火，化痰祛湿，镇惊安神。处方：珍珠母、石决明、忍冬藤、虎杖、白茅根、合欢皮各15 g，青黛、川楝子、龙胆、远志、天竺黄、川芎各10 g，莲子心、甘草各6 g。7剂，每日1剂，水煎，分早晚2次温服。

2018年11月16日三诊：病人头晕、头痛好转，心中烦热减轻，仍睡眠差，头昏沉，晨起为甚，食欲不振，牙齿松软。舌暗红苔腐，脉沉细。

辨证：阴虚痰热，虚实夹杂证。治法：化痰祛湿，养阴清热。处方：合欢皮、生地黄、麦芽各 15 g，远志、玄参、麦冬、川楝子、青蒿、甘松、石菖蒲、法半夏各 10 g，莲子心、甘草各 6 g。7 付，每日 1 剂，水煎服，分早晚 2 次温服。

【按语】 头颈部血管疾病继发性脑部病变，轻重不一。其中，某些中风先兆往往隐藏着生死危机。恶性血管源性眩晕并血管源性头痛属于中医"头痛""眩晕""脑络痹"等范畴。经常头痛、昏沉是中风先兆，恶性眩晕也是中风先兆。《医学正传·眩晕》提出："眩晕者，中风之渐也。"《针灸大成·治症总要》说："但未中风时，一两月前，或三四个月前，不时足胫上发酸重麻，良久方解，此将中风之候也。"《医学衷中参西录·论脑充血证可预防及其证误名中风之由》列出中风先兆有曰："其脉必弦硬而长，或寸盛尺虚，或大于常脉数倍，而毫无缓和之意；其头目时常眩晕，或觉脑中昏愦，多健忘，或常觉疼，或耳聋目胀；胃中时觉有气上冲，阻塞饮食不能下行；或有气起自下焦，上行作呃逆；心中常觉烦躁不宁，或心中时发热，或睡梦中神魂飘荡；或舌胀、言语不利，或口眼喎斜，或半身似有麻木不遂，或行动脚踏不稳、时欲眩仆，或自觉头重足轻，脚底如踏棉絮。""偶有一二发现再参以脉象之呈露，即可断为脑充血之征兆也"。本病反复发作易致中风之重症。中医学一般将眩晕的病因归结为风、火、痰、瘀、虚，眩晕病机证候涉及实证的肝阳上亢、风火上扰、痰浊上蒙，虚证的肾虚精亏、气虚清阳不升等。本案病人头昏沉、头痛而腰膝酸软，上实下虚，头重脚轻之症，契合本病病机肝肾亏虚、风阳上扰。《素问·至真要大论篇》云："谨察阴阳所在而调之，以平为期。"肾虚肝旺之证，治当补虚泻实，夹痰、夹瘀者，亦当化痰行瘀，因此从补肾及平肝治疗眩晕者多易显效，本案中肝阳上亢证明显，多清泻肝火，镇降肝风，其病机关键在于"血之与气，并走于上"，故在药物选择上提出柴胡、防风、桂枝、附片等能引血上行，最为忌用，而麦芽顺肝木之性，川楝子引肝气下达，以此类疏肝而不升提的药物代替柴胡等，升降并用，达郁而无升提太过之弊。

# 良性位置性眩晕

周某，女，55岁。

2016年1月29日初诊：病人诉今晨起后自觉头晕，视物旋转，站立不稳，伴有右侧耳鸣，无耳胀感，恶心，无呕吐，立即卧床休息，向右侧转头时觉头晕加重，左侧转头时，头晕略有改善，卧床10分钟后有所缓解，无肢体活动障碍，无意识丧失。急诊完善颅脑CT、心电图检查均未见异常。既往有过类似发作，并确诊为"耳石症"，经手法复位后，病情好转。刻诊：头晕，耳鸣，右侧为甚，偶感恶心呕吐，头重脚轻，背冷，时有心悸，无胸痛，二便尚可。舌红边尖薄黄干，脉沉细促。既往有高血压、颈椎病、高脂血症病史。西医诊断：良性位置性眩晕（耳石症）。中医诊断：眩晕；辨证：肝肾阴虚，冲气上逆证；治法：平肝潜阳，滋养肝肾。方剂：龙骨牡蛎汤加减。处方：龙骨、何首乌、钩藤、生牡蛎、生地黄、紫石英、白蒺藜各15 g，山茱萸、乌梅、杏仁、淫羊藿各10 g，甘草6 g，五味子3 g。7剂，每日1剂，水煎，分早晚2次温服。

2016年2月7日二诊：病人服药后，头晕略有改善，但时有加重，无恶心呕吐，耳鸣减轻，在外院行3次耳石症手法复位后，效果仍旧欠佳。鉴于病人头晕与体位有明显因果关系，且能诱发出眼震，仍考虑为顽固性耳石症。刻诊：头晕，耳鸣，面色无华，无恶心呕吐，乏力，劳累后有头重脚轻，卧床休息后好转，背冷改善，无心悸，无胸痛，二便尚可，舌红边尖薄黄，脉沉细。中医辨证：肝肾阴虚，冲气上逆；治法：平肝潜阳，滋养肝肾。方剂：龙骨牡蛎汤加减。处方：龙骨、何首乌、钩藤、生牡蛎、生地黄、紫石英、白蒺藜、黄芪各15 g，山茱萸、乌梅、杏仁、淫羊藿各10 g，甘草6 g，五味子3 g。7剂，每日1剂，水煎，分早晚2次温服。

【按语】　良性位置性眩晕又称耳石症，是指头部迅速运动至某一特定头位时出现的短暂阵发性的眩晕和眼震，时间一般较短，数秒至数分钟，可周期性加重或缓解。病程时间长短不一。此例病人既往有类似病史，经手法复位后疗效尚可，但此次复位后仍有残留症状，考虑顽固性耳石症，病人以眩晕伴耳鸣为主诉，属于中医"眩晕"范畴，《素问·至真要大论》病机十九条有"诸风掉眩，皆属于肝"之说，依据病人伴随症状及舌苔、脉象，考虑肝肾阴虚，冲气上逆。病人年逾五旬，正处于机体激素紊乱时期，肝阳上亢，髓海空虚，则水不涵木，阴血不足，脑转耳鸣，目无所见。予以镇静安神，滋养肝肾兼以填精益髓。头晕有所减轻。复诊时：病人面色无华，短气少言，肝肾损伤之后，气血化生不足，气虚则清阳不升，在原方基础上，加以黄芪升阳提气。

# 梅尼埃病

陈某，男，28岁。

2018年5月10日初诊：病人诉1年前出现左耳耳鸣，伴耳部胀闷感，听力下降，偶有眩晕发作，每次持续数小时，无头痛。于外院就诊，完善相关检查后确诊为"梅尼埃病"，经治疗后（具体不详）眩晕改善，左耳耳鸣症状未见明显缓解，仍持续存在至今，1周前病人自觉左耳耳鸣症状加重，来我院寻求中医治疗。刻诊：病人性情急躁，左耳耳鸣，左耳部伴有明显胀闷感，听力下降，头晕，无头痛，口干口苦，无恶心呕吐不适，盗汗，睡眠欠佳，食欲尚可，二便调。舌暗红苔黄白少，脉弦细数。西医诊断：梅尼埃病。中医诊断：眩晕；辨证：肝阳上亢证；治法：平肝潜阳，清火息风。处方：黄连、法半夏、桑叶、菊花、佩兰、青黛、栀子、薄荷、小通草、青皮各10 g，龙骨、牡蛎、磁石、麦芽各15 g，桔梗、甘草各6 g。14剂，每日1剂，水煎，分早晚2次温服。并予"甲磺酸倍他司汀片剂"（12 mg，每日3次）口服，分早晚2次温服。

2018年5月31日二诊：病人诉左耳耳鸣、胀闷感及头晕症状较前好转，盗汗已止，纳眠尚可，二便调。舌暗老红，苔黄厚腻，脉细数滑实。一诊处方中去通草、桔梗，加蝉蜕5g，威灵仙10g，细辛3g。14剂，每日1剂，水煎，分2次早晚温服。

**【按语】** 梅尼埃病是一种特发性膜迷路积水的内耳病，表现为反复发作的旋转性眩晕、波动性听力下降、耳鸣、耳胀满感。属中医"眩晕"范畴。其病位在脑窍，病变脏腑责之肝、脾、肾三脏，但以肝论治为主，诚如《素问·至真要大论》云"诸风掉眩，皆属于肝"。本案病人平素性情急躁易怒，肝失条达，以致肝阳升动太过，肝失疏泄，经气不利，循经上扰清窍，血行不畅，脑失所养，而发眩晕。肝木主升主动，但不宜升之太过，故应用矿石类、贝类之重镇之品，如龙骨、牡蛎、磁石，平抑肝阳，重镇降逆，安神助眠，兼取龙骨、牡蛎收涩敛汗之效。肝主疏泄，畅达全身气机，肝气失疏，则三焦不利，进而气郁化火、痰瘀内生、风火易袭，脉络瘀滞失养，治疗上当兼顾祛除风、火、湿、痰、瘀等病理因素。同时配合使用组胺类药如"甲磺酸倍他司汀"改善内耳血流量。

# 心源性晕厥

徐某，女，83岁。

2012年12月11日初诊：病人因"反复晕厥发作3次"由急诊入院。病人自诉家属补充，半个月左右发作晕厥3次，均无明显诱因出现，持续数分钟恢复意识，偶遗留轻度头晕，发作时无肢体抽搐，无二便失禁，无冷汗肢冷。曾做颅脑MRI未见异常。动态心电图：窦性心动过缓，平均心率43次/min，偶发室性早搏。病人拒绝心脏起搏治疗，希望中医诊治，故来诊。入院症见：神志清楚，精神较差，右侧肢体活动不利，无明显肢体麻木，言语稍欠清，时有心慌胸闷，无明显胸痛，偶有夜间阵发性呼吸困难，纳寐可，小便可，大便秘结，5～6天/次。舌红少苔，脉弦细。既往有"大面积脑梗死、冠心病、高血压病"病史。体格检查：右上肢肌力3⁻级，右下肢肌力2级，左侧肢体肌力5级，右侧肢体肌张力增高，左侧肢体肌张力正常，四肢腱反射（＋＋），克氏征（－），巴氏征（－）。入院后复查心脏彩超示：①室壁运动异常；②主动脉硬化；③左心功能减退。心电图示：①窦性心动过缓，40次/min；②室性早搏；③完全性右束支传导阻滞；④Ⅲ导联异常Q波。脑电图示：轻度异常脑电图。TCD示：①双侧颞窗关闭；②双椎动脉血流速度增快。双侧颈椎动脉彩超：双侧颈动脉硬化并右侧小粥样斑块形成，双侧椎动脉走行稍扭曲。西医诊断：心源性晕厥。中医诊断：厥证；辨证：阴虚风动，上扰清窍证；治法：镇肝息风、滋阴潜阳。方剂：镇肝熄风汤加减。处方：龙骨、生牡蛎各20 g，天冬、白芍、钩藤、玄参、龟甲、牛膝各15 g，赭石、茵陈蒿、麦芽、僵蚕、炙甘草各10 g，川楝子5 g，5剂，每日1剂，水煎，分晚早2次温服。配合中成药"疏血通注射液"活血通络，"复方丹参滴丸"活血化瘀。西医予以"苯磺酸左氨氯地平片"降压，"奥扎格雷钠"抗血小板聚集，"三磷酸胞苷二钠注射液"营养神经及对症支持治疗。

2012年12月17日二诊：病人右侧肢体活动不利较前明显改善，稍有咳嗽，心慌胸闷较前缓解，无明显胸痛，仍便秘。舌红，苔白稍厚，脉弦滑。治法：宽胸散结、化痰理气。方剂：黄连温胆汤合瓜蒌薤白半夏汤加减。处方：火麻仁30 g，茯苓、瓜蒌皮、丹参各15 g，陈皮、炙甘草、枳实、竹茹、法半夏、薤白、桃仁各10 g，红花6 g，黄连3 g，5剂，每日1剂，水煎，分早晚2次温服。

2012年12月20日三诊：诉未再发作晕厥，心率上升到48次/min，右侧肢体活动不利改善明显，稍有咳嗽，心慌胸闷较前好转。舌淡红，苔白偏腻，脉弦。病人病情稳定，带药出院。处方：火麻仁30 g，茯苓、丹参、砂仁各15 g，陈皮、法半夏、枳实、竹茹、炙甘草、薤白、瓜蒌皮、檀香、川芎各10 g，黄连3 g。7剂。嘱病人注意休息，适当锻炼，按时服用降压、调脂稳斑药物。

**【按语】** 心源性晕厥属于中医学"厥证"范畴。《证治汇补·厥门》云："人身气血,灌注经脉,刻刻流行……或外因六淫,内因七情,气血痰食皆能阻遏营运之机,致阴阳二气不相接续,而厥作焉。"本案病人老年女性,肝肾亏虚,阴虚则不涵阳,阳亢则生风,内风上扰清窍,为发病之本,故选方镇肝熄风汤镇肝熄风、育阴潜阳;又因病人平素喜食肥甘厚腻之品,脾胃受损,运化失常,酿生痰湿,痰湿阻滞气机,气滞则血行不畅"痰浊""气阻""血滞"乃发病之标,选用黄连温胆汤合瓜蒌薤白半夏汤加减理气化痰、活血化瘀,标本兼治,共奏良效。

# 反射性晕厥

林某,男,73岁。

2012年5月19日初诊:因"反复咳嗽后晕厥10余年,加重伴咳嗽、咳痰3日"入院。入院症见:神志清楚,精神可,咳嗽,咯白黏痰,纳寐可,二便调。舌红少苔,苔黄腻,脉数。期间4月27日、5月16日出现剧烈咳嗽后晕厥发作;既往有"高血压病、糖尿病、脑梗死、肺气肿并肺部感染"病史。西医诊断:反射性晕厥。中医诊断:厥证(气厥);辨证:痰热瘀阻证;治法:清热化痰、活血化瘀。方剂:温胆汤加减。处方:浙贝母、鸡血藤各20 g,连翘、矮地茶各15 g,瓜蒌皮、陈皮、法半夏、枳实、竹茹、黄芩、桃仁、桔梗各10 g,甘草6 g,红花5 g。5剂,每日1剂,水煎,分早晚2次温服。配合中成药"痰热清注射液"清热化痰,"止咳桃花散"止咳化痰。

2012年5月24日二诊:病人咳嗽咳痰明显好转,偶有咳嗽,舌脉同前,未发生晕厥现象。原方加减:茯苓、鸡血藤各15 g,瓜蒌皮、浙贝母、陈皮、法半夏、枳实、竹茹、茯苓、甘草、黄芩、丹参各10 g,胆南星6 g。5剂,每日1剂,水煎,分早晚2次温服。

2012年5月27日三诊:病人无明显咳嗽,夜尿多,有尿等待症状。

处方：鸡血藤 20 g，茯苓 15 g，陈皮、法半夏、枳实、竹茹、瓜蒌皮各 10 g，甘草、桃仁、红花各 6 g。5 剂，每日 1 剂，水煎，分早晚 2 次温服。中成药"缩泉胶囊"缩泉止遗，"非那雄胺片剂、坦索罗辛缓释胶囊"改善排尿障碍。

3 个月后随访：回家后未再发生晕厥。

【按语】 本案病人每于咳嗽后发作晕厥，属于反射性晕厥中的情景性晕厥，相当于中医学中"厥证"范畴。周德生教授强调抓主症、辨病机，衷中参西，依据"咳嗽，咯痰，舌红，苔黄腻，脉数"，可知病机核心是痰热内阻，气机失调，上下阻格。病人平素饮食不节，形体偏胖，脾胃受损，运化失常，酿生痰湿，郁而化热，阻滞气机，气不行则血不畅，滞而为瘀，痰热、瘀血交阻，上扰清窍，发为晕厥。方用温胆汤加减清热化痰，同时配伍红花、桃仁、鸡血藤活血化瘀，方证对应，药证相符，故能获效。

# 脑源性晕厥

李某，女，85 岁。

2018 年 9 月 6 日初诊：因"突发晕厥 2 次"入院。病人 2018 年 9 月 3 日无明显诱因突发晕厥，持续 1 分钟左右完全缓解，晕厥时无恶心、呕吐，无冷汗，无胸闷气促，无二便失禁，当时病人未予重视，未行相关诊疗。昨日病人起床如厕时再发晕厥，为明确病因及治疗而入院。现症见：晕厥无再发，偶有头晕，精神状态一般，无恶寒发热，纳寐可，二便调。舌淡红，苔黄腻，脉弦滑。既往有"高血压"病史 10 年余，平时服用"苯磺酸左氨氯地平片"降压，血压控制可；有"股骨骨折钢钉固定术后、子宫切除术"病史。体格检查：神志清，无失语，神经系统病理征（一）。辅助检查：肝肾功能、血常规、电解质、血糖均正常。颈部彩超：①双侧颈动脉硬化并斑块形成；②左侧椎动脉内径偏窄，局部走形稍扭曲；③双侧椎动脉血流阻力指数增高。颅内动脉 CTA：颈动脉、颅内动脉粥样硬化改变；右侧胚胎型大脑后动脉，交通段重度狭窄，右侧大脑后动脉次全闭塞；右侧优势型椎基底动脉，左侧椎动脉 V4 段与基底动脉先天不连。动态心电图正常。西医诊断：脑源性晕厥。中医诊断：厥证；辨证：痰浊中阻证；治法：活血化瘀，化痰开窍。方剂：半夏白术天麻汤加减。处方：甘草 6 g，法半夏、白术、陈皮各 10 g，天麻、茯苓、蓝布正、鬼箭羽、鸡血藤各 15 g。7 剂，每日 1 剂，水煎，分早晚 2 次温服。

病人服药后头晕好转，虽然眩晕仍反复发作，但晕厥未再出现，于 2018 年 9 月 13 日出院，出院予以守方继续治疗。14 剂，每日 1 剂，水煎，分早晚 2 次温服。

【按语】 晕厥是指一过性全脑血流低灌注导致的短暂意识丧失，特点为发生迅速、一过性、自限性，并能够完全恢复。晕厥发作前可有先兆症状，如黑蒙、乏力、出汗等。在晕厥的诊断中首先排除心源性晕厥至关重要。本病属中医"厥证"，关于"厥证"的病机及其症状表现，在《伤寒论·辨厥阴病脉证并治》中指出："凡厥者，阴阳气不相顺接，便为厥。厥者，手足逆冷是也。"《证治汇补·厥》阐述病机："人身气血，灌注经脉，刻刻流行，绵绵不绝，凡一昼夜，当五十营于身，或外因六淫，内因七情，气、血、痰、食皆能阻遏运行之机，致阴阳二气不相接续，而厥作焉。"指出气、血、痰、食皆可致厥。本案病人素体本虚，阴阳气血暗耗，元气亏虚，脑海失养，又有颅内多发血管狭窄病史，脉管不通，影响气血运行，血行不畅而成瘀，或痰浊内蕴，阻塞气道，气机不畅，如遇恼怒，痰随气逆上壅，阻遏清阳，致阴阳气不相顺接。脑为元神之府，有赖气血濡养，才能起到主司神明的功能，痰瘀蒙蔽清窍，致清阳不升，发为厥证。临证治疗当从虚、瘀、痰着手，重点是"调平阴阳、调畅气血、调和脏腑"，治以豁痰化瘀，补中益气，疏肝解郁即可奏效。

# 第二十章 神经免疫性疾病

## 多发性硬化

刘某，男，38岁。

2017年9月27日初诊：因"右下肢乏力4日"就诊。病人4日前感冒出现右下肢乏力，伴有肢体麻木，走路不稳，西药"泼尼松"治疗中，要求同时中药治疗。既往有"多发性硬化"病史9年余，第2次复发为2年前，本次是第3次发病。现症见：右下肢乏力，伴有麻木，兼见微肿，走路不稳，偶有头晕，寐而易醒，时寐时醒，小便黄，大便干结，2日未解。舌略淡萎，苔黄白少苔，脉沉细弦弱。颅脑MRI示：左侧侧脑室旁多发脱髓鞘病灶。西医诊断：多发性硬化。中医诊断：痿病；辨证：气血失养，风湿热毒证；治法：益气通络，凉血解毒，佐祛风。方剂：益气解毒通络方加减。方药：黄芪、海风藤、红景天、络石藤、垂盆草、生地黄各15g，僵蚕、青黛、秦艽、青蒿、牡丹皮、白菊花各10g，露蜂房、甘草各6g，全蝎3g。10剂，每日1剂，水煎，分早晚2次温服。

2017年10月12日二诊：泼尼松（60mg，已用3天）递减中，右下肢乏力较前好转，夜寐差，易惊醒。舌暗齿痕，苔薄黄沉涩细。2017年9月27日处方去生地黄，加茯神、远志各10g，胆南星6g。14剂，每日1剂，水煎，分早晚2次温服。

2017年11月9日三诊：右下肢乏力较前稍改善，麻木未减，夜寐可，二便正常，舌略暗，苔薄黄干，脉沉细涩。辨证：气阴两虚，筋脉失养证；治法：益气养阴，活血通经，兼清虚热。方剂：沙参麦冬汤加减。处方：垂盆草、北沙参、麦冬、半枝莲、白花蛇舌草、淮山药、木瓜、白茅根各 15 g，北豆根、青蒿、赤芍各 10 g，甘草 6 g，五味子 3 g，蜈蚣 1 条。14 剂，每日 1 剂，水煎，分早晚 2 次温服。

2017 年 11 月 23 日四诊：右下肢麻木较前改善，偶有腰膝酸软，乏力，舌淡红，苔薄黄，脉细涩。2017 年 11 月 9 日处方去半枝莲、北豆根、青蒿，加红景天、熟地黄 15 g，女贞子、玄参、墨旱莲各 10 g。14 剂，每日 1 剂，水煎，分早晚 2 次温服。

2017 年 12 月 7 日五诊：睡眠差，气促，肢体障碍有好转，舌暗红少苔，脉沉细涩。泼尼松递减至 25 mg 治疗中。守方 14 剂，每日 1 剂，水煎，分早晚 2 次温服。

2017 年 12 月 21 日六诊：泼尼松 15 mg 治疗中，右下肢乏力明显，活动迟缓，睡眠可，小便难迟。舌暗，苔薄黄腻，脉沉细弱。辨证：肝肾亏虚，风湿痹阻；治法：补肝肾，强筋骨，祛风湿。方剂：独活寄生汤加减。处方：石楠藤、木瓜、萆薢、独活、怀牛膝、骨碎补、杜仲、桑寄生、枸杞子、薏苡仁各 15 g，威灵仙、黄柏、知母、苍术各 10 g，甘草 6 g。21 剂，每日 1 剂，水煎，分早晚 2 次温服。

2018 年 3 月 15 日七诊：泼尼松持续治疗中，右下肢乏力较前明显好转。舌老红，苔薄黄干，脉沉细弱。辨证：风痰扰窍，热灼阴津证；治法：祛风除湿，养阴清热。方剂：祛风除湿通络汤加减。处方：石楠藤、白花蛇舌草、忍冬藤、木瓜、仙鹤草、菊花、薏苡仁、北沙参、连翘各 15 g，秦艽、苍术、玄参、青黛、薄荷各 10 g，甘草 6 g。14 剂，每日 1 剂，水煎，分早晚 2 次温服。

2018 年 3 月 29 日八诊：右下肢活动明显好转，能平稳行走。舌略暗红，苔薄黄干，脉沉细紧。辨证：湿热痹阻证；治法：清热祛湿，通利经脉。方剂：回首散加减。处方：独活、木瓜、黄芪、葛根、狗脊、紫石英、杜仲、枸杞子各 15 g，黄柏、秦艽、白芷、炙麻黄各 10 g，蜈蚣 1 条。14 剂，每日 1 剂，水煎，分早晚 2 次温服。

【按语】 多发性硬化是一种好发于中青年女性的自身免疫性中枢神经系统脱髓鞘疾病。按临床表现不同可分别归属于中医"中风病""痿病""痹病"等范畴，本病多为本虚标实，本虚以肾精不足，肝肾阴虚，肾阳虚损，气血亏虚为主，标实则以风、寒、湿、热、痰、瘀常见。正邪交争，正胜则缓，邪胜则复，缓解复发，缠绵反复。治则上当以扶正固本，祛邪解毒，宜采用补脾肝肾，兼祛实邪的治疗原则。本病病位在脑髓，其根本在于脾、肝、肾。肾为先天之本，脾为后天之本，先后天之源于此，常与人的免疫功能息息相关。《医学衷中参西录·振颓汤》中提到"惟觉骨软不能履地者，乃骨髓枯涸，肾虚不能作强也"。说明肾精亏虚可致痿病。肾虚是多发性硬化发病之本，补肾应贯穿多发性硬化治疗的始终。脾胃为后天之本，脾主运化、升清，脾主四肢肌肉。《脾胃论·脾胃盛衰论》提出"大抵脾胃虚弱，阳气不能生长……脾病则下流乘肾……则骨乏无力，是为骨痿"；《素问·痿论篇》曰"治痿独取阳明"，可见补益脾肾，扶正固本是预防和治疗本病的根本。本案中病人久病体虚，肝脾肾亏虚为本，各阶段各种病邪（风、湿、痰、热、瘀）阻滞经络为标，因此在治疗多发性硬化时，将补脾肝肾，通经络贯穿疾病各阶段，结合病人的自身体质及疾病所处的阶段而调整用药。急性发作期以祛邪兼扶正为治则，具体以清热解毒，祛风除湿为治法，可酌配扶正固本之品。慢性进展期补益与祛邪兼顾。缓解期以扶正兼祛邪为治则，具体以补益脾肾、解毒化痰为治法，注重调整病人机体血气阴阳平衡，使方药与病人体质因素相结合，以达到动态平衡。

# 急性播散性脑脊髓炎

李某，女，15 岁。

2018 年 6 月 18 日初诊：病人坐轮椅推入就诊，其母亲诉其 5 月 8 日感染水痘病毒后，于 5 月 16 日突然出现高热，体温最高达 40 ℃，剧烈头痛，并伴有抽搐、意识障碍、双下肢麻木，紧急送往某三甲医院就诊，头颅MRI：①T2WI脑白质内内多发片状边界不清的高信号，双侧不对称，其中心更高信号为液化，灶周可见明显水肿；②右侧基底核区多发小片状异常信号。脑脊液：水痘病毒抗体阳性；压力201 mmH$_2$O；中性粒细胞12.36×10$^9$/L；蛋白定量663.28 mg/L；PCR（一）。确诊为急性播散性脑脊髓炎。给予抗病毒、激素抗炎、营养神经及对症支持治疗后，头痛、抽搐缓解，遗留肢体无力麻木等，遂就诊我科门诊。刻诊：体格较瘦，精神差，双下肢乏力，左侧甚于右侧，感觉减退，左甚于右，有紧束感，不能自主活动，智力未减退，自觉身热，伴有背痛、颈项部痛，纳可，睡眠差，小便黄，大便2～3日1次，便质干结。舌红，苔黄厚腻，脉滑数。中医诊断：温病；辨证：湿热内盛证；治法：清热利湿，通经活络。处方：葛根30 g，青黛、萆薢、海风藤、木瓜、乌药、土茯苓各15 g，苏木、黄柏、白鲜皮、川楝子、苍术各10 g，穿心莲、黄连、甘草各6 g。7剂，每日1剂，水煎，分早晚2次温服。西医继续口服"甲泼尼龙"（10 mg，每日2次）。

2018年6月30日二诊：在母亲陪同下轮椅就诊，病人上述症状改善，精神状态尚可，可站立，略能行走，但左下肢症状改善不明显，不能久立、久行，身热、背痛、颈项部痛等症状消失，饮食正常，睡眠情况好转，小便仍黄，大便1～2日1次，成形偏干。舌红，苔黄腻，脉滑数。继续予口服"甲泼尼龙"（10 mg，每日2次）。守上方加茵陈蒿、藿香各10 g。继服7剂，每日1剂，水煎服。

2018年7月11日三诊：在父母陪同下面诊，病人双下肢仍有酸胀麻木感，以左下肢为甚，能自主活动，纳可，睡眠可，大小便正常。舌淡红，苔薄黄，脉弦数。予口服"甲泼尼龙"（5 mg，每日2次）。原方去萆薢、土茯苓、苍术、黄柏、穿心莲、加鸡血藤、川牛膝、当归各15 g。继服7剂，每日1剂，水煎，分早晚2次温服。

2018年7月22日四诊：在母亲陪同下面诊，病人精神良好，双下肢酸胀麻木感明显减轻，无其他不适，纳可，睡眠可，大小便正常。舌淡红，苔薄白，脉弦实。继续予口服"甲泼尼龙"（5 mg，每日 2 次）。守上方，继服 7 剂，每日 1 剂，水煎，分早晚 2 次温服。

2018 年 8 月 12 日电话随访诊：病人痊愈，已恢复正常。

【按语】　本例病人感染水痘病毒 8 日后初次发病，确诊为急性播散性脑脊髓炎，本病是一种免疫介导的广泛累及 CNS 白质的特发性炎症脱髓鞘疾病，常见于儿童与青少年，常与感染、疫苗接种有关，常急性或亚急性发作，临床特征以发热、头痛、多灶性神经系统症状和体征为主，伴多灶性脱髓鞘病灶，重者有癫痫发作以及意识障碍，临床死亡率和致残率均高。周德生教授认为中医根据其发病特点，可以归于"温病"的范畴，常常在外感将愈之时突然发病，发病时急骤，发病特点多样，一般按中医学三焦规律传变。病人此次发病，是由于机体正气不足，卫外不固，复感温热邪毒而发病，温热邪毒侵及心肝，故见高热、抽搐、头痛、意识障碍，温热邪毒内蕴脾胃，脾失健运，水液运化失常，湿浊内生，郁而化热，体内湿热交阻，气血运行不畅，络脉痹阻，气血不能温煦涵养肌肤，故见身热、肢体萎弱无力、肌肤感觉减、背痛、颈项部痛，故治疗上应以清热利湿，通经活络为主。给予青黛、穿心莲、黄柏、白鲜皮、黄连清热解毒利湿；萆薢、海风藤利湿去浊通痹；葛根、木瓜通经活络；土茯苓解毒除湿，通利关节；乌药、川楝子行气止痛；苏木活血化瘀止痛，苍术健脾燥湿。一诊处方清热利湿的力度不够，故二诊时在原基础上加茵陈蒿、藿香以增加清热利湿之功效。三诊时病人体内湿热邪毒基本已去，但络脉痹阻，气血运行依然受阻，肢体活动障碍，故去萆薢、土茯苓、苍术、黄柏、穿心莲，加鸡血藤、川牛膝、当归以活血补血、通经活络。四诊病人症状已基本缓解。

# 急性脊髓炎

李某，男，46 岁。

2016 年 9 月 5 日初诊：病人诉 3 日前因受凉后突起高热、咽痛、鼻塞、流涕等全身不适症状，自行服用"感冒灵颗粒"，未见明显好转，继而出现腰背皮肤刺痛，双下肢稍乏力，左侧甚于右侧，行走困难，自觉从胸部以下有紧束感，故就诊于我科。刻诊：腰背皮肤刺痛，胸部以下束带感，双下肢稍乏力，左侧甚于右侧，感觉减退，左甚于右，有紧束感，排尿困难。食欲不佳，精神一般，大便未解，小便失禁，睡眠欠佳。舌淡苔白腻，脉沉细。脑脊液常规示：无色透明，潘氏实验弱阳性；脑脊液生化：葡萄糖 2.9 mmol/L，氯化物 116 mmol/L，蛋白定量 566 mmol/L；血常规见外周血白细胞值轻度上升；脊髓 MRI 见：T3～T6 髓内异常信号，多发斑点状病灶，T1 低信号 T2 高信号且强度不均，脊髓炎可能。西医诊断：急性脊髓炎。中医诊断：痿病；辨证：气虚痰浊；治法：健脾益气，祛痰通络。处方：黄芪 30 g，红景天、青葙子各 15 g，白僵蚕、石菖蒲、苍术、陈皮、浙贝母、芦根各 10 g，蜈蚣 1 条，胆南星、甘草各 6 g，皂角刺、全蝎各 3 g。30 剂，每日 1 剂，水煎，分早晚 2 次温服。并予以"泼尼松"口服。

2017 年 2 月 8 日二诊：精神尚可，无高热寒战、咽痛、鼻塞等症状，双下肢乏力缓解，食欲一般，大小便正常。舌淡，苔白，脉沉细。处方：9 月 5 日方去黄芪、红景天、芦根，加土茯苓 30 g，鸡血藤 15 g，三棱、莪术各 10 g。30 剂，每日 1 剂，水煎，分早晚 2 次温服。继续口服"泼尼松"，逐渐减量。

2017 年 3 月 15 日三诊：治疗后好转，无行走困难，精神尚可，大小便正常。舌老红暗，苔黄厚腐干，脉沉滞。继续递减口服"泼尼松"。

【按语】 急性脊髓炎是由非特异性炎症引起的急性脊髓脱髓鞘或坏死的一种疾病，是神经内科常见的急重症，主要症状为病损脊髓平面以下的肢体运动障碍、传导束性感觉受损以及大小便功能障碍在内的自主神经功能障碍。归属于中医"痿病"的范畴。其病因病机多为外感温热之邪，耗伤津液，浸淫筋脉，气血运行不利，导致筋、脉、肉失养，肢体弛纵不收。方中黄芪、红景天益气活血；佐以陈皮行气使之补而不滞；白僵蚕、蜈蚣、全蝎熄风止痉；配伍石菖蒲、胆南星、苍术祛痰化湿；皂角刺、青葙子清热燥湿；芦根生津止渴利尿；甘草中和诸药。二诊后病人精神尚可，加减方药去黄芪、红景天，加土茯苓解毒祛湿，莪术、三棱、鸡血藤三药合用，气血双施，活血化瘀。

# 视神经萎缩

王某，男，46岁。

2017年3月10日初诊：视物模糊，视野缩小，伴双目干涩，偶有头晕耳鸣，双手不自主震颤，夜寐欠佳，心烦躁扰，口干无口苦，大便干结，小便可。舌红赤少苔，脉细浮弱。有酗酒史。眼底检查示：视神经萎缩。西医诊断：视神经萎缩。中医诊断：青盲；辨证：肝肾阴虚证；治法：养阴清热，凉血活血。处方：全蝎、五味子各3 g，黄精、菊花、白芍、石斛、山茱萸、玉竹、甘草各10 g，青葙子、忍冬藤、决明子、虎杖、茯苓各15 g。14剂，每日1剂，水煎，分早晚2次温服。

2017年3月22日复诊：病人仍视物模糊，双目干涩，自觉双目瘙痒，无疼痛，伴头晕耳鸣，双手不自主震颤，夜寐改善，易心烦，无口干口苦，二便调。舌红少苔，脉弦细数。2017年3月10日处方茯苓改为10 g，加北沙参、生地黄、天花粉、麦冬各15 g。14剂，每日1剂，水煎，分早晚2次温服。

【按语】　视神经萎缩属于常见病。视神经本身及其周围相关组织结构的病变、颅内病变、外伤性病变、代谢性疾病、营养性因素、遗传因素等都可引起视神经萎缩。有时病因难以明确，主要危害为永久性视力障碍，甚至失明。视神经萎缩属于中医学"青盲""视瞻昏渺"的范畴。《审视瑶函·内外二障论》曰："眼乃五脏六腑之精华，上注于目而为明。"眼睛之所以能视万物、辨颜色、察秋毫，主要是依赖五脏六腑精气的濡养。视神经萎缩的虚证和实证其发病实质都是经络不通，脉道阻塞而致。目系失养的主要原因有两方面：一是精、气、血减少，无法上荣于目；二是经络不通，脉道阻塞，不能运精于目，从而导致目系失荣。因此不论精、气、血是否亏损，唯经络通畅，精血滋养目系，视神经萎缩的治疗才会有效。本案病人主要表现为视物模糊，双目干涩，系肝肾阴津亏虚，精血亏虚，不能上荣于目，引起目系经脉不通，此乃虚实夹杂之证，临证上主要是清热明目，滋养阴液为主。一诊时既用菊花、青葙子、决明子清热明目，又配合白芍、石斛、山茱萸、玉竹等养阴之品，加上忍冬藤、全蝎等活血通络之药，使得热邪散，阴液滋，目系脉络通畅；二诊时仍是双目干涩，在原方的基础上加用北沙参、生地黄、天花粉、麦冬清热养阴之品，使肝肾阴精得养，目系脉络得通。

# 视神经脊髓炎

李某，男，40岁。

2019年1月6日初诊：因"反复视物模糊13年，右眼失明7年，突发左眼视力锐减3日余"入院。病人于2006年无明显诱因出现双眼视物模糊，一过性黑蒙，视力下降，约1周后右眼失明，左眼视物模糊加重，伴有头晕头痛，遂往省某三甲医院治疗，完善检查后诊断为"视神经脊髓炎"，激素冲击治疗后视力恢复正常。2008年病人自诉再次出现双眼视物模糊，视力下降，并伴有双下肢僵硬麻木，不能自行站立，双上肢麻木酸痛，甚则伴有呼吸困难，心中憋闷感，遂由门诊以"视神经脊髓炎"第一次入住我院。完善颅脑＋脊髓 MRI：①MRI平扫颅脑实质未见明显异常；②左上颌窦、双筛窦黏膜增厚。T3～T7脊髓异常条索状长 T1、长 T2信号病灶，结合病史考虑视神经脊髓炎可能。治疗上再次予"甲泼尼龙"冲击，并予以"单唾液酸四己糖神经节苷酯钠、甲钴胺、维生素"营养神经及活血化瘀等对症支持治疗，病人症状好转后出院。2012年再次出现右眼视力下降治疗后未恢复。3日前突然出现左眼视力下降，故再次住院治疗。入院症见：右眼失明，无光感，左眼胀痛，视力下降，视物模糊，头晕，阵发性全头胀痛，颈项僵痛，左侧肢体麻木，双足麻木，偶干呕，无胃脘疼痛，无恶心呕吐，无视物旋转，长期便秘，需服用通便药物，每日1行，小便正常，夜尿1次。舌红，苔薄黄滑，脉细弱。体格检查：体温、脉搏、呼吸、血压正常，神志清楚，语言流利，反应灵敏，双侧瞳孔等大等圆，直径3 mm，右侧直接、间接对光反射消失，左侧对光反射灵敏，双眼球活动自如，无眼球震颤，双侧鼻唇沟对称，伸舌居中。颈项强直。双肺呼吸音清，双肺未闻及干、湿啰音。心率80次/min，心律整齐。双下肢无水肿，双手皮色较深，四肢末端温度较低。双上、下肢肌力及肌张力均正常。四肢腱反射（＋＋），克氏征（－），巴氏征你（－）。辅助检查：血常规、肝肾功能、电解质均正常。颅脑＋颈椎＋胸椎MRI：①C2椎体脂肪沉积可能，较前新发，请结合临床；②C3/4～C6/7椎间盘稍向后突，大致同前；③胸椎退行性变，大致同前；④C2水平脊髓内异常信号影，脊髓中央管可能，请结合临床；⑤双侧额窦缺血灶；⑥双侧上颌窦、筛窦炎。治疗上予以"甲泼尼龙"冲击治疗，"单唾液四己糖神经节苷脂钠、甲钴胺、鼠神经生长因子、维生素B_1"营养神经，"滋阴明目丸"润目等治疗。西医诊断：视神经脊髓炎。诊断：痿病；辨证：肝肾亏虚证；治法：补肾养肝，通经活络明目。处方：全蝎3 g，桑叶、菊花、密蒙花、谷精草、山茱萸、僵蚕、黄芩、青蒿、白茅根各10 g，青葙子、生地黄、钩藤、炒蒺藜各15 g。5剂，每日1剂，水煎，分早晚2次温服。

2019年1月16日二诊：病人经上述治疗后症状明显好转，视力逐渐好转，视物范围较前扩大，头晕较前减轻，颈项疼痛较前好转，无干呕，仍觉视物昏蒙，大小便正常。继续予以补肾养肝，通经活络明目为治法。处方：菊花、金银花、密蒙花、防风、酒黄精、石斛、玉竹、大青叶各10 g，青葙子、车前子、薏苡仁、白茅根各15 g。5剂，每日1剂，水煎，分早晚2次温服。

2019年1月19日二诊：病人自觉症状明显好转，建议继续住院治疗，但病人及其家属强烈要求出院，嘱病人定期门诊复查肝肾功能、电解质、心肌酶、血脂、凝血功能、血管彩超及颅脑＋颈椎＋胸椎 MRI，门诊积极配合中药治疗。

2019年4月20日三诊：病人左眼视力下降，视物模糊加重，左眼胀痛，头晕头痛，腰背疼痛，左侧肢体麻木，双足麻木，下肢浅感觉减退，骨蒸潮热，盗汗，心烦不寐，大便秘结，小便可。舌红赤少苔，脉弦细数。中医诊断：青盲；辨证：阴虚火旺证；治法：滋阴清热明目。处方：密蒙花、甘草各 5 g，黄柏、知母、菊花、川芎、枸杞子、栀子、桑叶、石斛各 10 g，蓝布正、白花蛇舌草、狗脊、葛根各 15 g。15 剂，每日 1 剂，水煎，分早晚 2 次温服。

2019年5月27日四诊：病人视物模糊较前好转，视野范围较前扩大，仍觉头晕头痛，左眼胀痛，腰背部疼痛，肢体麻木感未见明显缓解，夜间盗汗减轻，大便秘结，小便可，夜尿 1 次。舌红苔薄黄少，脉弦细。中医辨证：肝肾亏虚，肝阳上亢证；治法：补益肝肾，清肝明目。处方：甘草 3 g，密蒙花 5 g，石斛、秦艽、玉竹、桑叶、菊花、女贞子、墨旱莲、山茱萸各 10 g，红景天、青葙子、鸡血藤、炒蒺藜、钩藤、生地黄、何首乌、虎杖各 15 g。15 剂，每日 1 剂，水煎，分早晚 2 次温服。

2019年12月7日五诊：病人 2019 年 9 月 17 日守 5 月 27 日处方继进 30 剂，服药后视物模糊明显好转，此次视物模糊再发，觉头晕头痛，腰背部酸痛，肢体麻木感，四肢乏力。舌红少苔，脉弦细。辨证：肝肾亏虚证；治法：滋补肝肾，活血通经明目。处方：密蒙花、甘草各 5 g，女贞子、秦艽、僵蚕、黄芩、山茱萸、谷精草各 10 g，红景天、鸡血藤、墨旱莲、仙鹤草、杜仲、木瓜、决明子、何首乌各 15 g。30 剂，每日 1 剂，水煎，分早晚 2 次温服。

2020年6月4日六诊：病人视物模糊好转，头晕头痛减轻，仍腰背酸痛，心情烦躁，口干不欲饮，胸闷不适，食纳欠佳。舌红苔黄白腻，脉弦细弱。2019 年 12 月 7 日处方去僵蚕、仙鹤草，加佛手 10 g，乌药、薏苡仁、橘核各 15 g。15 剂，每日 1 剂，水煎，分早晚 2 次温服。

【按语】　本病中医病名尚未统一，若病变累及目系者，依据视力损伤轻重可称为"视瞻昏渺"或"暴盲"，病程迁延日久可致"青盲"；当累及脊髓，表现为运动障碍者，即四肢痿弱、足不能行，则诊为"痿病"或"痿躄"；如合并膀胱直肠障碍、下肢痉挛疼痛等症，则名为"癃闭""便秘""痉病"等病症。本案病人女性，病程较长，既有长期视物模糊，甚则右眼失明的症状损害，又有四肢麻木不用的表现，病情反复，缠绵难愈，基于女子以肝为主，而肝开窍于目，故证属肝肾阴虚者更容易出现视神经受累，一方面筋脉失养直接导致痿病症状，另一方面肝脉不得濡润易致视物不清，重者可致失明。视神经脊髓炎的病机多为本虚标实，病位主要集中在肝肾，表现为肝肾阴虚者为大多数，夹杂有痰、热等实邪。辨证以肝肾阴虚、气血亏虚为本，湿热浸淫、气滞、血瘀、痰浊为标。急则治标，多用清热利湿、行气化痰、散瘀之方药，缓则治本，择之益气养血、补益肝肾之品。但治标时不忘扶正，培本时不留余邪。本案病人急性期先以糖皮质激素冲击治疗以缩短急性期病程，根据疾病转归予以滋补肝肾、搜风通络、行气通腑、养血活络之品，针对糖皮质激素负效应的中药干预，采用顾护中焦脾胃之气，针对骨质破坏多选用补益下焦肝肾之品，滋阴清热之法勿使糖皮质激素过亢，缓解期糖皮质激素逐渐减停时，酌加补肾助阳之品，如此配合，既能抵消药物负效应的影响，又能兼顾治病必求于本的原则。

# 第二十一章　颅内肿瘤类疾病

## 脑膜瘤

肖某，女，73 岁。

2013 年 4 月 28 日初诊：因"头痛、头晕 3 年余，加重 2 日"入院。病人诉 3 年前外伤后出现头痛、头晕不适，呈阵发性刺痛，劳累或受凉后症状加重，因家事操劳，未予注意，未行系统治疗，间断服用"头痛粉"（具体成分不详）治疗，可缓解症状。后症状反复缠绵，并逐渐出现睡眠障碍，入睡困难，间断服用"安定片"助眠，期间有过"头晕伴视物旋转"发作史。2011 年因症状持续，间断加重，于外院行颅脑 CT 及 MRI 检查示：额顶叶交界区颅骨内板下占位病变，脑膜瘤可能。建议行 γ 刀或手术治疗，病人考虑手术存在的风险及年龄因素，拒绝行手术治疗，一直坚持服用中药，症状未见明显进展。2 日前，因老伴摔伤，心急忧郁，上症加重，为进一步系统治疗来我院就诊。现症见：头痛间断性发作，呈巅顶处阵发性胀痛，受凉后加重，兼见头顶畏风。头晕，无明显视物旋转，无恶心呕吐，无耳鸣等不适。夜寐差，每晚需要服用助眠药。肢体末端畏寒甚，双手指指间关节疼痛不适，遇寒加剧，得温则减。无恶寒发热，精神一般，饮食欠佳，大便稍干结，小便频数。舌淡，苔白腻，脉沉细滑。体格检查：未见阳性体征。颅脑 MRI：①与外院以前的检查结果比较，现右顶叶异常信号灶大小基本同前，性质待定，建议增强；②脑萎缩；③双上颌窦及筛窦炎。根据病人症状、体征及舌脉象，中医诊断：头痛；辨证：肾阳不足证；治法：温补脾肾之阳，助阳益气。方用右归丸加减。处

556

方：附子 6 g，桂枝、熟地黄、菟丝子、羌活、防风、当归各 10 g，山药、山茱萸、杜仲、白芍各 15 g。3 剂，每日 1 剂，水煎，分早晚 2 次温服。

2013 年 5 月 3 日二诊：病人诉头痛、头晕间断发作，头顶畏风感明显减轻，因受凉后出现喉中干痒，声音嘶哑，口微渴。舌苔薄白，脉浮数。辨证：风热袭表；治法：疏风解表散热。方用桑菊饮加减。处方：桑叶、菊花各 15 g，桔梗、苦杏仁、连翘、芦根、薄荷、茯苓、马勃、甘草各 10 g。3 剂，每日 1 剂，水煎，分早晚 2 次温服。病瘥则止，不必尽剂。

2013 年 5 月 9 日三诊：病人感冒症状基本消失，无明显头痛，头晕较前减轻，但时有阵发加剧。夜寐不安，失眠多梦，口苦。舌红，苔黄腻，脉弦数。辨证：肝阳上亢证。治法：平肝潜阳。方用天麻钩藤饮加减。处方：天麻、钩藤、石决明、杜仲、益母草、黄芩、桑寄生、郁金、百合各 10 g，牛膝、茯神各 15 g，首乌藤 20 g。7 剂，每日 1 剂，水煎，分早晚 2 次温服。

2013 年 5 月 20 日四诊：病人自诉头晕轻微，无明显头痛，夜间睡眠较前缓解，余一般情况可。续服前方 7 剂，带药出院。

【按语】　脑膜瘤在中医属于"癥积"范畴。《灵枢·积之始生》曰："积之始生，得寒乃生，厥乃成积也。"阳虚感寒为癥积之始。补虚行气化滞为治疗大法，治当重在补脾肾之阳，扶助阳气以散阴邪。治疗之途，病人感受风热之邪，侵犯肺系咽喉，此时续用温补，恐有闭门留寇之弊，此应先表后里。脑之名门气化失司，痰浊瘀毒随肝阳上亢，肝风内动滞于脑腑，故不同于其他部位的积聚之证，平肝潜阳是其重要治法。

# 神经胶质瘤

黄某，男，47 岁。

2015 年 10 月 15 日初诊：病人于 2015 年 5 月 20 日无明显诱因出现左侧颜面部麻木、口角偶有流涎，无头痛、头晕、视物模糊、咳嗽、呕吐、胸闷、气促等症。发病后 1 个月余在外院行颅脑 CT 示：颅内占位性病变，左侧桥臂低级别胶质瘤可能性大。该院医师告知病人家属病灶位于脑干，手术风险大，若行活检术，则有术后症状进一步加重，甚至突然死亡的可能。病人拒绝手术，遂回当地服中药治疗。2015 年 7 月 28 日病人因出现右侧肢体麻木加重，遂再次前往外院住院治疗。行颅脑 MRI 示：①脑桥、左侧桥臂病变，性质待定，低级别胶质瘤？②枕大池蛛网膜囊肿。予对症治疗病人病情逐渐加重，出现语言謇涩，口角㖞斜，吞咽困难，走路不稳等症，为求进一步治疗，遂来我院，门诊以"颅内占位性病变：脑桥、左侧桥臂低级别胶质瘤"收住入院。症见：病人现左侧颜面部及右侧肢体麻木，口角歪斜，语言謇涩，吞咽困难，饮水呛咳，乏力，走路不稳，转侧艰难，不能自行坐起，无咳嗽、呕吐、头晕、头痛、视物模糊、胸闷气促等症，夜寐可，大便结，小便频数。舌绛红，苔中少边薄腻，脉弦滑。中医诊断：脑瘤；辨证：气阴两虚，瘀毒内结证。治法：益气养阴，化瘀解毒。方剂：生脉散加减。处方：麦冬、太子参、北沙参、玄参、葛根、藤梨根各 15 g，生地黄、赤芍、当归各 12 g，川芎、焯桃仁各 10 g，五味子、红花、全蝎、甘草、穿山甲（冲服）各 5 g。10 剂，每日 1 剂，水煎，分早晚 2 次温服。西医予原发病灶姑息性放射治疗。

2015 年 10 月 31 日二诊：病人诉放疗后右眼出现视物模糊，语言较前清晰，声音较前洪亮，左侧颜面部麻木，口角㖞斜，吞咽困难，饮水呛咳症状较前有所减轻，仍乏力，右侧肢体麻木，走路不稳，夜寐可，大便 2 日未解，小便可。舌红，苔薄黄干，脉弦。辨证：气阴两虚，瘀毒内结证。治法：益气清热，活血通络。方剂：补阳还五汤加减。处方：黄芪 30 g，太子参、藤梨根、石菖蒲各 15 g，当归、赤芍各 12 g，川芎、知母、款冬花、桃仁、浙贝母、枳实、熟大黄各 10 g，甘草、红花、全蝎、炮穿山甲（冲服）各 5 g。10 剂，每日 1 剂，水煎，分早晚 2 次温服。

2015 年 10 月 29 日三诊：病人右眼视物模糊消失，语言较前清晰，声音较前洪亮，左侧颜面部麻木好转，口角㖞斜，吞咽困难，饮水呛咳减轻，乏力改善，仍右侧肢体麻木，走路不稳，夜寐可，大便结，2～3 日 1 次，小便可。舌暗，苔黄干，脉弦细。辨证：气阴两虚，瘀毒内结证。治法：益气清热，活血通络。方剂：补阳还五汤加减。处方：黄芪 30 g，葛根 20 g，太子参、北沙参、石菖蒲、藤梨根各 15 g，当归、赤芍各 12 g，川芎、知母、款冬花、桃仁、枳实、大黄、天花粉、浙贝母各 10 g，红花、全蝎、穿山甲（冲服）、甘草各 5 g。10 剂，每日 1 剂，水煎，分早晚 2 次温服。

2015 年 11 月 16 日随诊：病人症状均有所改善，现已出院。

**【按语】** 神经胶质瘤的病因尚未完全清楚，发病机制尚未明确，目前确定的两个危险因素是辐射因素和遗传因素，职业暴露、生活习惯等也是本病发生的重要因素。肿瘤类型繁多，临床表现复杂，缺乏特异性，恶性神经胶质瘤的 5 年生存率仅有 25％。中医认为脑瘤的病因病机主要为本虚标实，风、痰、瘀、湿多种病理因素共同作用。因此根据罹患脑瘤时间长短，证型也有所不同，时间短者影响气血运行、肝气舒展，抑或者肝阴虚火旺，虚火夹痰上扰脑络，可呈虚实夹杂之象，但多以邪实为主，正气尚足，故多为气滞血瘀、肝阳上亢、肝火上炎等证候；时间长者耗气伤津，气阴不足，气不足无以运化，血脉、津液无以输布全身，而水饮内停，瘀血内阻，久病及肾，呈本虚邪实之象，以本虚为主要特点。本案病人长期大量吸烟，烟毒侵袭人体，使机体气血阴阳失于平衡，导致清阳不升，浊阴不降，致血行滞涩，经络不畅，气血津液疏布失常，湿聚成痰，血滞为瘀。痰瘀互结，格于脑内，积聚成瘤。因其经放射治疗，热灼脑内津液，故术后以益气养阴为主，先扶其正气，方用生脉散加减。二诊病人舌脉渐复，调整处方，以补阳还五汤为基础方加减以加强行气活血之效，病人大便未解，腑气不通，加大黄、枳实泻下逐瘀。三诊病人症状好转，但阴虚热象渐现，加北沙参以加强滋阴，同时改熟大黄为生大黄以加强泻下通腑之效。

# 神经系统副肿瘤综合征

刘某，男，74岁。

2020年8月12日初诊：肺癌2周期化疗后19日，头晕1周。病人2014年开始出现反复咳嗽咳痰，天气变凉时加重，咳黄白色痰，不带血丝，未重视及时就诊。2020年6月10日于我院门诊查肺部CT：左下肺占位病变（75 mm×67 mm）性质待查。病人为求系统诊治就诊于我院呼吸内科，完善胸部CT三维成像（平扫＋增强）提示考虑左下肺肿瘤（75 mm×67 mm）、坏死并左肺门、纵隔内多发淋巴结转移可能性大，建议穿刺。支气管组织活检病理诊断：（支气管分泌物）凝血块中见少量鳞状上皮重度不典型增生、癌变，组织破碎。临床诊断为肺癌并纵隔淋巴结转移，治疗上予以抗感染、化痰及对症支持治疗后好转出院。病人有化疗指征，无明显禁忌证，分别于2020年7月3日、2020年7月24日在外院行免疫治疗联合化疗。化疗过程顺利，2020年8月5日病人开始出现头晕，视物旋转，不能走路，全身乏力，偶有呕吐，2～3次，呕吐物为胃内容物，吞咽梗阻感，不能进食。2020年8月10日查血常规、肝功能、肾功能、电解质大致正常。现病人为求进一步中西医结合诊治，遂就诊于我科门诊，门诊以"原发性支气管肺癌"收入院。入院症见：头晕，视物旋转，不能走路，站立时身体偏向右侧，全身乏力，间断咳嗽咳痰，色白，无痰中带血，胸闷气促，声音嘶哑，吞咽梗阻感，不能进食及饮水，时有恶心呕吐，颈部以上右侧皮肤瘙痒感，双耳听力下降，无发热恶寒、头痛、呼吸困难等症，食欲差，夜间可平卧休息，大便秘结，小便正常。近期体重无明显变化。舌淡，苔薄白，脉弦。体格检查：神清，精神尚可，构音障碍，回答切题，理解力轻度受损，定向力、记忆力大致正常。颅神经检查：嗅觉未查，左侧单盲，角膜混浊，眼睑下垂，右侧视力尚可，双侧眼球水平眼震，双侧眼球活动未见明显受限，面部表情对称，额纹、鼻唇沟对称，左侧闭眼、鼓腮、示齿较右侧稍差，伸舌右偏，饮水呛咳，咽反射减退，转头、耸肩尚可，右侧面部麻木、瘙痒感，右侧肢体痛觉及触及较右侧稍差，味觉未查。宽基步态，站立不稳，行走困难，上肢指鼻试验正常。四肢肌力 5⁻/5 级，肌张力尚可，四肢腱反射未引出，病理征（－）。颈部稍硬，约 3 指。克氏征、布氏征（－）。颅脑 MRI＋DWI 提示：轻度脑白质脱髓鞘病变，脑萎缩。颅内未见明显转移及急性卒中征象。脑脊液细胞检查与诊断：涂片见少量淋巴细胞。新斯的明试验阴性。肌电图示：周围神经损害电生理改变，必要时复查。脑脊液副肿瘤综合征检测 11 项：抗浦肯野细胞抗体 IgG（＋）；脑脊液中枢神经系统脱髓鞘三项：单核细胞数、IgG 指数、IgG 寡克隆区带均（－）。中医诊断：眩晕；辨证：肺脾气虚，瘀毒内结证；治法：健脾补肺，化瘀解毒。方剂：六君子汤合补阳还五汤加减。处方：黄芪 30 g，灵芝 20 g，茯苓、党参、赤芍各 15 g，川芎、当归、炒地龙、燀桃仁、红花、陈皮、山楂、白术、六神曲、炒麦芽、法半夏各 10 g，全蝎 6 g，甘草 5 g。10 剂，每日 1 剂，水煎，分早晚 2 次温服。

2020 年 8 月 18 日二诊：病人头晕好转，视物旋转，闭目时稍缓解，不能走路，站立时身体偏向右侧，恶心呕吐，鼻饲流质饮食，间断咳嗽咳痰，色白，无痰中带血，颈部以上右侧皮肤瘙痒感，双耳听力下降，无发热恶寒，头痛，呼吸困难等症，大便未解，小便正常。舌淡，苔薄白，脉弦细。中医诊断：眩晕；辨证：肺脾气虚，瘀毒内结证；治法：健脾补肺，化瘀解毒。方剂：六君子汤加减。处方：黄芪 50 g，薏苡仁 30 g，党参 20 g，白术 15 g，当归、升麻、陈皮、桔梗、炒苍术、烫狗脊、法半夏各 10 g，甘草 6 g，醋柴胡 5 g。5 剂，每日 1 剂，水煎服。

2020 年 8 月 23 日三诊：病人一般情况可，精神状况良好，自诉夜寐欠佳，站立、行走较前改善，吞咽困难，大量唾液分泌，干呕，鼻饲流质饮食，间断咳嗽咳痰，色白，无痰中带血，颈部以上右侧皮肤瘙痒感，双耳听力下降，无发热恶寒、头痛、呼吸困难等症，大便难解，小便正常。

舌淡，苔黄腻，脉弦细。原方加木香 6 g，薏苡仁 30 g。7 剂，每日 1 剂，水煎，分早晚 2 次温服。

2020 年 9 月 1 日四诊：病人诉病情基本同前，站立、行走较前改善，吞咽困难，大量唾液分泌，干呕，鼻饲流质饮食，间断咳嗽咳痰，色白，颈部以上右侧皮肤瘙痒感，双耳听力下降，大便量少，小便正常，夜寐尚安。舌淡红，苔黄腻，脉弦。原方去木香、狗脊，加苦杏仁 10 g，浙贝母 20 g，桑白皮 30 g。7 剂，每日 1 剂，水煎，分早晚 2 次温服。

2020 年 9 月 9 日五诊：病人病情较前好转，口中唾液较前减少，吞咽困难，偶有呛咳，站立、行走较前改善，鼻饲流质饮食，颈部以上右侧皮肤瘙痒感，双耳听力下降，大便量少，小便正常，夜寐尚安。舌淡红，苔薄黄，脉弦细。原方去苦杏仁，加肉苁蓉 20 g，益智仁 15 g，僵蚕 10 g。5 剂，每日 1 剂，水煎，分早晚 2 次温服。

2020 年 9 月 14 日六诊：病人吞咽困难，偶有呛咳，站立、行走较前改善，鼻饲流质饮食，颈部以上右侧皮肤瘙痒感，双耳听力下降，大便难解，小便正常，夜寐尚安。舌淡红，苔黄腻，脉滑。病人症状好转，经会诊建议转肿瘤科行肺癌进一步治疗，病人家属拒绝，要求带药出院。辨证：肺脾气虚，痰热内蕴证。方剂：温胆汤加减。处方：浙贝母、白花蛇舌草、麦冬、黄芪、瓜蒌子、茯苓各 15 g，陈皮、法半夏、山慈菇、白参、白术、竹茹各 10 g，桂枝 5 g，甘草 3 g。14 剂，每日 1 剂，水煎，分早晚 2 次温服。

2020 年 10 月 5 日电话随访：病人吞咽困难较前改善，于当地医院行肺癌相关治疗。

【按语】 副肿瘤综合征因影响各个系统可见不同临床表现，中医病名也各不相同。神经系统副肿瘤综合征在中医辨病中多与"痹病""眩晕""头痛""痿病"等疾病相关。在治疗中应充分体现中医的整体观念，不仅针对病人症状与神经系统相关病位进行治疗，更应该标本兼顾，平衡体内气血阴阳，针对原发肿瘤病位进行治疗。现代临床多针对原发肿瘤相关治疗及免疫抑制治疗的同时，配合中药益气扶正、改善不良反应及症状。本案治病求本，针对多次化疗体虚的病人，先行健脾补虚，兼以化痰，待病人正气渐复，再加强其清热化痰之药力，避免药物攻伐太过以伤人体正气之源。

# 兰伯特-伊顿综合征

张某，男，69 岁。

2019 年 6 月 8 日初诊：病人家人陪同下轮椅就诊，诉 2 年前无明显诱因出现咳嗽，以干咳为主，咳少量黄稠痰，痰中偶见血丝，咳嗽时左侧胸部隐痛，活动后胸闷，体重进行性下降，遂到某市人民医院就诊。行胸部 CT 示：左侧肺门、临近纵隔内器官隆突下见多个不规则软组织影，大小约 3.96 cm×5.12 cm；纤维支气管镜病理活检提示：左肺小细胞肺癌。在该院行"EP"方案化疗 5 周期后，再行左肺病灶及纵隔淋巴区放疗，Dt：44Gy/22f/6w；放疗结束后再行化疗一个疗程（具体方案不详），定期复查，病情稳定。2018 年 10 月无明显诱因开始出现四肢无力，肌肉萎缩，呈进行性加重，遂到某三甲医院神经内科就诊，复查胸部 CT 示：左肺门及临近纵隔内器官隆突下见多个不规则软组织影，大小约 2.11 cm×3.28 cm；同时行神经肌电图、肌肉活检、神经系统全面检查等多种检查后，结合病史考虑为兰伯特-伊顿（Lambert-Eaton）综合征，继续予以"EP"方案化疗以控制病人肺部肿瘤，配合营养神经药物、激素冲击治疗等，上述症状未见明显改善，为寻求中药配合治疗，遂到我院神经内科就诊。刻见：病人神清，精神较差，四肢无力，双下肢肌肉萎缩，行走困难，易感疲乏，偶有咳嗽，咳少量白稀痰，食欲较差，食后腹胀，无恶心呕吐，夜寐一般，小便可，大便稀，近期体重无明显变化，舌淡有齿痕，苔薄白腻，脉沉细滑。中医诊断：痿病；辨证：脾胃虚弱证，治法：健脾生血，益气生肌。处方：葛根 30 g，黄芪 20 g，党参、当归、山药、红景天、茯苓、杜仲各 15 g，炙麻黄、白术、苍术、陈皮、菟丝子各 10 g，甘草 6 g。14 剂，每日 1 剂，水煎，分早晚 2 次温服。

2019 年 6 月 25 日二诊：病人在家属陪同下轮椅就诊，病人上述症状稍有改善，神志清楚，精神尚可，四肢无力较前减轻，仍不能行走，仍咳嗽，以晚上为甚，咳黄白色稠痰，纳一般，睡眠可，大便日 1 次，便质偏稀，舌淡红有齿痕，苔薄黄，脉沉细。在原方基础上加浙贝母 15 g，桔梗、木香各 10 g，继服 14 剂，每日 1 剂，水煎，分早晚 2 次温服。

2019 年 7 月 12 日三诊：病人在家属陪同下轮椅就诊，神志清楚，精神可，四肢无力较前明显减轻，稍能站立行走，咳嗽明显缓解，咳少量稀痰，饮食正常。夜寐安，大小便正常，舌淡红，苔薄白，脉沉细。在上方基础上去浙贝母、桔梗、苍术，加阿胶、熟地黄各 15 g，川芎 10 g，蜈蚣 1 条。继服 14 剂，每日 1 剂，水煎，分早晚 2 次温服。

2019 年 8 月 5 日四诊：在家属陪同下面诊，病人精神良好，四肢无力明显缓解，已可独自步行，但不能久行，咳嗽已基本缓解，饮食正常。睡眠可，大小便正常，舌淡红，苔薄白，脉沉实。守上方，继服 20 剂以巩固治疗，每日 1 剂，水煎，分早晚 2 次温服。

**【按语】** 兰伯特-伊顿肌无力综合征是一种与免疫相关的、十分罕见的神经肌肉接头传导障碍性疾病，此病 2/3 的病人伴发肿瘤，多见伴发小细胞肺癌，男性病人居多，临床上主要表现为肢体近端无力、自主神经功能障碍、腱反射减弱或消失。周德生教授认为本病根据其临床症状，将其归于中医"痿病"的范畴，病因多为先天不足，脏腑虚弱，外邪侵袭，情志失调，劳欲或饮食所伤等。主要病机为脏腑功能失调或亏虚，致气血、阴精不足，四肢筋脉失养。病位在筋脉肌肉，与肝、脾、胃、肺、肾关系密切，病性属于虚实夹杂。《黄帝内经》五体理论强调，在神机、精气血津液的作用下，五体结构之间的关系以及经络脉系的联络，彼此之间或与其他结构乃至和全身脏器产生广泛的联系。五体相连，体脏合一。《证治准绳·痿痹门》说："由是论之，凡神机气血或劣弱，或闭塞，即脏腑经络四属，若内若外，随处而不用。"一诊处方侧重于益气健脾，宣肺化痰止咳的力度较弱，且体内湿有日久化热的迹象，故二诊在原方基础上加浙贝母、桔梗以宣肺化痰，同时增木香行气健脾。三诊时病人体内痰湿基本已去，但病人仍气血不足，经脉不利，肌肉、关节萎软无力，故上方去浙贝母、桔梗、苍术，加阿胶、熟地黄以补血生肌，川芎活血行气，蜈蚣通经活络。四诊时，病人症状已明显好转，守上方继服。

# 放射性脑病

沈某，女，50岁。

2018年6月27日初诊：病人自诉于2016年5月在外院检查被诊断为小脑胶质瘤，立即在医院行"小脑胶质瘤切除术"，病检回报：胶质瘤Ⅱ～Ⅲ级。2018年3月行第2次手术，术后"替莫唑胺胶囊"（30 mg/m²/日）治疗中，规律立体定向放疗，于上周接受放疗后开始出现双脚乏力，走路不稳等表现，遂来我院就诊。现症见：轮椅就诊，不能行走，头痛，咳嗽少痰，语言不清，平衡障碍，左手活动较右手差，纳食差，睡眠一般，小便正常，大便稍溏。舌暗红，苔黄腻，中根苔带黑色，脉沉涩。外院脑部MRI（2018 - 05 - 17）复查示：右侧小脑软丘灶，吸收腔梗，双侧额叶部及双侧侧脑室后角脱髓鞘改变，要求配合中药治疗。西医诊断：放射性脑病。中医诊断：痿病；辨证：湿毒瘀阻；治法：清热解毒利湿，活血化瘀。方剂：解毒化湿活血方加减。处方：土茯苓、鸡内金、白花蛇舌草、木瓜、鬼箭羽、蔓荆子各15 g，白芷、黄柏、蜂房、玄参各10 g，乳香、没药、甘草各6 g，蜈蚣1条。14剂，每日1剂，水煎，分早晚2次温服。

2018年7月13日二诊：咳嗽较前加重，痰黏稠，病人仍双脚乏力但较前稍有好转，不能行走，平衡障碍，头痛较前好转，双手肢体情况同前，纳寐一般，小便正常，大便稀，舌红苔黄腻，脉沉涩。2018年6月27日处方加麦冬、天冬、百部各10 g。14剂，每日1剂，水煎，分早晚2次温服。

2018 年 7 月 28 日三诊：病人咳嗽明显好转，双脚乏力但较前好转，仍不能行走，平衡障碍，头痛减轻，上肢情况同前，食欲不振，小便正常，大便稀，舌红苔黄腻滑，脉沉弱。2018 年 7 月 13 日处方去玄参、蜂房、黄柏、天冬、百部，加黄芪、红景天、淮山药各 15 g，麦芽、谷芽各 10 g。14 剂，每日 1 剂，水煎，分早晚 2 次温服。

2018 年 8 月 13 日四诊：病人双脚乏力好转，能自行站立，但不能行走，平衡障碍，头痛明显减轻，上肢活动情况好转，食欲增加，舌淡红苔腻，脉沉弱。守 2018 年 7 月 28 日原方 20 剂，每日 1 剂，水煎服，早晚温服。

2018 年 9 月 4 日五诊：病人双脚乏力明显好转，能自行站立，拄拐杖能行走 10 m 左右，仍有平衡障碍，无头痛，上肢活动情况好转，纳寐可，舌淡红苔腻，脉沉弱。守 2018 年 7 月 28 日原方 30 剂，每日 1 剂，水煎，分早晚 2 次温服。

【按语】 放射性脑病是指脑组织受到放射线照射，并在多种因素联合作用下导致神经元发生变性、坏死而引发的中枢神经系统疾病。可在放射治疗脑瘤、颅外（鼻咽癌）或白血病脑病等多种疾患时发生，发病机制目前尚无定论。本案根据其临床表现可以归属于"痿病"的范畴，关于"痿病"的病因病机及论治，最早在《黄帝内经》中就有了详细记载。如《素问·痿论篇》提出"五脏使人痿"，"肺主身之皮毛"故"肺热叶焦，则皮毛虚弱急薄，著则生痿躄也"，"心主身之血脉"故"心气热，则下脉厥而上，上则下脉虚，虚则生痿，枢折挈，胫纵而不任地也"，"肝主身之筋膜"故"故肝气热，则胆泄口苦，筋膜干，筋膜干则筋急而挛，发为筋痿"。"脾主身之肌肉"故"脾气热，则胃干而渴，肌肉不仁，发为肉痿"，"肾主身之骨髓"故"肾气热，则腰脊不举，骨枯而髓减，发为骨痿"，因此提出"痿病"的发生与五脏密切相关，又根据五脏所主五体，将"痿病"分为筋、脉、骨、肉、皮五类痿病；并且在治疗上提出了"治痿独取阳明"的基本原则，但在临床上萎病的病因多种多样，如朱丹溪在《丹溪心法·痿病》中在具体辨证方面又有湿热、湿痰、气虚、血虚、瘀血之别。本案考虑多次放疗后机体蕴湿积热，浸淫经脉，营卫运行受阻，气血运行不畅，气滞血瘀所致经脉失于濡养而致痿，因此用药不能只拘泥于治痿独取阳明，治疗上应当清热解毒利湿，活血化瘀，兼以补益脾胃。

# 第二十二章  周围神经疾病

## 特发性面神经麻痹

卢某，女，19岁。

2016年11月11日初诊：因"口角左侧歪斜2日"就诊。病人诉2日前因运动后吹风受寒，出现右侧口角流涎。现病人口眼㖞斜，流涎，上下唇麻木，全身乏力，无明显恶寒发热，面色白。舌暗红，苔白，脉细弱。体格检查：闭眼时右侧眼裂不能完全闭合，右侧鼻唇沟变浅，口角下垂，口角歪向左侧。西医诊断：右侧面神经炎。中医诊断：面瘫；辨证：气虚风邪袭络证；治法：益气祛风，散寒通络。处方：黄芪、党参、茯苓各15 g，防风、僵蚕、威灵仙、荆芥、王不留行、小通草、丝瓜络、白术各10 g，全蝎3 g，甘草6 g。7剂，每日1剂，水煎，分早晚2次温服。同时配合西医抗感染、营养神经等治疗。嘱病人出门注意防寒保暖，切勿吹风。

2016年11月18日二诊：两侧面部基本对称，闭眼时右侧眼裂明显缩小，舌暗红苔黄腻，脉沉细。处方：原方去防风、荆芥、小通草，加白花蛇舌草15 g，连翘15 g。7剂，每日1剂，水煎，分早晚2次温服。

2016年11月25日三诊：两侧面部对称，舌红苔薄白，脉沉细。治疗上停中药汤剂，服用医院内制剂正斜丸（组成：白附子、白僵蚕、全蝎）、维生素 $B_1$ 片、甲钴胺片，维持用药1个月。

【按语】 面神经炎又称特发性面神经麻痹，是常见的脑神经单神经病变，可能与病毒感染或炎性反应等有关。属中医学"面瘫""口僻""吊线风"范畴。本病多因人体正气不足，脉络空虚，风邪乘虚入中头面脉络使颜面营卫不和，气血痹阻发为本病，正所谓"邪之所凑，其气必虚"。处方用药上急性期以祛风通络化痰为主，兼以益气活血清热解毒，后期则以补益气血为主，兼以祛风化痰通络。

# 急性药物中毒性周围神经病

罗某，男，51 岁。

2017 年 2 月 23 日初诊：因"四肢麻木 1 个月余"就诊。病人自诉 1 个月前因胃部胀满不适使用胃药（具体药名不详，已打粉末，仅用 4 日）后出现全身麻木，以四肢麻木为主，休息后无明显好转，遂至我院门诊就诊。刻下：病人诉胃部胀满不适，按之则舒，全身麻木，以四肢为甚，感觉减退，乏力，四肢末端发凉、苍白，胃口较差，寐可，小便可，大便溏。舌嫩红有齿痕，苔边薄，中根黄厚，脉沉细涩。建议病人完善神经肌电图检查。西医诊断：麻木查因，药物性周围神经损害。中医诊断：痞满，痿痹；辨证：脾虚气滞，筋脉痹阻证；治法：健脾行气，配以温经通络之品。处方：瓜蒌壳、法半夏、桂枝、炮姜、炒莱菔子、九香虫、甘松、厚朴各 10 g，黄连、甘草各 6 g，薏苡仁、土茯苓各 30 g，砂仁、木香各 3 g。14 剂，米糠泡水煎服，每日 1 剂，分 2 次温服。病人居住在农村，具备条件，嘱每餐用米糠泡水煮饭。

2017 年 3 月 24 日二诊：药后胃胀减轻，胃口稍好转，但仍旧四肢麻木明显，末端发凉改善明显，二便可。舌淡有齿痕，苔黄腻，脉沉细涩。神经肌电图检查回报：双侧上下肢周围神经损害（中重度），以感觉受累为主，轴索损害为主。明确诊断：药物性周围神经病。治疗上，予以"维生素 $B_6$"营养神经，"辅酶 Q"改善代谢。中医治疗在初诊处方基础上加重通络之品，调整处方为上方去桂枝、炮姜，加忍冬藤、石楠藤各 15 g，秦艽、片姜黄各 10 g。续服 14 剂，服法同上。

2017年5月25日三诊：病人诉四肢麻木较前改善，乏力减轻，胃胀基本痊愈，双足踝处轻度水肿，纳寐可。舌暗苔薄黄腻，脉沉涩滑。中医诊断：痿痹；辨证：痰瘀阻络证。治法：化痰祛瘀，通经活络。处方：忍冬藤、虎杖、石楠藤、土茯苓各15 g，干地龙、秦艽、栀子、法半夏、泽泻、小通草各10 g，胆南星、甘草各6 g。续服14剂，坚持米糠泡水当茶饮，米糠泡水煮饭，每日用米糠500～1000 g。

【按语】 本案病人使用农村治疗胃病验方打成粉末泡水喝，仅仅4日便出现明显的肢体麻木、乏力、感觉减退等症状，经神经肌电图证实周围神经损害，排除感染、营养代谢性、过敏性等病因后，考虑为药物性周围神经病。本病可以归属为"痿痹""药毒"等范畴，药毒为患，势多偏缓，多偏于热，多夹有湿、痰、瘀，形成湿热痰瘀为患，处方多以清热、化痰、活血、通络为主，配合米糠泡水煎药、煮饭，扶助正气以排药毒，疗效确切。

# 慢性药物中毒性周围神经病

朱某，男，42岁。

2010年1月7日初诊：因"肾结石、前列腺炎伴泌尿系统感染"，服用"甲林甲砜霉素肠溶片（1.0，每日3次）"80多日后，出现头面部及四肢麻木50日左右。刻诊：头面部、肛周、双手、双足麻木，失眠，小便黄。舌暗紫，苔厚白粉干，脉沉细涩。唇略紫，甲周紫黯。神经肌电图示：双侧上下肢周围神经广泛性损害（运动神经传导速度减退，感觉神经传导速度轻度减退），主要累及感觉神经；重复电刺激检测（RNS）未见异常；左侧视觉诱发电位（VEP）异常，提示右侧视神经通路病变。头部MRI：双侧额叶散在小缺血信号灶。西医诊断：药物性周围神经病。治疗予维生素$B_1$片（10 mg，每日3次），甲钴胺片（500 $\mu$g，每日3次），丁咯地尔片（200 mg，每日3次）。中医诊断：血痹；辨证：湿毒内结，痰

瘀交阻证。治法：利湿解毒，化痰活血。处方：忍冬藤、白花蛇舌草各
30 g，石楠藤、川牛膝、白茅根、凤尾草、虎杖、生地黄、萆薢、木瓜各
15 g，王不留行、桃仁、僵蚕各 10 g，红花 6 g。21 剂，每日 1 剂，米糠泡
水煎，分早晚 2 次温服。病人生活在偏远农村，嘱每餐用米糠泡水煮饭。

2010 年 1 月 28 日二诊：头面部麻木症状消失，肛周、双手指、双足
趾麻木，睡眠可，小便清长。舌暗紫苔黄白粉厚，脉沉涩。甲周紫黯。原
方去白茅根、生地黄，加乳香、没药、土茯苓各 30 g。30 剂，仍然用米糠
泡水煎，分早晚 2 次温服。余治疗同前。

2010 年 3 月 31 日三诊：由于用药后症状大有好转，当地续药 30 剂，
坚持米糠泡水当茶饮，米糠泡水煮饭，每日用米糠 500～1000 g。舌略暗
苔薄黄，脉沉细。甲周稍呈紫色。复查彩色 B 超：双肾多发性结石。转结
石专科处理。

【按语】　甲砜霉素是氯霉素的同类药物，肾功能不全者可有体内蓄积
倾向；由于甲砜霉素消耗 B 族维生素，并有较强的免疫抑制作用，其不良
反应有中枢神经系统症状，主要表现为周围神经损害、视觉减退、痛觉过
敏等，脚部反应较手更严重。属于医源性疾病和药源性疾病，由于禀赋不
耐，药物通过各种途径，如口服、注射、吸入、皮肤黏膜吸收等进入人体
后所引起临床症状。中医有"药毒"学说，认为药物有治病和致病两面
性，《研经言》指出："凡药能逐邪者，皆能伤正；能补虚者，皆能留邪；
能提邪出经者，皆能引邪入经。"《儒门事亲》称为"药邪"，或加重旧疾，
或另致新病，其经验主张用吐法、下法救治药误病证。周德生教授认为，
吐法、下法救急用。病程长、病势缓者，药毒或者药邪致病多偏于热，夹
湿浊痰瘀，形成热毒、湿毒、浊毒、痰毒、瘀毒；邪毒胶结，伤损正气，
甚则产生风毒、燥毒。本案处方用清热、利湿、化浊、化痰、活血，以达
到解毒、排毒、通络的目的。米糠，《名医别录》称为春杵头细糠，《本草
纲目》称为米皮糠、谷白皮，味甘辛、性平，无毒，入手、足阳明经，煎
汤内服可治脚气。米糠泡水煎药、煮饭、当茶饮，扶助正气以解毒排毒，

对于药物性周围神经病有良好疗效。

# 三叉神经痛

胡某，女，45 岁。

2016 年 10 月 21 日初诊：因"发作性左侧头面部疼痛 1 个月余"就诊。病人素体偏瘦，1 个月前无明显诱因出现发作性左侧头面部疼痛，吹风、刷牙、咀嚼时诱发，持续 1～2 分钟，呈刀割样，程度较难忍受。舌齿痕淡红，苔薄黄干，脉浮弦细。近 3 个月经期不规律，量少，色红。完善头部 MRI 未见异常。西医考虑为三叉神经痛。中医诊断：面痛；辨证：阴虚风动证；治法：滋阴疏风，清热通络。处方：威灵仙、川楝子、白茅根、小通草、秦艽、栀子、黄精、甘草各 10 g，延胡索、骨碎补、南沙参、连翘各 15 g，乳香、没药各 6 g，细辛 3 g。7 剂，每日 1 剂，水煎，分早晚 2 次温服。配合卡马西平片（0.2 g，每日 2 次）。

2016 年 10 月 28 日二诊：用药后左侧头面部疼痛发作次数减少，仅吹风受凉后仍有疼痛，程度明显减轻。舌红苔薄黄干，脉浮细弱。原方去细辛、延胡索，加白花蛇舌草、黄芩、海风藤 15 g，牡丹皮 10 g。7 剂，每日 1 剂，水煎，分早晚 2 次温服。

2016 年 11 月 4 日三诊：左侧头面部疼痛基本消失，已自行停服卡马西平。正值经期，易上火。口腔溃疡，便秘，头晕。近 10 余日少寐，盗汗。舌红少苔，脉沉细数。处方：白花蛇舌草、荔核、北沙参、橘核、百合、麦冬各 15 g，川楝子、淡竹叶、熟大黄、秦艽、白芍、郁金、柴胡、黄柏各 10 g，莲子心 3 g，甘草 6 g。7 剂，每日 1 剂，水煎，分早晚 2 次温服。嘱自觉疼痛发作时可临时加用卡马西平。

2016 年 11 月 16 日电话随访：药后头面部疼痛未发作，盗汗、头晕、便秘等症状好转。

【按语】 三叉神经痛因其发病部位位于面部，在中医典籍中称为"面痛""颌痛""颊痛""目外眦痛"等病名。周德生教授认为卫气失衡,神机紊乱,常生皮、肉、气、血、筋、骨之病,故本病亦因卫气病变所致。本案中年女性病人,值其围绝经期,情志不调,素体阴虚,阴血不足,虚风内扰,卫气内伐,与内生虚热之邪并,神经传导功能改变,化生疼痛之形神病变。本案用方中滋阴清热治其本,理气止痛治其标,同时考虑到卫气内伐、热灼血脉或可致瘀血,稍加乳香、没药活血通络。二诊病人疼痛已减,查其舌脉较前有热盛之传变,故去治标之止痛之品,加强治本之清热之效。三诊病人病症明显改善,查其症状及舌脉,可知其体质偏阴虚内热之象,故更方调理,以滋阴清热、疏肝理气。三叉神经痛的病因多为实邪夹虚,本案辨证阴虚内热,与常见病因有别,系结合病人体质辨证,标本兼治而取速效。

# 带状疱疹病毒感染后神经痛

楚某,男,46岁。

2017年1月19日初诊:病人诉2017年1月14日无明显诱因出现头痛、发热,无咳嗽咳痰,无恶心呕吐,无意识障碍,遂至外院就诊,完善相关检查后疑诊为病毒性脑膜炎,予以"阿昔洛韦"抗病毒等对症治疗。经治疗后,病人体温恢复正常。但1月18日出现左侧颞部红斑、丘疹、水疱,疼痛难以耐受。今为求中医治疗,遂至我科门诊就诊。刻诊:病人精神一般,左侧颞部疼痛,难以耐受,无恶寒发热,无咳嗽咳痰,无恶心呕吐,无意识障碍,食欲一般,夜寐欠安,小便色黄,量正常,大便黏腻难解。舌红赤苔黄腻,脉沉涩弱。体格检查:表情痛苦,左侧颞部散在红斑、丘疹、水疱,四肢肌力、肌张力正常。诊断:带状疱疹病毒感染后神经痛。中医诊断:蛇串疮;辨证:湿热蕴络;治法:清热祛湿、凉血通络。处方:紫草、露蜂房、黄柏各10 g,连翘、蒲公英、牛膝、甘草各15 g,半枝莲、白茅根、垂盆草、白花蛇舌草各20 g,土茯苓30 g。7剂,每日 1 剂，水煎，分早晚 2 次温服。予一清胶囊（组成：黄连、大黄、黄芩；1 g，每日 3 次），同时嘱病人继续服用"阿昔洛韦"抗病毒治疗。

2017 年 2 月 8 日二诊：病人诉左侧颞部大部分丘疹、水疱已结痂、脱落，头痛症状较前明显缓解，食欲尚可，夜寐安，小便色黄，量正常，大便黏腻难解。舌红苔薄黄少，脉沉细弦。一诊处方去土茯苓，加海风藤、乌药、木瓜各 15 g。14 剂，每日 1 剂，水煎服。

2017 年 3 月 16 日三诊：病人左侧颞部丘疹水疱已愈，左侧颞部头痛较前好转，盗汗，多梦，口苦，食欲尚可，小便色黄，量正常，大便黏腻难解。舌老红苔黄黑厚干，脉沉细弱。二诊处方去海风藤、乌药、木瓜，加龙胆 6 g，青黛 10 g。14 剂，每日 1 剂，水煎，分早晚 2 次温服。

2017 年 4 月 13 日四诊：病人诉左颞部牵扯样疼痛，盗汗较前减少，夜寐欠佳，仍多梦，口苦，小便正常，大便黏腻难解。舌老红苔黄少，脉沉紧细。三诊处方去露蜂房，加黄芩、黄连 10 g，龙胆改用 10 g。14 剂，每日 1 剂，水煎，分早晚 2 次温服。予一清片（组成：黄连、大黄、黄芩；1.2 g，每日 3 次）。

**【按语】** 带状疱疹归属于"缠腰火丹、蜘蛛疮、火带疮、蛇串疮、蛇丹、甄带疮"等范畴。带状疱疹在发疹前、发疹时以及皮损痊愈后均伴有神经病、统称为带状疱疹相关性疼痛（ZAP）。本病与足厥阴肝经、足少阳胆经密切相关，常因外感风、寒、湿、热、火、毒邪，痹阻其经脉气血，气血不畅，而发疼痛，在外可表现为红斑、丘疹、水泡等皮肤改变。故本案一诊及二诊予四妙散加减，清热祛湿解毒、行气活络止痛。肝主藏血，血舍魂，若肝为湿热火毒邪气阻滞，则魂不安，夜不寐；肝经湿热熏蒸，兼有卫阳夜行脉中，则出现盗汗，因此三诊及四诊从肝论治，选用龙胆泻肝汤加减清肝泄热、化湿和营。

# 坐骨神经痛

侯某，女，64 岁。

2017 年 2 月 23 日初诊：病人左臀部疼痛 3 个月余，体位改变或劳动后加重，疼痛放射至左侧大腿后部及小腿后部，腰部疼痛间作，左侧尤甚。偶有腰膝酸软，舌淡略暗，苔薄黄干，脉浮细弦。病人自诉既往有"腰椎病"病史。体格检查：左下肢直腿抬高试验阳性，右下肢直腿抬高试验阴性，L4～L5 椎旁有压痛及叩击痛。既往腰椎 MRI：腰椎退变，L3/4、L4/5 椎间盘突出。西医诊断：腰椎间盘突出症，坐骨神经痛。中医诊断：痹症；辨证：肝肾亏虚证；治法：滋肾养肝，壮筋祛痛。方剂：独活寄生汤合乌头汤合二至丸加减。处方：独活、桑寄生、杜仲、乌药、熟首乌、延胡索、鸡血藤、续断、木瓜各 15 g，威灵仙、女贞子、墨旱莲、黄柏各 10 g，甘草 6 g。7 剂，每日 1 剂，水煎，分早晚 2 次温服。

2017 年 3 月 2 日二诊：病人服药后左侧臀部及左下肢疼痛、腰酸腿软均好转，舌暗苔黄白干，脉细促浮。原方加乳香、没药、川牛膝各 10 g，海风藤 15 g。14 剂，每日 1 剂，水煎，分早晚 2 次温服。

【按语】　坐骨神经痛以坐骨神经路径及分布区域疼痛为主的综合征，多由于坐骨神经炎症病变或压迫引起，疼痛部位常见于臀、大腿后、小腿后外侧和足外侧。坐骨神经痛属中医学"踝厥""痹病"等范畴，临床上多以风寒湿、顽痹及筋痹等论治，早在《灵枢·经脉》中就有关于痹病的专论"腰似折，髀不可以曲，腘如结，踹如裂，是为踝厥"，虽然所涉及面较广，其中也包括本病在内。汉代张仲景从实践中总结出了治疗历节病、风湿痹的甘草附子汤、乌头汤等，至今仍应用于本病临床。隋代巢元方在《诸病源候论·贼风候》中对本病症状做了明确描述："其伤人也，但痛不可得按抑，不可得转动，痛处体卒无热。"目前西医治疗该病多选用营养神经、消炎止痛、物理牵引和卧床休息、激素注射等常规疗法，但均伴随疗效不确定、病情易反复等问题。本案病人病机为肝肾亏虚，不荣则痛，故治疗当以滋肾养肝，壮筋祛痛为主。方中以乌头、独活、威灵仙等祛风除湿，温肾散寒；配伍桑寄生、杜仲、熟首乌、女贞子、墨旱莲等补肝肾、强筋骨；以延胡索、鸡血藤、续断等舒筋活血，木瓜等行气以助活血；加黄柏等滋阴补肾；甘草调和诸药，缓急止痛。共凑补肝肾、止痹痛之功。

# 慢性格林-巴利综合征

陈某，男，68岁。

2018年4月11日初诊：病人2年前无明显诱因出现四肢麻木乏力，四肢远端起病，基本对称，缓慢进展，发病半年后不能独立行走，并出现肌肉萎缩，曾在外院完善脊髓MRI、腰椎穿刺、神经肌电图等检查，确诊为慢性格林-巴利综合征，口服"泼尼松"半年余，症状改善不明显，为求中医治疗前来就诊。现在症：四肢麻木并肌无力，肌萎缩，可勉强站立，双手持物不稳，小便无力，尿不尽感，口干，大便结，有黄水流出。舌暗红，苔黄干，脉细弦涩。西医诊断：慢性格林-巴利综合征。中医诊断：痿病；辨证：阴气亏虚，瘀血阻络证；治法：滋阴益气，活血通络。方剂：强肌汤加减。处方：熟首乌、木瓜、熟地黄、紫石英、桑寄生、鬼箭羽、墨旱莲、桑椹子、丹参各15 g，蜈蚣1条，乳香、黄柏、没药、山茱萸、苏木、桃仁、红花、黄精、炙麻黄各10 g，甘草6 g。14剂，水煎，分早晚2次温服。

2018年4月28日二诊：近来双下肢麻木、乏力症状逐渐好转，右下肢较左下肢症状改善明显，双上肢活动明显好转。舌老红偏暗，脉沉细弱。守前方去乳香、没药，加虎杖、北沙参15 g。30剂，每日1剂，水煎，分早晚2次温服。

2018年6月1日三诊：经治疗至今明显好转。四肢活动好转，已能持筷，双下肢站立欠稳，左下肢较差。舌紫暗苔薄黄干，脉细浮弦。原方去熟首乌、木瓜，加鸡血藤、路路通、络石藤各15 g。30剂，每日1剂，水煎，分早晚2次温服。同时加强肢体功能锻炼。

【按语】 慢性格林-巴利综合征起病较隐匿，容易误诊及漏诊，西医疗效不佳，致残率高。中医按症状特点多归属"痹病""痿病"，病机除传统的风、寒、湿邪致病外，更强调脾肾精血亏虚，邪毒损伤络脉肌肉。本案病人病性偏热，病程较长，耗伤人体阴精，又久病多瘀，形成阴虚血瘀证，处方中虽有滋补肝肾之品但不过，不会过于滋腻妨碍气血运行，虽有辛温微燥之品亦不过故不至于伤阴加重阴虚，反而能鼓动气血，促进活血化瘀之功，阴中有阳，阳中有阴，阴阳制约，又互根互用，以达到平衡之态，甚是精妙。

# 多灶性运动神经病

付某，男，50岁。

2014年11月14日初诊：病人因"四肢进行性乏力、双上肢肌萎缩3个月余"入院。症见：四肢乏力，以近端较为明显，双上肢鱼际肌、指间肌、肱二头肌、肩带肌群萎缩明显，无肌肉跳动，偶有肌肉疼痛感，无头晕头痛，无肢体感觉障碍，纳寐可，二便调，发病以来体重明显减轻约20 kg。舌淡红，苔薄白，脉弦细。体格检查：右侧肢体肌力5级，左侧肢体肌力4级，双上肢握力减退，四肢肌张力正常，四肢腱反射（＋＋），克氏征（－）、巴氏征（－）。神经肌电图示：①肌电图示右侧胸锁乳突肌未见自发电位，MUP在正常范围，IP呈混合相，右侧趾伸短肌、拇展肌可见少量自发电位，MUP呈神经源性病损，IP呈混合相；②神经传导速度示右侧胫神经、腓总神经脱髓鞘病损，右侧胫神经伴轴索病损；③右侧腓总神经F波潜期在正常范围，出波率降低，波形分化欠佳。西医诊断：多灶性运动神经病。中医诊断：痿病；辨证：肝肾亏虚，瘀血阻络证；治法：补益肝肾，活血通络。方剂：强肌汤加减。处方：鸡血藤30 g，黄芪、熟地黄、枸杞子、麦芽、丹参、山楂、制首乌各15 g，黄精、桂枝、当归、墨旱莲、女贞子、威灵仙、白芷各10 g，甘草6 g。5剂，每日1剂，水煎，分早晚2次温服。

2014 年 11 月 19 日二诊：诉四肢乏力稍有改善，双上肢肌肉偶有酸胀感，舌脉同前，原方去麦芽，加片姜黄、南沙参各 15 g，蜈蚣 3 g。7 剂，每日 1 剂，水煎，分早晚 2 次温服。

2014 年 11 月 27 日三诊：四肢乏力较前有所改善。守方 15 剂带药出院。

**【按语】** 多灶性运动神经病是一种少见的、累及多数单神经的纯运动神经病，临床上主要表现为慢性进行性或阶梯样、非对称性肢体乏力伴萎缩，一般上肢症状较重，通常不伴有感觉缺失，相当于中医"痿病"的范畴。本案病人进展性起病，病程日久，肝藏血，主筋，为罢极之本，肾藏精，主骨，为作强之官，精血亏虚，精虚不能灌溉，血虚不能荣养，筋脉肌肉失之濡养，出现四肢乏力、肌肉萎缩等症。《证治汇补·痿》曰："其痿症亦有作痛者，必夹火夹痰夹湿夹瘀而起，切不可混同风治。"方中熟地黄、枸杞子、制首乌、黄精、墨旱莲、女贞子滋肾补肝；黄芪、南沙参补气健脾、以资先天；麦芽、山楂健脾和胃，使气血得充；鸡血藤、丹参、当归、威灵仙活血通络；片姜黄、蜈蚣、白芷通络止痛；桂枝调和营卫，温通经络；甘草调和诸药。全方滋补肝肾、健脾益气、活血通络，使肾充脾健，瘀血得祛，筋脉肌肉得以濡养而强健，则诸证得以缓解。

# 特发性臂丛神经病

许某，女，71 岁。

2017 年 9 月 28 日初诊：因"右上肢麻木、疼痛伴无力萎缩 3 个月余"就诊。病人诉 3 个月前无明显诱因出现右上肢麻木疼痛，夜间疼痛加重，疼痛可牵扯至肩区，未做特殊处理，渐出现抬举费力，肩臂肌肉萎缩。现来我院要求中医治疗。既往有"肝脏氚氦切除术后"病史。现症见：右上肢麻木，间歇性疼痛，严重可累及肩区，伴有肩胛区肌肉萎缩、无力，易出汗，口渴，饮食可，睡眠一般，小便溲赤，大便可。舌红苔黄厚腻，脉浮细促。神经系统检查：颅神经（一），右上肢肌张力低，右侧冈上、冈下肌及三角肌萎缩，右肩上抬受限，肱二头肌、肱三头肌肌力 1 级；三角肌肌力 0 级，右上肢腱反射未引出，右侧肩峰区皮肤针刺觉减退。双下肢无异常。辅助检查：血尿常规、红细胞沉降率、脑脊液检查、生化及免疫球蛋白均正常。肌电图示：右侧臂丛神经干（C5～6）损害。颈部 MRI 检查未见异常。要求配合中药治疗。西医诊断：特发性臂丛神经病。中医诊断：痹病；辨证：风湿热痹证；治法：清热通络，祛风除湿。处方：苏木 5 g，桑枝、干地龙、秦艽、赤芍、山茱萸、白芍各 10 g，延胡索、生地黄、南沙参、白花蛇舌草各 15 g，甘草 6 g。7 剂，每日 1 剂，水煎，分早晚 2 次温服。

2017 年 10 月 8 日复诊：病人诉右上肢麻木疼痛较前缓解，偶有酸痛感，仍伴有肌肉萎缩、无力，口渴明显，饮食睡眠可，小便黄，大便可。舌红苔黄稍腻，脉细促。在 2017 年 9 月 28 日原处方基础上，加用人中黄、天花粉、知母、麦冬各 10 g，以清热泻火，养阴生津。14 剂，每日 1 剂，水煎，分早晚 2 次温服。

2017 年 10 月 24 日电话回访：病人诉右上肢麻木疼痛较前明显缓解，右肩可抬起，无口渴口感，饮食可，二便调。

【按语】　特发性臂丛神经病又称神经痛性肌萎缩、痛性臂丛神经炎，此病常有病毒感染、注射、外伤或手术的病史。属中医"痹病"范畴，关于痹病的病因，《素问·痹论》曰："所谓痹者，各以其时重感于风寒湿者也。""风、寒、湿三气杂至，合而为痹也。"故后世医家在治疗痹病的过程中重视风、寒、湿 3 个要素。正气不足是痹病的内在因素，而感受风、寒、湿、热是引起痹病的外因，尤以风、寒、湿三者杂至而致病者较多。主要病机为经络阻滞，气血运行不畅。周德生教授认为，平素身体阳气不足，外感湿热之邪，痹阻肢体筋脉，导致气血闭阻不通，不通则痛，久之则萎，故当称为"痿痹"。本案病人左上肢麻木疼痛，舌脉象均提示为湿热，因此治法上应清热通络，祛风除湿。苏木配合桑枝、秦艽到达祛风通络之功效；又联合赤芍、延胡索、白芍等达到治疗四肢关节疼痛之功；口渴口干，易出汗，故使用山茱萸补益肝肾，收敛固涩，南沙参养阴生津；小便溲赤，地龙及白花蛇舌草清热祛湿利尿。

# 舌咽神经痛

林某，女，64岁。

2016年3月27日初诊：因"反复咽喉、颈部疼痛2个月"入院。病人自诉2个月前无明显诱因发现左颈部肿块疼痛，随吞咽疼痛加剧，呈撕裂样痛，刺痛，先后于多家医院就诊，予完善相关检查，提示有甲状腺结节（TI-RADS3类），但甲状腺功能正常，考虑甲状腺结节引起疼痛可能。来我院普外科就诊，考虑手术，入院后，普外科因不排除三叉神经痛可能，邀我科会诊。见病人疼痛部位为颈部、咽喉处，吞咽、咳嗽时可诱发，考虑舌咽神经痛可能性大，遂转入我科。病人左侧颈部稍肿胀，疼痛剧烈，活动受限，偶有干咳，无声嘶，无恶寒发热，饮食可，夜寐差，大便正常，小便正常。中医诊断：咽痛；辨证：痰热郁结证；治法：理气化痰，清热利胆。方剂：柴芩温胆汤加减。处方：延胡索、白芷、白芍、川芎各20 g，连翘、白术各15 g，柴胡、僵蚕、黄芩、桔梗、法半夏、甘草各10 g，全蝎5 g，细辛3 g。5剂，每日1剂，水煎，分早晚2次温服。配合加巴喷丁胶囊对症治疗。

2016年4月7日二诊：症状缓解，但咳嗽、吞咽时仍疼痛剧烈，活动受限。病人因迟迟不愈的剧烈疼痛而焦虑，故在上方基础上，更药化裁，加合欢花20 g，郁金10 g解郁，疏肝理气。续服4剂后疼痛减轻，饮水、张口仍小心谨慎。

【按语】 原发性舌咽神经痛的发病机制尚不明确，发病率低，可能与椎动脉或小脑后下动脉等血管的压迫、局部蛛网膜的增厚粘连等所导致的舌咽神经脱髓鞘，引起舌咽神经的传入冲动与迷走神经之间发生短路有关。吞咽常可诱发疼痛，并且在舌根、咽部、下颌角、外耳道等处有疼痛触发点。疼痛发作时可伴有咳嗽、喉部痉挛、心动过缓、血压下降、头昏甚至晕厥。中医认为本病的病位在咽、喉。《景岳全书》曰："喉痹所属诸经，凡少阳、阳明、厥阴、少阴，皆有此证。一阴肝与心也，一阳胆与三焦，肝胆属木，心主三焦属火，四经皆从热化，其脉并络于喉，热邪内结，故为喉痹。"本案病人因情志不畅等因素致使少阳气机郁滞，肝气郁结，气机郁滞，津液不运，壅滞成痰，面颈部肿胀，气滞痰结则化热，症见烦热。方用柴芩温胆汤加减，清热利胆，理气化痰。法半夏燥湿化痰，柴胡、黄芩和解少阳、疏散肝胆郁热；白芍配柴胡疏肝，养阴血而柔肝止痛，配伍川芎则能疏肝行气、活血止痛；全蝎、僵蚕化痰通络止痛；连翘消肿散结。全方疏气机治本，散郁结治标，故得良好疗效。

# 第二十三章　癫痫及癫痫综合征

## 岛盖综合征并痫性发作

李某，男，68 岁。

2008 年 3 月 28 日初诊：病人因"一过性口角、四肢抽搐 10 分钟"入院。发作时口中发出尖叫声，神志不清，昏倒，发作程度轻，自行缓解。体格检查：神志清楚，眼球运动协调，强哭强笑，面肌紧张，左右鼻唇沟对称，伸舌困难，舌体居中，舌肌运动困难，咽反射存在，言语困难，能说 1～2 字，发音不清，饮水呛咳，吞咽固体食物较困难。心、肺、腹部均无异常。神经系统检查：四肢肌张力增强，右侧较左侧严重，左侧肌力 3 级，右侧肌力 2 级，辅助站立时间 2～3 分钟，双侧腱反射亢进，右侧巴氏征（＋），左侧巴氏征（－），深浅感觉因检体欠合作未明确。既往有"高血压病"病史 20 余年，最高血压达 240/120 mmHg，一直服用"尼群地平"（10 mg，每日 1 次），血压控制在 140/80 mmHg，有多次"脑梗死"病史，2000 年首次发生"左侧基底节腔隙性脑梗死"，经积极治疗仅遗留右下肢轻度无力。2002 年期间 3 次"脑梗死"，经积极治疗和肢体康复训练，生活基本能自理，但遗留构音障碍。2002 年 9 月查 MRI 示：右侧颞叶大面积梗死。TCD 示：脑动脉硬化。DSA 示：右侧大脑中动脉阻塞，双椎-基底动脉近端狭窄。2007 年 5 月突发双下肢无力，不能站立，短暂意识丧失约 10 分钟，双下肢无力 1 小时后自行缓解。入院时 CT 示多发性陈旧性脑梗死，脑萎缩，未发现新发梗死或出血灶。入院后复查 EEG 示：轻度异常脑电图，轻度异常脑电地形图。MRI 示：双侧基底节及放射冠区多个小点状长 T1、长 T2 信号影，右侧颞叶及双侧额、顶、叶均可见大片状及长条状长 T1、长 T2 信号影，于弥散像上呈均匀低信号，提示陈旧性梗死灶；双侧脑室周围及半卵圆中心白质明显脱髓鞘病变；右侧小脑半球内可见小片状陈旧性梗死灶；全脑实质内未见异常信号影；脑沟、裂、池明显增宽；脑室系统扩大，中线结构居中。颈部动脉彩超示：动脉硬化并小斑块形成，椎-基底动脉彩超示双侧椎动脉狭窄，右侧椎动脉扭曲。生化检查：超敏 C - 反应蛋白 8.09 mg/L，血糖正常，甘油三酯 1.9 mmol/L，高密度脂蛋白 0.40 mmol/L，低密度脂蛋白 1.82 mmol/L。其余常规检查化验无明显异常。西医诊断：岛盖综合征并痫性发作。治疗上予口服卡马西平（0.1 mg，每日 1 次）预防治疗痫性发作；丁咯地尔（0.2 g）静脉滴注改善脑循环；奥扎格雷（80 mg）静脉滴注抗血小板聚集和解除血管痉挛，改善脑缺血症状；注射用血栓通（300 mg）静脉滴注活血化瘀通络；尼群地平片（10 mg，每日 2 次）、卡托普利（25 mg，每日 2 次），控制血压在 130～140/80～90 mmHg；拜阿司匹林片（100 mg，睡前）抗血小板聚集，预防血栓形成；辛伐他汀（40 mg，睡前）降血脂，稳定血管内粥样斑块。康复训练：每日保持 1 小时以上的主动、被动肢体锻炼；伸舌、舌顶软腭、舌抚牙龈，每日早晚 2 次，每次 5 分钟；每日进餐时提醒病人有意识的练习吞咽；每日练习单字发音两次，每次 15 个字，时间半小时。入院症见：舌强语謇，肢萎失用，纳寐一般，小便频数。舌暗红，苔黄腻，脉弦滑。中医诊断：痫病；辨证：肝肾亏虚；痰瘀阻络；治法：涤痰熄风，化瘀通络。方剂：定痫丸化裁。处方：天竺黄、茯苓、连翘各 15 g，胆南星、法半夏、皂角刺、红花、全蝎、甘草各 6 g，桃仁、僵蚕各 10 g，合欢皮 15 g。5 剂，每日 1 剂，水煎，分早晚 2 次温服。

4 月 4 日二诊：言语稍有改善，舌稍暗，苔微黄，脉弦，余症同前，续以前方 7 剂。

4 月 11 日三诊：言语进一步改善，站立时间 4～5 分钟，时感膝软，纳可，夜寐易醒，小便数，大便稍干。舌稍暗，苔薄黄，脉弦细。辨证：

瘀血阻滞；风痰内扰证；治法：养血活血，化痰祛风。方剂：桃红四物汤合天麻钩藤饮化裁。处方：天麻、石菖蒲、炙远志、桃仁、当归、赤芍、川芎、僵蚕、地龙各 10 g，红花、全蝎、甘草各 6 g，钩藤 15 g，鸡血藤 30 g。5 剂，用法同前。针刺取穴风池、翳风、丰隆、通里、三阴交。风池、翳风用补法；丰隆用泻法；通里、三阴交平补平泻针刺得气后留针 30 分钟，每隔 10 分钟行针 1 次。每日 1 次，10 次为 1 个疗程。

4 月 16 日四诊：病人一般情况控制良好，能说句子，语速增快，辅助站立时间在 5 分钟以上，饮水呛咳稍好转，进固体食物感觉吃力但尚顺利。根据国家中医药行业标准疗效评定，结果：假性延髓性麻痹主要症状评分，治疗前总分 12 分，治疗后 6 分。

**【按语】** 解剖上，岛叶又称脑岛，位于大脑外侧裂深部。是大脑皮质的一部分，由于其周围的皮质发育较快，故岛叶部的皮质被包埋在深部。遮盖岛叶的皮质，称为岛盖。由于岛盖系临近各叶参与形成，故分别称为额岛、顶岛和颞岛。岛盖综合征又称大脑侧裂周围综合征（perisylvian syndronme）或 Folx-Chavany-Marie 综合征，是一种皮质-皮质下型上位延髓性麻痹，病变位于中央回岛盖部及其周围区，涉及第 V、Ⅶ、Ⅸ、Ⅹ、Ⅻ 对颅神经支配肌肉的中枢性随意运动障碍，而不随意运动保留。多数为双侧受累，偶尔可一侧受累。该综合征的特征性临床表现为双侧面肌、咀嚼肌、舌和咽肌肌张力增高、僵硬、活动受限、无力。主动运动困难导致张口、流涎、进食困难、构音障碍，甚至不能发音。而非随意的运动包括笑、哭、打哈欠、反射性吞咽等仍然保留。症状上本案除上述基本神经系统缺损症状外，还有神经系统释放症状，继发性癫痫可发生于脑血管病的任何时期，甚至为其首发症状，造成临床诊断困难。

西医学对脑梗死的预防上是积极的、有效的，但治疗又相对薄弱，融合中西医多种手段，西医学常规治疗，中医辨证论治，辨证选穴，辨证施灸，配合发声、吞咽、肢体康复锻炼是综合治疗脑梗死后遗症的有效模式。本案涉及"风眩""痦痱""痫病""脑络痹""脑痿""痴呆"等多种病变，均以阴精亏虚为本，风、痰、瘀、浊为标，由脑络脑脉病变而及脑窍脑神病变，终致本虚标实、多脏亏虚、诸邪互凝、形神同病。日积其邪，反复发作而成难治之证。虽以痫性发作入院，毕竟原发病为脑血管病变，故以定痫丸化裁治痰、风、瘀、热之标，并以治风痰涌动为主。痫性发作控制后，脑血管病变致脑供血不足为主要矛盾，故以桃红四物汤合天麻钩藤饮化裁治瘀、痰、风、虚之本，并以治痰瘀交阻为主。风池、翳风少阳阳维之会，主中风偏枯，气血紊乱在此变化为阳热内风，补法刺之，调补气血；手少阴心经之络穴通里，可开心窍，主舌强不语；三阴交为三阴之会，平补平泻，调补肝肾；丰隆和胃化痰，清明神志。诸穴相合，共奏调补气血，补益三阴，熄风潜阳，活血通络，化痰开窍之功。

# 脑外伤后癫痫

杨某，男，45岁。

2018年5月24日初诊：病人自诉2006年因车祸致头部外伤，于外院行"去骨瓣减压术＋开颅血肿清除术"，术后没有后遗症及特殊不适。2016年再次发生车祸，头部复伤后再次行手术治疗，术后发生四肢抽搐，不省人事，伴有喉间怪叫声，口角流涎，大小便失禁，持续半小时左右，醒后反应迟钝，疲倦、乏力，于外院就诊，考虑为脑外伤后遗症并发癫痫，予以"德巴金（500 mg，每日2次）"治疗，治疗过程中仍有间断性发作。病人诉自2017年8月行"颅骨修补术"后至今发作3次癫痫，每次发作间断1～2个月，持续时间10分钟至半小时，每次发作症状相似。平素精神一般，头晕，口苦，小便失禁，舌老红苔薄黄腻，脉弦数。西医诊断：脑出血术后继发性癫痫。中医诊断：痫病（缓解期）；辨证：肝阳偏亢证；治法：平肝熄风，补肾涩精。方剂：天麻钩藤饮加减。处方：天麻、钩藤、石决明、白蒺藜、钩藤、芡实各15 g，炙麻黄、桑螵蛸、山茱萸、威灵仙各10 g，柴胡、甘草各6 g，五味子3 g。7剂，每日1剂，水煎服，分早晚 2 次温服。

2018 年 6 月 8 日二诊：病人于 5 月 25 日自行停用德巴金，服初诊方后于 2018 年 5 月 29 日发作 1 次，持续时间不到 10 分钟，症状较前明显好转，精神好转，近日稍有咳嗽，咳痰色黄，口干，二便基本自控，大便干，夜寐欠安，舌老红黄赤苔薄黄干，脉数有力。于原方中去白蒺藜、钩藤、天麻、石决明，加杏仁 10 g，生石膏、桔梗、寒水石、紫石英各 15 g。服用 7 剂，煎服法同前，要求病人务必规律服用正规抗癫痫药物"德巴金"，不得中途自行停服，以免病情控制不佳。

2019 年 12 月 18 日三诊：病人诉近 1 年余发作 3 次，2019 年 8 月 1 日及 11 月 17 日各发作 1 次发作，持续 5 分钟左右，最近一次发作为 12 月 14 日，持续半小时左右，经询问病史病人于今年 3 月份又自行停用抗癫痫药物至今，头晕，口干，大便干结，舌暗红，苔少，脉弦数。治法：平肝熄风，清热活血。处方：石决明、磁石、麦芽、钩藤、南沙参各 15 g，黄连、僵蚕、远志、牡丹皮、栀子、茯神各 10 g，莲子心、全蝎各 3 g，甘草 6 g。服用 14 剂，煎服法同前。嘱"德巴金"维持治疗，再次向病人强调抗癫痫药物的服用重要性，务必规律服用 1～2 年，期间无发作后才可在指导下减量停用。

【按语】 本例病人头部多次外伤，瘀血内阻脑络，气血不能上荣脑髓，神机紊乱，元神失控，发为本病，可诊断为继发性癫痫。痫病缓解期治疗当治其本，根据病人头晕、口苦、舌红苔黄、脉弦数等，可辨证为肝阳上亢，在平肝熄风的基础上，施以补肾、清热、活血之法，标本同治，方可获效。首方中益智仁固脬止遗；桑螵蛸安神止遗，佐助麻黄；钩藤抑制中枢，反佐麻黄；五味子、五倍子果实作中药能益气生津、敛肺滋肾、止泻、涩精、安神；芡实涩精止遗；柴胡、白蒺藜调达肝气；山茱萸补肝肾，缩小便，助阳，固精。膀胱壁内牵张感受器，受到冲动刺激，通过脊髓通路，排尿反射初级中枢在骶髓，高级中枢在大脑皮质。麻黄配伍钩藤调理神经中枢，乃基于中药药理研究的现代中医配伍用药方法。

# 腹型癫痫

郑某，男，41岁。

2015年5月26日初诊：因"反复发作腹痛伴晕厥3个月"入院。病人2015年2月第1次发作腹痛伴晕厥，持续2～3分钟，至今已发作5次，发作时腹痛，痛引欲便，一般中午或下午发作。病人平素头昏沉，两目干涩，口干，神思恍惚，面色暗淡，耳郭无光泽，腰膝酸软，夜寐欠安，大便干燥。舌暗红，苔厚腻干，脉弦细沉。既往有"脂肪肝"病史。辅查：动态脑电图（一）；颈椎动脉彩超：右椎动脉狭窄；腹部B超、CT均未见异常；颅脑MRI未见异常。西医诊断：癫痫（腹型）。中医诊断：厥证；辨证：肝风痰浊之厥证；治法：镇肝熄风，豁痰开窍。处方：皂角刺、蝉蜕各5g，黄连6g，防风、枳壳、白术、柴胡、白芍、钩藤、甘松、法夏各10g，白蒺藜、槟榔、山楂、青礞石、甘草15g。14剂，每日1剂，水煎，分早晚2次温服。

2015年6月15日复诊：病人头昏沉、两目干涩好转，口干，精神状态较前好转，腰膝酸软，夜寐好转，大便可。舌红，苔黄腻，脉弦细沉。2015年5月26日处方加钩藤量为15g，减少甘松、甘草量为5g，青礞石、黄连量为3g。14剂，每日1剂，水煎，分早晚2次温服。

3个月后随访：服药后未再出现上述症状。

【按语】　癫痫属于中医"厥证"范畴，癫痫的临床表现以突然意识丧失，甚则仆倒，不省人事，两目上视或口中怪叫，口吐涎沫，强直抽搐，移时苏醒，一如常人为特征。本案病人主要表现为晕厥，发作时腹痛，痛引欲便，可以从癫痫论治。癫痫之生不离风、火、痰、瘀。周德生教授认为痰涎壅滞、迷闭孔窍是本病的发病机制，病理因素总以"痰"为主，痰浊内阻、脏器不平、阴阳偏盛、神机受累、元神失控是病机关键所在。临证时首先分清阴阳，搞清虚实，然后辨证论治。找明病因，查明病位，弄明病机，或风，或痰，或郁，或瘀，或虚，大多以风痰瘀滞为标，肝、脾、肾、阴虚为本。本案病人平素头昏沉，两目干涩，腰膝酸软，素体本肝肾阴虚，痰浊为患，引动肝风，蒙蔽清窍而发晕厥，可以从痰论治、从瘀论治、痰瘀并治、从肝论治、从脾论治、分期论治，治疗上主要予以镇肝熄风法、化瘀通窍法以及豁痰健脾法等方法。

# 癫痫持续状态

谢某，男，70岁。

2020年3月23日初诊：病人家属（爱人及女儿）代诉，病人2019年12月无明显诱因突发肢体抽搐，伴有双目上视，口吐白沫，就诊于当地医院诊断为"继发性癫痫"，予以对症（具体不详）处理后好转。后病人于2020年2月10再发上述症状，完善颅脑MRI检查未见明显新发脑梗死灶，仍考虑为"症状性癫痫"，予以"奥卡西平片"口服未再发癫痫。出院后病人一直规律服用抗癫痫药物，但病人2020年3月23日上午10点再次出现发作性癫痫，持续时间超过30分钟仍未恢复，家属急将其送至我院急诊，急诊完善颅脑CT：老年脑改变；脑萎缩、脑白质疏松、双基底节区多发陈旧性腔梗灶，右侧额颞叶片状密度减低区，建议MRI＋DWI除外新发脑梗死。经对症治理后癫痫停止发作。症见：病人已无明显肢体抽搐，精神差，不言语，无舌咬伤，左侧肢体活动障碍，右侧肢体活动可，无明显咳嗽、咯痰，纳食睡眠可，二便可。近3个月体重未见明显变化。舌淡红，苔黄腻，脉弦滑。动态脑电图：异常脑电图。备注：清醒时双侧各程时可见中～高波幅4～7 Hz慢长程不规则活动。诊断为癫痫持续状态。既往有"脑梗死后遗症期、血管性痴呆、高血压病"病史。中医诊断：痫病；辨证：痰瘀互结证。治法：健脾化痰，活血通窍。方剂：化痰通络汤加减。处方：浙贝母、茯苓、天麻各15 g，黄芩、黄柏、法半夏、陈皮、石菖蒲、炒地龙、蜜远志各10 g，生姜、甘草各6 g，黄连、全蝎各 3 g。5 剂，每日 1 剂，水煎，分早晚 2 次温服。西药予"奥卡西平片（0.3 g，每日 2 次）、丙戊酸镁缓释片（0.5 g，每日 2 次）"抗癫痫。

2020 年 3 月 27 日二诊：病人未再发肢体抽搐及双目上视，精神可，言语欠清，吵闹明显，无舌咬伤，左侧肢体活动障碍，右侧肢体活动可，可自行下床缓慢活动。无明显咳嗽、咯痰，纳食、睡眠可，大便难行，小便可。舌淡红，苔薄黄，脉弦滑。继续予以奥卡西平片剂（0.3 g，每日 2 次）、丙戊酸镁缓释片（0.5 g，每日 2 次）抗癫痫。辨证：痰瘀互结证；治法：健脾化痰，活血通窍。方剂：化痰通络汤加减。处方：茯苓、浙贝母、天麻、党参各 15 g，黄芩、陈皮、法半夏、石菖蒲、蜜远志、炒地龙、白术各 10 g，生姜、甘草各 6 g，黄连、全蝎各 3 g。14 剂，每日 1 剂，水煎，分早晚 2 次温服。出院后继续上方加减服用 1 个月。

2020 年 7 月 10 日电话随访：病人癫痫发作后出现症状均已消失，近期癫痫未再发作。

【按语】 癫痫持续状态在中医属于痫病发作期，但因其发病急，故治疗上首先考虑西药迅速终止发作，待病人持续状态解除，可口服药物后，配合中药改善癫痫持续状态后遗症状，控制、预防其再次发病。本案病人老年体虚，肝肾不足、脾胃亏虚，日久运化水谷失司，日久聚湿成痰，阴虚内热，煎灼血液，日久可成瘀，痰瘀互结壅阻脑窍，元神失控，神机紊乱，以致频繁发作，甚至持续不解。故本案初治时以熄风通络，开窍醒神为主，后期则重在健脾化痰，活血通窍，兼顾其标本综合调治。

# 癫痫性脑病

王某，男，31 岁。

2018 年 10 月 8 日初诊：因"反复发作意识不清、肢体抽搐 30 年，再发加重 1 日"入院。病人约 2 岁时突发高热，出现意识不清、肢体抽搐，当时未予重视。其后反复发作，一般 2～3 个月发作 1 次，当地诊所临时处理，间断使用"苯妥英钠片"，未规范使用抗癫痫治疗。体胖，智力较低，行动笨拙，步态不稳，经常摔伤。10月8日早晨9点左右再发意识不清，肢体抽搐，当地诊所予"醒脑静"等处理，下午仍然未苏醒，平车送入我科。体格检查：体温36.7 ℃，脉搏102次/min，呼吸18次/min，血压120/80 mmHg。神志模糊，呼之不应，四肢肌力、肌张力减低，检查不配合，病理征未引出。生化检查：肌酸激酶2093.00 IU/L，肌酸激酶同工酶46.80 IU/L，肌红蛋白967.80 μg/L。苯妥英钠血药浓度8.80 mg/L。脑电图示：短暂阵发多棘波或棘慢波。头部MRI示：脑干及小脑萎缩。诊断：癫痫持续状态，癫痫性脑病。予"地西泮注射液"持续泵入以控制痫性发作，"七叶皂苷钠注射液"脱水及对症支持治疗。

10月9日10点30分转嗜睡状态，呼之可应答，反应迟钝，醒后可以简单交流。舌红苔黄滑，脉细数。予"丙戊酸钠缓释片（500 mg，每日2次）、美金刚片（10 mg，每日2次）"。中医诊断：痫症；辨证：气机紊乱，痰热阻窍；治法：升降气机，清热涤痰，开窍醒神。方剂：升降散合涤痰汤加减。处方：龙齿（先煎）30 g，茯苓15 g，僵蚕、天竺黄、熟大黄、远志、石菖蒲、法半夏、陈皮各10 g，胆南星、蝉蜕、黄连、皂角刺、甘草各6 g。5剂，每日1剂，水煎，分早晚2次温服。10月10日8点30分查房，病人神志清醒，反应迟钝，记忆力下降，计算能力下降。治疗继续。

10月14日，病人及其家属强烈要求出院，予带药"丙戊酸钠缓释片、美金刚片"；上方去皂角刺、熟大黄，加青礞石、土茯苓各15 g，共14剂，煎服法同上。

2018年10月29日门诊：精神较好，行动笨拙，步态不稳，认知障碍，癫痫未发作，舌红苔薄黄滑，脉细数。守10月14日处方30剂。

2018年12月16日再诊：癫痫未发作，"丙戊酸钠缓释片、美金刚片"治疗中。病人不愿再服中药汤剂，予礞石滚痰丸（组成：煅金礞石、沉香、黄芩、熟大黄）12 g，每日1次。

2019 年 2 月 21 日三诊：精神好，癫痫未发作，予"丙戊酸钠缓释片、美金刚片、礞石滚痰丸"长期维持治疗。

**【按语】** 《景岳全书·癫狂痴呆》说："癫病多由痰气。凡气有所逆，痰有所滞，皆能壅闭经络，格塞心窍，故发则眩晕僵仆，口眼相引，目睛上视，手足搐搦，腰脊强直，食顷乃苏。此其候病候已者，正由气之候逆候顺也。"病在心肝胆，因痰火气逆而发，故以升降散、涤痰汤、礞石滚痰丸化裁之。

# 癫痫后精神障碍

苏某，男，43 岁。

2016 年 1 月 7 日初诊：病人 2 岁时"脑外伤手术后"引起反复发作癫痫，全面强直阵挛发作为主，曾长期用苯妥英钠或卡马西平等治疗，癫痫控制不佳，最长间歇 1 个月左右，41 岁起渐出现精神障碍，表现为间断自言自语，幻听，妄想，莫名发脾气，摔打家具，扬言自杀等。外院颅脑 MRI：左侧颅脑术后改变，左侧海马硬化，脑萎缩。脑电图：异常脑电图，左侧蝶骨电极、中颞、后颞大量棘波发放，左侧额极、中央、顶、前额区少量棘慢波发放。刻诊诉：头痛，呈紧束感，伴头目昏眩，常彻夜不眠，全身酸痛，有恐惧感，无自杀或伤人倾向。舌暗苔黄白厚腻，脉沉涩滞。西医诊断：癫痫，癫痫性精神障碍，癫痫性认识障碍。中医诊断：①癫症；②痫症。治法：祛风止痛，活血化瘀，镇惊安神。处方：青礞石、钩藤、白蒺藜、鬼箭羽、山楂、龙骨各 15 g，全蝎、胆南星、熟大黄各 6 g，三棱、莪术、白芷、苏木、桂枝、甘草各 10 g，生牡蛎 20 g。服用 7 剂，每日 1 剂，水煎，分早晚 2 次分服。

2016 年 1 月 15 日二诊：药后头晕头痛好转，仍偶有恐惧感，舌暗红，苔黄腻干，脉沉细涩实。予 2016 年 1 月 7 日处方，加桃仁、红花、天麻各 10 g，龙胆 6 g，连翘 15 g。服用 35 剂，每日 1 剂，水煎，分早晚 2 次温服。

2016年3月2日三诊：头顶枕部偶有胀痛，情绪不稳，心中懊恼，失眠，大便稀，时下腹胀痛。舌齿痕淡红，苔黄厚滑，脉沉滑。治以：理气止痛，清热利湿。处方：龙胆、蒲黄、石菖蒲、天竺黄、薄荷、青皮、黄连各10 g，青礞石、土茯苓、橘核、荔核、虎杖、郁李仁、冰糖各15 g，青黛、甘草各6 g。服用14剂，每日1剂，水煎，分早晚2次温服。

【按语】 癫痫后精神障碍表现为发作性和持续性两种，占癫痫病人的25.27%。主要表现为一定时间内的感觉、知觉、思维和精神运动性发作，也可为情绪恶劣及短暂精神分裂样发作，发作有突然性、短暂性、反复性的特点，本例病人头部多次外伤，瘀血内阻脑络，气血不能上荣脑髓，神机紊乱，元神失控，发为本病，可诊断为继发性癫痫。本案病人病程长，病情复杂且反复发作，病深日久不仅易伤正气，且久病易瘀易虚，必留有伏邪。正气耗伤，脑髓失养，故头目昏眩，神机受损而渐发精神障碍；正气不充，易感外邪，而风为阳邪，易袭上位，内虚外实，更能加剧头眩头痛；心神失养，则心中悸动不安，易生恐惧。因此，风、瘀、虚同病，故初诊选用桂枝甘草龙骨牡蛎汤合礞石滚痰汤加减，可平肝熄风，镇惊定痫。青礞石可促进顽痰消散，痫病缓解。二诊改用镇惊丸加强清心，镇惊，豁痰，开窍。从胆治脑，勿忘治肝。调神壮胆，镇惊定痫。

# 第二十四章　抽动类疾病

## 小儿抽动症

刘某，女，6 岁。

2019 年 10 月 16 日初诊：病人母亲诉，从 2 月份感冒愈后，即出现频繁眨眼、嘴角抽搐、耸肩，睡眠不安，时有烦躁。7 个多月来，反复在受刺激后或注意力集中时症状加重，以致影响学习。就诊于多家医院，诊断为小儿抽动症，短程使用过"氟哌啶醇片、可乐定透皮贴片"等，家长不愿意长期使用西药，故就诊于我科。刻诊：体格较瘦，对母亲黏缠，休学中。精神差，注意力不集中，学习困难，烦躁多动，突发不自主的频繁眨眼、噘嘴、耸肩，小便黄，大便干，舌红尖赤少苔，脉浮细数。头部 MRI 未见异常。脑电图示：基本正常，中央区出现 θ 波少量增多，枕导 α 波失对称。中医诊断：慢惊风；辨证：心肝脾阴虚，风火内动证；治法：养阴熄风，清热安神。处方：石决明、麦冬各 15 g，钩藤、白蒺藜、黄芩、白芍、玉竹、玄参各 10 g，甘草 6 g，蝉蜕、五味子、莲子心各 3 g。7 剂，每日 1 剂，水煎，分早晚 2 次温服。并予清脑复神液（10 mL，每日 2 次）。

2019 年 10 月 24 日二诊：精神好转，频繁眨眼、噘嘴、耸肩症状减少，大小便正常，舌红苔薄黄干，脉浮细数。守方 14 剂，每日 1 剂，水煎，分早晚 2 次温服。

2019 年 11 月 8 日三诊：频繁眨眼、噘嘴、耸肩明显减少，舌红苔薄黄，脉细数。原方去石决明、莲子心，加怀山药、炒麦芽各 15 g，茯神、陈皮各 10 g。30 剂，每日 1 剂，水煎，分早晚 2 次温服。2019 年 12 月 7 日之后，停用中药汤剂，单纯服用清脑复神液（10 mL，每日 2 次）。

2020 年 5 月 28 日随诊：病人于 2020 年 2 月底恢复学校学习，抽动症未再发作。

**【按语】** 抽动症是一种慢性神经精神性疾病，属于"慢惊风""瘛疭""抽搐"，责之内风。中医将搐、搦、颤、掣、反、引、窜、视称为惊风八候，感性反应明显，抽动症中每多见之。《陈氏幼科秘诀·惊风》说："惊风本于心肝二脏，肝风、心火相煽发搐。小儿脾胃弱，肝易凌之引动肝风。"风火上乘巅顶而多变，魂神扰动，经筋挛急，病变多见于头面部。现代临床多用西药控制症状，合并辨证论治中药汤剂或中成药。古方多用朱砂、雄黄、全蝎之类以镇魂神，因其毒性，现代临床几乎不用或者少用这类药物。本案养阴熄风，清热安神，特别配伍有抗抽搐作用的药组蝉蜕、钩藤、白蒺藜，避免使用龟甲、鳖甲、金箔、磁石等影响脾胃运化的药物。

# 痉挛性斜颈

梁某，男，61 岁。

2016 年 3 月 30 日初诊：因"头颈部右侧痉挛歪斜 3 年余"就诊。病人 3 年前因外感风寒后出现右侧颈部肌肉痉挛疼痛，并伴有头部右侧歪斜，后病人自行到当地医院进行诊治，经予"氯硝西泮及苯海索"后症状得到缓解，期间多次发病，治疗情况不详，病人于 1 个月前外感风寒后再发并伴有疼痛加重，在家自行休息后未见症状缓解，故来我院就诊。刻诊：头部右倾并有不自主运动。情绪激动时，全身震颤，头部不自主运动加重，颈项眩痛，活动稍受限，偶咳无痰，自发病以来，寐差，饮食、二便可。舌红，中根苔黄腻厚干，脉沉弦细。辅助检查：血常规、肝肾功能、凝血功能、电解质均未见异常，血压正常，头部 CTA 示双椎动脉及基底动脉迂曲,压迫延髓左前缘。西医诊断:痉挛性斜颈;西药氯硝西泮及苯海索遵前服用;中医诊断:痉证;辨证:肝经热盛证;治法:清肝通络,祛除风寒。处方:白芍、生牡蛎各 30 g,海风藤、木瓜、忍冬藤、钩藤、石楠藤各 15 g,僵蚕、泽兰、防风、小通草、甘草各 10 g,蝉蜕、全蝎各 3 g。7 剂,每日 1 剂,水煎,分早晚 2 次温服。

2016 年 4 月 13 日二诊:病人肌肉痉挛得到明显缓解,但头部仍有不自主运动,饮食、二便可,寐欠安。舌红苔黄腻厚干,脉沉弦细。守方 13 剂,每日 1 剂,水煎,分早晚 2 次温服。

2016 年 4 月 30 日三诊:病人肌肉痉挛、疼痛基本消失,颈部可直立,头部不自主运动消失,饮食、二便、夜寐可,舌红,苔白,脉缓和。守方 10 剂,每日 1 剂,水煎,分早晚 2 次温服。2016 年 5 月 11 日停用中药方剂及氯硝西泮和苯海索。

2016 年 10 月 24 日随诊:病人颈部痉挛未再发作。

**【按语】**　痉挛性斜颈是以斜方肌、胸锁乳突肌等颈部肌群阵发性不自主收缩引起的颈部向一侧歪斜偏转,中医上属于"痉证"范畴,《素问·至真要大论》说:"诸暴强直,皆属于风。"《灵枢·经筋》说:"经筋之病,寒则反折筋急。"病人居于江南,正值春季风寒较重,此为外邪所致。病人性情急躁,情志易受刺激,此为内因所致。风寒入体郁而化火,动风伤津,故见颈部痉挛、颤动。舌红,苔黄腻厚干则表明病人热盛伤津。现代临床多使用抗胆碱能药物、外科手术、肉毒毒素等,但大剂量应用胆碱能药物可导致口干、困倦、智能减退等一系列不良症状且治疗持续时间短暂,效果有限。针药并举效果良好且无毒副作用,易被接受。本案重用钩藤、海风藤、木瓜等通经活络药物,辅以生牡蛎以平肝潜阳,全蝎以定神志,内外兼顾。

# 扭转痉挛

孙某,男,51 岁。

2016 年 3 月 18 日初诊：因"右侧头颈部肌肉不自主颤动扭转，左上肢不自主向内侧扭转 8 年"就诊。病人自诉 8 年前无明显诱因出现头颈部向后颤动，向后仰，起初未予以重视，后症状逐渐加重，并伴有左上肢向内侧不自主扭转，就诊于当地医院，行颅脑 CT、MRI 及肌电图检查均提示脑部无异常。予以"苯海素、左旋多巴"等药物症状有所缓解，停药后症状加重，遂前往我院就诊。刻诊：右侧头颈部肌肉不自主颤动、扭转，左上肢不自主向内侧扭转，挤眉弄眼，舌伸缩扭动，运动或精神紧张时症状加重，安静环境或休息时症状稍有缓解，步态不稳，病人平常易激动恐惧，二便正常。舌质红苔黄腻干，脉细弦数。肌张力增高，左下肢轻度内翻跖曲，足跟无法着地，反射正常，深浅感觉无异常，心、肺、腹均未见明显异常。西医诊断：肌张力障碍，扭转痉挛。中医诊断：痉病；辨证：肝肾阴虚，肝风内动证；治法：镇肝熄风、滋阴潜阳。方剂：镇肝熄风汤加减。处方：磁石、赭石、煅龙骨、南沙参、百合、生牡蛎、炒麦芽各 15 g，黄连、牵牛花、白芍、乌梅、黄柏、知母、甘草各 10 g。7 剂，每日 1 剂，水煎，分早晚 2 次温服。

2016 年 5 月 7 日二诊：病人头颈部肌肉颤动较前缓解，处于安静环境或休息时症状减轻，甚至消失，肢体乏力，夜寐差，便溏薄，舌红，苔厚腻，脉滑细。原方去黄柏、黄连，加红景天 15 g，防风 10 g，淮山药 15 g。14 剂，用法同前。加羚羊角滴丸（10 丸，每日 3 次）。

2016 年 7 月 2 日三诊：病人症状较前缓解，头颈及上肢颤动扭转缓解，劳累及情绪激动时加重，睡眠质量提升，二便正常，舌暗红，苔薄黄腻，脉沉弱。守原方 30 剂。

**【按语】** 本病属于中医的"痉证""风搐""瘛疭""筋惕肉瞤"等病症范畴。《素问·至真要大论》云："诸风掉眩，皆属于肝"，"诸暴强直，皆属于风"。本案病人肝血不足，筋脉失于濡养，血虚生风，虚风上窜清窍，气血运行失常，为本病的主要病因病机。肝为刚脏，体阴而用阳，主筋；肾阴为人身阴液之本，具有滋润、濡养各脏腑组织，充养脑髓、骨骼、制约阳亢之功，故该病病人多肝肾不足，阴血亏虚，筋脉失其濡养，随即出现肢体僵硬挛缩，若阴不制阳，肝阳亢逆化风，肝风内动，致筋脉挛急，可见肢体拘急痉挛，甚则肌肉颤动、抽搐。

# 特发性面肌痉挛

刘某，女，36 岁。

2018 年 9 月 6 日初诊：因"右侧面肌痉挛 4 个月余"入院。病人 4 个月前在公司加班到深夜回家后发现右侧面部肌肉时有抽搐，但症状较轻，并未引起重视。1 个月后症状加重，病人到当地人民医院就诊，予以"卡马西平"治疗 1 个月未见疗效，遂去当地中医院就诊，以口服"维生素"及针刺为主，但效果依旧不理想。于公司再次加班后病情加重，以"面肌痉挛"收治我院。刻诊：病人右侧颜面部肌肉抽搐，伴失眠，心烦气躁。舌红苔薄黄，脉浮促。辅助检查：完善血常规、肝肾功能均未见异常。颅脑 MRI＋MRA：未见异常。西医诊断：特发性面肌痉挛。中医诊断：面风病；辨证：阴血不足，虚风内动证；治法：镇静安神，平肝熄风止痉。处方：白蒺藜、蔓荆子、龙骨、生牡蛎、青葙子各 15 g，白芷、防风、黄芩、僵蚕、荆芥、甘草、栀子、牡丹皮各 10 g。14 剂，每日 1 剂，水煎，分早晚 2 次温服。药灸并举，于患侧肌肉跳动处做行悬灸，每日 40 分钟。

2018 年 9 月 22 日二诊：病人自感肌肉跳动频率有所下降，夜间入睡较前有所改善，饮食、二便可，舌淡红，苔薄黄，脉浮促。现守方 10 剂，每日 1 剂，水煎，分早晚 2 次温服。

2018 年 10 月 4 日三诊：病人肌肉跳动症状基本消除，偶有跳动，夜间睡眠可，饮食、二便可。舌淡红，苔薄白，脉浮弦。守原方 7 剂，灸法时间减至 20 分钟。2018 年 10 月 16 日停中药汤剂及灸法。

2019 年 4 月 1 日随诊：病人未见复发。

【按语】 面肌痉挛属中医"风证""抽搐"等范畴。《素问·阴阳应象大论》曰"风盛则动",且《兰室秘藏·头痛门》说"高巅之上,惟风可到"。而此风并非外感之风邪,而多是人体内动之风,内动之风多由肝起。其成因或因情志抑郁导致肝气不疏,肝风内动;或因气血不足,病久致肝肾亏虚,虚风内动。而真正由风寒袭络或风痰阻络引起的面肌痉挛极少见。常见于中年以后发病,因长期工作烦劳、精神抑郁而诱发,临床多兼有失眠、头晕、心烦急躁、情绪不稳、精神不振、悒悒不乐等症状。本案病人为公司职员,时常加班至深夜,工作压力大,情志抑郁,故见此证。药方多有镇静安神、平肝熄风之效,肝藏神,神定则风定,风定则痉止。

# 第二十五章　痴呆类疾病

## 阿尔茨海默病

章某，女，64 岁。

2018 年 11 月 30 日初诊：因"记忆力下降 6 年余，加重伴定向力下降 1 年"入院。病人 2012 年开始以健忘发病，近期记忆力减退，长期服用"卡巴拉汀（3 mg，每日 3 次）、美金刚（10 mg，每日 2 次）"，效果尚稳定。2 年多来时有幻觉，近 1 年左右，症状进展明显，定向力及计算力明显下降，但基本生活能力尚存，现症见：记忆力、定向力、计算力、判断力下降，不认识直系亲属外的人。脑 MRI 示：脑萎缩。中医四诊：神识减退，夜寐差，偶有幻觉，大便量少，小便次数多，舌红苔黄厚干，脉沉细。西医诊断：阿尔茨海默病。中医诊断：痴呆；辨证：肾精亏虚，气滞血瘀证；治法：滋阴清热，行气活血。方剂：滋阴清热化瘀汤加减。处方：天花粉、麦冬、白茅根各 15 g，女贞子、灵芝、玄参、墨旱莲、红花、首乌藤、苏木、三棱、薄荷、茯神、莪术、青蒿、王不留行各 10 g。14 剂，每日 1 剂，水煎，分早晚 2 次温服。

2018 年 12 月 21 日二诊：病人因服药后情绪转佳，记忆力有改善，能少量回忆往事，迷糊状态稳定，仍有夜寐差，偶有幻觉等症状。舌淡红，苔薄黄干，脉浮弦细。继续予以"卡巴拉汀（3 mg，每日 3 次）、美金刚（10 mg，每日 2 次）、尼麦角林（10 mg，每日 3 次）"。中药在 2018 年 11 月 30 日原方基础上，去白茅根、薄荷，加蜈蚣 1 条。30 剂，每日 1 剂，水煎，分早晚 2 次温服。

随访 1 年症状稳定。

**【按语】** 阿尔茨海默病属于中医"痴呆"等范畴。本案肾精亏虚，阴虚火旺，血瘀阻络为主要病机，虚实并存。肾精亏虚，髓海失聪，脑失所养，神气呆钝为本。气滞、痰瘀、风火内生蒙蔽心窍，上逆犯脑，清窍失灵，神明失用为标。本案病人年至古稀，脏腑之气逐渐衰退，髓海失养，病程日久，瘀血内热之邪停滞，其病位在脑，本于肝、肾，标于瘀、火，故而攻补兼施，开窍醒脑，"寓补于通，寓通于补"，通即是通窍、开窍之意，无论是补虚还是逐邪，最终目的是恢复清窍神明的功能。一诊处方以滋阴清热化瘀汤加减，重在麦门冬、女贞子、灵芝、墨旱莲滋阴填髓，苏木、三棱、莪术、王不留行活血化瘀，天花粉、白茅根、薄荷、青蒿兼清虚热，佐以茯神安神定志。二诊病人舌淡红，内热不显，以血瘀为主，处方在原方中去白茅根、薄荷清热，加蜈蚣 1 条以加强通络祛瘀之功，虫类药善于入络搜剔，涤痰逐瘀力专，对脑络瘀阻尤能建功。

# 血管性痴呆

周某，男，56 岁。

2017 年 3 月 2 日初诊：病人家属代述其记忆力、智力、执行力下降 5 个月余，伴有轻微头晕、口干，无视物旋转，无重影，无耳鸣。既往有"多发性脑梗死"病史，现服用"拜阿司匹林（100 mg，每晚睡前）"抗血小板聚集，"阿托伐他汀（20 mg，每晚睡前）调脂固斑"；有"焦虑障碍"病史，黛力新及米氮平对症治疗中，控制尚可。刻诊：记忆力与执行力下降，头晕，与体位变化无关，口干，大便结，小便调。舌嫩红中边光无苔，根苔黄燥，脉沉细涩。简易精神评价量表（MMSE）：21 分；蒙特利尔认知评估量表（MoCA）：20 分。西医诊断：脑梗死后遗症，血管性痴呆。中医诊断：痴呆；辨证：脾肾两虚证；治法：补肾健脾，益气生精。处方：益智仁、百合、生地黄、麦芽、麦冬、生何首乌、灵磁石各 15 g，甘菊花、桑叶、玄参、白芍、灵芝各 10 g，莲子心 3 g，苦参 5 g。14 剂，每日 1 剂，水煎，分早晚 2 次温服。

2017 年 3 月 16 日二诊：病人服药后记忆力未见明显改好转，执行力较前有所改善，头晕及口干明显减轻。辨证：脾肾两虚证；治法：补肾健脾，益气生精。处方：益智仁、百合、生地黄、麦芽、生何首乌、灵磁石各 15 g，甘菊花、白芍、灵芝各 10 g，莲子心 3 g，苦参 5 g。14 剂，每日 1 剂，水煎，分早晚 2 次温服。

2017 年 3 月 29 日三诊：病人服药后记忆力及执行力较前好转，无头晕及口干。辨证：脾肾两虚证；治法：补肾健脾，益气生精。处方：益智仁、百合、生地黄、麦芽、生何首乌、灵磁石各 15 g，甘菊花、白芍、灵芝各 10 g，莲子心 3 g，苦参 5 g。29 剂，每日 1 剂，水煎，分早晚 2 次温服。建议其家属携带病人进行太极拳、八段锦等养生之法，加强精神调摄及智能训练。

【按语】　血管性痴呆指脑血管病变引起脑损害所致的痴呆。由于脑血管病的病灶涉及额叶、颞叶及边缘系统，或病灶损害了足够容量的脑组织，导致记忆力、注意力、执行力和语言等高级认知能力的严重受损。中医认为其病位在脑，与五脏相关，本虚标实，证候复杂，但总体不离虚、瘀、风、火、痰、郁，且临床症见多端，具有阶梯样变化的特征。其发病并非单一因素引起，肾精亏虚为本病的基本病机。本案痴呆，脾肾两虚为主要病机，虚实并存。该病人久患中风，耗气伤精，气血亏虚，肾精不足而致呆症，法当补肾健脾，益气生津。一诊，病人肾精不足，导致水不制火而心火妄亢，予以养阴生精益智；二诊症状改善，去除麦冬、桑叶、玄参，减轻滋阴之功，防胃滋腻之效；三诊疗效明显好转时，四诊合参，继续服用药物以巩固疗效，同时注重病人精神调摄与智能训练。共奏健脾益气，养肾补精之功。

# 脑性瘫痪

益某，女，12 岁。

2017 年 12 月 18 日初诊：因"四肢活动不利伴言语謇涩 10 余年"入院。病儿出生时有"难产"缺氧史，自幼发育较同龄儿迟缓，1 岁多时仍不能站立，流涎明显，2 岁时开始站立行走，言语智力发育均受损，一直在各地康复治疗。现在症：双上肢活动尚可，能完成持筷、系带等精细活动，但欠灵活，可独立行走，但易跌倒，言语謇涩，智力发育低下，无饮水呛咳，无头晕头痛，纳寐可，二便调。舌淡红，苔薄白，脉沉细。西医诊断：脑性瘫痪。中医诊断：五迟、五软；辨证：肝肾不足证；治法：补益肝肾，舒经通络。方剂：强肌汤加减。处方：蜜麻黄 5 g，白参、柴胡各 10 g，黄芪 15 g，紫石英、红景天、薏苡仁各 8 g，山药 15 g，蜈蚣 1 条，甘草 5 g。服用 7 剂，每日 1 剂，水煎，分早晚 2 次温服。

2017 年 12 月 25 日二诊：病人双上肢活动尚可，完成持筷、系带等精细活动，但欠灵活，可独立行走，但易跌倒，言语謇涩，智力发育低下，无饮水呛咳，纳寐可，二便调。舌淡红，苔薄白，脉沉细。予体针、关节松动训练、运动疗法、平衡功能训练、小儿复合手法推拿治疗等综合治疗为主，选穴以局部、循经、辨证选穴等为主。中医继以补益肝肾，舒经通络为治法。效不更方，加强健脾，加黄芪 20 g，党参、白术各 15 g。3 剂，每日 1 剂，水煎，分早晚 2 次温服。

2017 年 12 月 28 日三诊：症状好转，转康复医院继续治疗，带药 14 剂出院。

2018 年 1 月 16 日门诊就诊：病人双上肢活动尚可，精细活动欠灵活，可独立行走，但易跌倒较前次数减少，言语謇涩好转，智力发育低下，无饮水呛咳，纳寐可，二便调。舌淡红，苔薄白，脉细。中医治法：补肾填髓，养肝强筋。方剂：加味六味地黄丸加减。处方：熟地黄、山茱萸

30 g，黄芪、怀山药、茯苓各 20 g，泽泻、牡丹皮、五加皮、党参、白术各 15 g，鹿角胶 9 g。14 剂，每日 1 剂，水煎，分早晚 2 次温服。随后以加味六味地黄丸为主方，长期调理，恢复部分生活自理能力。

【按语】 五迟是指立迟、行迟、语迟、发迟、齿迟；五软是指头项软、口软、手软、足软、肌肉软，均属于小儿生长发育障碍病证。五迟以发育迟缓为特征，五软以痿软无力为主症，两者既可单独出现，也常互为并见。《医宗金鉴·幼科心法要诀·杂证门》说："小儿五迟之证，多因父母气血虚弱，先天有亏，致儿生下筋骨软弱，行步艰难，齿不速长，坐不能稳，要皆肾气不足之故。"本案患儿先天精气为充足，脑髓未满，脏器虚弱，筋骨肌肉失养而成。本案先用强肌汤疏利玄府、温阳化气，同时结合现代中药药理加用正性肌力作用的中药。调其虚实，和其顺逆。后期以补为要选加味六味地黄丸，终获显效。

# 交通性脑积水

陶某，男，10 岁。

2015 年 11 月 10 日初诊：因"反复头晕头痛 2 年，加重 1 个月"入院。病人 2 年前无明显诱因出现反复头晕、头痛，以胀痛为主，无视物旋转，无恶心呕吐。外院行颅脑 CT：交通性脑积水，双侧脑室、三脑室扩张。TCD 检测未见明显异常。曾外院系统检查未明确病因，因年龄较小，不适合行脑室腹腔分流手术，故求诊于中医。现症见：精神差，头痛、头晕，胀痛为主，无视物模糊，无下肢无力，无站立不稳，纳可，二便可。舌暗苔薄黄腐，脉细弦促。体格检查：四测正常。神清，精神差，反应迟钝，四肢肌力、肌张力正常。生理反射正常，病理反射未引出。西医诊断：交通性脑积水。中医诊断：伏饮证；辨证：血瘀水停阻络，玄府气化失司；治法：通窍逐饮，化瘀通络。方剂：加味化浊散加减。处方：炒牛蒡子、苏木、蒲黄、川芎、土鳖虫、茯苓皮各 5 g，白茅根、生地黄、鸡冠花、生姜皮各 10 g，红花 3 g，甘草 6 g，薏苡仁 15 g。7 付，每日 1 剂，水煎，分早晚 2 次分服。配合西药脱水、营养神经、改善头晕头痛等对症支持治疗。

2015 年 11 月 17 日查房：病儿头晕、头痛较前好转，偶尔发作胀痛，精神好转，舌淡暗，苔薄黄，脉细弦。原方基础去牛蒡子、鸡冠花，加天麻、川芎各 10 g。续服 10 剂。

2015 年 11 月 30 日：病人无明显头晕、头痛，诸症缓解后出院。

**【按语】** 交通性脑积水是指各种原因出现脑脊液吸收障碍或脑脊液分泌过多，导致在脑室系统和蛛网膜下腔积聚并不断增加，常规影像可显示脑室系统扩大，从而出现头痛、认知障碍、肢体乏力、二便失禁等表现。本案病人反复头痛、头晕 2 年，反应迟钝，结合病史以及舌脉象，可辨证为血瘀水停阻络，玄府气化失司。脑为清窍之府，贵在清灵通利，脑位最高，玄府密布。本病早期无明显临床症状，出现症状时病人已经出现玄府郁滞，气不利而滞，津失输布失司，留聚成痰，血不利则为瘀。痰、瘀为津血之变，毒实为浊之甚，泛溢玄府，造成脏腑功能失调。唐宗海《血证论·汗血》中曰："瘀血化水"，"血病而不离乎水"，"水病而不离乎血"。周德生教授认为中药中的利水药物类似西药甘露醇的作用，可使水饮从小便出。"脑为诸阳之汇""脑为元神之府"，活血、利水、通络可使脑窍恢复清阳之特性，结合"瘀则生水""血不利则为水""久病必瘀""久病入络"的理论，利水同时常选用化瘀、通络之品，可加速玄府的宣通，促进气化恢复，解除临床症状。

# 尿毒症性脑病

王某，男，67 岁。

2018 年 1 月 15 日初诊：因"规律透析 2 年，动作迟缓 1 周，胡言乱语 1 日"入院。家属代诉：病人 2016 年 1 月确诊为"慢性肾衰竭尿毒症期"后，即开始规律血液透析治疗，目前血液透析方案为"每2周5次，每月血液灌流1次"。现症见：头晕，偶有胡言乱语，胸闷气促，动作迟缓，双下肢不自主抽动，无水肿，失眠，纳差，腰部疼痛，小便1～2次/d，小便量约200 mL/d，大便正常。舌红，苔黄厚腻，脉弦滑。既往有"高血压、糖尿病"病史，降压药、降血糖药服用不规律。体格检查：左侧巴氏征弱阳性。检验：三大常规、肝功能等检查大致正常。肾功能：肌酐1054.00 $\mu$mol/L，尿素23.70 $\mu$mmol/L，肾小球滤过率4.03 mL/min；电解质：钙2.14 $\mu$mmo/L，镁1.11 $\mu$mmol/L，二氧化碳结合力17.00 $\mu$mmol/L；心肌酶谱：肌红蛋白612.00 g/L；脑钠肽：10927.00 pg/mL；甲状旁腺素376.60 pg/mL。西医诊断：①尿毒症性脑病；②高血压肾病，慢性肾功能不全尿毒症期。中医诊断：肾衰。中医辨证：脾肾亏虚，浊毒上犯证；治法：补益脾肾，化痰解毒开窍。方剂：黄连温胆汤加减。处方：天竺黄、石菖蒲各15 g；黄芩、陈皮、炒神曲、炒谷芽、茯苓、白茅根、泽兰各10 g，黄连、桂枝、竹茹、乌梅各5 g，甘草、小通草各6 g。5剂，每日1剂，水煎，分早晚2次温服。

2018年1月20日二诊：病人头晕缓解，近两天未出现胡言乱语，动作仍迟缓，双下肢见不自主抽动，舌红，苔黄腻，脉弦细。继续以补益脾肾，化痰解毒开窍为法。原方去乌梅、白茅根、小通草；加山茱萸、杜仲、忍冬藤、络石藤各15 g，5剂。行血透治疗，予降压、降血糖、纠正贫血。

2018年1月25日三诊：病人病情好转，未诉头晕，言语正常。巴氏征阴性。生化：总蛋白60.90 g/L，白蛋白36.00 g/L，肌酐762.00 mol/L，尿素15.40 mmol/L，尿酸507.00 mol/L，镁1.12 mmol/L，二氧化碳结合力18.40 mmol/L，肾小球滤过率3.85 mL/min；行规律血液透析，守二诊方7剂，带药出院。

【按语】　由于尿毒症脑病的临床症状复杂，中医可归属于"不寐""痴呆""厥证""颤证""癫证"等范畴，为正气虚极，邪毒内炽而生之变证。本案病人由于年老体衰，气血亏虚，加之肾病久治不愈，邪毒蕴结，攻伐耗损，气血阴阳俱损而脑髓筋脉失养，故见运动迟缓、双下肢抽动，同时脏腑功能衰惫，气血津液运行不畅，玄府开阖不利，从而酿生痰热浊毒，损伤脑络，上扰神明或因痰热浊毒挟风走窜，犯脑冲心而令神明无所主，故见胡言乱语。本病病位在脑，病性属本虚标实，辨证为脾肾亏虚，浊毒上犯证，故处方以山茱萸、杜仲、神曲、麦芽、谷芽补益脾肾，黄连、黄芩、白茅根之类清热解毒，并天竺黄、石菖蒲、竹菇、陈皮化痰开窍醒神，桂枝、茯苓、泽兰、小通草合用以通利降浊，后加用藤类药物祛风通络，去所兼之毒，如此便能使浊毒渐去，气血流畅，脑络得养，玄府得通，神明渐复。

# 一氧化碳中毒

王某，女，39 岁。

2016 年 8 月 5 日初诊：因"头晕、行走不稳、全身乏力 20 余日，加重 2 日"入院。病人诉于 2016 年 7 月 16 日厨房工作时，煤气使用不当感头晕、全身乏力，伴有短暂性意识模糊，当即至市某医院就诊，查血一氧化碳（±）。诊断为急性一氧化碳中毒，予相关处理（具体不详）后意识清楚出院。后仍有头晕、乏力，2 日前觉上述症状加重，并伴轻度跛行。症见：头晕，情绪激动时症状加重，心悸，无恶心呕吐、胸闷气促，全身乏力，行走不利，步态不稳，有轻度跛行，头皮发麻，纳寐可，二便调。舌红，苔薄白，脉弦细弱。体格检查：神清，精神欠佳，心、肺、腹均未及明显异常，神经系统病理征（-）。颅脑 MRI：双侧尾状核头部改变；右侧乳突炎；双侧上颌窦炎。空腹血糖：3.58 mmol/L；血脂常规：总胆固醇 5.46 mmol/L，低密度脂蛋白胆固醇 3.79 mmol/L；心肌酶谱：肌酸激酶同工酶 25.50 IU。西医诊断：一氧化碳中毒。予"依达拉奉"清除氧自由基，"乙酰谷酰胺"改善头晕，"奥拉西坦"护脑，"醒脑静"开窍醒脑、"单唾酸四己糖神经节"营养神经等对症支持治疗，同时配合高压氧治疗。中医治以益气养阴解毒。处方：重楼、白芍、赤芍、甘草各 10 g，白花蛇舌草、葛根、黄芪各 20 g，生地黄、南沙参、红景天、酒黄精、仙鹤草、连翘各 15 g。7 剂，每日 1 剂，水煎，分早晚 2 次温服。

2016 年 8 月 8 日二诊：病人精神可，仍有头晕症状，偶有心悸，全身乏力较前缓解，行走不利。停"醒脑静"，予天麻素注射液、甲磺酸倍他司汀片改善头晕症状，长春西汀注射液、吡拉西坦片改善脑代谢。

2016 年 8 月 12 日三诊：病人诉可能高压氧治疗诱发头晕伴视物模糊，偶感心悸。舌红，苔薄白，脉弦细弱。中医治以益气为主，兼养阴解毒。处方：白花蛇舌草、红景天、连翘、鹿衔草、黄芪各 15 g，酒黄精、黄芩、薄荷、甘草、石斛、玉竹、玄参各 10 g，蓝布正 30 g，石菖蒲 6 g。7 剂，每日 1 剂，水煎，分早晚 2 次温服。

2016 年 8 月 18 日病情好转出院。

**【按语】** 本案一氧化碳中毒，属中医"眩晕"范畴。病人治疗后再次出现神经精神症状，其病机为正虚邪恋，气阴亏虚，余毒未清，脑髓失养，神机不利，故治宜益气养阴解毒。方中黄芪、黄精、南沙参、白芍、葛根合用补脾益肾、益气养阴，重楼、连翘、仙鹤草、白花蛇舌草以清热解毒，伍赤芍、红景天、蓝布正、石菖蒲养血活血、化痰开窍。邪毒去而神窍玄府畅通，髓脉得养而神机运转如常。

# 一氧化碳中毒后迟发性脑病

卿某，男，54 岁。

2019 年 3 月 26 日初诊：因"进行性认知能力障碍伴双下肢活动不利 1 个月余"入院。病人 2019 年 2 月 19 日在家因一氧化碳中毒，出现神志障碍，伴有二便失禁，遂送至株洲市中心医院住院治疗，经高压氧等治疗病情好转出院。后因病情反复，认知能力障碍，双下肢活动不利，至某医院行康复治疗。今为求中医治疗，遂至我院就诊。现症见：病人精神状态一般，情绪低落，记忆力下降，反应迟钝，双下肢活动不利，双上肢偶有抖动，无吞咽困难，无饮水呛咳，夜寐欠安，纳食可，二便偶有失禁。体格检查：四测正常，言语欠流利，四肢肌张力增高，双上肢肌力为4级，双下肢肌力为3级，走"一"字步、跟膝胫实验、闭目难立征不能配合。舌暗红，苔白腻，脉弦。颅脑MRI：双侧基底节区异常信号灶，结合病史考虑一氧化碳中毒性脑病所致，病灶呈软化灶改变，双侧脑室旁、半卵圆中心白质区见大片状对称性异常信号影。脑电图：轻度异常脑电地形图。抑郁自评量表：轻度抑郁。焦虑自评量表：无焦虑问题。西医诊断：一氧化碳中毒迟发性脑病。中医诊断：痴呆；辨证：痰瘀互结证；治法：活血化瘀、祛痰通络。处方：桃仁、红花、白芷、川芎、王不留行、三棱、莪术各10 g，乳香、没药、甘草各6 g，茯苓15 g。10剂，每日1剂，水煎，分早晚2次温服。并予"甜梦口服液"健脾益肾、养心安神。

2019年4月6日二诊：病人精神一般，情绪低落，仍记忆力下降，反应可，能与之简单交流，双下肢活动不利，双上肢抖动基本消失，睡眠较前明显改善，二便偶有失禁。舌暗，苔白腻，脉沉弱。方剂：补阳还五汤合加味逍遥散加减。处方：川芎、桃仁、赤芍、当归、炒地龙、石菖蒲、白术、盐杜仲各10 g，黄芪、茯苓、党参、生地黄各15 g，红花、甘草各6 g。10剂，每日1剂，水煎，分早晚2次温服。

2019年4月17日三诊：病人精神可，可简单与人交流，交流时面带微笑，四肢活动不利较前稍加重，纳眠尚可，小便偶有失禁，大便调。舌暗，苔白厚腻，脉沉弱。方剂：温胆汤加减。处方：法半夏、陈皮、枳壳、石菖蒲、郁金、竹茹、钩藤、玫瑰花各10 g，茯苓、党参各15 g，胆南星、五味子、甘草各6 g。5剂，每日1剂，水煎服，分早晚2次温服。

2019年5月1日四诊：病人精神佳，可自行认字发音，与人交流可，在家属陪同下能上下楼梯，步行一段距离，呈慌张步态，纳眠尚可，大便可，小便偶有失禁。查体：四肢肌力均为4级，四肢肌张力正常。予以出院，嘱病人加强康复训练。

2019 年 5 月 22 日门诊复诊：病人诉生活能自理，走路欠稳，二便自控，舌略暗红，苔黄白腻，脉细沉滑。处方：青蒿、柴胡、天竺黄、灵芝、红花、僵蚕、薄荷、淡竹叶各 10 g，蔓荆子、连翘、鬼箭羽各 15 g，苦参、甘草各 6 g，皂荚 5 g。30 剂，每日 1 剂，水煎，分早晚 2 次温服。

【按语】　一氧化碳中毒迟发性脑病归属于中医脑病范畴，其临床症状复杂，可细分为"痴呆""健忘""颤证"等疾病。本案病人在一氧化碳中毒意识转清后，经过"假愈期"后出现认知障碍、四肢活动障碍。其病机为余毒未清，脾胃运化失常，水湿停聚，痰瘀互结，内阻经络，上犯于脑，下滞二窍，神机失用，二便失司，治宜力除痰瘀这一关键病理因素，兼顾扶助正气。故本案将活血涤痰治法贯穿始终，同时重视脾脏调理，选用补阳还物汤、加味逍遥散、温胆汤及自拟方加减健脾涤痰、活血通络、醒神开窍。并配合西药综合治疗。值得注意的是，高压氧治疗是本病不可或缺的有效手段。

# 第二十六章　神经肌肉及神经肌肉接头疾病

## 多发性肌炎

吴某，女，52岁。

2015年3月17日初诊：病人于1个月前受凉后感四肢肌肉无力、疼痛、麻木，症状逐渐加重，尤其四肢近端肌痛、肌无力为主，当地医院治疗2周效果不佳，为求进一步治疗来我院就诊。症见：四肢近端肌肉无力、疼痛、麻木，以肩胛部、大腿处为重，抬举物体、步行上下楼梯费力，梳头感困难，起蹲困难，无抬头困难，无呼吸困难，无气促、胸闷、气短，无头痛、头晕，无饮水呛咳，饮食欠佳，夜寐欠安，精神状态良好，无恶寒发热，体重无明显变化，二便正常。既往有"高血压病2级（高危）"病史，否认其他疾病病史及手术、外伤、输血史。心肌酶：肌酸激酶1498 U/L，肌红蛋白170 $\mu$g/L（升高）。ENA抗体谱均阴性，肿瘤筛查阴性。肌电图：慢性肌源性损害。西医诊断：多发性肌炎；中医诊断：肌痹；辨证：湿热瘀阻证；治法：清热祛湿，活血通络。方剂：四妙散合虫藤饮加减；处方：薏苡仁30 g，葛根20 g，鸡血藤、忍冬藤、石楠藤、白花蛇舌草、木瓜、土茯苓各15 g，炒僵蚕、羌活、牛膝、黄柏、麸炒苍术、独活、白芷各10 g，甘草6 g。5剂，每日1剂，水煎，分早晚2次温服。并予以"甲泼尼龙琥珀酸钠粉针剂（1000 mg，每日1次）"冲击治疗，配合降压、护胃等对症支持治疗。

2015年3月22日二诊：病人诉四肢近端肌肉无力、麻木较前减轻，无明显疼痛，抬举物体、步行上下楼梯费力，梳头感困难，起蹲困难，抬头困难，饮食一般，夜寐欠安，二便尚可。舌暗，苔黄腻，脉沉稍数。复查心肌酶：肌红蛋白 74 μg/L。处方：土茯苓 30 g，忍冬藤、白花蛇舌草、半枝莲、连翘、海风藤、白茅根各 15 g，炒僵蚕、炒栀子、牡丹皮、燀桃仁、川芎、白芷各 10 g，甘草 6 g，全蝎 3 g。5 剂，每日 1 剂，水煎，分早晚 2 次温服。西医激素冲击规律递减中。

2015 年 3 月 26 日三诊：病人诉四肢近端肌肉无力、麻木明显好转，疼痛消失，抬举物体、上下楼梯仍感费力，梳头、起蹲、抬头困难较前改善，四肢肌肉无压痛，无气促胸闷气短，无头痛头晕，无饮水呛咳，饮食一般，夜寐欠安，二便尚可。舌暗，苔黄厚，脉沉细弱。前方忍冬藤改为 20 g，去牡丹皮、白芷、土茯苓，加雪莲花 10 g，茯苓 15 g，葛根 20 g。5 剂，每日 1 剂，水煎，分早晚 2 次温服。醋酸泼尼松片剂 30 mg 晨顿服。

2015 年 3 月 29 日四诊：病人诉四肢近端肌肉无力较前明显好转，无明显疼痛，平走无明显困难，抬举物体、上下楼梯稍感费力，梳头、起蹲、抬头、呼吸等无困难，四肢肌肉无压痛，无气促胸闷气短，无头痛头晕，无饮水呛咳，饮食一般，夜寐欠安，二便尚可。舌暗，苔薄黄，脉涩。心肌酶：肌酸激酶 16 U/L，乳酸脱氢酶 126 U/L。前方甘草改炙甘草，去白花蛇舌草、连翘、僵蚕、海风藤、桃仁，加鸡血藤、首乌藤各 25 g，石楠藤、树舌各 15 g。10 剂，每日 1 剂，水煎服。改醋酸泼尼松片剂 25 mg。嘱病人避风寒，可带药出院。

2015 年 4 月 20 日电话随访：病人诉中药服完后肌肉无力症状完全消失，体力基本恢复，后遵当地医院医嘱减服醋酸泼尼松片剂至停药。

【按语】　多发性肌炎属于中医"肌痹"和"痿病"等范畴，中医对本病认识已久，《诸病源候论·风湿痹身体手足不随候》说："人腠理虚者则风湿之气伤之，搏于气血，血气不行则不宣，真邪相击，在于肌肉之间，故其肌肤尽痛；然诸阳之经，宣行阳气，通于身体，风湿之气，客在肌肤，初始为痹，若伤诸阳之经，阳气行则迟缓，而机关瘈疭，经脉不收摄，故风湿痹而复手足不随也。"提到肌痹致病，与风湿之气相关。本案为中老年女性病人，偏嗜辛辣，感受湿邪入里化热，合为湿热毒邪，侵犯肌肉，气血运行不畅，不通则痛，不荣则痛，肌肤失养，故肌肉疼痛、麻木、乏力。治疗中除注意除湿清热之外，还需要加用活血通络的药物，使脉络通畅，肌肉筋膜得到濡养，以治其不通与不荣。

# 皮肌炎

周某，男，33岁。

2017年12月27日初诊：因"皮疹伴四肢乏力、肌肉痛1个月"入院。病人自诉1个月前无明显诱因面颈部开始出现紫红斑、丘疹，自行涂用"清凉油"，皮疹稍有增多，未予以系统治疗，病情渐加重，皮损逐渐增多，泛发至躯干、四肢皮肤，四肢肌肉无力，全身肌肉酸痛明显，有压痛，肌无力以四肢近端肌肉为主，有明显下蹲、起立及上楼困难，无畏寒发热，无头痛头晕，无咳嗽咯痰，无恶心呕吐，无腹泻，偶有脐下疼痛不适。入院症见：面颈部、躯干、四肢泛发紫红斑，有轻微瘙痒、灼热感，全身乏力，肌肉酸痛、萎缩，无头晕、头痛，四肢关节疼痛不适，精神状态欠佳，夜寐欠安，纳食不佳，大便干结，量少，小便正常。舌红，苔少苔，脉弦细。体格检查：面颈部、躯干、四肢可见大小不等紫红斑、丘疹，边界不清，压之退色，触之稍碍手，上覆细小鳞屑，四肢近端肌肉萎缩，有压痛，肌力4级；腹部可扪及多个蚕豆大肿大淋巴结，质硬，可活动，无压痛，与周围组织不粘连。心肌酶：肌酸激酶816.00 IU/L，肌酸激酶同工酶41.40 IU/L，乳酸脱氢酶341.00 IU/L，肌红蛋白245.00 μg/L；风湿全套：超敏C反应蛋白8.46 mg/L；红细胞沉降率：50 mm/h；甲状腺功能：TSH 5.3210 μIU/mL。胸腹部CT成像示：双肺少许慢性炎症，右肺中叶部分支气管扩张；请结合临床；乙状结肠及直肠肠管壁稍增厚，建议必要时增强。西医诊断：皮肌炎。中医诊断：肌痹；辨证：湿热蕴结证；治法：祛风胜湿，补益肝肾。方剂：独活寄生汤合青蒿鳖甲汤加减；处方：独活、川芎、甘草各 6 g，槲寄生、生地黄各 15 g，防风、当归、醋鳖甲、青蒿、秦艽、盐知母、灵芝、牡丹皮、地骨皮、玄参、盐杜仲、牛膝各 10 g，细辛 3 g，砂仁 5 g。3 剂，每日 1 剂，水煎，分早晚 2 次温服。

2018 年 01 月 02 日二诊：病人面颈部、躯干、四肢红斑较前减少，无明显瘙痒，仍有灼热感，全身乏力好转，肌肉酸痛症状缓解，无头晕、头痛，四肢关节仍有疼痛不适，精神状态好转，夜寐安，纳食尚可，大便正常，小便正常。舌红，苔黄厚，脉弦细。于 2017 年 12 月 27 日处方中去细辛，加山药 15 g。5 剂，每日 1 剂，水煎，分早晚 2 次温服。余治疗同前。

2018 年 1 月 7 日三诊：病人面颈部、躯干、四肢红斑较前明显减少，无明显瘙痒，灼热感减轻，全身乏力好转，肌肉酸痛症状缓解，无头晕、头痛，四肢关节仍有疼痛不适，精神状态好转，夜寐安，纳食尚可，大便正常，小便正常。舌红，苔黄，脉弦数。病人病情稳定，症状好转，出院后继续中药内服，予 2018 年 01 月 02 日处方 15 剂，带药出院。

【按语】 皮肌炎是一种较少见的自身免疫性结缔组织疾病，主要侵犯皮肤、肌肉及血管，严重时可并发各种内脏病变。临床以肌肉发炎及变性引起对称而多发的肌肉酸痛和触痛为主，并伴痿软无力，同时皮肤发生毛细血管扩张、对称性充血、色素沉着等皮炎症状。皮损可先于肌肉病变数周至数年发病，也有的肌肉病变为初发症状，或二者同时发病。主要临床表现以对称性四肢近端、颈肌、咽部肌肉的无力或肌肉萎缩，伴有肌肉压痛、血清酶增高特征。从中医辨证上看，若本病在发病过程中以皮损为主要见症者，应以"皮肤红斑"论治；若以四肢肌肉疼痛为主者，应以"痹证"论治；若以肌肉无力为主者，应以"痿病"论治；若病变向深重发展，形体受损延及内脏者，则可按"虚损"论治。本病人临床以气阴两虚兼湿热痹阻经络为主，故治疗以补虚益损为法，独活寄生汤加减，青蒿、鳖甲、牡丹皮、地骨皮清虚热解毒。故皮疹速消，肌痛缓解。

# 重症肌无力眼肌型

高某，女，52岁。

2017年10月25日初诊：因"眼睑下垂、复视8年余"入院。病人8年前无诱因出现双眼睑下垂，复视，症状晨轻暮重，无吞咽困难，无呼吸困难，兼有四肢乏力感。新斯的明试验阳性。诊断：重症肌无力眼肌型，服用"溴吡啶斯的明片"及小剂量"泼尼松"维持。现症见：平素基本维持正常，遇劳则甚，休息后可缓解，四肢乏力，精神倦怠，诉复视，视物模糊，双眼睑下垂，满月脸，晨轻暮重，眼球活动有时欠灵活，激素治疗中。舌暗，少苔，脉沉细。西医诊断：重症肌无力眼肌型。中医诊断：痿病；辨证：脾胃气虚，神机失用证；治法：温阳疏利，化气调神。方剂：强肌汤加减；处方：炙麻黄10 g，蜈蚣1条，淮山药30 g，红景天、仙鹤草、葛根、紫石英、青葙子、丹参各15 g，赤芍10 g，五味子3 g，秦艽、山茱萸、女贞子、墨旱莲各10 g。14剂，每日1剂，水煎，分早晚2次温服。

2017年11月15日二诊：病人精神可，四肢乏力、眼睑下垂均有减轻，眼球运动稍好转。舌暗，苔薄黄腻，脉细促弦。守方去赤芍、丹参，加白参、黄芪、白术各15 g。30剂，每日1剂，水煎，分早晚2次温服。激素减至10 mg长期维持。

2017年12月18日三诊：病人自诉症状好转90%，四肢乏力显著减轻，无精神倦怠，眼球运动好转。舌暗苔薄黄，脉细促。停用激素，加强康复。沿用二诊处方，每月服3周，停用1周。

**【按语】** 本病属中医"痿病"范畴，该病人双眼睑下垂，并有晨轻暮重的特点，又长期激素治疗，有满月脸。周德生教授辨证为：脾虚气虚，中气下陷，筋骨失养，痰浊瘀窍。针对此证，周德生教授以强肌汤加减，温阳疏利，化气调神。方用紫石英、山茱萸、女贞子、墨旱莲平补阴阳，从阴引阳；活血通络药，如丹参、赤芍、红景天等；炙麻黄可兴奋中枢神经系统，对横纹肌有正性肌力作用；同时佐以益气、通络、祛风等。痿病病程长，不适合使用燥烈、滞腻、毒性药物，要长期守方，保持耐心，病人及家属的配合尤为重要。

# 成人甲状腺功能减退并肌病综合征

林某，男，46岁。

2017年4月16日初诊：因"行动迟缓半年"就诊。病人半年前自觉动作变缓，四肢僵硬，持物不稳，肢体无力伴双手发麻感，症状呈逐渐加重之势，近1个月来病人出现舌头僵硬、活动不灵，偶见肌肉跳动，言语变慢不流畅。无头晕头痛、复视、疼痛，无肢体不自主抖动，无心慌胸闷。舌暗苔黄腻，脉细浮数。心电图、三大常规、肝功能、肾功能、血糖、电解质、风湿全套、红细胞沉降率、微量元素均正常。颅脑MRI＋MRA未见异常。甲状腺功能：三碘甲状腺原氨酸0.53 nmol/L，甲状腺素3.26 nmol/L，促甲状腺素＞100.00 μIU/mL，游离三碘甲状腺原氨酸2.35 pmol/L，游离甲状腺素0.00 pmol/L。心肌酶谱：肌酸肌酶2630 U/L，肌酸肌酶同工酶74.0 U/L，α-羟丁酸脱氢酶741 U/L。神经传导速度：提示双侧正中神经脱髓鞘性损伤，以右侧为甚；双侧尺神经部分受累；肌电图：提示所检肌肉运动单位数量减少，募集反应呈单纯-混合相。诊断：成人甲状腺功能减退并肌病综合征。中医诊断：痿病；辨证：气虚血瘀，瘀阻经脉证；治法：益气养血，通经活络。处方：红景天、葛根、鬼箭羽各15 g，黄精、僵蚕、升麻、玄参、柴胡、白芍、白参各10 g，炙甘草6 g，五味子3 g，蜈蚣1条。20剂，每日1剂，水煎，分早晚2次温服。另予"左甲状腺素钠片（50 μg，每日1次）"治疗。

2017年5月28日二诊：病人行动迟缓、肢体麻木症状明显好转，构音障碍缓解，舌红，苔薄黄干，脉沉有力。复查甲状腺功能：三碘甲状腺原氨酸 0.63 nmol/L，甲状腺素 6.26 nmol/L，促甲状腺素 84.00 μIU/mL，游离三碘甲状腺原氨酸 3.35 pmol/L，游离甲状腺素 0.20 pmol/L。心肌酶谱：肌酸肌酶 1320 U/L，肌酸肌酶同工酶 62.0 U/L，α-羟丁酸脱氢酶 410 U/L，激素水平及肌酶谱明显好转。中医诊断：痿病；辨证：气阴亏虚证。2017 年 4 月 16 日处方去僵蚕、五味子，加生黄芪 20 g，北沙参、生地黄各 15 g。30 剂，每日 1 剂，水煎，分早晚 2 次温服。继续予以"左甲状腺素钠（50 μg，每日 1 次）"治疗。

2017 年 8 月 12 日三诊：病人行动迟缓，四肢僵硬较前好转，肢体麻木感消失，肌肉跳动感消失，复查甲状腺功能、肌酶等检查趋于正常。守原方 14 剂巩固治疗。"左甲状腺素钠片"继续原剂量口服。

**【按语】** 成人甲状腺功能减退并肌病综合征属于中医"痿病"范畴。甲状腺素缺乏可引起全身性系统疾病，继发肌病综合征病人常表现为近端肌肉酸痛、乏力、痉挛僵硬，尤其是运动及寒冷情况下更甚。本案中病人以气虚血瘀为主要病机，虚实夹杂，脾气亏虚，精血运化乏力，无力推动血行脉内。破瘀血、通经脉药物宜用于血瘀所致的经脉阻滞之证，一诊中，重用破血通经药物，为后续治本打下基础。二诊对比一诊，去僵蚕、五味子，辅以补益脾气、滋养阴血之效的北沙参、生黄芪、生地黄，增大滋阴力度，从本治疗。三诊病人检查指标、症状缓解，则守方继续治疗。

# 低钾性周期性麻痹

周某，男，35 岁。

2015 年 7 月 3 日初诊：因"四肢乏力 2 日"入院。病人诉 2 日前无明显诱因出现双下肢乏力，但能行走，无眼睑上抬困难、视物不清、重影，无恶寒发热、胸闷气短。未予重视及治疗。7 月 2 日下午病人感双下肢乏力较前加重，不能行走，摔倒在地，致左上肢皮肤破损，左足扭伤，并出现双上肢乏力，抬举困难，今日遂至我院就诊。现症见：病人神清，精神良好，四肢乏力，近端明显，不能站立及行走，双上肢抬举困难，左足疼痛，纳眠尚可，二便调。舌红苔白腻，脉滑。体格检查：无构音障碍，四肢肌张力正常，双下肢近端肌力 2 级、远端肌力 4 级，双上肢近端肌力 2 级、远端 3 级，痛觉、触觉、温度觉感觉正常，位置觉、振动觉正常，双下肢腱反射活跃，余生理反射正常，病理反射未引出。走"一"字步、跟膝胫试验、闭目难立征不能完成。左上肢皮肤局部有擦伤。电解质：钾 1.76 mmol/L，氯 108 mmol/L；甲状腺功能：游离三碘甲状原氨酸 5.39 pg/mL，游离甲状腺素 1.91 ng/dL，三碘甲状原氨酸 1.82 ng/mL，甲状腺激素 13.98 μg/dL，促甲状腺激素 0.0033 μIU/mL，甲状腺过氧化酶抗体 49 IU/mL，抗甲状腺球蛋白抗体 57.46 IU/mL。甲状腺彩超：甲状腺实质弥漫性病变，血流稍丰富，甲状腺左侧低回声区建议复查。既往否认"高血压病、肾炎"病史，未发现"甲状腺功能亢进症"病史。否认家族性遗传病史。诊断考虑：①低钾性周期性麻痹；②甲状腺功能亢进症。中医诊断：痿病；辨证：脾虚湿阻证。治疗上西医予以"氯化钾注射液、枸橼酸钾颗粒剂"补钾，"甲巯咪唑片"抑制甲状腺内过氧化物酶。中医治法：益气健脾，祛湿通络。方剂：参苓白术散加减；处方：茯苓、党参、莲子、白术、炒白扁豆、薏苡仁、桔梗各 10 g，砂仁、三七、甘草各 6 g。5 剂，每日 1 剂，水煎，分早晚 2 次温服。

7月8日二诊：病人神清，精神良好，无四肢乏力，活动行走自如，无上肢抬举困难，纳眠可，二便调。体格检查：四肢肌张力正常，肌力均为 5 级。复查电解质：钾 5.00 mmol/L；血常规、皮质醇无明显异常。

2015 年 7 月 9 日病人出院，医嘱继续口服"甲巯咪唑片"，1 个月后复查电解质及甲状腺激素。

【按语】 低钾性周期性麻痹可归属为中医"痿病"的范畴。结合临床症状，《灵枢·邪气脏腑病形》所记载的"风痿，四肢不用，心慧然若无病"与之类似，本病发病迅速，短期恢复，四末萎软失用，"风痿"二字，可详尽当中特点，但文中缺乏具体病因病机概述，更无方可循。历代医家也鲜有相关记载。现大多医家尊崇"治痿独取阳明"理论，临床疗效可观。脾主四肢，脾胃运化功能失常，水湿停聚，易阻滞经络，四末失养废用，诚如《临证指南医案》云："阳明为宗筋之长，阳明虚……则不能束筋骨，以利机关，此不能步履，筋缩之症作矣。"本案病人脾胃亏虚为本，水湿为标，发作期宜审证求因，从湿论治，标本兼顾，故选用参苓白术散加减，以益气健脾、祛湿通络。此外，结合现代医学，根据血钾浓度，周期性麻痹可分为低钾型的、高钾型的和正常血钾型的，依据病因又有原发和继发之别，针对低钾型的，补钾为临床迅速缓解症状的必要手段，不容忽视，本例病人亦有甲状腺功能亢进症，考虑继发性的可能性大，应兼顾病因治疗，减少甲状腺激素合成，间接降低 $Na^+$-$K^+$-ATP 酶活性，提升血钾水平。中西合璧，痿病遂除。

# 进行性肌营养不良

李某，男，34 岁，自由职业。

2018 年 3 月 19 日初诊：因"双下肢无力 6 年，加重半年"就诊。病人于 2012 年无明显诱因出现双下肢无力感，行走时间过长则感双下肢萎软无力，且站起困难，6 年来症状逐渐加重。半年前，病人症状加重，双下肢肌肉有逐渐萎缩趋势，伴有下肢肌肉疼痛感，遂就诊我院门诊。病人曾于 2018 年就诊当地医院查头部 CT 正常，腰椎 MRI 正常，并进行肌电图、血生化等检查，考虑为腓骨肌萎缩症，予营养支持治疗，效果不显出院。初诊见平地行走感困难，不能远行，容易跌倒，上楼需扶着楼梯可缓慢前行。伴少气懒言，面色少华，纳呆，大便干结，次多，夜尿频数、舌淡，苔剥脱，脉细。既往史：无家族史，家族成员无类似病史。体格检查：一般情况尚好，唯双大腿下端及小腿肌肉萎缩，呈倒立酒瓶状，小腿肌肉萎缩以左侧明显，足伸肌和屈肌无明显肌萎缩，双下肢肌力近端 5级，远端 4 级。双侧霍夫曼征、巴宾斯基征、查多克征均阴性。辅助检查：谷丙转氨酶（ALT）142 IU/L，谷草转氨酶（AST）91 IU/L，肌酸激酶（CK）3762 IU/L，肌酸激酶同工酶（CK-MB）189 IU/L，乳酸脱氢酶（LDH）483 IU/L。心电图正常；神经肌电图示：肌源性损害改变。西医诊断：进行性肌营养不良。中医诊断：痿病；辨证：脾胃虚弱证；治法：健脾益胃，化湿利浊。处方：黄芪 30 g，葛根 20 g，党参、白术、红景天、山药、生地黄、山茱萸、当归、陈皮、茯苓各 15 g，白芍、木瓜各 10 g，甘草 5 g。14 剂，水煎服，每日 1 剂，分早晚 2 次温服。继续当前"甲泼尼龙（40 mg，每日 1 次）"治疗，每周减少 4 mg。

2018 年 4 月 6 日二诊：病人此次复诊诉肌痛较前减轻，满月脸，复查肌酶谱升高。舌暗，苔白腻，脉沉数。治法：清热化浊解毒，兼健脾化湿。处方：木瓜、白茅根、虎杖、土茯苓、白花蛇舌草、垂盆草、山楂、葛根各 15 g，泽泻、白参、白芷各 10 g，附子 5 g。14 剂，每日 1 剂，水煎，分早晚 2 次温服。继续当前口服激素治疗。

2018 年 4 月 28 日三诊：病人病情稳定，舌暗老红，苔黄厚干，脉细数弦。复查肌酶：CK 1846.00 IU/L，CK-MB 45.10 IU/L，LDH 341.00 IU/L。治法：清热化浊解毒，兼祛风。二诊处方去白茅根、白芷、附子、葛根，加柴胡、皂角刺、苦参各 6 g，黄柏、茵陈各 10 g，刺蒺藜 15 g。14 剂，每日 1 剂，水煎，分早晚 2 次温服。

【按语】　进行性肌营养不良症属于中医"痿病"范畴，中医辨证分型包括肺热津伤、湿热浸淫、脾胃虚弱、肝肾亏损、脉络瘀阻等证。本病是一种慢性重病，务须结合标本传变细加辨证。本案病人患病达 6 年，久病脾胃虚弱，脾胃无法运化水谷精微以滋养五脏，也无法通过经络输布濡养筋骨肌肉，发挥四肢百骸生理功能，导致化源不足、气血亏虚，虚则湿邪留滞，继而出现肌肉萎软等病理表现。故一诊中予以健脾益胃为治则，后续治疗中辅化湿、解毒等药物，病人经过近一个半月的治疗后，症状改善，延缓疾病进展，提升了其对后续治疗的信心。

# 青少年上肢远端肌萎缩

武某，男，17 岁。

2016 年 1 月 21 日初诊：因"右上肢进行性萎缩 9 个月余"就诊。病人 9 个月前无明显诱因出现右手握力变差，起初未在意，症状缓慢进展，并出现前臂及大小鱼际肌萎缩，期间多次于其他医院就诊，3 个月前于某医院行屈颈位 MR 提示：C4～T2 脊髓变细，硬脊膜后壁向前推移，颈胸段脊髓局限受压变扁，明确诊断为青少年上肢远端肌萎缩，予以 B 族维生素营养神经，建议带颈托 3 年，必要时可考虑手术治疗，治疗后稍有改善，但仍处于进展中。现来我院，要求中药治疗。刻诊：颈托固定中，神清语利，右上肢近端肌力Ⅴ级，末端指尖肌力Ⅲ级，小鱼际肌明显萎缩，左前臂肌稍萎缩，伴见手指震颤、乏力，震颤每于运动后、寒冷时加重，食纳可，寐差，难入睡，二便尚可。舌红，少苔，脉弦细。中医诊断：痿病；辨证：气血亏虚，湿热内蕴；治法：补阴和营养血，兼除湿热。处方：黄精、红景天、黄芪、何首乌、熟地黄、茯苓各 15 g，僵蚕、当归、黄柏、玄参、甘草各 10 g。服用 1 个月，肌力未见明显改善，后续服 2 个月，配合"甲钴胺"等营养神经治疗，病情未再进展，稍有改善。

2016 年 8 月 30 日二诊：诉近 2 个月未佩戴颈托，上述症状又有进展，开门、持物费力，颈部活动有受限，舌红，苔紫白，舌下络脉瘀粗，脉细。以项痹论治，治以活血通络，除湿通痹之葛根姜黄散加减。处方：葛根、桑枝各 15 g，烫狗脊、骨碎补、羌活、僵蚕、乌药、秦艽、黄芩、牡丹皮、地龙、山茱萸、木瓜各 10 g，姜黄 6 g，全蝎 3 g，血竭 1 g。服用 30 剂后症状较前改善。

【按语】 青少年上肢远端肌萎缩又称平山病，于 1959 年日本学者 Hirayama 等首次报道，以不对称的上肢远端肌力减弱和肌肉萎缩为首发症状，常累及手腕和手指，并以骨间肌、小鱼际肌及前臂尺侧肌肉萎缩为著，主要见于亚裔青年男性。发病年龄一般为 $20\sim30$ 岁，男性多于女性，但也有儿童及中年发病的报道。平山病症状常为单侧，约 $10\%$ 的病人出现双侧对称受累，且临床症状较重。超过 $95\%$ 的病人可自觉寒冷环境中力弱加重。临床体征为 C7～T1 脊髓节段支配的前臂、手部肌肉进行性萎缩，手、前臂肌力减弱，但肱桡肌不受累，可勾勒出典型的掌侧及背侧前臂肌肉萎缩的斜行边界，较少伴有感觉异常或锥体束征。中医对青少年上肢远端肌萎缩的认识，大抵属"痿病"，肢体痿弱，肌肉萎缩不用，《黄帝内经》认为痿病大抵为肺热叶焦、筋脉失润，湿热不攘、筋脉弛缓，后世认为痿病为"内脏精血虚耗，荣卫失度……故致痿躄"（《三因极一病证方论·五痿叙论》）。本案初诊时，见病人少苔，乏力、寒冷易致病，便以本虚考虑，予补气养阴和营之药。次诊另辟蹊径，根据病人颈部活动受限的症状，治以活血通络除痹之药，仍有获效，对同一青少年上肢远端肌萎缩病人的这两种不同论治，值得探讨。

# 第二十七章　神经变性疾病

## 运动神经元病

谢某，女，56岁。

2017年7月12日初诊：因"言语不清1年，加重伴吞咽困难5个月余"入院。家属代诉：病人于2016年8月无明显诱因出现言语不清，当时无头晕头痛，无饮水呛咳，无活动不利，未予重视。2017年2月言语不清加重，出现强笑，吞咽费力，饮水呛咳，遂辗转多家医院就诊，确诊为运动神经元病，因服用"利鲁唑"治疗1个月无效，病情进行较快，为求中西医结合治疗，遂至我科门诊就诊。刻诊：病人精神状态一般，言语不利，饮水呛咳，吞咽困难，咀嚼无力，强笑面容，伴有头痛，无四肢活动不利，无恶寒发热，无咳嗽咳痰，纳差，睡眠可，二便调。舌萎淡红，苔黄腐厚干，脉沉细弱。体格检查：明显舌肌萎缩，抬头转颈力弱。颅脑MRI：轻度脑白质变性，脑动脉硬化。肌电图：广泛性神经源性损害电生理改变，累及颈段、腰段及脑干段，疑脊髓前角细胞病变。快速血糖：6.2 mmol/L。西医诊断：运动神经元病可能。中医诊断：痿病；辨证：痰湿瘀毒，神窍阻滞证；治法：利湿化浊，清热活血，化痰开窍。处方：炙麻黄、远志、木蝴蝶、僵蚕、石菖蒲、佩兰各10 g，杏仁、茯苓、芦根、白茅根、红景天各15 g，葛根30 g，蝉蜕3 g，甘草6 g。30剂，每日1剂，水煎，分早晚2次温服。西药"利鲁唑片剂"同前。

2017年8月23日二诊：病人构音障碍、饮水呛咳、咀嚼乏力、吞咽困难症状较前稍好转，仍头痛，胃纳一般。舌淡，苔中部黄黑厚腐，边尖

622

薄黄腻，脉沉细数。处方：蜜远志、石菖蒲、威灵仙、佩兰、炒王不留行、升麻各 10 g，黄芪、紫石英、葛根、土茯苓、仙鹤草各 15 g，红景天、木蝴蝶各 5 g，蜈蚣 1 条，蝉蜕 3 g。30 剂，每日 1 剂，水煎，分早晚 2 次温服。

2017 年 11 月 24 日三诊：病人头痛症状较前明显好转，饮水呛咳、咀嚼乏力、吞咽困难、构音障碍等症状较前减轻，胃纳一般，舌萎红，苔黄白厚腐剥，脉沉细弱。处方：炙麻黄、威灵仙、苍术、王不留行、石菖蒲、白芷、远志、青皮、木蝴蝶、枳壳、白参、佩兰各 10 g，青礞石、紫石英各 15 g，胆南星、甘草各 6 g，蝉蜕 3 g，蜈蚣 2 条（自备）。30 剂，每日 1 剂，水煎，分早晚 2 次温服。

2018 年 3 月 21 日四诊：病人头痛症状已除，声音较前清晰，饮水稍呛咳，吞咽正常，咀嚼稍乏力，饮食正常，舌萎苔黄滑，脉沉细滑。处方：2017 年 11 月 24 日处方去青皮、枳壳，加法半夏 10 g，茯苓 15 g，丁香 6 g。14 剂，每日 1 剂，水煎，分早晚 2 次温服。

**【按语】**　运动神经元病属于难治性疾病，从病人临床症状来看，进行性延髓麻痹可能性大，目前无特效治疗，以对症延缓病情进展为主。中医多按"痿病"诊治，临床上以脾肾亏虚、气血精液不足、痰湿瘀阻为常见病机，本病虚实夹杂，当以益气补肾填精为根本大法，分期加用化湿、利湿、祛瘀、逐痰等治标之法。周德生教授常用验方：炙麻黄、紫石英、蜈蚣、人参。随症加减，多用温热药物，尽量避免寒凉药物。本案病人起病初期以邪实为主，故辨证痰湿瘀毒、神窍阻滞证，主以利湿化浊、清热活血、化痰开窍之品为主。

# 多系统萎缩

李某，男，62 岁。

2017 年 12 月 3 日初诊：因"四肢乏力麻木感伴头晕 1 个月"就诊。

病人 1 个月前无明显诱因出现四肢不温，双下肢尤甚，伴寒热不定，自觉钻风样冷痛，肢体运动迟缓，并逐渐出现四肢乏力、麻木感，步态失调，行走不稳进行性加重，无头痛，无呕吐。纳食一般，大小便正常，睡眠可。舌红赤干，脉沉细弱。否认"高血压、糖尿病、心脏病"病史；既往 1 个月前病人曾因"行走不稳、动作迟缓"考虑帕金森病可能，他人建议下自服"多巴丝肼片"（每次 125 mg，每日 3 次），症状无改善。面容呆板、表情淡漠、慌张步态，肌力正常，双下肢肌张力稍减低；双侧指鼻试验（＋），双侧跟-膝-胫试验（＋），闭目难立征试验（＋），双侧巴宾斯基征（＋）。辅助检查：卧位血压 168/116 mmHg，坐位血压 114/70 mmHg，立位血压 96/58 mmHg；颅脑 MRI 提示小脑萎缩，壳核尾低信号伴外侧缘裂隙状高信号；自主神经功能测定：心脏副交感神经、四肢皮肤交感神经损害。西医诊断：多系统萎缩。中医诊断：痿病；辨证：肝肾阴虚，痰瘀阻络证；治法：滋补肝肾，活血通络。方剂：地黄饮子加减。处方：木蝴蝶、炙麻黄、山茱萸、王不留行、巴戟天、白僵蚕、威灵仙各 10 g，熟地黄、红景天、黄精各 15 g，葛根 20 g，桔梗、甘草各 6 g。14 剂，每日 1 剂，水煎，分早晚 2 次温服。

2018 年 5 月 2 日二诊：病人现行走不稳同前，四肢麻木感减轻，言语謇涩，舌红少苔，脉沉细促。中医辨证：气阴两虚证；治法：补气养血，活血通络。处方：炙麻黄、木蝴蝶、山茱萸、玉竹、太子参、巴戟天、王不留行、石斛各 10 g，黄芪、熟地黄、鸡血藤、葛根、淮山药各 15 g，升麻、甘草各 6 g。20 剂，每日 1 剂，水煎，分早晚 2 次温服。

2018 年 7 月 4 日电话随访：病人疾病进展缓慢，现仍有肢体乏力，步态不稳等症状，言语不清晰。

【按语】 多系统萎缩是一种病因不明、中老年起病的神经系统罕见疾病。常常累及锥体外系、锥体系、小脑和自主神经系统，以进展性自主神经功能障碍（如尿频、尿急、尿失禁等），伴帕金森症状（如运动迟缓）、小脑性共济失调症状（如步态不稳）等为主要临床特征。根据本病临床表现，可归属为中医学"眩晕""虚劳""痿病"等范畴，属本虚标实之证。病位在脑，多因肾气亏虚所致，为本虚标实之证，因此补肾为该病治疗之基础。本例病人四肢麻木为肝肾阴虚、四肢经脉失于濡养所致，步态异常属肝风内动，舌红赤干，脉沉细弱为阴虚的之征象。一诊中治以补肝肾、温肾阳、熄肝风为法，方以地黄饮子加减，巴戟天、熟地黄、山茱萸为君药，不仅可温壮肾阳，还可滋补肾阴；二诊病人症状稍有好转，疾病基本得到控制，在一诊基础上，予以玉竹、石斛、鸡血藤养阴生津，活血通络。

# 特发性震颤

倪某，女，30 岁。

2015 年 3 月 6 日初诊：因"双手震颤半年，流产后加重 1 个月余"入院。病人自诉半年前渐发现双上肢不自主震颤，紧张时明显，不影响工作及生活。1 个月前因流产，病情加重，伴失眠，情绪易激动，已排除甲状腺疾病，普萘洛尔治疗中。舌红，苔黄腻，脉沉涩弱。头部 MRI：正常。自诉父亲有类似症状，但未做诊治。西医诊断：特发性震颤。中医诊断：颤病；辨证：肝风内动，血络瘀滞证；治法：镇肝熄风，活络消瘀。方剂：桂枝甘草龙骨牡蛎汤合黄芪虫藤饮加减；处方：桂枝、白僵蚕、片姜黄、灵芝、女贞子、墨旱莲各 10 g，甘草 6 g，生牡蛎、生龙骨、木瓜各 15 g，鸡血藤 30 g，黄芪 20 g，蜈蚣 1 条。14 剂，每日 1 剂，水煎，分早晚 2 次温服。

2015 年 3 月 22 日复诊：诉症状控制良好，停普萘洛尔，守前方 14 剂。

【按语】　《证治准绳·颤振》曰："颤，摇也；振，动也。筋脉约束不住而莫能任持，风之象也。"一切经筋病皆由肝所主，动风是运动障碍疾病的功性。故熄肝风是治疗运动障碍疾病重要治疗原则。在临床上，熄肝风以持神机，熄肝风以调刚柔，熄肝风以通筋路。重视治风，但也不可拘于治风，究其原因肝肾亏损则虚风内动。同时可配合藤类药以及虫类药，搜风通络。本案病人在熄肝风的基础上，加女贞子、墨旱莲可补肝肾之虚，久病入络合黄芪虫藤饮，黄芪为补气第一要药，故以黄芪补气；藤类药物善走经络，选用相应的藤类药物通经引络，可使药物直达病所，增强疗效。鸡血藤补血和血通络，而对于选用虫类搜剔之品，搜风通络。诸药合用，共奏镇肝息风，活络消瘀之功。

# 帕金森病

申某，男，75岁。

2015年3月10日初诊：因"行动迟缓，肢体震颤2年"入院。病人2年前因"行走、做事动作变慢，左手静止性震颤"于当地医院就诊，诊断为帕金森病，予以"复方左旋多巴（62.5 mg，每日2次）"，开始控制症状可，3个月前症状加重，震颤扩展至左下肢，并伴有行步不稳，再次就诊于附近医院，改"复方左旋多巴"药量为62.5 mg，每日3次，获效甚微，遂来就诊。刻见：左侧肢体不自主抖动，右下肢偶见轻微抖动，呈阵发性，动作迟缓，行步不稳，慌张步态，稍有健忘。体格检查：面具脸，四肢肌张力高，双下肢高于双上肢，呈齿轮样强直，纳一般，大便黏滞，夜寐尚可。舌暗苔白腻，脉沉滞弱。西医诊断：帕金森病。中医诊断：颤病；辨证：阴虚风动，湿浊内蕴证；治法：祛湿益气，行血活血，平抑肝风。处方：黄芪30 g，独活、山楂、延胡索、木瓜各15 g，苍术、桃仁、红花、白芷、石菖蒲、白术、威灵仙各10 g，甘草、胆南星各6 g。复方左旋多巴调整为"125 mg，每日3次"。

2015年4月18日二诊：服上药1个月，运动症状较前减轻，但近期易疲乏，失眠较前加重，眠后易醒，口角流涎，二便可。舌暗红，苔白腻，脉弦沉涩。仍考虑辨证：气虚血瘀，气血不足，脑髓失养；治法：益气活血。处方：予上方去威灵仙、白芷、苍术，加鹿衔草、蓝布正各 20 g，苏木 10 g，以补虚益气，活血行血，健脾养脑，服用 14 剂。后继服上剂 2 个月，症状明显改善。

2016 年 4 月 8 日三诊：见双下肢乏力，流涎，健忘，易忘却近事，夜尿频数，舌暗苔薄黄滑，脉沉细弦。辨证：痰湿阻窍、壅络，兼肾阳不足，筋骨不健。治法：温补肾命，清利痰湿。处方：益智仁、青礞石、巴戟天、山楂各 15 g，地龙、僵蚕、炙麻黄、石菖蒲、法半夏、苏木、淫羊藿、小通草、茯苓皮、生姜皮各 10 g，细辛 3 g。服用 14 剂。

2016 年 5 月 6 日四诊：用后症状好转，舌暗，唇紫，苔少，脉沉弦。舌脉仍见瘀象，三诊处方去细辛、巴戟天，加三棱、莪术、王不留行各 10 g，以破血行血。继服 14 剂。

**【按语】** 帕金森病即中医之"颤病"，其病机无外乎脑髓失养；神机失权、紊乱，或肝肾亏虚，筋脉失养，或外邪阻滞经筋，阻塞筋路等。本虚于肝肾不足，气血阴阳有亏，脑髓失养，标实于痰、湿、瘀、火，阻络动风。本案首诊以吴谦的活络流气饮为底，重以治标，以苍术、木瓜、独活、白术、威灵仙、南星等祛湿、化痰通络，加以黄芪益气，延胡索、桃红等活血化瘀，又威灵仙、独活、木瓜、白芷等熄肝风以调刚柔，通络路。二诊见口角流涎，气不摄津，加以补虚之品。三诊、四诊已是 1 年余，病人肾阳不足征象明显，予标本同治，在温补肾命的同时，加以化痰、祛湿、破血通络之品，温之、化之、利之、除之，以除痰、湿、瘀之胶结。

# 帕金森叠加综合征

刘某，男，73 岁。

2019 年 6 月 11 日初诊：因"四肢乏力伴运动迟缓 3 年余，加重 2 个月"入院。病人 3 年前始无明显诱因出现进展性肢体乏力，初起尚不影响生活，只觉身体重，起坐、爬楼时费力，近 2 个月症状加重，见双上肢红紫、冰冷，伴见右上肢阵发性震颤，握筷不行，双下肢麻木，翻身不能，起坐费力，夜卧时流口水，咀嚼正常，纳食可差，夜寐欠安，大便干结，数日一解，夜尿 5～6 次。体格检查：右上、下肢肌力正常，左上、下肢肌力 5⁻级，双上肢肌张力稍高，呈轻微齿轮改变，双下肢肌张力正常，共济、感觉及高级神经功能正常。舌淡红，舌尖点刺，苔薄白，脉弦细。入院后行颅脑 MRI：黑质致密带消失，黑质-红核分界不清，考虑"帕金森病"可能性大。予以"多巴丝肼片"诊断性治疗，服用 3 日，症状基本同前，至第 4 日稍有好转，期间，查卧位血压 161/98 mmHg，坐位血压 126/87 mmHg，站位血压 96/55 mmHg，连续监测 3 日坐卧立位血压，考虑为直位性低血压，结合病人影像学结果、坐立卧位血压差值及服用"多巴丝肼片"症状有所缓解，明确西医诊断：帕金森叠加综合征。中医诊断：颤病，阴虚风动证，治以镇肝熄风汤加减。火麻仁 30 g，酸枣仁 20 g，牛膝、天冬、玄参各 15 g，赤芍、生牡蛎、地龙、麦芽、钩藤、天麻各 10 g，茵陈、煅赭石各 9 g，大黄、甘草、川楝子各 5 g。先服 5 剂观效。

2019 年 6 月 18 日二诊：病人四肢乏力伴运动迟缓症状较前有稍所改善，寐仍差，大便 5 日只行 1 次，出现腹痛。舌赤红，少苔、干裂，脉细。予上方基础，加强镇肝安神、润肠通便之效。火麻仁 30 g，酸枣仁、龙骨、蓝布正各 20 g，牛膝、天冬、玄参、龟甲各 15 g，赤芍、生牡蛎、煅赭石、白术、大黄各 10 g，甘草、川楝子各 6 g。服 7 剂。服至 5 剂见四肢乏力症状较前改善明显，右上肢震颤减少，大便近几日 2 日 1 行，便软，嘱火麻仁减半，去大黄，原方续进 15 剂。

**【按语】** 帕金森叠加综合征（Parkinson plus syndrome，PPS）是一种既存在帕金森类似的临床表现，也存在其他神经系统疾病特征的神经性病变。其致病因素不明，怀疑为某些因素参与导致多种神经元系统逐渐发生变形的过程。病人发病后可表现不同程度的视物模糊、精神不佳以及大小便失禁等。PPS 症状和病变范围相较于帕金森病更为广泛，包括进行性核上性麻痹（PSP）、弥漫性路易体体病（DLBD）、直位性低血压综合征（SDS）以及皮质基底节变性（CBD）等，很容易和帕金森病（PD）混淆。本案即是帕金森病合并直位性低血压综合征，并见锥体外系及自主神经功能症状，如帕金森典型的震颤、雷诺现象等。中医对 PPS 并无对称病名，大抵论治同"颤病"。《素问·至真要大论》"诸风掉眩，皆属于肝"，指出本病病变在肝。《杂病证治准绳·颤振》说："颤，摇也；振，动也。筋脉约束不住而莫能任持，风之象也。……亦有头动而手足不动者……手足动而头不动者，皆木气太过而兼火之化也。"不仅指出了本病的临床特征，而且概括了本病的病机为"筋脉约束不住"，病与肝木风火有关。现大体认为本病属本虚而筋脉、肌肉失养，又内生或外引风、痰、火、瘀、虚，致阴虚化火、热极而风动。本案中，老年男性病人，真元已虚，阴液不足，阴虚而风动，又见内热蕴结肠腑，灼伤津液，更耗阴液。首方仍以补阴液之亏，而风自熄立方，但肠中燥屎不下，阴液损耗不解，犹如加水又在漏水的池子；二方治以标，多以镇肝熄风之品，兼大黄翻倍，与润肠通便之火麻仁共攻下通腑，肠腑通，内热除，阴液足，风自熄。

# 第二十八章 神经感染性疾病

## 带状疱疹

李某，男，55 岁。

2007 年 7 月 25 日初诊：因"右腰部皮疹、疼痛 5 日，头痛、发热 1 日"入院。病人 7 月 20 日右腰部出现点状红色皮疹，范围逐日扩大伴剧烈疼痛。入院时症见：头痛，发热，畏寒，右腰部疼痛如刺，恶心欲呕，乏力，纳食一般，小便如浓茶，大便滞涩难解且次数较多。体格检查：体温 39 ℃，脉搏 100 次/min，呼吸 21 次/min，血压 110/76 mmHg；形体偏胖，神清，痛苦貌，脑膜刺激征（—），双肺呼吸音稍粗，未闻及啰音，心率 100 次/min，律齐，无杂音。右腰部沿第 7 肋皮肤可见成簇绿豆大小水疱，疱液澄清，疱壁紧张，周围绕以红晕，局部有抓痕，部分已破溃，有清亮液体流出，有触痛。舌质红，苔薄黄，脉细数。血常规示：WBC $11.7 \times 10^9$/L，RBC $4.33 \times 10^{12}$/L，HBG 121 g/L，PLT $110 \times 10^9$/L；电解质、生化、尿液分析无异常；心电图示窦性心动过速，电轴轻度左偏。西医诊断：带状疱疹。中医诊断：缠腰火丹；辨证：湿热内蕴证。治法：清热利湿解毒。处方：白茅根 15 g，土茯苓、虎杖各 30 g，龙胆、黄柏、知母、当归、黄芩、甘草各 10 g，青黛粉 3 g。10 剂，每日 1 剂，水煎，分早晚 2 次温服。配用：清开灵粉针 1200 mg 静脉滴注，每日 1 次，以清热解毒；矾冰液每日外敷 2 小时。同时西医给予抗病毒药"阿昔洛韦 500 mg"静脉滴注，每 8 小时 1 次；抗感染"哌拉西林他唑巴坦 2.25 g"静脉滴注，每日 2 次；以及营养神经药"维生素 $B_1$ 片 10 mg"口服，每日

3 次；及"维生素 $B_{12}$ 500 $\mu g$"肌内注射，每日 1 次；"卡马西平片 0.1 g"口服，每日 3 次，以止痛。

7 月 29 日二诊：病人精神佳，无发热、头痛、恶心症状，纳可，寐安，二便调，右腰部皮疹大部分疱液已吸收，部分已结痂，无流溃现象，痛觉减轻，病情好转，给予出院。

【按语】　带状疱疹是水痘-带状疱疹病毒感染所致的皮肤病，由于该病毒侵犯感觉神经，故病人多有疼痛感，且以烧灼、针刺痛为主。目前带状疱疹尚无特效疗法，一般采用抗病毒、消炎止痛、免疫调节、激素类等药物治疗。对于神经痛在治疗用药上多使用：①麻醉性镇痛药；②抗抑郁药；③抗惊厥药和综合疗法；④区域神经阻滞、交感神经阻滞等法，但一般疗效仍然不理想。中医学认为该病人感受湿毒，邪毒稽留体内，阻滞气机，与气血搏结而化热，湿热火毒循经蕴肤发为成簇水疱；阻于经络，滞于脏腑，湿困脾土，则脾失健运；湿热甚则熏蒸肝胆，肝郁化火，致使毒邪化火与肝火、湿热相互搏结，阻遏经络，正如《温热经纬·湿热病篇》所说"湿热侵入经络脉隧中"，经脉滞涩导致"不通则痛"，故湿热蕴结是本病的发病基础。自拟方用龙胆清热燥湿，泻肝胆火，土茯苓清热解毒，利湿泄浊，二者共为君药；同时用黄柏清下焦有形湿热，知母泻下焦无根之火，两药为臣以增强清热泻火之功，使下焦湿热俱除；佐以虎杖清热解毒利湿，青黛清热解毒、凉血消斑，白茅根清热凉血，当归补血活血止痛，以免以上清热解毒利湿的苦寒药劫伤阴液；甘草调和诸药为使药，同时又有清热解毒，缓急止痛之功。方中诸药合用使湿热俱去，经脉通畅，疼痛得止，诸症趋愈。

# 化学性脑膜炎

李某，男，46 岁。

2017 年 4 月 2 日初诊：因"头痛、发热伴呕吐 1 日"转入我科。病人因确诊"急性早幼粒细胞白血病"就诊于我院血液科，昨日鞘内注射甲氨蝶呤行第 1 疗程化疗后，感剧烈头痛难忍，以顶部、左颞部、枕部明显，呈持续性搏动性疼痛，畏声，无畏光、流泪，休息后无缓解，痛时呕吐胃内容物，无咖啡色物，非喷射性，遂转入我科治疗。现症见：头痛、头晕、发热，无恶寒，伴头晕，晕时感天旋地转，视物模糊，时有左耳鸣及闷胀感，右耳听力下降，右侧肢体麻木，精神不振，纳差，寐欠安，大便 2 日未解，小便正常。舌红赤，苔黄腻，脉滑数。体格检查：神清，言语流利，反应迟钝，对答部分切题。颈强直，右侧巴氏征（±），余病理征（－）。实验室检查：血常规、CRP、肝功能、肾功能、电解质、血脂等基本正常。颈部＋颅脑 CTA：主动脉硬化，左锁骨下动脉、椎基底动脉迂曲，右侧胚胎型大脑后动脉，右侧颈外动脉钙化斑块，管腔轻微狭窄，左侧上颌窦黏膜下囊肿。腰穿：脑脊液压力 197 mmH$_2$O；常规：正常；生化：氯 117.34 mmol/L，蛋白质 911 mg/L。自身免疫性脑炎抗体谱均（－）。脑脊液涂片：多量淋巴细胞。西医诊断：化学性脑膜炎。中医诊断：内伤头痛；辨证：湿遏热盛，浊毒上犯证。治法：利湿化浊，清热解毒。方剂：甘露消毒丹加减。处方：茵陈蒿、广藿香、连翘、石菖蒲、黄芩、川芎、银柴胡、秦艽、白芷、射干各 10 g，滑石粉、葛根各 20 g，薄荷 6 g。3 剂，每日 1 剂，水煎，分早晚 2 次分服。并予以"甘露醇"脱水、"地塞米松"抗炎、"抗生素"防治感染等对症支持治疗。

2017 年 4 月 5 日二诊：病人经治疗后，头痛较前缓解，头晕，无耳鸣及胀闷感，无恶心呕吐，诉昨日前半夜低热，头痛加重，汗出，昨日至今体温恢复正常。舌红，苔薄黄，脉滑数。处方：茵陈蒿、南沙参、玉竹、生地黄、石菖蒲、黄芩、川芎、银柴胡、秦艽、白芷、射干各 10 g，滑石粉、葛根各 20 g，薄荷 6 g。5 剂，煎服法同前。

2017 年 4 月 7 日三诊：病人经治疗后，头晕头痛症状好转，无发热，精神状态尚可，对答切题，继服前方，准予转回血液科，建议完善化学治疗方案。

【按语】　化学性脑膜炎常急性或亚急性起病，为临床上少见的药物反应性脑膜炎，常常由于非甾体抗炎药、抗菌药物、造影剂以及抗肿瘤药物鞘内注射刺激脑膜引起，主要症状可见头痛、头晕、发热、耳鸣等。本案病人病机为感受热毒之邪，兼夹湿浊，上扰清窍，侵犯脑络、脑膜，故在初诊予以利湿化浊，清热解毒之品。二诊中，病人发热、头痛症状得到有效控制，故在前方中新加北沙参、玉竹等养阴清热等药物，有助于病人后续恢复，进一步化学治疗。

# 自身免疫性脑炎

林某，女，54 岁。

2015 年 8 月 4 日初诊：因"发作性意识障碍，肢体抽搐 1 个月余"入院。家属代诉：病人 1 个月前无明显诱因于劳作时突发意识障碍伴四肢抽搐，双眼睑上翻，口吐白沫，该症状持续 2～3 分钟后自行逐渐缓解，每次发作后 1～2 日遗留肢体乏力、记忆力下降、反应迟钝等症状，近 1 个月时间，共发作 4 次，自发病以来现记忆力较前明显下降。当地就诊诊断为癫痫，予以抗癫痫药物效果不佳。现病人反应迟钝，言语不利，对答不切题，计算力下降，近记忆障碍，四肢乏力，神志清楚，精神较差，体型中等，营养尚可，听力理解无异常，舌暗淡胖，苔白腻，脉滑细。体格检查：体温 36.8 ℃，脉搏：81 次/min，呼吸：14 次/min，血压 152/78 mmHg。望之少神，面色晦暗，双下肢无水肿，四肢肌力、肌张力尚可，共济运动正常，病理征（－）。动态脑电图：慢波活动增加，见 δ 波出现。颅脑磁共振平扫＋增强：双侧颞、顶叶异常信号影，考虑炎症。肿瘤标志物及副肿瘤抗体均正常。脑脊液检查：压力 130 mmH$_2$O，蛋白236 g/L，脑脊液抗 NMDA 型抗体（＋＋），1∶32。西医诊断：自身免疫性脑炎。中医诊断：痫病；辨证：湿热蕴结，上犯脑髓证；治法：清热利湿、化痰开窍。处方：石菖蒲、远志、白芷、苍术、苏木、天竺黄、茯神、川芎、王不留行、佩兰各 10 g，细辛 3 g，益智仁、薏苡仁各 15 g，胆南星、皂角刺、桂枝各 6 g，蜈蚣 1 条。3 剂，每日 1 剂，水煎，分早晚 2 次温服。并予以"人免疫丙种球蛋白"静脉滴注，"左乙拉西坦片"口服，500 mg，每日 2 次。

2015 年 8 月 7 日二诊：病人症状好转，精神状态一般，反应仍迟钝，言语不利，住院期间无痫样发作，夜间躁动，汗出。舌暗胖，苔白腻，脉滑细。兼证阴虚，故原方去王不留行、桂枝、苍术，加麦冬、北沙参、玄参各 15 g。3 剂，煎服法同前。

2015 年 8 月 10 日三诊：病人精神尚可，睡眠多，反应迟钝、对答不切题等症状较前有改善，病人因经济原因要求回当地继续治疗，考虑病人病情稳定，守原方 7 剂，带药出院，并嘱其当地医院继续专科治疗。

**【按语】** 自身免疫性脑炎是一类由于免疫系统对中枢神经系统抗原产生反应而导致的一类疾病，临床上常发生认知障碍、急性及亚急性的癫痫，稍有不慎，即可发生误诊漏诊。根据其临床表现及发病原因，可将该病归属于"痉病""痫病""中风"及"惊风"等中医范畴。中医学认为，湿、痰、热是本病常见病理因素，风动、腑实及闭窍是本病病机特点，故治疗应以清利湿热、化痰开窍为主。本案病人病程 1 个月，素体痰湿壅盛、痰浊内蕴诸症，夹风鼓动，上扰清窍，发为病。故一诊中予以石菖蒲、远志等开窍宁心安神等药物，并配伍熄风止痉等药物。二诊中，病人症见夜间躁动，汗出，故新加麦冬、北沙参、玄参等养阴生津。

# 脑干脑炎并颈段脊髓炎

陈某，女，45 岁。

2008 年 2 月 16 日初诊：因"头痛伴双下肢乏力半个月，左侧肢体乏力加重 6 日"入院。病人自诉半个月前受凉感冒后左侧头部胀痛，伴左面部皮肤刺痛，当时有低热，无恶心呕吐。自服"速效感冒胶囊"4～5 粒/

次，2 日约 20 粒左右后，出现了恶心欲呕，双下肢无力，遂去当地医院治疗，行头部 CT 示正常。6 日前输液后自觉左侧肢体乏力加重，伴左侧肢体麻木，并有饮水呛咳。入院后体格检查：体温 37.7 ℃，脉搏 68 次/min，左侧上臂血压 110/80 mmHg，右侧上臂血压 115/80 mmHg。神清，语利，双侧瞳孔等大等圆，约 2.5 mm，对光反射灵敏，眼动充分，未见眼震，额纹对称，鼻唇沟居中，左侧面部稍浮肿，触痛明显。伸舌居中，颈软无抵抗。心肺腹部（一），四肢肌张力正常，上下肢腱反射正常，左上肢肌力 3 级，左下肢肌力 4 级。右侧肢体肌力 5⁻级。左侧肢体深浅感觉较右侧减退。双侧霍夫曼征（＋），左侧巴氏征（＋），克氏征（一）。舌红苔黄白厚腻，脉濡数。入院后行头部 MRI 平扫示：T2 轴位、矢状位、冠状位延髓及颈段脊髓交界处均可见条带状稍高信号，边缘清晰，T1 为混杂信号（等低信号），提示延髓病变，不除外肿瘤。2008 年 2 月 18 日脑脊液示：细胞总数 $110 \times 10^6$/L，$Cl^-$ 127 mmol/L，PRO 0.406 g/L，GLU 4.9 mmol/L，ADA 1.3 U/L。血常规：WBC $9.18 \times 10^9$/L，NEU% 85.8%，RBC $4.16 \times 10^{12}$/L，余可。血肿瘤标志物全套正常。西医诊断：脑干并脊髓脱髓鞘病变。中医诊断：风温；辨证：湿热蕴结证。治法：清热化痰，祛湿通络。处方：忍冬藤 30 g，石楠藤、萆薢、天竺黄、连翘、白茅根、茯苓各 15 g，法半夏 10 g，胆南星、皂角刺、龙胆各 6 g，蜈蚣 2 条。5 剂，每日 1 剂，水煎，分早晚 2 次温服。并予以改善脑循环营养神经等对症治疗。

2008 年 2 月 21 日：自觉头痛乏力加重。体格检查：体温 38.2 ℃，左上肢肌力 2⁻级，左下肢肌力 3⁻级，右侧肢体肌力 4 级，双侧巴氏征（＋），双侧踝阵挛（＋），舌边红，苔黄腻，脉弦细。病人病情呈进行性加重，复查头部 MRI 增强示：延髓异常信号灶较前扩大，考虑为炎性病变的可能，不除外低级别胶质瘤。诊断上考虑为"脑干脑炎并颈段脊髓炎"可能性大，调整治疗方案。西药予以"甘油果糖"脱水，"阿昔洛韦"抗病毒，"甲泼尼龙 1000 mg/d"抗炎治疗。中医辨证：风热痰扰，瘀阻经脉。治法：祛风清热化痰，活血通络止痛。调整处方：秦艽、浙贝母、僵蚕、地龙、川芎、白芷、柴胡、黄芩、羌活、防风各 10 g，黄连、全蝎各 6 g。5 剂，每日 1 剂，水煎，分早晚 2 次温服。

病人症状逐步缓解，入院后第 11 日再次予以颈部 MRI 示：颈椎各椎间盘变性，颈髓与延髓交界处异常信号灶。考虑"颈段脊髓炎性病变"可能。2008 年 2 月 27 日复查脑脊液示：细胞总数 $89 \times 10^6$/L，白细胞数 $4 \times 10^6$/L，$Cl^-$ 121 mmol/L，Pro 0.308 g/L，GLU 4.9 mmol/L，ADA 1.2 U/L，脑脊液病理学检查未发现肿瘤细胞。至此确诊为：脑干脑炎合并脊髓炎。继续激素抗炎以及中药汤剂加减治疗，病人住院 27 日后出院。体格检查：四肢肌张力可，腱反射活跃，左上肢肌力 4 级，左下肢 5 级，右侧肢体肌力 5 级，左侧肢体深浅感觉较右侧稍减退，双侧霍夫曼征（＋），双侧巴氏征（－），克氏征（－）。2008 年 3 月 11 日复查脑脊液常规及生化均正常。颈部 MRI 示：延髓颈段颈髓交界区段病变，考虑为脱髓鞘改变，病灶较前明显缩小。出院后继续口服激素抗炎，及中药麦冬、太子参、鸡血藤、忍冬藤、僵蚕、全蝎、地龙等养阴活血通络调理。

【按语】 脑干脑炎中医可参考"温病"的治疗，脊髓炎则通常从"痿病"的论治。该病人的主要症状急性期当属于"风温"范畴。《温疫论·原序》对温病的病因认为是"乃天地间别有一种异气所感"，并把这种异气称为"疠气""疫毒"。中医辨证论治并不把着力点放在对病原体的认识上，而在于病原体进入人体后邪气与正气斗争所表现的证候，治疗上注重分期辨证论治。急性期，重在清热解毒，清营透气，化痰开窍；恢复期，正虚邪衰，气营两亏，宜益气养阴，化痰通络，在辨证的基础上，要考虑或清实火，或泻相火及顾护阴液；后遗症期，则多见肝肾两虚，气虚血瘀，痰浊内阻，或见阳气虚衰，治宜滋补肝肾，填精益髓，益气通络，化瘀豁痰，醒脑开窍，或温补肾阳，温经通脉。该病人入院时症见低热，肢体软弱无力、麻木，尤以左侧为甚，舌红苔黄白厚腻，脉濡，小便色黄，予以自拟方清热解毒化痰，祛湿通络为治，方中法半夏、胆南星、天竺黄清热化痰，皂角刺祛痰开窍，连翘清热解毒，忍冬藤、石楠藤清热疏风通络，白茅根、萆薢祛风湿通络，蜈蚣搜风通络，龙胆、茯苓清热利湿。然病人病程已越半月，痰热与湿热郁久成瘀，痹阻经络更甚，久则可伤及肝肾，病情逐渐发展。入院后 5 日症见头痛乏力加重，眼胀，舌边红，苔黄腻，脉弦细，小便黄，大便稍溏，中医调整处方以祛风清热化痰，活血通络止痛为治，方中川芎、羌活、防风、白芷祛风通络止痛，柴胡、黄芩、黄连清热，全蝎、地龙、僵蚕搜经通络祛瘀，秦艽清热祛湿，浙贝母清热化痰。此方痰瘀同治，且较前重用虫类药，虫类药多偏咸辛，辛能入络，咸能软坚，它不仅走窜最速，并能涤入隧隙，搜剔络邪，病人显效明显；但虫类药易化燥伤阴，且此时西药使用了激素冲击疗法，机体更易耗伤阴液，阴不制阳，阳热之气相对偏旺，病人容易出现心烦易怒、五心烦热、失眠盗汗、口燥咽干等症，故此后中药汤剂以该方加用滋阴清热的麦冬、太子参等，有效的预防激素的副作用。病人症状基本缓解出院，继续予以中药调服滋补肝肾，并配合少许活血化瘀通络之品，预后良好，未再复发。

# 新型隐球菌性脑膜炎

刘某，女，76 岁。

2019 年 4 月 8 日初诊：因"头痛伴全身乏力 1 个月余"入院。病人儿子代述：病人 1 个月前无明显诱因出现头痛伴全身乏力，发热，咳嗽，咳少量白黏痰，难咳出。2019 年 3 月 12 日至当地医院诊治，门诊以"肺部感染"收住入院。住院期间予以积极抗感染、止咳化痰、活血、止痛等对症治疗（具体药物不详）后，病人咳嗽好转，头痛反复，逐渐加重，为进一步诊治，于 2019 年 4 月 8 日转我院治疗。入院查头部 MRI＋MRA：脑白质病变、脑萎缩，脑动脉硬化。胸部 CT 示：支气管疾患并感染，肺气肿；左上肺部分不张，原因待查；部分主动脉及冠状动脉粥样硬化。症见：头痛，以颞枕部及前额为甚，无恶心、呕吐，全身乏力，稍咳嗽，无咳痰，无恶寒、发热，双下肢酸痛，纳差，夜寐欠安，便秘，小便正常，体重无明显变化。舌红，舌下脉络瘀斑，苔少，脉滑。体格检查：脑膜刺激征阳性。腰椎穿刺：压力 240 mmH$_2$O；脑脊液常规：多形核细胞计数 47 × 10$^6$/L；脑脊液生化：氯 112.90 mmol/L，葡萄糖 0.27 mmol/L，蛋白定量 2065.00 mg/L。巨细胞病毒 IgG 抗体 2.170（阳性）U/mL。G-双球菌未找到。墨汁染色：真菌涂片阳性。确诊：新型隐球菌脑膜炎；中医诊断：头痛；辨证：气滞血瘀证；治法：活血化瘀，解肌止痛。方剂：葛根姜黄散合枕痛方加减。处方：葛根 40 g，炒火麻仁 30 g，片姜黄、威灵仙、麦冬各 15 g，防风、羌活、黄芩、川芎、白术、法半夏、炒蔓荆子各 10 g，甘草 6 g，熟大黄 3 g。7 剂，每日 1 剂，水煎，分早晚 2 次温服。"两性霉素 B 注射剂" 5 mg 开始，递增给药。

2019 年 4 月 15 日二诊：病人颞枕部疼痛明显缓解，前额疼痛仍较甚，无恶心、呕吐，全身乏力减轻，间断咳嗽，无咳痰，无恶寒发热，间断双下肢酸软无力，休息后缓解，纳可，夜寐欠安，大便已解，质软色黄，小便正常。舌红，舌下脉络瘀斑，苔少，脉滑。"两性霉素 B 注射剂" 5 mg 递增至 25 mg 后维持，加"氟胞嘧啶片剂（1.125 mg，每日 4 次）"抗真菌。中医治法：活血化瘀，解肌止痛。方剂：葛根姜黄散合枕痛方加减。处方：葛根 30 g，威灵仙、醋香附、片姜黄各 15 g，川芎、醋柴胡、郁李仁、白芍、黄芩、三七各 10 g，炒水蛭、甘草各 6 g，细辛、白芷各 3 g。7 剂，每日 1 剂，水煎，分早晚 2 次温服。

2019 年 4 月 26 日三诊：病人间断前额疼痛，但较前明显好转，恶心明显减轻，无呕吐，无恶寒发热，双下肢仍间断酸软无力，较前好转，纳一般，夜寐可，大便正常，小便正常。舌红，苔薄黄，脉弦。现已停用"氟胞嘧啶片剂"，予以"氟康唑注射液 0.4 g、两性霉素 B 注射剂 25 mg，每日 1 次"。中医辨证：肝郁生风证；治法：疏肝解郁，祛风止痛。方剂：

散偏汤加减。处方：白芷 30 g，炒火麻仁 20 g，天麻 15 g，川芎、醋柴胡、醋香附、郁李仁、白芍各 10 g，木香、甘草各 6 g。7 剂，每日 1 剂，水煎，分早晚 2 次温服。

2019 年 5 月 7 日四诊：病人眩晕偶作，无明显头痛，恶心好转，嗳气好转，无呕吐，胃脘部稍闷痛，无恶寒发热，双下肢酸软无力减轻，行动能力有所恢复，上肢稍颤动。食纳可，夜寐可，小便时无疼痛，未解大便。舌红，苔黄白腻，脉沉滑。腰椎穿刺：压力 180 mmH$_2$O；脑脊液常规：多形核细胞计数 $4.00 \times 10^6$/L；脑脊液生化：氯 117.00 mmol/L，葡萄糖 4.66 mmol/L；脑脊液真菌涂片：阴性。中医诊断：便秘；辨证：气郁痰阻证；治法：降气化痰。方剂：二陈汤合旋覆代赭汤加减。处方：浙贝母 20 g，旋覆花、煅赭石、茯苓、天麻、煅瓦楞子各 15 g，党参、法半夏、麸炒枳实、陈皮、竹茹、黄芩、麦冬各 10 g，甘草 6 g，大黄 4 g。7 剂，每日 1 剂，水煎，分早晚 2 次温服。

2019 年 5 月 14 日五诊：病人眩晕缓解，无头痛，无明显恶心嗳气，无呕吐，胃脘部无闷痛，无恶寒发热，双下肢酸软无力好转，行走较前平稳，上肢无颤动。食纳可，夜寐可，小便时无疼痛，大便无异常。舌红，苔黄白腻，脉沉滑。腰穿压力及常规生化均正常。中医辨证：痰热内扰证；治法：清热化痰。方剂：黄连温胆汤加减；处方：茯苓、炒火麻仁各 20 g，麦冬 15 g，石斛、陈皮、法半夏、麸炒枳实、竹茹、天麻、木香各 10 g，甘草 6 g，黄连、大黄各 3 g。15 剂，每日 1 剂，水煎，分早晚 2 次温服。

2019 年 5 月 30 日随访：病人症状全消，已出院。

【按语】　本病为新型隐球菌感染脑膜或脑实质所致的中枢神经系统感染性疾病，通常发生在免疫功能低下者或禽类密切接触者身上，临床容易漏诊及误诊。中医治疗多参照"湿温""暑温"等疾病，本案病人以头痛为主，来诊时发热不著。故先用葛根姜黄散合枕痛方活血化瘀、解肌通络以治其不通之痛，后期根据病人邪去正虚，脾虚湿盛，治以调整气机，疏肝和胃，化湿通络。

# 脑脓肿

薛某，女，60岁。

2012年8月11日初诊：因"左侧肢体活动不利1个月"入院。慢性起病，无发热，外院颅脑CT：右侧额顶叶低密度灶，考虑脑脓肿，右侧脑室受压。现症见：左侧肢体麻木、活动不利，言语欠流利，颈项疼痛，左侧鼻唇沟变浅，口角右歪，无明显头痛、胸闷，无恶寒发热，无恶心呕吐，纳寐可，二便调。舌暗红，苔黄腻，脉弦。体格检查：神清，精神可，伸舌向左侧偏斜，右侧肢体肌力5级，左侧肢体肌力0级，右侧生理反射正常，病理反射未引出，左侧膝反射未引出，左侧巴氏征（＋）。西医诊断：脑脓肿。中医诊断：颅脑痈；辨证：热毒壅盛证；治法：清热解毒。处方：首乌藤、土茯苓各30g，延胡索、连翘、钩藤、白蒺藜各15g，栀子、牡丹皮、川楝子、茯神、皂角刺、薄荷各10g，甘草6g。5剂。

2012年8月17日：病人诉左侧头部有蝉鸣声，清醒时较甚，睡眠时无响声，左侧肢体活动不利，关节僵硬，口唇闭合不利。舌暗红，苔薄白，脉细弱。治法：补气活血，通络化瘀。方剂：补阳还五汤加减；处方：黄芪、酸枣仁、鸡血藤各30g，地龙、丹参、牛膝、槲寄生各15g，当归、桃仁、赤芍、川芎、茯神、杜仲各10g，红花6g，全蝎3g。5剂。

2020年8月23日三诊：病人诉咳嗽较频，痰难咯出，左侧脚趾可活动，左侧肢体疼痛减轻，言语欠流利。舌淡红，苔白腻，脉沉细弱。治法：平肝熄风，化痰通络。方剂：天龙复步汤加减：鸡血藤20g，牛膝15g，天麻、地龙、白芍、当归、黄芩、桃仁、茯苓、乌梢蛇、黄芪、矮地茶、鱼腥草、苦杏仁各10g，甘草6g，红花3g。5剂。

2012 年 8 月 27 日四诊：病人诉已无明显咳嗽，左下肢活动好转，左侧肩关节僵硬疼痛，睡眠可，病人家属要求转院手术治疗。

**【按语】** 周德生教授认为治疗本病时，要随证灵活应变，不同的阶段，治疗的重点有所不同，要"治在活法，贵在审详"。一诊中，结合病人舌脉，从毒热成痈辨证施治，治宜清热解毒；二诊考虑病人病情日久，长期卧床，且已无热毒壅盛之症，气血失调，血脉不畅，结合舌脉辨证为气虚血瘀证，方用补阳还五汤加减；三诊从病人的临床症状出发，治当平肝熄风、化痰通络。且治疗中应及早加用化痰活血通络药物，因毒热内蕴，血败肉腐，则聚而为痰为瘀，致痰血上扰神明，治疗除清热解毒外，必须注重化痰活血逐瘀，使痰开瘀化，脑络通畅，气血灌注，髓海得充。

# 第二十九章　睡眠障碍

## 发作性睡病

林某，女，27 岁。

2017 年 6 月 30 日初诊：因"发作性不可控制入睡 15 年"入院。病人自诉于 15 年前与人说话时突感疲惫，站立时即入睡，外人呼叫后迅速苏醒，醒后神清，入睡时自觉意识清醒，但肢体无法活动，无法言语。病情日渐严重，无诱因、静息状态亦可发作，精神差，易疲劳，记忆力下降。现症见：头昏，易疲劳，偶尔头痛，病人精神状态较差，纳差，多寐，体重无明显变化，大便不成形，小便正常。舌淡苔白，脉沉细。既往体健，查体无异常。常规辅助检查均正常。颅脑 MRI 平扫：脑实质未见明显异常。脑脊髓检查：Hcrt-1 87 pg/mL。西医诊断：发作性睡病。中医诊断：多寐；辨证：肾阳虚衰证；治法：温补肾阳，健脾益气。方剂：金匮肾气丸加减；处方：熟地黄、山药、山茱萸各 15 g，炙甘草、白术、茯苓、茯神、党参各 10 g，当归、桂圆肉、牡丹皮、泽泻各 9 g，黄芪 30 g。3 剂，每日 1 剂，水煎，分早晚 2 次温服。

2017 年 07 月 03 日二诊：病人诉头昏较前好转，精神状态一般，腹胀，纳差，多寐，便溏，小便正常。于 2017 年 6 月 30 日处方中加砂仁 3 g，薏苡仁、湘神曲、鸡内金各 10 g，陈皮 12 g。5 剂，每日 1 剂，水煎，分早晚 2 次温服。

2017 年 07 月 08 日三诊：病人诉头昏明显好转，腹胀缓解，饮食正常，仍有多寐，二便正常。病人及家属要求出院，建议继续中药治疗，予

2017 年 7 月 3 日处方 15 剂，每日 1 剂，水煎，分早晚 2 次温服。

【按语】　中医认为，睡眠主要与卫气有关，人体睡眠与清醒取决于卫气的出入运行和阴阳二气的升降出入，卫气行于阴则处于睡眠状态，行于阳则处于清醒状态，阳入于阴则寐，阳出于阴则寤。因阳主动，阴主静，阴盛故多寐。任何原因导致阴阳的升降出入失常，即阳不出于阴均可造成多寐。本案病人年幼即发此病，说明先天不足，肾为水火之宅，内寄元阴元阳，肾气不足，鼓动乏力，脾则健运无权，血海为之不充，生精填髓无源，终致清阳难举，髓海空虚，神明失奉，故见头昏头痛，记忆力降低，故治疗上以金匮肾气丸加减以补益脾肾为主，兼当归、桂圆肉、茯神养心安神。二诊加强健脾化湿，强后天以补先天，以期获效。

# 原发性失眠

朱某，男，56 岁。

2016 年 12 月 30 日初诊：因"反复入睡困难 1 年"就诊。现症见：1 年来失眠，难以入睡，早睡，易醒，睡后难以再寐，多梦，白天精神差，焦虑，心烦，全身疲累。舌暗，苔薄黄干，脉沉涩。西医诊断：原发性失眠。中医诊断：不寐；辨证：肝郁不舒，阴虚血少证；治法：益阴清热，养血疏肝。处方：首乌藤、白花蛇舌草、北沙参、连翘、山楂各 15 g，玫瑰花、茯神、灵芝、苏木、桃仁、玄参、白茅根、栀子各 10 g，莲子心 3 g，甘草 6 g。10 剂，每日 1 剂，水煎，分早晚 2 次温服。

2017 年 1 月 11 日二诊：病人睡眠改善，每晚能睡 4～5 小时，精神稍好转，焦虑好转不明显，舌暗，苔薄黄干，脉沉细弱。上方去莲子心，加雪莲花、合欢花各 15 g。14 剂，每日 1 剂，水煎，分早晚 2 次温服。

2017 年 1 月 24 日三诊：病人诉每晚能睡 6 小时以上，失眠明显好转，无其他不适。守方再进 7 剂。

【按语】　本病病人病程已长达 1 年，为顽固性失眠，病人平素情志抑郁，郁而不舒，化生火热，热扰心神，心烦，存在心火扰神，心肾不交。病人同时存在多梦，考虑肝血虚，肝不藏魂。故辨证为肝郁不舒，阴虚血少证。针对心肝阴血虚少，肝郁不舒又兼之血热内扰之失眠多梦、心神不宁等表现，治以益阴清热，养血疏肝。病人服药后症状改善；二诊去莲子心加雪莲花、合欢花，花类药物具有气味芳香可以调节人体情绪的共性，而玫瑰花与合欢花皆入肝经，相互促进，增强疏肝解郁，悦神安眠之功，雪莲花既增强玫瑰花疏通行气之效，又与合欢花补肝安养神志，也温补肾阳，助阳气健运。三药相合，忿郁得除，心神得安，肝气得疏而阳气出入得当。

# 克莱恩-莱文综合征

李某，男，17 岁。

2015 年 5 月 19 日初诊：因"白天过度嗜睡，伴有行为、情绪异常 1 年"就诊。病人家属代诉约 1 年前病人无明显诱因出现间断嗜睡，每次睡眠时间持续 15～20 小时不等，发作期间无鼾声，后逐渐苏醒，醒后意识清楚，精神差，懒言少动，易激惹，进食量增加，食量是平时的 3 倍。现病人神志清楚，面容倦怠，对答简略，舌灰暗苔黄腻，脉弦细实。四测正常，体重 76 kg，查体欠合作，双侧瞳孔等大等圆，对光反射迟钝，四肢肌力肌张力正常，双侧腱反射对称引出，病理征未引出，感觉正常，克氏征（一），布氏征（一）。心腹（一）。门诊查：三大常规、肝功能、肾功能、血脂、血糖等检查均正常，进一步检查甲状腺功能、脑电图、颅脑CT 和 MRI 平扫＋增强等均正常。西医诊断：克莱恩-莱文综合征。中医诊断：多寐；辨证：痰湿困脾，阳气郁闭证；治法：理气化痰。方剂：温胆汤加减；处方：半夏、陈皮、枳实、瓜蒌壳、石菖蒲、天竺黄、薄荷、甘松、远志各 10 g，首乌藤、合欢皮、茯苓各 15 g，甘草、黄连、龙胆各 6 g。14 剂，每日 1 剂，水煎，分早晚 2 次温服。医嘱其规律生活作息，忌肥甘厚腻之品，忌辛辣寒凉食物，多运动，家属并予以关切及开导。

2015 年 8 月 9 日二诊：病人本次就诊主诉症状好转，发作期间睡眠时间减少，进食量较前下降。时有头晕，胸闷不舒、偶叹息。故在原方上加厚朴 9 g、佛手 6 g。14 剂，煎服法同前。

2015 年 12 月 8 日电话随诊：病人因暑期结束，重回校园，未再复诊。现发作期间，睡眠时间减少至 10 小时左右，进食量为原来 1.5～2 倍，易激惹。未发作期间情绪稳定，课业有进步，嘱其多增加户外运动。

【按语】　克莱恩-莱文综合征（Kleine-Levin syndrome，KLS）又称反复发作性嗜睡、周期性睡眠过度，是以睡眠过度、食欲亢进为特征的一种罕见病，病因病机不清，目前尚无确切的有效药物。该病属于中医范畴中的"嗜睡""多眠""多寐"。本案病人平素饮食不节制，贪食生冷肥甘之品，造成体内多痰湿之体，故而表现痰湿困脾，阳气郁闭，阴阳失调，枢机不利而发生嗜睡一证。故在一诊中予以温胆汤加减，以达健脾祛湿、理气化痰之效；二诊中病人症状稍有好转，在原方基础上，予以厚朴、佛手以通畅气机，调和阴阳。

# 睡眠呼吸暂停综合征

吴某，男，74 岁。

2016 年 1 月 7 日初诊：病人自诉睡眠时打鼾，鼾声如雷且不规律，易憋气而醒，睡眠欠佳，晨起口干，头昏，白天嗜睡。舌暗苔黄腐干，脉沉弱。西医诊断：睡眠呼吸暂停综合征。中医诊断：鼾眠；辨证：湿热内阻证；治法：清热解毒，芳香化湿。处方：垂盆草、土茯苓、重楼、虎杖、板蓝根、白花蛇舌草各 15 g，大青叶、紫草、薄荷、佩兰、甘草各 10 g，龙胆、青黛各 6 g，露蜂房 3 g。14 剂，每日 1 剂，水煎，分早晚 2 次温服。

2016 年 1 月 21 日二诊：打鼾、睡眠欠佳症状减轻，嗜睡、头昏好转，舌暗红苔黄白腐干，脉促浮细弦。原方去薄荷、甘草，加连翘 15 g，黄柏 10 g。14 剂，每日 1 剂，水煎，分早晚 2 次温服。

2016 年 2 月 4 日三诊：打鼾症状改善明显，现打鼾时间较以前缩短，且不易憋醒，舌暗红苔薄黄腐，脉浮促细。处方：忍冬藤、土茯苓、板蓝根、虎杖、木瓜、垂盆草、白茅根、芦根、石斛各 15 g，瓜蒌皮、黄柏、秦艽各 10 g，甘草 6 g，青黛 5 g，细辛 3 g，蜈蚣 1 条。14 剂，每日 1 剂，水煎，分早晚 2 次温服。

**【按语】** 睡眠呼吸暂停综合征多归于中医的"鼻鼾""鼾眠""多寐"等范畴。《诸病源候论·鼾眠候》曰："鼾眠者，眠里喉咽间有声也。入喉咙，气上下也。气血若调，虽寤寐不妨宜畅；气有不和，则冲击后咽而作声也。其有肥人眠作声者，但肥人气血沉厚，追隘喉咽，涩而不利亦作声。"本案中病人形体偏胖，平素喜食肥甘厚腻之品，致脾失健运，水谷精微不能布散，酿生湿邪，蕴久化热，上扰神明，致夜间憋醒；热毒易伤阴血，血液黏滞而成瘀，瘀血阻窍，肺窍不通，气机出入不畅，而产生鼾音。方中应用了大量清热解毒的药物，同时配伍佩兰芳香化湿，诸药合用共奏清热解毒、芳香化湿之功。二诊头昏明显减轻，故去薄荷，加黄柏、连翘，更添清热解毒燥湿之功。三诊打鼾症状明显减轻，恐热毒伤阴，故加用忍冬藤、木瓜、蜈蚣等活血通络的药物，祛邪不留瘀，增强疗效。

# 不宁腿综合征

段某，男，60 岁。

2015 年 1 月 10 日初诊：因"双下肢冷痛、酸胀 3 年"就诊。病人诉 3 年前受凉后出现下肢疼痛，病情初起时为冷痛与刺痛并起，后发展为冷痛与酸痛并重，夜间明显加重。刻诊：双下肢冰凉冷痛，腿足困重，腿动不安，静坐则症状加重，热敷或行走百米后症状可缓解，夜间尤甚，常因腿部不适需起夜行走后方可继续入睡，睡眠严重不足，伴有焦虑，食少纳差，小便清长，大便溏。舌紫胖，苔白滑，脉迟缓。曾予以"氟哌噻吨美利曲辛片"抗焦虑治疗，后自行停用。西医诊断：不宁腿综合征。中医诊断：痹病；辨证：寒湿痹阻证；治法：温阳除湿，散寒止痛。处方：附子、茯苓、白术、白芍、生姜、木瓜、桑寄生各 15 g，人参、防己、独活、细辛、防风、秦艽各 10 g。14 剂，每日 1 剂，水煎，分早晚 2 次温服。

2015 年 1 月 26 日二诊：病人诉服药后全身温暖，四肢寒意有所消除，下肢酸冷有所改善，夜间起夜活动次数较前减少，睡眠仍欠佳，食纳差，二便可。舌淡胖，苔白滑，脉迟缓。守方续开 14 剂，每日 1 剂，水煎，分早晚 2 次温服。同时施以隔姜灸委中穴、承山穴，每日 1 次，每次半小时。

2015 年 2 月 11 日三诊：病人较入院前有明显好转，平日足部寒冷、酸痛感消失，食纳差，二便可，夜寐安。舌淡胖，苔白滑，脉迟缓。现于原方加当归、川芎各 10 g，肉桂 6 g。20 剂，每日 1 剂，水煎，分早晚 2 次温服。

2015 年 3 月 4 日四诊：守方续服 20 剂，停艾灸仅汤药治疗。2015 年 3 月 25 日停汤药。

2015 年 9 月 1 日随诊：病人于 2015 年 4 月 1 日病愈，此后未见复发。

【按语】　不宁腿综合征是指小腿深部于休息时出现难以忍受的不适，运动、按摩可暂时缓解的一种综合征，其临床表现通常为夜间睡眠时，双下肢出现极度的不适感，迫使病人不停地移动下肢或下地行走，导致病人严重的睡眠障碍，严重影响病人的生活质量。此例病人年逾六旬，人体正气不足，卫气不固，又外感寒湿之邪，邪气凝滞，经脉气血运行不畅，此为寒湿痹阻；加之长期睡眠欠佳，精神欠佳，伴有焦虑，导致气机不畅。故症见喜暖，得暖则缓；肢体血气不畅，得动则缓。综上，当用附子、白术、白芍、茯苓以祛寒化湿，温阳通经；独活、寄生、防风、细辛、秦艽、生姜以祛风散寒，除湿温中。后又加当归补血，肉桂温经。组方温阳而散寒除湿，兼有补血，共奏温阳除湿，散寒止痛，兼以活血祛瘀止痛，诸证皆消。

# 第三十章　脊髓疾病

## 脊髓亚急性联合变性

张某，男，45岁。

2017年6月30日初诊：因"渐起四肢乏力、麻木、行走不稳半年"入院。自诉半年前晨起时先出现手指有僵硬感，双手麻木，双手活动欠灵活感，病人未予重视，后逐渐出现双下肢乏力，走路欠稳，双下肢肌肉有紧张感，腰背部疼痛，性情急躁。舌暗红苔少，脉沉弦细弱。外院查神经肌电图示：多发性周围神经病；维生素八项示：维生素 $B_{12}$ 缺乏。已经肌内注射"甲钴胺（1000 $\mu$g，每日1次）"，症状改善不明显。西医诊断：脊髓亚急性联合变性。中医诊断：痿病；辨证：肝肾亏虚，脉络痹阻证；治法：滋补肝肾、通络止痛。处方：石决明30 g，木瓜、熟地黄、熟首乌、钩藤各15 g，墨旱莲、女贞子、薄荷、青蒿、白菊花、乌梅各10 g，甘草6 g，全蝎3 g，蜈蚣1条。7剂，每日1剂，水煎，分早晚2次温服。

2017年7月19日二诊：病人诉手指僵硬无改善，其他症状较前稍改善，舌暗苔少，脉沉细弦。处方：原方去乌梅，加海风藤、皂角刺各15 g，防风、秦艽、威灵仙各10 g。15剂，每日1剂，水煎，分早晚2次温服。半个月后复诊诉双手僵硬有所改善。

【按语】　脊髓亚急性联合变性是由于维生素 $B_{12}$ 缺乏而引起的神经系统变性疾病。主要病变在脊髓后索和侧索，临床表现以深感觉缺失、感觉性共济失调及痉挛性瘫痪为主，常伴有周围性感觉障碍，视神经与大脑白质也常常受累。属于中医学中"痿病"范畴。本案病人中年男性，进展性起病，平素饮食无规律，导致脾胃受损，运化无权，气血生化乏源，日久则伤肾，肾藏精，肝藏血，精血同源，以致肝肾亏损，筋脉失养；气血虚弱，推动无力，气虚则血瘀，痹阻于络脉，故症见双手僵硬麻木，走路欠稳。因此，滋补肝肾的同时，还应加入活血通络之品，而虫类搜风通络之效强，久阻经络之瘀血非此莫属，故选用了全蝎、蜈蚣；病人平素性情急躁易怒，配伍中选用了石决明、白菊花等平肝的药物，能更全面改善病人临床症状。二诊中病人手指僵硬症状较前加重，加用皂角刺、海风藤等增强其通络止痛之功。

# 脊髓空洞症

陈某，男，59 岁。

2016 年 11 月 4 日初诊：诉枕颈部灼痛，双上肢肌肉萎缩，腰背紧束感，双下肢迈步稍受限，步态不稳，尿频、尿急、尿多，长期自汗，手心潮红，自服天王补心丹及益气养阴敛汗汤剂后汗出有所改善。舌紫暗，苔黄腐干，脉沉细弱。西医诊断：脊髓空洞症。中医诊断：痿病；辨证：督脉虚损，气化失司证；治法：填精生髓，温阳助化。处方：淮山药 30 g，益智仁、龙骨、薏苡仁各 15 g，桑螵蛸、杏仁、桑叶、丹参各 10 g，甘草、白蔻、桂枝、紫石英各 5 g，蜈蚣 1 条。3 剂。

2017 年 4 月 28 日二诊：病人诉出汗较前好转，但左侧头面部麻木无汗，左肩臂冷痛，小便正常，舌暗苔白腻干，脉沉细弱。治法：温阳通脉。处方：黄芪 20 g，蓝布正、石楠藤、鹿角霜各 15 g，威灵仙、王不留行、桂枝、川芎、淫羊藿、白术各 10 g，甘草 6 g，蜈蚣 1 条。7 剂。

2018 年 8 月 3 日三诊：出汗异常有所改善，睡眠可，大便成形，小便等待时间长，双下肢走路不稳，病人要求用丸剂治疗。舌暗有瘀斑，苔黄腻，脉沉细弱。辨证：阴阳两虚，瘀血阻络证。治法：平补阴阳，祛瘀通络。处方：黄芪、何首乌、紫石英、狗脊各 120 g，巴戟天、豨莶草、鹿衔草、仙鹤草各 60 g，白参、五味子、秦艽各 30 g，鹿茸、附片、麻黄各 10 g，蜈蚣 10 条。打粉，制成蜜丸。

**【按语】** 脊髓空洞症是一种好发于颈胸部节段的慢性、进行性脊髓病变，以肌肤麻木、不知温痛、肌肉萎缩无力为主要临床表现。中医多归属"痿症""痹证""血痹""虚劳"等病范畴。脊髓经由督脉循行，通过奇经连接脑髓与全身脏腑形体，以濡养全身骨节筋肉及脏腑。因此，本病主要责之督脉和脊髓的病变。中医辨证为任督失调，阴阳失衡。督脉阳气虚衰，任脉阴血不足，阳虚为其本，阴虚为其化。阳虚无以化阴，阴虚无以化阳，阴阳不平，营卫难和。脊髓空洞症极其难治，因此只能缓解疾病症状和延缓疾病的进展。治疗上应标本兼顾，才能取得更好的疗效。

# 脊髓空洞症脊髓填充术后

刘某，男，39 岁。

2014 年 7 月 7 日初诊：因"双下肢麻木胀痛 2 年"入院。病人小时候有"甲肝、淋巴结核"病史，于 2 年前无明显诱因感双下肢麻木、胀痛。2012 年 4 月 12 日当地医院行胸椎 MRI 示：胸椎骨质增生；T5～T6 椎体层面脊髓空洞？于 2013 年 6 月 28 日至北京某医院行"脊髓填充术"。现症：双下肢麻木胀痛，T7 水平以下双侧腰背部沿大腿外侧至足部外侧有麻木感，T7 水平以下脊柱双侧有疼痛感，行走可，无双上肢疼痛，胸腰背部时有压迫感，偶有头皮发麻感，天气变化时症状加重，无肌肉颤动，无眼睑下垂，无皮肤瘙痒，无大小便失禁，无发热，无咳嗽咯痰，无恶心欲呕，精神、食纳尚可，寐安，二便通畅。舌淡红，苔薄白，脉弦。体格检查：体温 36.0 ℃，脉搏 75 次/min，呼吸 18 次/min，血压 120/80 mmHg。四肢肌力、肌张力正常，四肢腱反射（＋＋），T7 水平以下双侧腰背部沿大腿外侧至足部外侧浅感觉减退，深感觉正常，克氏征（－），双侧巴氏征（－）。共济检查：走"一"字步正常，双指鼻试验（－），双跟膝胫试验（一），闭目难立征（一）。西医诊断：脊髓空洞症脊髓填充术后。予疏血通注射液活血通络，脑苷肌肽注射液、甲钴胺片、维生素 $B_1$ 片营养神经及对症支持治疗。中医诊断：痿病；辨证：肝肾亏虚证。治法：补肝肾，填精髓，通督脉。处方：熟地黄、怀牛膝、槲寄生、杜仲、骨碎补、紫石英、鹿角霜、制何首乌、海风藤、石楠藤各 15 g，威灵仙、山茱萸、淫羊藿、黄精各 10 g，蜈蚣 1 条，甘草 6 g。5 剂，每日 1 剂，水煎，分早晚 2 次温服。

2014 年 7 月 13 日二诊：病人双下肢麻木胀痛、双侧腰背部及大腿外侧至足部外侧麻木感较前稍减轻，T7 水平以下脊柱双侧有疼痛感，行走可，无双上肢疼痛，胸腰背部时有压迫感，余无特殊不适，无发热，精神、食纳可，寐安，无咳嗽咯痰，无恶心欲呕，二便通畅。体格检查：T7 水平以下双侧腰背部沿大腿外侧至足部外侧浅感觉减退，深感觉正常。病人病情稳定，没有必要静脉用药，中药 14 剂带药出院，并予甲钴胺片、维生素 $B_1$ 片、奥卡西平片口服。

2014 年 8 月 5 日门诊复诊：腰脊及双下肢疼痛已止，麻木感可以耐受。舌淡红，苔薄黄干，脉沉弦。停中药汤剂，改为马钱子散（马钱子、地龙焙黄）每次 0.3 g，每日 2 次；加服胞磷胆碱钠胶囊。

【按语】 髓海包括脑髓和脊髓，脊髓与督脉有重合。脊髓空洞症属于"风痱""痿躄""痿病"之类，以精亏髓空为病机关键，或兼督脉虚滞，气、水、血痹阻不通。填充手术后，多用填精补髓，兼通督活络之品。其中，紫石英兴奋皮质中枢，可通奇经，是本方配伍不可缺少的药物。马钱子兴奋脊髓、延髓和皮质中枢，启闭通络，治疗"痿躄"有奇效。

# 神经根型颈椎病

蒋某，女，53 岁。

2016 年 3 月 18 日初诊：病人诉 2 年余前无明显诱因出现颈项强、头痛，未予以特殊处理。近 1 个月来症状加重，并出现左手臂手指麻木，左上肢疼痛，与睡眠姿势不当相关，至多家医院就诊，先后予以消炎镇痛、牵引、理疗等治疗，症状未见明显改善，遂至我院我科就诊。刻诊：颈项部疼痛、僵硬，伴左上肢放射性疼痛及麻木，偶有头痛、耳鸣，面红目赤，失眠多梦，饮食一般，夜寐不安，二便调。舌红苔薄黄，脉沉弦。X线示：钩椎关节增生明显，椎间隙变窄，椎间孔变小。西医诊断：神经根型颈椎病。中医诊断：项痹病；辨证：肝肾不足，经络痹阻证；治法：滋补肝肾，通经活络。处方：蔓荆子 20 g，鬼箭羽、忍冬藤、北沙参、红景天、茯苓各 15 g，桑枝、秦艽、生姜黄、川芎、黄芩、地龙、黄精各10 g，甘草 6 g。7 剂，每日 1 剂，水煎，分早晚 2 次温服。

2016 年 5 月 10 日二诊：病人颈项强、上肢放射性疼痛及麻木症状缓解，偶有头痛、耳鸣，饮食一般，睡眠尚可，二便调。舌红少苔，脉弦。原方去蔓荆子、黄芩，加丹参 10 g。10 剂，每日 1 剂，水煎，分早晚 2 次温服。

2016 年 6 月 22 日三诊：病人稍有颈项部疼痛、麻木，症状基本消失。精神尚可，睡眠一般，二便调。守方 7 剂，每日 1 剂，水煎，分早晚 2 次温服。

【按语】 神经根型颈椎病是指颈椎椎间盘退行性改变及其继发性病理改变导致神经根受压，引起相应神经分布区疼痛为主要临床表现的疾病，属于中医"痹病"的范畴，《素问·阴阳应象大论》云："人年四十，而阴气自半也。"病人为天命之年，身体渐亏，肝肾精血不足，筋脉关节失于濡养，加之外邪侵袭而发病，以肌肉、筋骨、关节疼痛为主，伴麻木、重着、屈伸不利为主要症状。方中使用蔓荆子清利头目，桑枝、秦艽、生姜黄祛风除痹，通络止痛；忍冬藤、地龙清热祛火，疏风通络；黄芪清热燥湿；鬼箭羽破血通经；川芎养血活血；黄精补肾滋阴；北沙参养阴清肺，红景天、茯苓健脾益气。治疗上，另一方面可选择针灸，如颈痛穴疏筋活血、消炎止痛、调节神经；肩痛穴疏通经络、活血化瘀、止痛；偏瘫穴益气壮骨、止痛。正如吴师机《理瀹骈文·略言》言："外治之理，即内治之理，外治之药，亦即内治之药，所异者法耳。"所以也可适当选择热奄包活血通络止痛。

# 交感型颈椎病

林某，女，58 岁。

2015 年 10 月 30 日初诊：病人诉因长期伏案工作，颈项部频繁刺痛、僵硬 10 余年，在家中予以"活血止痛膏"外用，效果一般，多次就诊于当地医院，诊断为"颈椎病"，予以消炎、镇痛等对症治疗，症状稍缓解。近 1 年来，出现眩晕、头痛、恶心呕吐、耳鸣、视物模糊，遂来我院就诊，就诊我科。刻诊：颈项部经常性刺痛、僵硬，伴眩晕、头痛、耳鸣、视物模糊，舌暗苔黄腻，脉沉细数。查颈部 MRI：颈椎骨质增生，颈 5～7 椎间盘突出并颈髓受压。中医诊断：项痹；辨证：气滞血瘀证；治法：行气活血，通络止痛。处方：海风藤、木瓜、南沙参、麦冬各 15 g，桑枝、片姜黄、秦艽、桂枝、当归、川芎、威灵仙、白僵蚕、甘草各 10 g。7 剂，每日 1 剂，水煎，分早晚 2 次温服。

2015 年 12 月 25 日二诊：病人颈项部疼痛、僵硬、眩晕症状明显缓解，饮食一般，睡眠尚可，二便调。舌暗苔白，脉弦。原方加桃仁 10 g、红花 6 g 活血祛瘀。7 剂，每日 1 剂，水煎，分早晚 2 次温服。

2016 年 1 月 29 日三诊：病人稍有颈项部疼痛。精神尚可，睡眠一般，二便调。守方 7 剂，每日 1 剂，水煎，分早晚 2 次温服。

【按语】　交感颈段脊髓的交感中枢及颈椎病是由于椎间盘退变和节段性不稳定等因素，从而对颈椎周围的交感神经末梢造成刺激，产生交感神经功能紊乱。交感神经型颈椎病症状繁多，多数表现为交感神经兴奋症状，少数为交感神经抑制症状，属于中医"痹病"的范畴，可因外感、内伤或挫闪导致颈项部气血运行不畅或失于濡养，引起颈项部疼痛。此例病人项痛如刺，痛有定处，舌苔暗，脉细涩，考虑气滞血瘀证，正所谓瘀血不去，新血不生；瘀则不通，不通则痛。予以川芎、当归活血化瘀；黄芪益气行气活血；辅以海风藤、秦艽、威灵仙、白僵蚕、木瓜祛湿通络止痛；桂枝温通宣痹；甘草调和诸药。全方共奏行气活血，通络止痛之效。二诊时加强活血祛瘀之功。三诊症状已基本消失。

# 第三十一章　神经系统遗传代谢病

## 脊髓小脑性共济失调

周某，女，52 岁。

2018 年 6 月 29 日初诊：自诉从 2017 年 1 月开始构音障碍，言语含糊不清。2017 年 4 月在外院诊断为小脑共济失调，治疗后无好转（具体治疗经过不详），呈进行性加重。近 2 个月来下午及晚上走路不稳，头晕，膝关节疼痛，舌老红苔黄腻，脉细促。家族中其舅舅有类似病史，已经病逝。西医诊断：脊髓小脑性共济失调。中医诊断：骨摇；辨证：痰热瘀阻，肝肾亏虚证；治法：补益肝肾，清热化痰，活血通络。处方：白茅根、红景天、仙鹤草、鬼箭羽、蓝布正各 15 g，木蝴蝶、秦艽、黄芩、炙麻黄、杏仁、天竺黄、片姜黄各 10 g，甘草 6 g，蝉蜕 3 g。7 剂。

2018 年 7 月 15 日二诊：病人诉症状有所改善，仍走路不稳，舌老红，苔黄白腻，脉弦细。继予原方 14 剂。

2018 年 7 月 30 日三诊：吐词较前清晰，走路不稳症状好转，舌暗红，苔薄白，脉沉细。原方去白茅根、天竺黄，仙鹤草改为 30 g，加熟地黄、肉苁蓉各 15 g。30 剂。随访 1 个月上述症状有所改善，走路尚平稳。

【按语】　脊髓小脑性共济失调是以共济运动障碍、辨距不良为主要临床表现的中枢神经系统遗传性疾病。根据其特征性的症状，中医将其归于"痿病""颤病""骨摇病"等范围。脊髓小脑性共济失调为遗传性疾病，其本责之于先天不足，因此治疗上不能忽视补肾填精。方中仙鹤草温补肝肾，补精益髓；麻黄、黄芩、杏仁调畅三焦气机；红景天、鬼箭羽、蓝布正、秦艽、片姜黄活血通络；木蝴蝶、蝉蜕利咽开音；白茅根、天竺黄清热化痰；甘草调和诸药。诸药合用，共奏补益肝肾、清热化痰、活血通络之功。《本草纲目》中记载熟地黄有"填骨髓，长肌肉，生精血，补五脏、内伤不足，通血脉"之功效，故三诊中加用熟地黄、肉苁蓉补益肾精、填充脑髓，使脑布散动觉之气之功正常发挥。

# 线粒体脑肌病伴高乳酸血症和卒中样发作

殷某，男，23岁。

2013年11月26日初诊：因"发作性四肢抽搐10年，精神行为异常3年余"入院。病人2003年10月某日凌晨入睡后突发呕吐1次，随后双眼上翻，四肢抽搐，呼之不应，持续3分钟左右缓解。抽搐终止后神志欠清，精神差，当夜间断发作2次四肢抽搐，性质同前，2分钟左右皆可自行缓解。于当地医院按"线粒体脑肌病伴高乳酸血症和卒中样发作（MELAS）"对症治疗，至次日早晨未有再次发作，神志转清。此后1年有间断头痛发作，但无抽搐发作。2005年1月出现发作性右眼闪光，逐渐发展为右侧视物不清，伴头痛、呕吐、纳差，就诊于某市中心医院，予"地塞米松"抗炎及"疏血通"改善脑循环治疗1个月后好转，但遗留轻度右侧偏盲，改用"卡马西平"抗癫痫治疗。期间辗转于多家医院就诊，因恢复情况不理想，今特来我院就诊，门诊以"MELAS综合征"收住我科。现症见：四肢乏力，头痛头晕，无咳嗽，计算力、记忆力下降，认知力降低，无视物模糊，无恶心呕吐，饮食可，卧安，二便调。体格检查：神清语利，反应迟钝，双眼视力同等程度下降（可见手指，不能准确数手指），视野无缺损，右鼻唇沟变浅，左侧听力下降。伸舌居中。颈软。双上肢肌力4$^+$级，双下肢肌力5级，四肢肌张力正常，四肢腱反射（＋＋），查多克征（＋），巴氏征（＋），脑膜刺激征（－）。头颅MRI提示不符合血管分布区的灰白质同时受累病变，既往肌肉活检支持线粒体疾病，乳酸升高、线粒体基因检查发现突变，考虑 MELAS 综合征。西医诊断：MELAS 综合征；症状性癫痫，强直-阵挛发作。西医治疗予以"辅酶Q10"能量支持，"卡马西平、左乙拉西坦"抗癫痫。中医诊断：痫病；辨证：脾气亏虚证。治法：健脾益气。处方：山茱萸、白参、白术、蜜麻黄各 10 g，紫石英、甘草、杜仲、黄芪各 15 g，柴胡 6 g，红景天 30 g，五味子 3 g，蜈蚣 1 条，红曲 12 g。服用 5 剂，每日 1 剂，水煎，分早晚 2次温服。

2013 年 12 月 15 日二诊：病人精神一般，四肢乏力稍见好转，无四肢抽搐，无口干口苦，无恶心欲呕，精神可，睡眠可，饮食可，大小便正常，舌淡红，苔薄白，脉滑。西医续前治疗，中医根据辨证分析，于前方中去山茱萸、杜仲、黄芪、柴胡、蜈蚣、红曲，加苍术 6 g，仙鹤草、粉葛各 15 g，黄精 10 g，山药 30 g。5 剂，每日 1 剂，水煎，分早晚 2 次温服。

2013 年 12 月 20 日三诊：病人病情稳定，准予出院。嘱其避风寒，畅情志，饮食起居适宜。病人出院后反复多次门诊，遵医嘱服药，谨慎调理，后电话随访，家属诉病人病情稳定，未见复发。

【按语】　MELAS 综合征属于中医"痿病""痫病"等范畴。"阳明者，为五脏六腑之海，宗筋束骨而利机关也"，脾主四肢肌肉，只有足阳明胃经气血充足，十二经筋才能由此发挥作用，肌肉丰厚，肢体才能运动灵活自如。总以虚证为主，气为血之帅，血为气之母，气虚血亏，气虚无力推动血液运行，血液瘀滞脉络，或痰瘀互结，阻于脑络则见卒中样发作，不通则痛，不荣则痛，故可见头痛。肾藏精主骨生髓，通脑，髓海不足，气血亏虚，神机失用，智力减退。肝藏血，主筋，爪为筋之余，肝开窍于目，肝血不足，则血不养筋，筋弱无力，肢体远端无力，视物不清。故治疗上应以补肾健脾、益气养血、行气活血之为主，使正气充盛，气血充足，髓海充实，气血通畅而改善症状。本案例通过以治脾为主，益脾胃之气，养脾胃之阴，理脾胃之滞，兼治肾、治肺。治疗中，黄芪、黄精、山药、苍术、红景天、仙鹤草、甘草补气健脾；白术、茯苓健脾利水；山茱萸、杜仲、紫石英、红曲加强补肾益土之功，土强可以胜湿，达到培土抑木之效；通过扶脾胃，助肾命达到治疗目的；白参、五味子益气养阴生津；麻黄、蜈蚣辛温配合辛凉，能开通玄府、宣通气液，化痰通络；并佐以柴胡、葛根升阳，湿为阴邪，得阳则化，气化则水亦行，使得玄府通利，则气血津液化生有序，运行不息，神机畅达。

# 线粒体脑肌病

彭某，女，24岁。

2017年3月2日初诊：病人诉2年前劳累及剧烈运动后感疲倦乏力，休息后缓解，未引起重视及治疗。1年前乏力症状加重，出现下蹲后不能自行站立，伴行走不稳，遂于外院就诊，完善相关检查后，确诊为线粒体脑肌病，后服用"三磷酸腺苷二钠片"及"艾地苯醌片"，自觉疗效欠佳，症状呈进行性加重。今为求进一步治疗来我科门诊就诊。刻诊：四肢乏力，以双下肢为主，无法久站，起蹲困难，伴大腿前侧胀痛，行走不稳，易跌倒，听力、视力尚可，无肢体抽搐，纳差，夜寐安，二便调。舌红略暗，苔薄黄干，脉细数弱。体格检查：瞳孔等大等圆，直径约3 mm，对光反射灵敏，双侧眼球外展稍受限，伸舌稍居中，无偏斜、震颤，四肢肌张力正常，双上肢肌力4$^+$级，双下肢肌力4$^-$级，左侧肢体浅感觉减退，深感觉正常，位置觉、振动觉正常，双下肢腱反射活跃，踝阵挛阳性，髌阵挛（－），病理反射未引出。走"一"字步不能，指鼻实验（－），跟膝胫实验（－），闭目难立征（＋）。辅助检查（外院）：2015年颅脑CT示双侧苍白球钙化明显，提示病理性钙化伴脑组织萎缩样改变，考虑代谢性疾病可能。2016年12月2日肌电图：上下肢肌源性损害；右侧尺神经受损（可符合肘管综合征）；上肢F波异常。行左肱二头肌活检，电镜示：部分肌纤维内较多脂肪沉淀，线粒体及糖原显著增多。2016年12月21日病理诊断：符合线粒体肌病病理改变。目前正在艾地苯醌及三磷酸腺苷治疗中。西医诊断：线粒体脑肌病。中医诊断：痿病；辨证：脾肾亏虚，湿浊阻络；治法：健脾益肾，祛湿通络。处方：薄荷、黄柏、玄参、甘草各10 g，红景天、仙鹤草、紫石英、黄精、党参各15 g，淮山药、生黄芪各30 g，蜈蚣1条。7剂，每日1剂，水煎，分早晚2次温服。

2017年3月9日二诊：病人诉服一诊处方后出现全身发热感，持续1~2小时，四肢乏力及大腿前侧胀痛症状较前好转，胃纳一般，夜寐安，二便调。舌红赤，中根薄黄腻苔，脉沉细弱。2017年3月2日处方去蜈蚣、紫石英，加淡竹叶10 g，白花蛇舌草15 g。14剂，每日1剂，水煎，分早晚2次温服。予生脉胶囊（0.3 g，每日3次）口服。

2017年3月23日三诊：病人诉服用二诊处方后全身无明显发热感，四肢乏力及大腿前侧胀痛症状进一步改善，稍口干，纳眠尚可，二便调。舌暗红无苔，脉沉细弱。2017年3月9日处方去淡竹叶，加柴胡、升麻各6 g，麦冬、北沙参、天花粉各15 g。14剂，每日1剂，水煎，分早晚2次温服。

**【按语】** 线粒体脑肌病属于中医"痿病"范畴。"痿病"有"痿躄、筋痿、脉痿、肉痿、骨痿"之分，《证治准绳·痿痹门》曰："由是论之，凡神机气血或劣弱，或闭塞，即脏腑经络四属，若内若外，随处而不用。"五体合一，体脏合一，五脏皆能致痿。本案主要病机在于脾土虚损，运化失常，湿浊阻络，发为痿躄。一诊补虚为主，兼以祛邪，选用健脾益肾之品，因湿性黏腻，不能速除，缓缓图之，恐阴伤湿留，顾此失彼，而配以少量清热利湿通络药。二诊去辛温走窜之品，防耗血伤津；湿性趋下，加用淡竹叶及白花蛇舌草引湿热从下焦而走；并予生脉散益气养阴扶正。三诊湿邪已去，当以扶正补虚为治则，方选补中益气汤合益胃汤加减，阴阳并补，木旺则气血生，周流全身，络通而痿病除。

# 韦尼克脑病

向某，男，68岁。

2018年8月31日初诊：病人于2017年8月初开始无明显诱因出现恶心、食欲减退症状，曾口服中药治疗，疗效不佳，恶心症状逐渐加重，进食后出现干呕情况，严重时伴有呕吐，但进食期间无恶心、呕吐。9月6日在某医院消化科就诊，胃镜检查提示胃窦炎。家属自诉血液化验等检查均示正常（未见报告单），给予抑酸、保护胃黏膜等药物治疗，上述症状无缓解。9月中旬，病人出现双侧小腿内侧麻木感，上下楼时双侧小腿发酸，但行走自如。10月11日上午，病人突发视物重影现象，向前方注视时明显，持续约2小时后自行恢复正常。10月12日下午，病人在驾车过程中又出现视物重影现象，同时伴有向两侧注视时周围景物晃动感，遮住一只眼睛时则无重影，伴轻微头晕，未治疗，重影症状持续不缓解。10月23日就诊于某市第二人民医院，查头部MRI提示多发缺血灶，腹部CT提示不完全性肠梗阻可能，住院期间病人病情加重，四肢无力，双下肢明显，3日时间逐渐发展至独立行走不能。10月26晚，家属发现病人出现"对眼"现象，为求进一步诊治，于10月27日就诊于中国人民解放军总医院急诊科，并以"脑梗死"收入高压氧科，给予改善循环等治疗，病人"对眼、恶心、呕吐"症状缓解，肢体无力症状无改善，且出现四肢末梢麻木感，言语混乱，说话不能被理解，经神经科会诊，建议转入神经科治疗，病程中始终无排尿、排便障碍，无发热、头痛，无抽搐发作及意识障碍。体格检查：意识水平正常，回答问题内容不正确（如病人自述今晨从广州坐火车来北京看病，实际上是来长沙看病），查体能配合，双眼外展不到位，向两侧注视时可见水平眼震，双侧瞳孔等大等圆，直径3.0 mm，对光反射存在，闭目有力，鼓腮无漏气，示齿口角无歪斜，伸舌居中，双上肢近端肌力4级，远端肌力4+级，双下肢近端肌力3级，远端肌力2

级，四肢腱反射未引出，病理反射未引出，双侧指鼻欠稳准，跟膝胫试验不能完成，双下肢可疑末梢型针刺觉减退，双下肢膝关节以下振动觉减退。颅脑MRI平扫：双侧额顶叶皮质下及侧脑室旁白质内见多发斑块点状等T1，稍长T2信号影，DWI未见异常高信号，T2flair呈稍高信号，示颅内散在缺血灶；脑室形态及大小未见明显异常，脑沟、裂、池未见异常；中线结构无移位，颅内各大动脉及静脉窦流空信号存在，各鼻窦及乳突区未见明显异常信号。常规脑电图：中度异常脑电图，枕区α节律减慢至7～8 Hz。视频脑电图：轻度异常脑电图，枕区α节律减慢至8 Hz。肌电图：上下肢神经源性受损。双下肢静脉彩超：未见异常。12导联同步动态心电图：窦性心律；房性早搏，部分成对，个别未下传；短阵房性心动过速；室性早搏；交界性逸搏；二度Ⅰ型房室阻滞；部分时间Ⅱ、Ⅲ、aVF、V4～V6导联T波改变。眼科PVEP检查报告：双眼P100波潜时延迟，双眼幅值未见异常。

既往于2007年有"腰椎间盘突出症"手术史；2009年"胆结石"手术史，并"右肝切除"；2015年"切口疝"手术史；2017年"右腹股沟疝"手术史。予以"维生素B₁、维生素E、甲钴胺"营养神经、"丁苯酞、多烯磷脂酰胆碱胶囊、辅酶Q10片"护脑改善脑代谢及相关对症支持治疗，症状较前好转，于2017年11月22日出院，诊断考虑韦尼克脑病可能性大，不排除脑干脑炎（BBE）；多发性周围神经病；心律失常：房性早搏，短阵发性心动过速，室性早搏，交界性逸搏，二度Ⅰ型房室阻滞；腔隙性脑梗死；高血压；双下肢动脉粥样硬化；肝功能异常；电解质紊乱：低钠血症、低钾血症；肌红蛋白增高；高脂血症；抗-PNMA2抗体阳性。病人出院时状态尚可，无呕吐，食欲佳，神志清楚，记忆力稍差，时间及人物定向力差，计算力欠佳，双下肢麻木较前减轻，能站稳，在家属搀扶下可行走，仍可见水平眼震，双侧瞳孔等大等圆，直径3.0 mm，对光反射存在，双上肢肌力5⁻级，双下肢近端肌力5⁻级，远端肌力4级，四肢腱反射未引出，病理反射未引出，双下肢膝关节以下振动觉减退。

病人于 2018 年 8 月 31 日为求进一步治疗来我院神经内科就诊：病人于 2015 年"切口疝修补术"后体质进行性下降，消瘦，易感染，易感冒；2017 年 8 月开始反复呕吐，反复检查无异常发现，但病情呈进行性加重，至出现复视，认知障碍，幻觉，双下肢活动障碍，外院诊断为"韦尼克脑病可能"，治疗后好转；2017 年 11 月 22 日出院后 B 族维生素治疗至今，病情无进一步好转。检查示：肝功能异常，上下肢神经源性异常；双侧额左叶及侧脑室囊性脱髓鞘改变。舌老红，舌边尖无苔，中根苔薄黄干，味觉迟钝，脉浮细促。处方：鸡血藤、石楠藤、垂盆、仙鹤草、生麦芽、生谷芽、焦山楂、淮山药、麦冬各 15 g，茵陈蒿、山茱萸、白茅根、乌梅、芦根各 10 g，五味子 3 g，五谷虫、甘草各 6 g。7 剂，每日 1 剂，水煎，分早晚 2 次温服。并口服"艾迪苯醌片（30 mg，每日 3 次）"。

2018 年 9 月 7 日二诊：病人症状较前好转，舌暗老红，苔薄黄少，脉细弦浮，处方：2018 年 8 月 31 日处方加乳香、没药各 5 g，14 剂，每日 1 剂，水煎，分早晚 2 次温服。并口服"长春西汀片（10 mg，每日 3 次）"。

2018 年 9 月 20 日三诊：舌老红，苔薄黄干，脉细浮促紧。处方：2018 年 9 月 7 日处方去白茅根、茵陈蒿，加益智仁 15 g，白芷 10 g，薄荷 10 g，红景天 15 g。20 剂，每日 1 剂，水煎，分早晚 2 次温服。

2018 年 10 月 11 日四诊：病人诉四肢麻木，远端尤甚，如踏海绵感，头目欠清，近记忆力下降，全身紧束感，握拳不拢，踝部水肿，趾尖皮肤变暗，舌老红，中根苔薄黄少，余光剥，脉细紧实。处方：鸡血藤、忍冬藤、石楠藤、络石藤、木瓜、红景天、山楂各 15 g，僵蚕、黄精、石斛、王不留行、甘草各 10 g，乳香、没药各 6 g，全蝎、五味子各 3 g，蜈蚣 1 条。14 剂，每日 1 剂，水煎，分早晚 2 次温服。并口服"艾迪苯醌片（30 mg，每日 3 次）"。

2018 年 10 月 25 日五诊：舌老红少苔，脉细紧实。处方：2018 年 10 月 11 日原方续进 30 剂。

2018 年 11 月 23 日六诊：记忆力下降，平衡感差，下肢麻木减轻，趾尖仍麻木严重，握拳已能握紧，水肿已消，夜尿 3 次，舌暗红，边尖光剥，中根薄黄苔，脉弦浮实。处方：鸡血藤、石楠藤、忍冬藤、红景天、独活、鬼箭羽、木瓜、薏苡仁、土茯苓、黄芪各 15 g，黄柏、白茅根、威灵仙、黄精各 10 g，蜈蚣 1 条。7 剂，每日 1 剂，水煎，分早晚 2 次温服。并口服长春西汀片（10 mg，每日 3 次）、艾迪苯醌片（30 mg，每日 3 次）、维生素 $B_1$ 片（10 mg，每日 3 次）、甲结胺片（500 $\mu$g，每日 3 次）。

2019 年 1 月 5 日微信联系：2018 年 11 月 23 日处方去蜈蚣，续进 20 剂。之后，停中药治疗，继续口服"维生素 $B_1$ 及甲钴胺"治疗。

之后，病人于 2019 年 10 月至中国人民解放军某医院就诊，未行相关检查，考虑病人为韦尼克脑病后遗症期，症状改善不明显，建议病人停药治疗，嘱病人注意日常调理。

2020 年 7 月 1 日电话追踪回访：病人神志清楚，记忆力减退，以近期记忆减退为主，手脚麻木，行走欠稳，需缓慢站立平稳后再自行行走，肢体力量一般，无恶心、呕吐，无头晕、头痛、目眩等症状，精神、食纳、夜寐尚可，小便正常，大便色白质软，每日 2～3 次，体重平稳，生活可自理。

**【按语】** 韦尼克脑病最常见的病因是慢性酒精中毒，而非酒精中毒，如妊娠剧吐、营养不良等引起者也占较大比例，而因其病因多样，临床表现无特征性，因此，该病误诊率较高。目前维生素 $B_1$ 缺乏引起脑损害的机制尚未完全阐明，一般认为与脑能量代谢减少、局部乳酸中毒、谷氨酸受体神经毒性作用、血脑屏障破坏等相关。主要病理变化表现为神经元和髓鞘结构变性、坏死、缺失、星形胶质细胞、少突胶质细胞增生、巨噬细胞反应、毛细血管扩张、内皮增生、细胞内水肿和斑点状出血，其多分布在丘脑下部、丘脑、乳头体、中脑导水管周围灰质、第三脑室壁、第四脑室底及小脑等部位。对于韦尼克脑病的治疗，多数学者认为，韦尼克脑病为急症，早期给予大剂量维生素 $B_1$，可终止疾病的发展，临床症状可部分或完全逆转，早诊断、早治疗是关键。

病人无明显诱因初始以恶心、食欲减退为主要症状，后病情呈进行性加重，逐渐出现双侧四肢末梢麻木、感觉异常、肌力下降等小脑性共济失调症状，重影、对眼、眼震等眼球运动障碍症状，言语混乱、记忆力下降、认知障碍等精神意识障碍症状，考虑韦尼克脑病可能性大。此病人病情急，病程长，后期予以 B 族维生素治疗后症状有所改善，但病情仍有发展，后予以配合中医治疗，病情较前好转。根据病人肢体无力、萎缩的症状将该类病证归为"痿病"范畴。病人年过六旬，肝肾亏虚，基础疾病多，素体虚弱，此次急性起病，损伤脾胃，气血进一步耗伤，病初即以荣气虚为主，脾肾亏虚，故而纳差、肢体麻木痿软；荣气亏虚，脑髓失养，脑髓不纯，脑神失用，则意识不清、健忘；脾肾亏虚，气血生化乏源，脏腑虚弱，心肺气虚，脉道涩滞而成瘀，水湿不行而津聚成痰，蕴热成毒，而致痰饮浊毒；肝气不舒，疏泄失司，痰瘀互结，痹塞脑络，进一步损伤脑髓；随着病情进展，则以荣气虚与气滞夹杂，疾病后期多兼夹瘀血、痰饮、浊毒。病情虚实夹杂，治疗当以攻补兼施。补脾肾之本则为补荣气，荣气足则五脏功能旺盛，脾肾皆旺，髓生足源；化痰瘀毒滞之本则为化荣气之滞，荣气畅则五脏功能协调，痰、瘀、毒不生，脑髓纯净。

我们基于对"痿病"荣气虚滞病机的认识及长期的临床实践，对该病人治疗上以活血荣络，标本同治，体病治脏，多法兼施，辨病与辨证相结合，补荣气之虚，化荣气之滞为根本原则，扶正与驱邪并重。拟验方活血荣络汤为基础加减。方中茯苓、淮山药、薏苡仁等健脾除湿，脾运化有常，痰湿自除；生麦芽、生谷芽、焦山楂、五谷虫健脾消食，使气血生化有源；山茱萸滋补肝肾，固护先天之本，扶助正气以御邪；乌梅、五味子收敛止呕，以防呕吐太过进一步耗伤脾胃；麦冬、黄精、红景天养阴生津，芦根清热生津，补益因呕吐日久而耗伤的胃阴、津液。以上均为补荣气之虚，健脾益肾，脾肾气血充沛，则荣气复旺，脑髓得养。鸡血藤、石楠藤、忍冬藤、全蝎、乳香、没药舒筋活血通络；合茵陈蒿、黄柏、垂盆草、仙鹤草、白茅根清热解毒，以化荣气之滞，使脑髓纯净，脑络通畅；

炙甘草健脾和胃且调和诸药。使得全方共奏健脾补肾、养阴生津、活血通络、化痰解毒之效，从根本上治以活血荣络，从而达到标本兼治。全方使荣气充足，五脏健旺，荣气通畅，五脏功能协调，脑髓得养，脑髓纯净，脑神得用，神气外显。

# 肝豆状核变性

汤某，女，14 岁。

2015 年 4 月 24 日初诊：因"肢体不自主震颤 2 年余，突发行走不稳 3 日"入院。病人 2 年前骑车摔倒后，因受惊吓而出现精神紧张，遇自行车恐慌。随后发现上肢不自主震颤，情绪焦虑，言语謇涩，时有流涎，饮水呛咳，记忆力减退，并伴有头晕头痛，体重减轻近 5 kg。当地医院以"甲状腺功能亢进症"治疗，效果不显。3 日前病人突发双下肢震颤，行走不稳，步态慌张，坐起困难，遂入我院求治。体格检查：神清，对答切题，发音含糊。瞳孔等大等圆，角膜疑似色素沉着。伸舌居中，无舌肌萎缩及震颤。心肺无异常，剑突下有压痛。双下肢无水肿，无肌肉压痛；双上肢肌力 5⁻级，双下肢肌力 4 级，肌张力稍增高；四肢腱反射正常，右侧巴氏征弱阳性，左侧巴氏征（－）。共济检查：走"一"字步欠稳，双手指鼻试验（－），双侧跟膝胫试验正常，闭目难立征（＋）。入院检查：甲状腺功能全套、电解质、凝血常规均正常；尿常规隐血（＋）；血常规示：中性细胞比率 38.24％，淋巴细胞比率 51.94％，血小板压积 0.15％；肾功能示：总蛋白 63.9 g/L，尿酸 114 $\mu$mol/L；免疫球蛋白：IgA 定量 3.37 g/L，IgM 定量 2.03 g/L，C3 含量 90.69 mg/dL；乳酸脱氢酶 124 U/L。颅脑 MRI 提示：双侧尾状核、豆状核、丘脑腹侧核、脑桥、中脑异常信号改变，性质待定。心电图、胸片、脑电图正常。初步诊断：肢体震颤查因：考虑肝豆状核变性可能性大。于 2015 年 4 月 27 日继续查铜蓝蛋白 0.09 g/L（正常参考值 0.26～0.36 g/L）；脑脊液生化、常规均阴性，压力正常；眼科检查：K-F环（＋），双晶状体前可见褐色深染物沉着；腹部彩超提示肝实质回声增粗，胆囊壁毛糙。参照威尔逊病诊断标准可诊断为肝豆状核变性（HLD）。诊断明确后，给予"D-青霉胺、奥氮平及九味镇心颗粒"治疗，症状恢复明显，2015年9月28日查血铜已正常。

**【按语】** 本例病人肝豆状核变性选用"D-青霉胺、奥氮平结合九味镇心颗粒"进行治疗。九味镇心颗粒常用于治疗心脾两虚焦虑症，方中人参补气安神益智，酸枣仁养心益肝，两药合用气血双补、心脾同调，能使健忘、失眠、纳差初有改善，为君药；五味子、茯苓、远志、延胡索镇静安神、补脾益肾，针对焦虑、语謇、不愿交流等有较好效果，同时五味子收敛固涩，又可减轻流涎，共为臣药；天冬清心火、驱烦躁，熟地滋阴补血、益精填髓，本病源于禀赋不足，熟地又有填补先天之功，为佐药；肉桂沟通阴阳、疏通气血，又可通九窍、利关节，可辅助减轻四肢活动不利、震颤等证，为使药。此外，现代药理研究也表明茯苓等可促使铜从胆汁内排泄、增加粪铜和尿铜量；人参、熟地黄含锌量较高，$Zn^{2+}$不仅能抑制机体胃肠道吸收食物中的$Cu^{2+}$，还能够促进$Cu^{2+}$排出体外。肝豆状核变性是单基因隐性遗传病，细胞及基因治疗是最可能从根本治愈的途径。目前，国内外的基础研究主要以质粒、慢病毒、腺病毒等为载体介导基因校正治疗，虽然这还停留在实验阶段，但其发展前景不容小觑。

# 肝豆状核变性继发性癫痫

刘某，男，24岁。

因"右侧肢体萎缩10余年，间发肢体强直5年，加重10余日"入院。病人于2001年因"发热、黄疸"诊断为"重症肝炎、肝硬化"后，出现右侧肢体萎缩，经当地医院治疗（具体用药不详）后，症状未进展。2010年突发意识障碍、肢体强直，就诊于某医院诊断考虑"肝豆状核变性"，予服用"青霉胺"降铜治疗。其后自动停药，右侧肢体萎缩症状逐渐加重，行走困难，需借助拐杖行走。2013 年自行停用青霉胺后症状无明显进展。2015 年 2 月 21 日又复出现发作性意识障碍、肢体强直症状，遂于 2015 年 2 月 23 日去某地级市第一人民医院住院治疗，诊断考虑"继发性癫痫"，予以护胃、护肝、抗癫痫、镇静、促进铜排泄等对症支持治疗后，家属要求转上级医院。现症见：病人精神不振，反应迟钝，右侧肢体萎缩无力，站立不稳，行走不能，构音障碍，吟诗样语言，偶有饮水呛咳，无吞咽困难，无肢体抽搐震颤、无发热、头痛，无呕血，纳可，小便可，大便 4 日未解，无腹胀、腹痛，夜寐可。舌红，苔白厚腻，脉细缓。体格检查：体温 36.3 ℃，脉搏 70 次/min，呼吸 18 次/min，血压 105/70 mmHg。双侧瞳孔等大等圆，直径 3 mm，眼球角膜与巩膜交界处混浊，可见 K-F 环，直接、间接对光反射灵敏，双眼球活动自如，无眼球震颤。腹平软，左侧腹部可见一长约 10 cm 陈旧性手术瘢痕，全腹无压痛反跳痛，双下肢不肿。双下肢胫前皮肤色素沉着，右下肢肢体萎缩，右上肢近心端肢体萎缩，右踝部挛缩、背屈及跖屈障碍，右上肢肌力 4 级，右下肢肌力 4 级，左上肢肌力 5 级，左下肢肌力 5 级，四肢肌张力正常，四肢腱反射（＋＋＋），克氏征（＋），颏胸 2 横指，右侧巴氏征（＋），左侧巴氏征（－），指鼻试验（＋）。头部 CT 示：双侧基底节豆状核区低密度灶，考虑缺血灶可能，不除外豆状核变性；脑萎缩。腹部 CT 示：肝硬化、脾大，少量腹水，肝右叶前上段类圆形异常密度灶；胆囊未显示，肝、胆总管扩张，考虑胆囊术后改变，食管下段静脉曲张；右肾小囊肿；下腹部未见明显异常。无痛胃镜示：食管胃底静脉；门静脉高压性胃病。24 小时动态脑电图示：静脉持续泵入咪达唑仑时，未见明显慢性活动及痫样活动，正常脑电图。血酮体 0.3 mmol/L；血糖 4.7 mmol/L。诊断：肝豆状核变性，继发性癫痫；肝硬化失代偿期并脾大，食管胃底静脉曲张，门静脉高压性胃病；失血性贫血，低蛋白血症。予青霉胺降铜，奥卡西平抗癫痫，甲钴胺、维生素 B₁ 及单唾液酸四己糖神经节苷脂钠营养神经，多库酯钠软化大便，氨肽素、利可君改善贫血，兰索拉唑护胃，还原型谷胱甘肽护肝，

5%葡萄糖注射液、门冬氨酸钾镁冻干粉针、水溶性/脂溶性（Ⅱ）维生素组合补液加强营养等对症支持治疗。中医诊断：痫证；辨证：痰浊蒙窍证；治法：化痰开窍醒神。方剂：涤痰汤加减；处方：茯苓15 g，陈皮、法半夏、麸炒枳壳、石菖蒲、竹茹、胆南星、片姜黄、白术、姜厚朴各10 g，大黄3 g。5剂，每日1剂，水煎，分早晚2次温服。

2015年4月8日查：铜蓝蛋白5 mg/dL，提示铜代谢障碍。头部MRI：双侧豆状核、丘脑、左侧额叶、脑干异常信号，符合肝豆状核变性。脑电图示：中度异常脑电地形图。肌电图示：双腓总神经、双胫神经纤维损害。病人精神状态较前好转，未再发肢体抽搐震颤，大便今日未解。无腹胀、腹痛，夜寐欠佳，舌淡红，苔剥薄黄，脉弦细无力。辨证：肝肾亏虚，风痰内生证；治法：补肝肾，益精荣脑，祛风豁痰。处方：黄芪30 g，生地黄、熟地黄、麦冬、天冬、白芍、山药、丹参、瓜蒌皮、茯神、炒蒺藜、钩藤、炒瓜蒌子各15 g，法半夏、天麻、当归、姜黄、炒地龙、牛膝、酒山茱萸各10 g，胆南星5 g。5剂。2015年4月13日病情好转出院。

2015年12月8日门诊：病人病情稳定，未发肢体抽搐震颤，情绪激动时上肢运动增多，右侧肢体仍萎缩无力，站立不稳，行走不能，构音障碍，言语较前稍流利，反应稍迟钝，无吞咽困难，肛门排气频频，舌淡红，苔薄黄干，脉弦细弱。处方：黄芪30 g，生地黄、熟地黄、白芍、丹参、瓜蒌皮、瓜蒌子、山药、钩藤、白蒺藜、茯神、天冬、鸡血藤、麦冬各15 g，当归、姜黄、牛膝、酒山茱萸、炒地龙、法半夏、天麻、桃仁各10 g，胆南星、炒芥子各5 g。15剂，每日1剂，水煎，分早晚2次温服。

2017年2月28日复诊：病情同前，原方加石菖蒲、蜜远志各5 g。15剂，每日1剂，水煎，分早晚2次温服。

2018年3月12日三诊：病人病情稳定，左侧肢体活动正常，右侧肢体萎缩稍强直，构音障碍，食欲不振，舌淡红，苔薄黄，脉弦细弱。上方去生地黄、白芍、钩藤、白蒺藜、当归、炒芥子，加白术、茯苓各10 g。15剂，每日1剂，水煎，分早晚2次温服。嘱加强语言训练。

【按语】　本案肝豆状核变性铜代谢障碍，用"青霉胺"降铜治疗。情绪激动时上肢运动增多，属于感性反应症状。中医相当于肝经风痰内伏，神闭窍阻，故从"颤病""痉病""肝风"等论治，以滋阴熄风为主，兼豁痰开窍，匡复神机，有助于控制肢体抽搐震颤症状，并且利咽喉开声音。

# 第三十二章　精神心理类疾病

## 抑郁症

聂某，男，29岁。

2018年3月14日初诊：自诉近半年因心情郁闷，情绪低落，外院就诊为"中度抑郁症"，目前予以"黛力新"治疗中。刻诊：心慌，心悸，失眠，记忆力下降，健忘，压力大，疲倦，脘腹痞闷，夜寐差，大便溏薄，胁胀，舌暗苔淡润少，脉沉细滑。三大常规、生化检查等均正常，甲状腺功能正常低值。颅脑MRI无异常。皮肤交感反射：波幅下降，潜伏期延长。提示交感神经兴奋性降低。西医诊断：抑郁症。中医诊断：郁病；辨证：心脾两虚证；治法：疏肝理脾，补益气血。方剂：归脾汤加减。处方：党参、法半夏、大枣、当归、白术、龙眼肉各10 g，炙黄芪、茯苓、合欢皮、酸枣仁各15 g，木香、炙远志、炙甘草各6 g。14剂，每日1剂，水煎，分早晚2次温服。继续服用"氟哌噻吨美利曲辛片"抗抑郁治疗。

2018年5月9日二诊：病人近1周偶感胸闷不舒，心中悸动不安，休息15分钟左右自行缓解，夜寐不安，食欲增加，大便正常。原方加茯神、柏子仁、熟地黄各10 g。14剂，煎服法同前。

2018年10月8日三诊：病人现已调离原岗位，5月23日中药服毕后未再复诊，现仍感心情抑郁，情绪不宁，胸部满闷胁肋胀痛，哀怨叹息，便溏，舌红苔黄白厚腻，脉弦细。治疗加强疏肝健脾、行气解郁。方剂：柴胡疏肝散加减。处方：醋柴胡、白芍、香附、郁金、佛手、枳壳、川芎、白术、肉桂、茯苓、砂仁各 10 g，陈皮、桔梗各 6 g，山药、薏苡仁各 15 g。14 剂，煎服法同前。

【按语】　抑郁症病机复杂，一般认为该病与遗传、神经生物学、心理社会文化因素有关。中医学称为"郁病""百合病""梅核气""脏躁"等。朱丹溪在《丹溪心法·六郁》中指出："气血冲和，万病不生，一有怫郁，诸病生焉。故人生诸病，多生于郁。"强调气血正常运行的重要性。本案病人肝气郁结仅是诱发因素，所致心脾两虚、脏腑功能失调、气血生化无源是其重要的发病机制。故在初诊中予以归脾汤加减疏肝理脾、补益气血。二诊中辅以滋阴养血及交通阴阳之肉桂等药物，共奏抑郁、消除焦虑等作用。三诊中病人因停药 5 个月，故症状反复，依据辨证肝郁脾虚，从疏肝健脾、行气解郁论治，予以经方柴胡疏肝散加减，辅以健脾理气等药物治疗。

# 卒中后抑郁

朱某，女，63 岁。

病人因"右侧肢体活动不利半年"于 2019 年 4 月 8 日入院。病人年半前无明显诱因出现右侧肢体活动不利，伴有饮水呛咳，言语含糊不清。为求进一步诊治来我院就诊，门诊以"脑梗死急性期"收住我院脑病科。住院期间完善颅脑 MRI＋DWI：急性脑桥梗死；双侧上颌窦、筛窦少许炎症；双侧乳突炎。双侧颈椎动脉系彩超：双侧颈动脉硬化并双侧颈动脉低回声及混合回声斑块形成；左侧椎动脉血流速稍慢，阻抗增高。住院期间予以改善循环、营养神经、抗血小板聚集，活血通络等治疗，患者症状好转后予以出院。出院后，患者常见头晕昏沉，情绪低落，失眠，纳食不佳。既往有高血压病史 20 余年，最高血压达 160/100 mmHg，自服苯磺酸氨氯地平片、厄贝沙坦降压，血压控制可；有糖尿病病史 8 年，自服二甲双胍、阿卡波糖降糖，血糖控制欠佳；2013 年于某医院行腰椎间盘手术。否认肝炎、结核、伤寒等传染病病史。入院症见：右侧肢体活动不利，行走不稳，言语含糊不清，喉中痰阻感，头晕，烦躁焦虑，伴见胸闷，口干，大便日一行，质干，尿频急。舌红，苔黄腻，脉弦细。体格检查：神清，精神状态一般，查体合作，慢性病容，表情痛苦，心肺腹（－）。脊柱、四肢各关节无畸形，关节活动度正常，双下肢无浮肿。专科检查：神情，言语含糊，反应灵敏，双侧瞳孔等大等圆，直径 3 mm，直接、间接对光反射灵敏，双眼球活动自如，无眼球震颤，双侧鼻唇沟对称，伸舌居中。右上肢肌力 4$^+$ 级，右下肢肌力 4$^-$ 级，左上肢肌力 5 级，左下肢肌力 5 级，四肢肌张力正常，四肢腱反射（＋＋），右侧肢体浅感觉减退，左侧感觉正常，位置觉、振动觉正常，克氏征（－），双侧巴氏征（－）。HAMD 评分：26 分。中医诊断：缺血性中风中经络；郁证。证型：肝肾亏虚，瘀血阻滞证。西医诊断：①卒中后抑郁；②脑梗死后遗症期。入院后完善相关检查：肝功能示总蛋白 62.4 g/L；肾功能示肌酐 44 $\mu$mol/L；空腹血糖 6.94 mmol/L；糖化血红蛋白 6.5%；血脂、电解质、大便常规及隐血正常。西医治疗上予以氯吡格雷抗血小板聚集，小牛血清去蛋白注射液、血塞通改善脑循环及代谢，瑞舒伐伐他汀钙调脂稳斑，苯磺酸氨氯地平片、厄贝沙坦降压，二甲双胍、阿卡波糖控制血糖等对症支持治疗。中医治法：补益肝肾，活血化瘀通络。处方：黄连 6 g，桃仁、红花、川芎各 10 g，鬼箭羽、葛根、炒麦芽、天花粉、豨莶草、鸡血藤、生地黄、山茱萸、茯苓、槲寄生各 15 g。7 剂，每日 1 剂，水煎服，早晚温服。配合中成药生脉注射液养阴生津，同时配合灸法、穴位敷贴、中医定向透药疗法等中医特色治疗。7 剂服尽后患者觉头晕好转，口干、烦躁症状减轻。

2019 年 4 月 20 日病人经上述治疗后，症状明显好转后予以续开原方出院。

2019 年 9 月 4 日，病人因"右侧肢体活动不利 1 年"由门诊以"脑梗死后遗症期"收我院脑病科。入院症见：右侧肢体活动不利，行走不稳，言语含糊不清，饮水呛咳，喉中痰阻感，头晕，烦躁焦虑，伴见胸闷，口干，大便日一行，质干，尿频急。舌紫暗，苔白腻，脉细涩。中医诊断：缺血性中风，中经络；郁证。证型：气虚血瘀证。西医诊断：①卒中后抑郁；②脑梗死后遗症期。西医治疗同上。中医治法：益气活血，化瘀通络。处方：鬼箭羽、土茯苓、葛根、白茅根、首乌藤、石决明各 15 g，蒲黄、酸枣仁各 10 g，黄连、甘草各 6 g。7 剂，每日 1 剂，水煎服，早晚温服。配合中成药活血荣络治疗。服用 7 剂后，患者自觉头晕、胸闷症状较前好转，睡眠质量较前改善，口干较前减轻。

2019 年 9 月 11 日病人用药后症状好转后出院，予中汤剂补阳还五汤加减以益气活血，化瘀通络。处方：黄芪 30 g，生地黄 15 g，川芎、赤芍、炒地龙、桃仁、羌活、天麻、木香、远志各 10 g，全蝎、甘草各 6 g。7 剂，每日 1 剂，水煎服，早晚温服。嘱患者定期门诊复诊。

【按语】　本案病人为老年女性，脑梗死后遗症期，有高血压、糖尿病等基础疾病，久病伤阴，肝肾阴精不足，脑络受损，脑髓空虚。病人卒中后出现右侧肢体不利、言语含糊等主症，兼见胸闷，喉中痰阻感，头晕，烦躁焦虑等气机不畅病变。舌红，苔黄腻，脉弦细，此乃平素阴虚，卒中之后，阴虚阳亢，虚阳外越；故治当补益肝肾培元以固本，活血化瘀通络以治标，标本兼顾。首诊时考虑病人年迈体衰，肝肾阴精不足，重在补益肝肾阴精，充养脑髓，故予重用生地黄、山茱萸、茯苓、槲寄生，其次大量应用活血化瘀的药物，重在祛瘀化浊，恢复脑窍至清至阳之用。二诊时病人疾病处于一个正邪相持阶段，可攻邪化瘀浊，重在运用活血通络之品，脑梗死病人配合常用院内制剂活血荣络丸加大活血力度。三诊时考虑病人疾病后期，本因情志不畅，气血运行受阻，加上久病耗伤气阴，气虚推动血行无力，故重在补益气血，配合行气活血化瘀之药，使本虚得补，瘀浊得除。

# 躯体化障碍

李某，女，63 岁。

2019年3月13日初诊：病人常叹息，觉胸闷，动则心慌气促，咽中有异物阻塞，吞之不下，咯之不出，烦躁，困倦，难以入睡，易醒，眠浅，多梦，易惊恐，小便频多，大便溏稀，大便时不能自控。病人有"重症肌无力"病史，有"胸腺瘤术后"2个月余，有"糖尿病"病史10年余。舌如猪肝色，无苔而润，脉浮弦实促。西医诊断：躯体化障碍。中医诊断：郁病；辨证：肝气郁结证；治法：疏肝解郁，镇惊安神。处方：黄连、甘草6 g，薄荷、青蒿、茯神、白芍、柴胡、郁金、玫瑰花、白茅根各10 g，珍珠母、磁石、益智仁、麦芽、酸枣仁各15 g。7剂，每日1剂，水煎，分早晚2次温服。

2019年3月21日二诊：病人服药后失眠明显改善，夜晚能安然入睡，梦较前减少，咽中异物感减轻，觉胸闷气促，烦躁，咳嗽有痰。舌老红苔黄滑，脉弦细滑。处方：2019年3月13日处方去益智仁、白芍、白茅根，加莲子心3 g、青黛6 g、天花粉15 g。14剂，每日1剂，水煎，分早晚2次温服。

2019年4月10日三诊：病人服药后症状明显好转，无心慌、烦躁之感，纳可，二便调，仍咳嗽有痰，舌红略暗无苔，脉细弦沉。处方：2019年3月21日处方加炙麻黄、浙贝母、矮地茶10 g。15剂，每日1剂，水煎，分早晚2次温服。

**【按语】** 在中医上来说躯体化障碍属"郁病"范畴，病机主要是肝郁气滞，营卫失调。郁病临床上常见焦虑、烦躁、抑郁等情志异常表现。本案病人常叹息，觉胸闷，动则心慌气促，咽中有异物阻塞，吞之不下，咯之不出，烦躁，皆为情志异常表现，引发胸中气机宣通不畅。《素问·举痛论》云："余知百病生于气也，怒则气上，喜则气缓，悲则气消，恐则气下，寒则气收，惊则气乱，劳则气耗，思则气结。"情志异常引起气机失调，气机失调则百病丛生。若出现情志异常、暴怒伤肝、肝阳上亢、肝经受邪阻滞均可导致肝之疏泄功能失调，气机不畅，进而引起机体气血阴阳失调，营卫失和而发为"郁病"。故治疗郁病在于气机调和，重在调肝。

本案病人初诊时邪在气分，尚未入里化热，治疗主要以疏通气机为主，结合病人既往病史，年迈久虚病后，肝肾亏虚为本，营卫失调为标，阳不入阴而不寐，佐以潜阳滋阴之品。二诊、三诊时病人出现咳嗽有痰，胸闷气促未见缓解，有邪气入里化热之象，根据病人舌脉，稍去养阴之品，加用清热化痰之药。躯体化障碍与肝关系密切，基于人体内有序的气机升降出入及输布正常的气血津液，皆依赖正常肝之疏泄的功能。因此，从肝论治躯体化障碍尤为重要，其旨在于"疏肝解郁"，肝之疏泄有序，机体气血阴阳才能调和，阴阳调和诸病才可痊愈。

# 抑郁焦虑障碍

谭某，男，30岁。

2018年1月3日初诊：自述自婚姻变故后逐渐出现心烦，情绪低落，坐立不安，有恐慌感，入睡困难，多梦易醒，头目不清晰感。曾于外院就诊，抑郁自评量表测试（SDS）56分，焦虑自评量表（SAS）43分，服用"米氮平、氯硝西泮"等药物，症状无明显缓解，遂于我院门诊就诊。刻下：情绪低落，郁郁寡欢，沉默不语，胁肋时有胀痛，呈游走性，情绪不佳时加重；时有心烦，伴恐慌感，容易紧张；不思饮食，食纳不佳，入睡困难，多梦。舌红光赤，苔薄黄滑，脉沉弦。体格检查：神清，精神不振，神经科专科无阳性体征。西医诊断：抑郁焦虑障碍。中医诊断：郁病；辨证：肝郁气滞证；治法：疏肝理气，养心安神。处方：橘核、荔核、合欢皮、连翘各15 g，柴胡、石菖蒲、郁金、甘松、茯神、远志各10 g，黄连、甘草各6 g，莲子心3 g。7剂，每日1剂，水煎，分早晚2次温服。注意调节情绪、适当运动、避免咖啡、烟酒等刺激性饮食。

2018年1月10日二诊：病人诉心烦、紧张感、恐慌感减轻，睡眠质量稍改善，唯食欲不振改善不明显，仍情绪低落，沉默，舌暗红，根苔黄厚腻，脉细弱。上方加合欢花、玫瑰花、雪莲花、灵芝各10 g，以增强疏肝解郁之力。继服 14 剂，煎服法同前。病人药后未再复诊。

半年后随访：病人情绪稳定，未再复发。

【按语】 本案病人就诊时以典型的精神、情志症状为主，如沉默寡言、情绪低落、心烦、紧张等，同时伴随着躯体症状如胁肋胀痛、胃肠道症状如纳差等，符合临床绝大部分焦虑抑郁病人的症状特点。此外，肝脉贯膈布胁肋，胁痛责于肝经，肝气失于条达，气血不能畅行，而有胁痛之患，结合病人情志特点及舌脉象，辨证为肝郁气滞。治疗以疏肝、理气之品为主，辅以清热宁心安神之剂，综合调理脏腑之阴阳气血，标本兼治。

# 精神分裂症

焦某，女，27 岁。

2018 年 6 月 30 日初诊：因"幻听 12 年，肢体异常抖动 3 个月余"入院。病人家属代诉 12 年前病人因反复妄想幻听就诊于精神类专科医院，诊断为"精神分裂症"，其后家属考虑病人年龄尚小，拒绝药物治疗。2015 年病人幻听、幻视频繁，经常自言自语，不愿上学，功课基本不及格，不愿与人交流，遂开始启动"氯氮平"治疗。3 个月前病人开始出现肢体不自主异常抖动，抽动发作日益频繁，遂来我院就诊。刻下：病人上肢不自主抖动，频率快，幅度小，家属诉病人疑心较重，疑心被害，说家人骂自己，冲动，情绪反复，喜怒无常，腹胀，胃口差，失眠，经常便秘，时有口角流涎。舌暗红，苔黄厚干，脉弦涩。西医诊断：精神分裂症，锥体外系不良反应。中医诊断：癫狂；辨证：火热瘀结，饮食积滞证。治法：消食化滞，清热活血。处方：僵蚕、灵芝、鸡内金、山楂、秦艽各 10 g，珍珠母、枳实、麦芽、丝瓜络、石楠藤各 15 g，全蝎、五味子各 3 g。14 剂，每日 1 剂，水煎，分早晚 2 次温服。西医治疗上改"氯氮平"为"奥氮平"，配合"清脑复神液"。嘱家人陪伴，恰当沟通，适当运动。

2019 年 11 月 21 日二诊：肢体依旧不自主抖动，面赤烦躁，易激动，心情紧张时颤动加重，口苦而干，流涎减少，下肢酸痛，胃口转佳，大便 2 天 1 次。舌暗红，苔黄厚滑，脉弦细滑。中医诊断：颤证；辨证：风阳内动证；治法：镇肝熄风，舒筋止颤，配以化湿之品。处方：于初诊处方去灵芝、鸡内金、山楂、珍珠母，加龙骨、牡蛎、土茯苓、木瓜各 15 g，石决明 30 g，黄柏、薄荷各 10 g，龙胆 6 g。30 剂，煎服法同前。

2020 年 4 月 28 日三诊：肢体抖动频率明显减少，鼻子时有抖动，自觉身体困重，乏力，食欲不振，大便溏。舌淡红，苔薄黄腻，脉弦滑。辨证：风阳内动，痰湿困脾证。加重和胃化湿之品，调整处方为：秦艽、薄荷、丝瓜络、藿香、佩兰各 10 g，木瓜、磁石、麦芽、龙骨、牡蛎、白花蛇舌草、土茯苓、白茅根各 15 g，龙胆、黄连各 6 g。30 剂，煎服法同前。

2020 年 5 月 28 日四诊：西药规律抗精神分裂治疗中，偶有鼻子不自主颤动，情绪较前稳定，时有心烦，失眠，舌红苔黄干，脉沉细弱。辨证：火热伤阴证；治法：滋阴息风，宁心安神。处方：龙骨、牡蛎、连翘、百合、生地黄、珍珠母各 15 g，秦艽、知母、玄参、黄柏、川楝子、茯神、淡竹叶、丝瓜络各 10 g，甘草 6 g，莲子心 3 g。继服 30 剂，煎服法同前。后随访肢体及鼻子颤动基本已无，病情基本稳定。

【按语】　此例病人精神分裂症病史考虑长期服用"氯氮平"所致锥体外系不良反应，表现为肢体不自主颤动。癫狂的发生与肝、脾密切相关，肝气郁滞、脾失健运，则易出现痰郁气结，蒙蔽清窍，此外也与情志郁而化火相关。治疗应围绕气、血、痰、火，"精神障碍，以通为本"，通法是最重要的治疗方法。此处不仅指通下之法，还包括泻火、祛痰、降气、活血、解郁等一切以祛除邪气的治疗方法。此例病人初诊病理因素主要考虑为饮食积滞、火热瘀结，治疗以通贯穿，治以消食化滞、清热活血。二诊病人颤动无明显改善，考虑为风阳内动，加重重镇安神、平肝潜阳之品，辅以清热、化湿等。三诊、四诊根据病人情况辨证，正中病机，方可得效。

# 情感性精神障碍

杨某，男，28 岁。

2006 年 1 月 8 日初诊：病人 3 年前因情绪难以控制，时有幻觉前往心理咨询，考虑为情感性精神障碍，后辗转于各院心理专科门诊就诊，病情时轻时重，其中以心情低落、兴趣精力减退状态为主。1 年前确诊为双相情感障碍，服用"奥氮平（15 mg，每日 1 次）"治疗中，为求中西医结合治疗就诊。刻诊：头晕，时常胡思乱想，偶有幻觉，平素发作以情绪低落多见，偶有情绪高涨，思维活跃，行动力强，但难以坚持。夜间难以入眠，二便可。舌暗红，苔薄黄干，脉沉细涩。中医诊断：郁病；辨证：肝气郁滞，阴血不足证；治法：滋阴养血，疏肝理气。处方：珍珠母、橘核、白芍、荔枝核、生地黄、木瓜各 15 g，黄精、川楝子、薄荷、甘草、酸枣仁各 10 g，柴胡 6 g，五味子 3 g。10 剂，每日 1 剂，水煎，分早晚 2 次温服。

2006 年 1 月 20 日二诊，病人服药后头晕明显改善，时常胡思乱想，幻觉减轻，舌暗红，苔白微腻，脉细涩。上方减薄荷、五味子，加远志 6 g，郁金、石菖蒲各 10 g。14 剂，煎服法同前。

服药后病人未再就诊，4 月份随访病人症状基本恢复，外出务工。

【按语】 双相情感障碍，中医属于"郁病""癫狂"等范畴。气、血、痰、湿诸郁以气郁为主。《成方切用·越鞠丸》释义："六者之中，以气为主，气行则郁散矣。"多从肝主疏泄，郁怒伤肝入手，情志问题，首当责肝。肝气调和，则百病不生，肝失疏泄，则诸病生焉。而忽略了痰、瘀伏邪在此类疾病起病及发病中的作用。周德生教授强调伏痰是精神疾病的关键病机，提出了痰滞脑神、伏痰发作是本病迁延难愈的根本。本案病人舌暗红苔薄黄干，脉沉细涩，为阴血亏虚夹瘀之象，首当滋阴养血，疏肝理气。二诊加强化痰开窍之功，故顽疾得除。

# 癔症性抽搐

王某，男，61岁。

2017年10月13日初诊：因"间断性抽搐4年，再发加重1日"入院。病人4年前无明显诱因出现全身抽搐，呈间断性，卧床时发作，口角流涎，流涎出后抽搐缓解，未予特殊处理，未至医院进行系统治疗，昨日抽搐再发，呈间断性抽搐，为求进一步治疗特来我院就诊。入院症见：病人时有抽搐，全身不自觉抽搐，发作开始、结束均较缓慢，持续数分钟，睡眠中不发作，地点均固定于床，发作时意识清醒，呼之不应，口角流涎，流涎出后抽搐缓解，发作时无发绀、呼吸困难、尿失禁、咬破舌头等症状，纳寐可，二便调。体格检查：瞳孔对光反射灵敏，病理反射未引出，有对抗动作，如欲翻开其眼睑则闭合更紧，人多时发作加重，嘱其出院可诱发发作，经心理疏导和暗示治疗病情缓解。辅助检查：肌电图、脑脊液检查、血电解质、生化检查未见异常，频繁发作时多次查脑电图无异常。颅脑MRI＋DWI：①DWI未见急性脑梗死征象；②脑白质脱髓鞘改变，轻度脑萎缩。西医诊断：癔症性抽搐。中医诊断：痫病；辨证：虚风内动证；治法：镇肝熄风，滋阴潜阳。方剂：镇肝熄风汤加减。处方：甘草6g，白芍、煅赭石、天冬、川楝子、麦芽、茵陈蒿各10g，煅龙骨、生牡蛎、醋龟甲、牛膝、丹参各15g，玄参20g，黄芪30g。7剂，每日1剂，水煎，分早晚2次温服。

经心理疏导和暗示治疗病情缓解，于2017年10月17日出院。出院时继续守原方进行治疗。3个月后随访未再发作上症。

【按语】 癔症性抽搐发作系癔症的一种表现，诊断应十分慎重。该病易被误诊为癫痫，但癔症性抽搐常在有人尤其多人的场合下容易发作或加重发作，发作时呼之不应，甚至疼痛刺激也不能激起病者的反应，外观类似昏迷，但细致检查时发现病者仍有情感反应和主动抗拒，如发作时双目嘀泪，翻起眼睑检查瞳孔时病者反将眼睑闭合更紧。所以其并非昏迷，仅为意识范围的缩窄，病者可有对时间、地点、人物的定向障碍，以及发作后完全遗忘。发作可持续数十分钟甚至数小时。发作时瞳孔、呼吸无明显改变，无遗尿，神经系统检查一般无异常发现。脑电图检查无癫痫灶样放电。对于癔症的治疗，暗示疗法是消除癔症症状的有效疗法。可分为普通催眠暗示和药物催眠暗示两种。在催眠状态下，医生结合病人的症状，用语言引导病人对所患症状有针对性地进行暗示。结合病人症状给予中药处方治疗，有时甚至会起到立竿见影的效果。

# 围绝经期综合征

王某，女，50岁。

2017年8月18日初诊：反复失眠2个月，近10日来彻夜不眠，伴胸闷，心慌，烦躁，易胡思乱想，饮食少，二便调，舌暗红，中根苔黄黑滑，脉浮细滑实。末次月经是6月30日干净。西医诊断：围绝经期综合征。中医诊断：不寐；辨证：痰热扰神；治法：清热化痰，养心安神。处方：酸枣仁、玫瑰花、法半夏、茯神、天竺黄、夏枯草各10 g，灵磁石、麦冬、青礞石各15 g，黄连、胆南星、甘草各6 g，莲子心3 g。14剂，每日1剂，水煎，分早晚2次温服。

2017年8月31日二诊：胸闷、心慌症状较前明显减轻，失眠稍缓解，仍烦躁不安，纳一般，大小便正常，舌暗红苔薄黄干，脉浮细滑。2017年8月18日处方去青礞石、法半夏、茯神，加龙胆6 g，川楝子、青蒿各10 g。14剂，每日1剂，水煎，分早晚2次温服。

2017年9月28日三诊：无明显胸闷、心慌症状，失眠较前明显好转，仍有些许烦躁，纳尚可，二便调，舌暗红苔薄黄干，脉沉细弦。2017年8月31日处方去天竺黄、胆南星，加黄芩、栀子各10 g。14剂，每日1剂，水煎，分早晚2次温服。

**【按语】** 失眠是围绝经期综合征的典型症状之一，归属中医"不寐"范畴。本案病人处于围绝经期，长期失眠，烦躁不安，胸闷心悸，结合舌脉，主要病机为痰热扰神。女科杂病，偏肝居多，病人平素易烦躁不安，肝气不舒，郁久化火，横犯脾土，脾胃运化失常，痰湿内生，阻滞神机使道，营卫阴阳不交，而症见失眠，胸闷心慌不适。一诊处方以黄连温胆汤加减，祛痰热实邪，但清热力度不够；二诊病人痰湿已祛大半，但火热未除，故去温燥之品，加用龙胆、川楝子、青蒿增强清肝胆实火之效；三诊处方以龙胆泻肝汤加减，进一步加大清肝胆湿热的力度。实证泻其有余，痰热实邪一去，则神机使道通，营卫阴阳相交，故安然入眠。

# 第三十三章　神经系统相关杂病

## 筋膜炎

张某，男，77岁。

2018年10月16日初诊：病人诉2周前劳累后出现腰骶部疼痛，未引起重视及治疗。1周前腰骶部疼痛症状加重，以左臀部为主，活动受限。今日遂至我科门诊就诊。刻诊：病人表情痛苦，精神状态一般，腰骶部酸痛，左臀部明显，活动不利，阴雨天及劳累后疼痛症状加重，腹胀，不欲饮食，睡眠一般，二便调。舌萎苔薄黄干，脉细促弱。体格检查：腰骶部有压痛，左侧臀部压痛明显。腰椎MRI示：腰椎退行性改变，L5/S1椎间盘向后轻度突出，椎间盘后缘可见长T2信号，相应硬膜囊受压，黄韧带不厚，骶尾部软组织可见斑片状T2W1、STIR高信号影。西医诊断：腰骶部筋膜炎。中医诊断：筋痹；辨证：气滞血瘀，湿阻筋脉；治法：活血化瘀，行气止痛，祛湿通络。处方：苏木、王不留行、川芎、黄柏、赤芍、桃仁、地龙各10g，虎杖、乌药、木瓜、莱菔子、忍冬藤、络石藤各15g，小通草、甘草各6g。7剂，每日1剂，水煎，分早晚2次温服。

2019年3月29日二诊：病人诉服药后腰骶部疼痛明显好转，劳累后活动稍有不利，纳眠一般，二便调。舌暗老红，中尖部无苔，根苔黄腐干，脉细涩紧实。处方：原方去地龙、小通草，加玄参、生地黄、女贞子、墨旱莲各10g。14剂，每日1剂，水煎，分早晚2次温服。

4月15日电话随访症状消失。

【按语】　膜原系指联缀内脏与躯体之间筋膜，包括脑膜、脊髓膜、神经束膜和神经外膜等，都属半里半表之膜原。肝主身之筋膜，胆与三焦同属少阳。筋膜炎根据好发部位可分为肩背肌筋膜炎、颈背肌筋膜炎、腰肌筋膜炎、足底筋膜炎，其归属中医"筋痹"范畴。正如《类证治裁·痹症》所述："良由营卫先虚，腠理不密，风寒湿乘虚内袭，正气为邪所阻，不能宣行，因而留滞，气血凝涩，久而成痹。"筋痹主要病机为脏腑亏损，气血不足，风寒湿热乘虚直入，痰瘀内生，筋脉痹阻。本案邪实为甚，当以祛邪通络为首要治法。张介宾《类经·痿症》所言"凡筋膜所在之处，脉络必分，血气必繁"，气血不畅将直接影响筋膜生理功能，因此一诊处方选用活血化瘀、祛湿通络之品。邪留日久，易耗血伤津，二诊在原方基础上加用二至汤加减补益肝肾，又恐地龙味腥难咽、通草淡渗之性耗伤阴液，故去之。

# 雷诺病

周某，女，44 岁。

2018 年 4 月 8 日初诊：病人诉半年来双侧手指反复麻木刺痛，受凉及情绪不遂时加重，同时手指皮肤易苍白、发绀、发红交替出现，发白、发绀时局部皮肤发凉；发红、潮热时伴有烧灼感。曾在当地就诊，按"颈椎病"予相关治疗，无效。近日发作频繁，每于早晚加重。现病人为求中医治疗，遂来我科门诊就诊。刻诊：病人精神状态一般，心烦焦躁，双侧手指麻木刺痛，伴肩背部疼痛，乏力，夜寐欠安，食欲尚可，口干口苦，二便正常。平素月经不调，经色紫暗有血块，量少，经前或行经时少腹胀痛。舌暗少苔而干，脉细涩。体格检查：双侧手指关节屈伸尚可，手指皮色青紫，肤冷。既往无"糖尿病"病史。西医诊断：雷诺病。中医诊断：血痹；辨证：气滞血瘀，寒热错杂；治法：疏肝清心除烦，温经活血通络。处方：防风、柴胡、枳壳、乌梅、路路通、王不留行各 10 g，龙骨、牡蛎、丝瓜络、络石藤、紫石英各 15 g，甘草、黄连各 6 g，细辛 3 g。7

剂，每日 1 剂，水煎，分早晚 2 次温服。

2018 年 5 月 10 日二诊：病人诉手指麻木刺痛症状较前好转，发作频次减少，肩背部疼痛稍缓解，口稍干，无明显口苦，心烦及睡眠状况改善，食欲尚可，二便调。舌老红苔薄黄干，脉沉细弱。处方：桑枝、丝瓜络、秦艽、桃仁、苏木、红花、赤芍、黄柏、防风、羌活各 10 g，忍冬藤、虎杖、炙甘草各 15 g，蜈蚣 1 条。14 剂，每日 1 剂，水煎，分早晚 2 次温服。

2018 年 6 月 7 日三诊：病人诉服药后双手指麻木刺痛症状暂未发作，偶有心烦不舒，睡眠一般，二便调。本次月经色鲜红，量中等，无血块及痛经。未开中药，予以口服舒肝解郁胶囊（组成：贯叶金丝桃、刺五加。0.72 g，每日 2 次），清脑复神液（组成：人参、黄芪、当归、鹿茸、菊花、薄荷、柴胡、决明子、荆芥穗、丹参、远志、五味子、酸枣仁、莲子心、麦冬、百合、竹茹、黄芩、桔梗、陈皮、茯苓、甘草、半夏、枳壳、干姜、石膏、冰片、大黄、木通、黄柏、柏子仁、莲子肉、知母、石菖蒲、川芎、赤芍）10mL，每日 2 次。

【按语】 雷诺病归属中医"血痹""手足厥寒""脉痹"范畴，好发于四肢末端，久病牵连脏腑，病情反复。本病以风、寒、湿、热、痰、瘀痹阻经脉气血为基本病机，亦有气血阴阳亏虚、本虚标实者，但病机关键均离不开一个"滞"字，或虚滞，或实滞。其治疗应实则泻之，虚则补之。根据邪气偏盛，分别予以祛风、散寒、祛湿、清热、化痰、行瘀，兼以舒经通络，虚实夹杂者，当兼顾气血阴阳的调补，最终达到邪气去，瘀滞除，气血畅，经脉通。正如《傅青主男科·腰腿肩背手足疼痛门》所说："手足，肝之分野……盖肝木作祟，脾不敢当其锋，气散于四肢，结而不伸，所以作楚。"本案病人平素情志不畅，肝郁气滞，故一诊予以四逆散加减疏肝理脾，升降气机，舒畅阳郁，调达气血；合用乌梅丸加减针对其寒热错杂之象。方中以黄连上清肝火，细辛辛香走窜、温通经脉，乌梅酸敛入肝，滋补肝阴，全方亦散亦敛，既温且通，寒温并用，攻补兼施；加用重镇安神、祛风除湿、化瘀通络之品。恐一诊处方活血化瘀力度不够，二诊改用身痛逐瘀汤加减。三诊以中成药疏肝理气、清心安神、活血通络。

# 多汗症

赵某，男，68岁。

2015年12月18日初诊：自诉近30年来常感全身燥热，时感潮热，睡则汗出，醒时汗止，活动后明显，手足心发热，口干不欲饮，纳寐一般，二便可。舌红，苔黄厚干，脉细弱数。既往有"高血压病、冠心病、胆囊炎、双侧颈动脉斑块"病史。西医诊断：自主神经功能不全，多汗症。中医诊断：盗汗证；辨证：阴虚火旺证；治法：滋阴、固表、清热、潜阳。处方：生龙骨、生牡蛎、生黄芪、仙鹤草、苎麻根各15 g，浮小麦30 g，醋五味子3 g，乌梅、桂枝、桑叶、银柴胡、胡黄连各10 g，白芍30 g，甘草6 g。服用7剂，每日1剂，水煎，分早晚2次温服。

2015年12月25日二诊：服用2015年12月18日药后，盗汗、发热等症状均有明显好转，但食用虾及牛肉后症状有反复，舌质暗，苔黄厚腻干，脉沉细弱。原方去桂枝，加瓜蒌皮、石菖蒲各10 g，胆南星6 g。服用7剂，每日1剂，水煎，分早晚2次温服。

2016年1月20日三诊：药后仍全身燥热反复，夜甚，出汗好转，舌紫暗苔黄腻，脉沉细。于2015年12月31日处方去乌梅、五味子、白芍，加白薇、佩兰、青蒿、白茅根各10 g，白花蛇舌草20 g。服用7剂，每日1剂，水煎，分早晚2次温服。

【按语】　盗汗证归结为自主神经功能紊乱，可能与缺钙有关，西医治疗除补充维生素D、补钙以外，没有更好的治疗方法。中医认为阳加于阴谓之汗，大汗必伤津血而损及神气。本病是由于阴阳失调、腠理不固而致汗液外泄失常的病证，其中，寐中汗出，醒来自止者，称为盗汗，或寝汗。一般来说，汗证属虚症为多，治疗原则当根据证候的不同治以益气、养阴、补血、调和营卫，若为实证或虚实夹杂，则需根据虚实主次适当兼顾。本案病人证属盗汗，阴虚而致火旺，病程日久，腠理不固，津液外泄，时有汗出，津气耗伤，心神失养，反之亦能加剧阴虚程度，故治以滋阴固表为主，辅清热潜阳，直中病所，方获良效。

# 骨质疏松症

陈某，女，69岁。

2016年10月15日初诊：因"反复腰背部疼痛10余年，复发伴双下肢疼痛2个月"就诊。病人10余年前无明显诱因间断出现腰背部疼痛，剧烈活动后加重。2个月前因劳累后腰部疼痛加重，伴有双下肢疼痛，疼痛以臀部、大腿外侧、小腿后外侧为主，双下肢活动受限，偶有头晕头痛，喜食肥甘厚腻之品，嗜睡，打鼾，口干，渴喜冷饮，易疲劳乏力，二便可，舌红苔厚腻，脉滑数。身高160 cm，体重87 kg，BMI＝31.20 kg/m²。既往有"高血压病"病史20余年；10年前行"下肢静脉曲张手术"（具体不详）；7年前行"甲状腺切除术"。骨密度检查：T-Scror：Neck－2.8，G. T 0.5，InterTro－1.1，整体髋关节－1.7 腰椎：L1－2.5，L2－2.0，L3 0.1，L4 0.3。根据病人症状、体征及相关辅助检查。西医诊断：绝经后骨质疏松症。中医诊断：骨痹；辨证：肝肾亏虚，痰湿互结证；治法：补肾化痰，通络止痛。处方：陈皮、法半夏、甘草各6 g，淫羊藿、补骨脂、山楂、红曲、制香附、木香、延胡索、川芎、当归、三七粉、怀牛膝各10 g，菟丝子20 g。14剂，每日1剂，水煎，分早晚2次温服。

2016年11月2日二诊：病人自诉腰背部及双下肢疼痛明显缓解，头晕头痛减轻，无明显乏力，偶有口干、渴喜热饮明显减轻，嗜睡，打鼾，体重下降1 kg，饮食尚可，二便正常，舌红苔厚腻，脉滑数。嘱病人继服上诉方药 28 剂，保持心情舒畅，适当运动，补充钙剂，适量光照，预防跌倒。3 个月后随访病人自诉症状明显减轻，体重减轻 5 kg，双能 X 线复查骨密度，髋关节及脊柱 T 值分别为 −0.9，−1.2。

【按语】　绝经后骨质疏松症是女性绝经后 5～10 年内出现的一种常见的内分泌代谢性骨疾病，以关节疼痛，活动不利，脊柱变形，甚则骨折为临床特征，属"骨痹"范畴。中医学以脑、髓、肾、胆相关，脑为髓海，肾主骨生髓，肝肾同源，少阳主骨、髓虚应胆，因此，骨痹慢性期在于治肾肝，急性期治少阳，均配合治脾胃。绝经后病人，年老体虚，肝肾亏虚，精血不足，骨失濡养，不荣则痛，故病人常见全身不同程度的疼痛；久病耗气，故病人自觉全身无力；气虚则推动无力，血行阻滞，加重病情；另外，病人过食肥甘厚腻之品，脾失健运，水谷精微不化，痰浊内生，可出现嗜睡、打鼾等；津液运行不畅，不能上乘于口，则口干、渴喜热饮；痰浊蒙蔽清窍，时有头晕头痛。因此，治疗本病当以补肾化痰，通络止痛为主；方中当归、三七粉理气活血，散瘀止痛；广木香芳香行散，运脾消胀；怀牛膝补肝肾，强筋骨，甘草调和诸药。全方共奏补肾化痰，通络止痛之功效。

# 皮肤瘙痒症

严某，男，53 岁。

2016 年 11 月 10 日初诊：病人诉半个月前无明显诱因出现全身皮肤瘙痒，皮肤有红褐色抓痕，热天尤甚，睡眠不安，时有烦躁。在家自行予以止痒药膏外用（具体不详），症状未见明显改善，来我科就诊。既往有"头部外伤"史，遗留有口角右歪。刻诊：全身皮肤瘙痒，皮肤有红褐色抓痕，并覆有少许白色鳞屑，肌肤干燥，触之有灼热感，得凉则舒，口舌干燥，渴喜冷饮，不能食用生姜，五心烦热，多梦，小便黄，大便干，饮食一般，精神欠佳，夜寐不安。舌红少苔，脉沉细弦。西医诊断：瘙痒症。中医诊断：风痒；辨证：阴虚内热证；治法：滋阴清热，疏风止痒。处方：白蒺藜、地肤子、鬼箭羽、沙苑子、丹参各 15 g，蝉蜕、赤芍、黄柏、稽豆衣、青黛、熟大黄、甘草各 10 g，露蜂房 6 g，莲子心 3 g。7 剂，每日 1 剂，水煎，分早晚 2 次温服。

2016 年 12 月 25 日二诊：全身皮肤瘙痒症状明显好转，皮温不高，大小便基本正常，睡眠尚可，舌红少苔，脉细。继续原方服用 7 剂，每日 1 剂，水煎，分早晚 2 次温服。

2017 年 1 月 10 日三诊：全身皮肤无瘙痒症状，二便可，夜寐安，舌淡红，苔薄白，脉细。可停用中药治疗。

【按语】 该病在中医学中属于"风痒"范畴，别名"诸痒""痒证"，是一种无原发性皮肤损伤自觉性瘙痒的疾病，较难治愈。《诸病源候论·风瘙痒候》中有记述："风痒者，是体虚受风，风入腠理，与血气相搏，而俱往来在皮肤之间，邪气微，不能冲击为痛，故但瘙痒也。"治疗上多采用祛风、清热祛湿、滋阴、活血之法，风从内生，风盛则燥。《妇人良方·贼风偏枯方论》所说的"治风先治血，血行风自灭"，也可适当配伍养血活血之药。如当归补血活血，红花活血祛瘀。且当归、红花的提取物中均有抗炎的功效。该病案主要因阴虚燥热，阴虚生内热，故出现肌肤触之灼热感，得凉则舒，五心烦热，舌红少苔；内热耗灼津液，津液不能上呈，故口舌干燥，渴喜冷饮，不能食用生姜；热扰心神而多梦，睡眠不安；热天易外感暑热之邪，汗泄不畅所致。方中蝉蜕、露蜂房、鬼箭羽祛风解毒；地肤子清热利湿，祛风止痒；丹参、莲子心清心除烦，镇静安神；稽豆衣、赤芍抗菌消炎；熟大黄攻下积滞；黄柏清热养阴；青黛清热解毒；白蒺藜理气化痰，健脾；沙苑子补肾固精。

# 心脏神经症

黄某，男，48 岁。

2016年3月23日初诊：因"失眠、恐惧、心悸4年"就诊。病人4年前因儿子诊断"精神分裂症"后常年睡眠质量欠佳，常莫名出现胸闷、心慌发作，发作时坐卧不安，入睡后易惊醒，多次查心电图、心肌酶等未见异常。刻诊：失眠、恐惧、心悸，胸胁满痛，心前区疼痛，发作时全身有轻微震颤，喜叹息，懊憹闷热，易发脾气，焦虑、抑郁状态。食纳差，大便黏腻不爽，舌紫暗苔白粉干，脉沉细弦。辅助检查：血压正常，心率80次/min；心电图：正常心电图。西医诊断：心脏神经症。中医诊断：郁病；辨证：肝气郁滞，肝火上炎证；治法：疏肝理气，安神定志。处方：橘核、生龙骨、生牡蛎、赤芍、荔核、合欢皮各15 g，郁金、川楝子、玫瑰花、紫苏叶、牡丹皮各10 g，青黛、柴胡、甘草各6 g。7剂，每日1剂，水煎，分早晚2次温服。

2016年3月31日二诊：病人诉心悸、胸胁满痛有所缓解，夜间入睡改善，但易惊醒。食纳差，大便黏腻不爽，舌紫暗苔白粉干，脉沉细弦。现于原方中加藿香、苍术各10 g，生地黄、炒麦芽各15 g。14剂，每日1剂，水煎，分早晚2次温服。

2016年4月16日三诊：病人精神状态得到改善，夜间睡眠质量提升，胸胁及胸前区疼痛有重大改善，食纳可，二便可，舌淡苔薄，脉沉弦。现守方续开14剂，每日1剂，水煎，分早晚2次温服。2016年5月1日停汤药。

2016年10月10日随诊：病人精神状态正常，胸胁胀痛未再复发。

【按语】　心脏神经症的发病多与人体情志有关。情志不畅、忧虑过度则肝气郁结，气血瘀滞；也可肝郁日久，郁而化火，肝火扰神。起病多为肝脏之因致心脏之神失养故见心悸，胸痛。心脏神经症属中医学"郁病""心痛"。《血证论·脏腑病机论》曰："肝属木，木气冲和条达，不致遏郁，则血脉得畅。"《金匮要略·藏府经络先后病脉证》云："见肝之病，知肝传脾。"肝气郁久则肝木乘于脾土，则脾失运化。本案病人性情素来急躁，加之夜间失眠，肝失所养，肝气郁结，阴虚火旺。故治以镇静安神为主，滋阴潜阳，疏肝理气为辅。方中重用生龙骨、生牡蛎镇静安神；柴胡疏肝和解少阳；二诊时辅以健脾除湿扶土生木，其中藿香、苍术以除脾胃之湿，生地黄、牡丹皮以滋阴消火，炒麦芽以健脾开胃。

# 网球肘

胡某，男，72 岁。

2017 年 10 月 19 日初诊：右上肘关节热痛 1 年余，外用膏药敷贴后疼痛可暂时减轻，肘关节未见明显肿胀，局部肤色肤温正常，关节活动时疼痛明显，活动度尚可，右侧肱桡肌僵硬，右手用力和内翻疼痛加重，右手拧毛巾动作困难，右肘内翻试验（＋）。舌老红苔黄黑腻，脉弦沉细。X 线未见明显异常。西医诊断：网球肘。中医诊断：筋痹；辨证：风湿热痹；治法：清热通络、祛风除湿。处方：忍冬藤、桑枝、海风藤各 15 g，乳香、没药、秦艽、片姜黄、黄芩、皂角、天竺黄、法半夏各 10 g，甘草、黄连各 6 g。7 剂，每日 1 剂，水煎，分早晚 2 次温服。

2017 年 11 月 2 日二诊：疼痛较前明显减轻，舌脉同前。原方去乳香、没药，加薏苡仁 30 g，木瓜、萆薢各 15 g。14 剂，每日 1 剂，水煎，分早晚 2 次温服。药后症状消失。

**【按语】** 网球肘又称肱骨外上髁炎，是一种肱骨外上髁处、伸肌总肌腱起点附近的慢性损伤性炎症。中医学认为肱骨外上髁炎属于"筋痹""伤筋"范畴。《素问·长刺节论》对其症状云："病在筋，筋挛节痛，不可以行，名曰筋痹。"本病多因体质素弱、气血亏虚、风寒湿邪侵袭，致气血痹阻不通、营卫不和、血不荣筋、筋骨失养而发病。方用忍冬藤、海风藤、秦艽、桑枝通经祛湿，乳香、没药、姜黄行气活血止痛。《金匮翼·热痹》说："热痹者，闭热于内也……脏腑经络，先有蓄热，而复遇风寒湿气客之，热为寒郁，气不得通，久之寒亦化热，则痒痹熻然而闷也。"予以黄芩、黄连、天竺黄等清热燥湿。二诊痛减，去乳香、没药，加薏苡仁、木瓜、萆薢以通经利湿。

# 神经性耳鸣

唐某，女，64岁。

2017年1月19日初诊：病人诉2年前无明显诱因出现双耳耳鸣，伴头痛，兼有脑鸣，无明显头晕，无恶寒发热，无恶心呕吐，经常性睡眠欠佳，逐渐出现听力变差，曾至当地医院就诊，完善头颅CT、耳镜、前庭功能检测等相关检查后诊断为"神经性耳鸣"，予营养神经等西药口服治疗，耳鸣症状未见明显缓解。近1个月来，病人自觉耳鸣症状较前加重，为求中医治疗，今日遂至我科门诊就诊。刻诊：病人性情焦躁，自觉耳鸣脑，伴头痛，口干口苦，无恶寒发热，无头晕恶心，纳眠一般，二便调。舌暗红苔薄黄干，脉沉弦。血压118/90 mmHg。既往有"双侧颈动脉斑块形成"病史，否认"高血压病、糖尿病"病史，否认"药物、食物"过敏史。西医诊断：神经性耳鸣。中医诊断：耳鸣；辨证：阴虚火旺，瘀阻脑窍证；治法：滋阴降火；化瘀通窍。处方：生地黄、南沙参、天花粉、虎杖、白茅根、茯苓、蔓荆子各15 g，黄精、黄芩、桃仁、赤芍各10 g，红花、甘草各6 g。7剂，每日1剂，水煎，分早晚2次温服。

2017年2月23日二诊：病人诉口干口苦、头痛症状较前稍缓解，头痛以巅顶为主，仍耳鸣、心烦，夜寐欠佳，晨起双侧手指僵硬，食欲一般，二便调。舌暗苔黄白腻，脉沉弱。处方：天花粉、百合、生地黄、蔓荆子、山楂各15 g，北沙参、吴茱萸、莪术、三棱、羌活各10 g，乳香、没药、黄连、甘草各6 g，葛根30 g。7剂，每日1剂，水煎，分早晚2次温服。并予"脂必妥胶囊"（组成：山楂、泽泻、白术、红曲）0.24 g，每日2次；"松龄血脉康胶囊"（组成：鲜松叶、葛根、珍珠层粉）1.5 g，每日3次；"拜阿司匹林"0.1 g，每日1次。

2017年3月9日三诊：病人诉脑鸣、耳鸣较前好转，头痛及手指僵硬症状已消失，仍有心烦急躁，夜寐不安，食欲尚可，二便调。舌暗苔薄黄腻，脉弦细。二诊处方去羌活、吴茱萸，加栀子、青黛、牡丹皮各 10 g，龙胆 6 g。7 剂，每日 1 剂，水煎，分早晚 2 次温服。继服脂必妥胶囊、松龄血脉康胶囊及拜阿司匹林。

2017 年 10 月 26 日四诊：病人诉耳鸣及失眠明显好转，偶有耳鸣，食欲尚可，二便调。舌暗红少苔，脉细弦促。三诊处方加磁石 15 g、细辛 3 g。14 剂，每日 1 剂，水煎，分早晚 2 次温服。

**【按语】** 神经性耳鸣又称感音性耳鸣，可归属中医"耳鸣""蝉鸣""脑鸣"范畴。本案病人平素性情急躁，肝火旺盛，日久木火刑金，消灼阴液，因肺朝百脉、心主血脉，阴液耗伤，则宗脉虚滞，脑窍失养，而发脑鸣耳鸣。故一诊予自拟方滋阴降火、化瘀通窍；二诊考虑病人口干口苦及头痛症状缓解，效不更法，加大滋阴生津、活血化瘀力度，其方中暗合"百合地黄汤"养心润肺、泄热救阴之意，并加用引经药吴茱萸治厥阴头痛；三诊增加清肝泻火之效；四诊处方取细辛辛香走窜、善通利九窍之效，加用磁石滋水聪耳。同时配合应用脂必妥胶囊消痰化瘀、健脾和胃，松龄血脉康胶囊平肝潜阳、镇心安神，拜阿司匹林抗血小板聚集。

# 神经性皮炎并睡眠障碍

陈某，男，50 岁。

2007 年 3 月 23 日初诊：头皮、面部、颈项皮肤呈丘疹，瘙痒，脓头白黄色，脱屑皮硬，彻夜难眠，阴囊潮湿，二便正常，头面颈项部丘疹此起彼伏，穿透有根，脓溃结痂，鳞屑抓落，屡治不效，但每年春季为甚，入夏秋冬则缓息偃状。舌齿痕淡紫，薄白黄苔，脉弦有力。病人有"神经性皮炎、睡眠障碍"3 年有余，屡治屡发，非常苦恼。从湿热瘀阻经络、相火助君火上炎论治，清利湿热为主，佐交通心肾。处方：白鲜皮、土茯苓、地肤子、首乌藤、合欢皮各 15 g，鸦胆子（同煎）、炒栀子、夏枯草、法半夏、牡丹皮、王不留行、茵陈蒿、白茅根、土鳖虫各 10 g，甘草 20 g。5 剂，每日 1 剂，水煎，分早晚 2 次温服。并予"乌蛇止痒丸"养血祛风止痒，"维生素 B$_1$ 片"营养神经，"阿普唑仑片"镇静安神。

2007 年 3 月 28 日二诊：头、面、颈项部丘疹明显减少，不痒，睡眠安稳，阴囊潮湿依旧，舌淡紫白，苔薄黄滑，脉弦有力。前方去白茅根、法半夏、夏枯草、甘草，加清热祛风的连翘、潼蒺藜、刺蒺藜各 15 g，皂角刺、苍耳子、白薇各 10 g。5 剂，每日 1 剂，水煎，分早晚 2 次温服。

2007 年 4 月 4 日三诊：丘疹明显减少，其去不新发，阴囊潮湿如故，齿痕紫暗舌，边光红，苔薄白滑，脉弦有缓意。此仍湿毒为主，兼热瘀风，取"风胜则干"之意，清热燥湿解毒通络，加风药以燥之。皂角刺、连翘、潼蒺藜、刺蒺藜、鬼箭羽、地肤子、白藓皮、鸦胆子（同煎）各 15 g，王不留行、白茅根、茵陈蒿、白薇各 10 g，蝉蜕、苍耳子各 5 g。7 剂，每日 1 剂，水煎，分早晚 2 次温服。

**【按语】**　神经性皮炎属于身心性皮肤病，多与焦虑、抑郁、失眠共病，中医称为"摄领疮""牛皮癣""顽癣"等。《素问·至真要大论篇》谓"诸痛痒疮，皆属于心"，高士宗《素问直解》改为"诸痛痒疮，皆属于火"。疮疡火毒郁勃，不寐心火亢炽；痼疾复发，久病血瘀，此病定有瘀阻；又诸湿属脾，肝胆蕴结相火。《外科正宗·顽癣》说："顽癣乃风、热、湿、虫四者为患。"古人认为湿热内蕴久而不散，遂成虫毒。故本案从心、肝、脾、胃、胆病位，杂合以治湿、火、毒、瘀、风诸邪，庶几近之。鸦胆子凉血解毒，清热燥湿，杀虫止痒，与诸药同煎内服方法，来源于朱增柏教授，笔者临床反复验证是安全有效的。

# 神经性脱发

彭某，女，34 岁。

2015 年 7 月 25 日初诊：因"颞侧头痛 7 个月余，头部多处斑秃 2 个月"就诊。病人近 2 个月来头部突然出现多发性局限性斑状秃发，以头角部位为主。刻诊：头痛，睡眠时好时坏，头屑多，洗发时头发脱落较多，头部多处斑秃。月经每月 2 次，每次痛经，经期持续 5～8 日，经量少，色黯，白带色黄有异味，便秘，舌红少苔，脉沉实。妇科彩色 B 超检查：前壁见大小约 3.5 cm×2.7 cm 的实性低回声结节，边界清，CDFI 内未见血流信号，双附件区未见异常回声。西医诊断：神经性脱发，子宫肌瘤。治疗：胱氨酸片（50 mg，每日 3 次），桂枝茯苓丸（1 丸，每日 2 次），复方氨维胶囊（2 粒，每日 2 次）。中医诊断：斑秃；辨证：阴虚血热，瘀血内结证；治法：滋阴清热，养血荣络。处方：熟何首乌、地骨皮、决明子各 20 g，天冬、虎杖、生地黄、天花粉各 15 g，玄参、黄柏、知母、枳壳、桃仁、女贞子、墨旱莲各 10 g。30 剂，每日 1 剂，水煎，分早晚 2 次温服。嘱勤用牛角梳梳头。

2015 年 8 月 24 日二诊：仍然脱发，头屑减少，大便正常。经期没有停药，用药后至今月经来潮 1 次，仍然痛经，经期 7 日，经量增多，色较黯。刻诊是经后第 17 日，白带淡黄色无异味。舌红薄黄苔，脉沉实。原方去枳壳、虎杖，加王不留行 10 g，红花 6 g。30 剂，每日 1 剂，水煎，分早晚 2 次温服。西药、中成药同前。

2015 年 9 月 23 日三诊：脱发减少。刻诊是经后第 19 日，经量增多，色较红，无痛经。舌红苔薄黄，脉沉缓。妇科彩色 B 超复查：子宫前壁低回声结节大小约 2.8 cm×2.3 cm。效不更方，嘱西药、中成药同前治疗，平常停服中药汤剂，月经前加服中药汤剂 7 剂，每个月坚持使用。

2016 年 5 月 6 日四诊：病人气色红润，斑秃处全部生发如初，月经正常，嘱停所有药物。如果发现月经颜色不佳时，再服用桂枝茯苓丸（1 丸，每日 2 次）。每次连续使用 1 个月即停药。之后仍有通信问候，盛赞中医神奇。

【按语】 病人系印尼华侨，访亲戚客居长沙。肾为至阴，秘藏相火，开窍于二阴，其华在发，又发为血之余；肾盛天癸至，任脉通，太冲脉盛，月事以时下。《褚氏遗书·津润》曰："天地定位，而水位乎中，天地通气，而水气蒸达，土润膏滋，云兴雨降，而百物生化。人肖天地，亦有水焉……伏皮为血，在下为精，从毛窍出为汗。"病人打拼在外，紧张劳累，相火扰动耗伤阴血，肾虚则斑秃、便秘、月经紊乱。斑秃又称油风，《外科正宗·油风》云："油风乃血虚不能随气荣养肌肤，故毛发根空，脱落成片，皮肤光亮，痒如虫行，此皆风热乘虚攻注而然。"《古今医统大全·秘结候》说："凡人大便秘结，皆由房劳过度、饮食失节，或恣饮酒浆、过食辛热。饮食之火，起于脾胃；淫欲之火，起于命门，以致阴虚而血耗，火盛水亏，津液不生，故传道失职，渐成燥结之证。"阴血亏虚，内热煎熬，荣气滞涩，瘀血内结，外至于腠理毛窍失荣而脱发，内至于脏腑阴窍失养而月经紊乱、胞宫癥块、大便秘结。本案治疗特色有二：其一为根据月经周期用药，其二为以补求通润养消癥。熟何首乌、地骨皮、决明子为主药。养阴之法，缓以为功；消癥软结，"不能速去之，其用药之舒缓而治之意也"（《汤液本草·东垣先生用药心法》）。

# 脑外伤综合征

赵某，女，33 岁。

2019 年 5 月 13 日初诊：病人 3 年前因"头部外伤"行"开颅术"，术后遗留轻微右侧肢体活动不灵，近半年出现前额疼痛，记忆力下降，部分记忆缺失，情绪容易激动，平素易疲倦，月经 5 个月未行，便秘，舌暗红，苔薄黄干，脉细弦促。西医诊断：脑外伤综合征。中医辨证：郁病；辨证：肝肾亏虚，瘀阻络脉证；治法：滋肾补肝，通络止痛。处方：决明子、虎杖、蔓荆子、墨旱莲、丹参、麻子仁、北沙参、天冬各 15 g，苏木、菊花、薄荷、黄芩、女贞子、青蒿、赤芍、秦艽、玄参、桃仁、黄柏各 10 g，甘草 6 g。14 剂，每日 1 剂，水煎，分早晚 2 次温服。

2020 年 5 月 28 日二诊：病人服药后头痛症状较前减轻，但仍便秘，舌淡,脉细滞。治法:活血通络,行气导滞。处方:原方加生大黄、乳香、没药各 10 g。30 剂,每日 1 剂,水煎,分早晚 2 次温服。嘱病人平时保持心情愉悦,加强情绪的自我调节。随访半年病人现已无明显头痛,基本能调控自己的情绪。

**【按语】** 脑外伤综合征包括脑外伤神经症性反应、脑外伤后神经症、脑外伤后遗症。系指颅脑外伤后 3 个月仍有头痛头晕、目眩耳鸣、心烦心悸、失眠健忘等症状表现,而神经系统检查未发现器质性损伤体征的一种疾病。脑外伤神经症性属于中医"头痛""晕眩""惊悸""健忘""不寐""郁证"等伤科内证范畴。脑为奇恒之府,藏气居元,喜静守。脑外伤后,脑络受损,瘀血阻滞,脉络瘀阻,脑失所养,气血逆乱,从而影响了五脏六腑的正常功能,变生诸症。在治疗上,活血化瘀应贯穿整个病程的始终。肾藏精生髓,脑为髓之海,因病久必及于肾,髓海不足则出现记忆下降;肝藏血,肝血不足,经血乏源,故月经 5 个月未行。因此,不能单纯使用活血化瘀一法,须根据病人的病情综合辨证分析,才能取得良好的治疗效果。本病虽无阳性体征,但自我症状明显,给病人的心理和生活带来了极大影响,使用药物的同时应兼顾病人情志心理的疏导。

# 慢性疲劳综合征

张某,女,27 岁。

2020 年 5 月 13 日初诊:病人平常在月经期及经后易感冒,2019 年 7 月入职后,经常注意力不集中、精神萎靡,反复出现头晕头痛、疲倦乏力、肌肉疼痛、咽喉痛。多家医院就诊,头部、妇科、消化、内分泌等各种检查均无异常发现,诊断为焦虑障碍。病人拒绝使用抗焦虑西药治疗,间断使用疏肝解郁、养心安神之类中药汤剂治疗。近半年来因疫情影响,作息不规律,精神不振,全身不适,但又不能明确具体哪里不适,舌红少苔,脉细促弱。血压 86/52 mmHg。西医诊断:慢性疲劳综合征。中医诊断：疲劳；治法：平补心脾肾。处方：黄精、墨旱莲、仙鹤草、红景天各15 g，女贞子、山茱萸、淫羊藿、灵芝、酸枣仁、陈皮各10 g，淡竹叶、甘草各6 g。7剂，每日1剂，水煎，分早晚2次温服。并予"甜梦胶囊"，每次3粒，每日2次；"精血补片"，每次2片，每日2次。

2020年5月27日二诊：病人用药后精神好转，正值经期没有感冒症状，嘱继续使用原方7剂，每日1剂，水煎，分早晚2次温服。

【按语】　慢性疲劳综合征是指在排除其他疾病的情况下，连续6个月或以上出现以下症状中的4个症状：短期注意力不集中、记忆力下降、咽喉痛、淋巴痛、肌肉莫名痛、关节无红肿性疼痛、新发头痛、睡眠后精神萎靡、体力或脑力劳动后连续出现24小时以上身体不适。作息不规律、熬夜、睡眠不足、过度劳累、精神心理压力大，容易引起慢性疲劳综合征。民国名医张生甫《张生甫医书合集·虚劳要旨》说："虚劳五脏皆有，以心脾肾为大端。"故以平补心脾肾为法，或者中药汤剂间断用药，或者中成药久以持之。精血补片由白参、红参、制何首乌、紫河东、五味子、陈皮组成。补益心肝肾，甜梦胶囊由刺五加、黄精、蚕蛾、桑椹、党参、黄芪、砂仁、枸杞子、山楂、熟地黄、淫羊藿、陈皮、茯苓、制马钱子、法半夏、泽泻、山药组成，补益心脾肾，通过调整脏腑阴阳平衡，达到调神安神作用。

# 参考文献

［1］ 匡调元. 无极哲学［J］. 上海中医药大学学报，2018，32（1）：1-7.

［2］ 冯前进，刘润兰. 艺术中医［M］. 北京：中国中医药出版社，2015.

［3］ 孙进，江林昌. "有物混成"与中国古代宇宙本体论［J］. 寻根，2006，13（2）：42-49.

［4］ 匡调元. "心肾为先天之本和肺脾为后天之本"探要［J］. 中华中医药学刊，2013，31（12）：2777-2779.

［5］ 匡调元. 太易心神学：《黄帝内经》核心思想探研［M］. 北京：中国中医药出版社，2018.

［6］ 刘远东. 太极辩证法：现代太极哲学的构建［M］. 北京：九州出版社，2018.

［7］ 陈来. 朱子《太极解义》的成书过程与文本修订［J］. 文史哲，2018，68（4）：30-39，165.

［8］ 杨成寅. 太极哲学［M］. 上海：学林出版社，2003.

［9］ 贾耿. 太极是"四太创世"的"天地之专精"：兼与《太易心神学》《太阳与中医》共勉［J］. 文教资料，2021，64（2）：69-79.

［10］ 张东. 元气神机［M］. 西安：世界图书出版西安有限公司，2019.

［11］ 焦德明. "心为太极"说在朱子学中的诠释［J］. 周易研究，2020，31（1）：37-45.

［12］ 向世陵. "函三为一"与三数的法则［J］. 周易研究，2013，26（6）：38-44.

［13］ 孟庆云. 中国古代数学与中医学［J］. 中国中医基础医学杂志，1997，3（5）：1-6.

［14］ 金珏，王灿，赵心华.《黄帝内经》中数字"三"的文化内涵钩玄［J］. 中国中医基础医学杂志，2013，19（1）：8-9.

［15］ 周德生，陈大舜. 孙一奎命门学说新探［J］. 湖南中医学院学报，1995，17（4）：4-6.

［16］ 陈邵桂，曾帆. 一分为三理论研究综述［J］. 湖南工业大学学报（社会科学版），2018，23（5）：57－62.

［17］ 周德义. 我的"一分为三"研究之回顾［J］. 湖南广播电视大学学报，2017，17（4）：91－96.

［18］ 坚毅. "一分为三"研究的新进展和未来走向［J］. 江西社会科学，2006，26（12）：37－42.

［19］ 雷正良. "一分为三"学术争鸣二十年回顾［J］. 上饶师专学报，2000，20（1）：7－12.

［20］ 刘伟冬. 谢林天启哲学中的三位一体思想［J］. 基督教学术，2019，18（2）：193－206，331.

［21］ 黄有年. 奥古斯丁三一论探析：以《论三位一体》为中心［J］. 延安大学学报（社会科学版），2015，37（6）：109－115.

［22］ 肖清和. 三一论在中国的翻译与诠释：以清初马若瑟《三一三》为中心［J］. 宗教与历史，2020，8（1）：58－98，290.

［23］ 赵伟民. 上帝的意旨：哲学家眼中的人体科学［M］. 石家庄：河北科学技术出版社，2003.

［24］ 贾耿.《易》和《道》来自于太阳系之天地［J］. 文化学刊，2020，15（9）：27－33.

［25］ 祝世纳. 中医学原理探究［M］. 北京：中国中医药出版社，2019.

［26］ 刘明武. 太阳与中医［M］. 长沙：湖南科学技术出版社，2019.

［27］ 陈来. 宋明儒学的"天地之心"论及其意义［J］. 江海学刊，2015，58（3）：11－21.

［28］ 唐文明. 朱子论天地以生物为心［J］. 清华大学学报（哲学社会科学版），2019，34（1）：153－163.

［29］ 沈顺福. "天地之心"释义［J］. 中原文化研究，2016，4（4）：28－34.

［30］ 周德生. 脑科理论实证录［M］. 长沙：湖南科学技术出版社，2020.

［31］ 贾耿. 周易"天地之心"和"道心"和"脑心"的渊源关系（中）：天心和道心［J］. 世界最新医学信息文摘，2019，19（76）：241－244.

［32］ 赵伟民. 新科学中医［M］. 香港：中国文化教育出版社，2019.

［33］ 贾耿. 太极图解［J］. 光明中医，2002，17（6）：11－12.

［34］ 贾耿. 周易太极阴阳演变的规则及蕴义［J］. 中国中医药现代远程教育，2019，17（1）：29－35.

[35] 贾耿. 河图相得相合的数理变化产生了天地万物 [J]. 中国中医药现代远程教育, 2019, 17 (2): 41 - 45.

[36] 任应秋. 阴阳五行 [M]. 上海: 上海科学技术出版社, 1960.

[37] 郝万山. 返朴求真 回归经典: 我对《黄帝内经》五行学说的解读 [J]. 浙江中医杂志, 2016, 51 (11): 786 - 787.

[38] 贾耿. 河图与阴阳五行 [J]. 中国中医基础医学杂志, 2003, 9 (7): 20 - 22.

[39] 贾耿. 阴阳与五行 [J]. 湖南中医学院学报, 1994, 14 (1): 6 - 8.

[40] 贾怀星. 阴阳升降与五行生克 [J]. 中医药研究, 1990, 7 (3): 4 - 6.

[41] 张其成. 中医五行新探 [M]. 北京: 中国中医药出版社, 2017.

[42] 张其成. 中医生命哲学 [M]. 北京: 中国中医药出版社, 2016.

[43] 汪剑, 和中浚. 周敦颐《太极图说》对中医学学术思想发展的影响 [J]. 南京中医药大学学报 (社会科学版), 2006, 8 (4): 206 - 208.

[44] 蒯仂, 吴人杰, 邹纯朴.《太极图说》与"命门学说"[J]. 中国中医基础医学杂志, 2017, 23 (3): 297 - 298.

[45] 周德生, 陈大舜. 张景岳尊水重阴学术思想探析 [J]. 湖南中医学院学报, 1997, 17 (2): 1 - 3.

[46] 贾耿. 命门、元神脑神、识神心神关系再探讨 (一): 太极命门 [J]. 中国中医药现代远程教育, 2019, 17 (7): 42 - 44, 71.

[47] 贾耿. 论《内经》"命门者, 目也"的理论蕴义 [J]. 中国中医基础医学杂志, 2004, 10 (7): 19 - 21.

[48] 贾耿. 论人始生先成精 [J]. 中国中医基础医学杂志, 2001, 7 (9): 19 - 21.

[49] 贾耿. 脑是命门先天物质与本能的实质所在 [J]. 中国中医基础医学杂志, 2000 (6): 15 - 19.

[50] 周德生, 刘利娟. 论"脑为至阴"[J]. 环球中医药, 2016, 9 (11): 1389 - 1391.

[52] 贾耿. 基于太极、命门、脑心学术思想探讨"心"本义: 兼与匡调元《无极哲学》《太易心神学》共勉 [J]. 辽宁中医药大学学报, 2021, 23 (7): 15 - 27.

[53] 贾耿. 命门脑元神与心识神 [J]. 中国中医基础医学杂志, 2003, 9 (4): 8 - 12.

[54] 贾耿. 周易"天地之心"和"道心"和"脑心"的渊源关系 (上): 天地之心 [J]. 世界最新医学信息文摘, 2019, 19 (71): 269 - 272, 278.

[55] 贾耿. 周易"天地之心"和"道心"和"脑心"的渊源关系 (下): "天心"及"道

心"及"脑心"与"人心"[J]. 世界最新医学信息文摘, 2019, 19 (78): 214 - 218.

[56] 田合禄. 目命门实质揭密 [J]. 浙江中医药大学学报, 2016, 40 (12): 898 - 902.

[57] 彭子益. 圆运动的古中医学 [M]. 北京: 中国中医药出版社, 2007.

[58] 王朝阳. 中医气化结构理论: 道、天地、阴阳 [M]. 北京: 中国中医药出版社, 2018.

[59] 贾耿. 命门、元神脑神、识神心神关系再探讨 (二): 元神脑神 [J]. 中国中医药现代远程教育, 2019, 17 (8): 25 - 29.

[60] 贾耿. 略论元神与识神 [J]. 中国中医基础医学杂志, 2002, 8 (8): 8 - 10.

[61] 贾耿. 《内经》"诸脉者, 皆属于目"的理论蕴意 [J]. 中国中医药现代远程教育, 2020, 18 (15): 51 - 55.

[62] 贾耿. 脑是经络信息系统的中枢 [J]. 中国针灸, 2001, 21 (10): 637.

[63] 卢长龙. 浅析脑为经脉循行的核心 [J]. 江苏中医药, 2014, 46 (6): 10 - 11.

[64] 贾耿. 命门、元神脑神、识神心神关系再探讨 (四): 命门元神与五脏及三焦的关系 [J]. 中国中医药现代远程教育, 2019, 17 (10): 47 - 52.

[65] 贾耿. 《内经》目睛命门的本质及其与足太阳经源流关系的探讨 [J]. 湖南中医药大学学报, 2018, 38 (9): 1016 - 1021.

[66] 贾怀星. 命门管见 [J]. 中医药研究, 1990, 7 (1): 7 - 10.

[67] 贾耿. 命门解难 [J]. 湖南中医学院学报, 1992, 14 (1): 7 - 8.

[68] 贾耿. 从人体发生学审视脑和命门先生为主的实质 [J]. 中医药学刊, 2003, 21 (7): 1139 - 1140.

[69] 贾耿. 论神的性质与实质 [J]. 中医药学刊, 2005, 23 (4): 609 - 610.

[70] 贾耿. 命门、元神脑神、识神心神关系再探讨 (三): 识神心神 [J]. 中国中医药现代远程教育, 2019, 17 (9): 24 - 28.

[71] 贾耿. 探析元精元气元神与基因的相关性 [J]. 湖南中医药大学学报, 2011, 33 (1): 7 - 11.

[72] 刘永明. 《黄庭内景经》的脑学说和心脑关系 [J]. 宗教学研究, 2005, 24 (1): 11 - 14.

[73] 陈根成. 命门精解与临床应用 [M]. 广州: 广东科学技术出版社, 2014.

[74] 潘毅. 元神在正气中的主导作用及意义 [J]. 辽宁中医杂志, 2010, 37 (11):

2110‑2112.

[75] 谢志胜，周德生，胡华，等. 脑髓为脏之理论探讨 [J]. 光明中医，2015，30
    (11)：2308‑2310.

[76] 贾耿. 肾命任督管见 [J]. 湖南中医学院学报，1993，13 (2)：1‑3.

[77] 贾耿.《易经》与六经浅识 [J]. 中医药学刊，2003，21 (10)：1729.

[78] 潘毅. 寻回中医失落的元神1：易之篇·道之篇 [M]. 广州：广东科学技术出版
    社，2013.

[79] 烟建华.《内经》"神"概念研究 [J]. 河南中医，2006，26 (1)：4‑7.

[80] 刘永明.《素问遗篇》与道教医学 [J]. 甘肃社会科学，2008，30 (2)：111‑115.

[81] 周德生. 脑主神机论 [J]. 中国中医药现代远程教育，2011，9 (11)：2‑4.

[82] 周逸平，周美启，汪克明，等. 腑与相研究是中西理合的突破口 [J]. 安徽中医
    院，2008，27 (1)：1‑7.

[83] 王新华. 中医基础理论 [M]. 北京：人民卫生出版社，2001.

[84] 周德生，吴兵兵，胡华，等. 脑窍理论及其临床应用 [J]. 中国中医药信息杂志，
    2015，22 (12)：96‑98.

[85] 贾耿. 识神与督脉任脉、元神与足太阳足少阴关系再探讨 [J]. 辽宁中医药大学学
    报，2019，37 (1)：31‑39.

[86] 贾耿. 督脉、足太阳、任脉、肾精实质试探 [J]. 湖南中医学院学报，2000，20
    (4)：47‑49.

[87] 贾耿. 督脉足太阳任脉肾精实质再探 [J]. 中医药学刊，2003，21 (11)：1807‑
    1808.

[88] 吴继东. 督脉循行走向问题初探 [J]. 江西中医药，1992，42 (1)：45‑47.

[89] 周逸平. 经络理论研究的重大战略意义和思路 [J]. 安徽中医学院学报，2010，29
    (5)：71‑73.

[90] 汪斌，李兰珍. 延髓为命门之探讨 [J]. 中医研究，2012，25 (7)：4‑6.

[91] 周德生，刘利娟. 论志心神机轴的双向调控作用 [J]. 湖南中医药大学学报，
    2018，38 (5)：520‑523.

[92] 高也陶.《黄帝内经》的心主是脑脊神经系统 [J]. 医学与哲学（人文社会医学版），
    2010，31 (11)：80‑81.

[93] 周波. 三焦的实体、命名及与心主的表里关系 [J]. 辽宁中医药大学学报，2011，

13 (4)：118 - 120.

[94] 周波. 心主是中枢神经的佐证：兼探讨心包络的实体 [J]. 医学与哲学，2010，12 (11)：83 - 86.

[95] 贾耿. "小心" 命门与三焦相表里的本质关系：兼与周波《三焦的实体、命名及与心主的表里关系》共鸣 [J]. 辽宁中医药大学学报，2021，23 (9)：172 - 182.

[96] 任艳玲，郑洪新. 试论命门与人体生命调控系统 [J]. 辽宁中医杂志，2002，29 (10)：580.

[97] 陈谊敬，郑洪新. "命门" 辨析 [J]. 中华中医药学刊，2013，31 (7)：1537 - 1539.

[98] 牟新，姜森，赵进喜. 肾命三焦系统与内分泌代谢疾病 [J]. 中华中医药学刊，2007，25 (7)：1469 - 1470.

[99] 张敬文，鲁兆麟. 道家养生对中医命门学说形成的影响 [J]. 中华中医药学刊，2007，25 (5)：966 - 967.

[100] 潘毅. 元神在正气中的主导作用及意义 [J]. 辽宁中医杂志，2010，37 (11)：2110 - 2112.

[101] 叶应阳，陈根成. 论中医之 "神" 与 "命门" [J]. 湖南中医杂志，2015，31 (5)：16 - 18.

[102] 田合禄.《黄帝内经》三焦说探源 [J]. 浙江中医药大学学报，2018，42 (1)：1 - 7.

[103] 贾耿，张杰. "君火" 浅析 [J]. 中医函授通讯，1992，11 (3)：13 - 14.

[104] 周德生. 命门相火辨 [J]. 浙江中医学院学报，1992，16 (2)：43 - 44.

[105] 冯前进，刘润兰. 理论中医学图说：中医药科学中的多学科交叉问题研究 [M]. 北京：中国中医药出版社，2018.

[106] 金二澄. 应该重视 "目睛命门" 说 [J]. 南京中医学院学报，1987，6 (4)：65.

[107] 张志锋. 脑为命门初探 [J]. 光明中医，2008，15 (8)：1063 - 1065.

[108] 张喜奎，王旭丽. 试从《内经》谈脑为生命之本 [J]. 天津中医，1989，6 (3)：19.

[109] 张红英，刘宝君，董竞成，等. 下丘脑为命门初探 [J]. 辽宁中医杂志，2010，53 (7)：1246 - 1247.

[110] 赵棣华. "命门" 探讨 [J]. 新中医，1974，3 (1)：49.

[111] 罗玲娟，高振，哈木拉提·吾甫尔. "脑-肾轴" 为命门说 [J]. 甘肃中医，2009，22 (7)：1 - 2.

[112] 沈自尹. 有关证与神经内分泌免疫网络的研究 [J]. 中医药学刊，2003，21（1）：10 - 14.

[113] 何爱华. 对"命门"学说的浅见 [J]. 山西中医，1985，5（2）：36.

[114] 黄澍，肖佐桃，吴子明. 命门理论新探 [J]. 湖南中医药大学学报，1990，12（3）：180 - 182.

[115] 申斌. 地球·人脑·太极 [J]. 安阳大学学报，2002，1（1）：2 - 4.

[116] 梅磊. 大脑太极图：左右脑特征空间结构 [J]. 自然杂志，1990，13（10）：661 - 665.

[117] 夏双全，余瑾，宋新红. 对气功态 ET 脑涨落太极图的展望 [J]. 中国气功，2000，16（6）：6 - 9.

[118] 王洪彬. 脑的解剖结构与太极图关系之假说 [J]. 时珍国医国药，2006，17（5）：862 - 864.

[119] 李树信. 气功古籍中的"上丹田"[J]. 现代养生，1999，15（7）：31.

[120] 李健宇. "命门者，目也"释 [J]. 天津中医学院学报，1995，14（4）：5 - 6.

[121] 童曙泉. 灵感发源于靠近脑门的地方 [J]. 世界发明，2003，23（9）：12 - 12.

[122] 颜青山. 中国传统文化中的死亡定义 [J]. 医学与哲学，2004，25（7）：45 - 46.

[123] 张德祥. 试论脑为君主之官神明出焉 [J]. 甘肃中医学院学报，1996，13（2）：3 - 4.

[124] 孟庆云. 命门学说的理论源流及实践价值 [J]. 中国中医基础医学杂志，2006，12（7）：483 - 485，488.

[125] 高儒贵. 中医"系统核心观"新论 [J]. 中医药学刊，2003，22（2）：245 - 246，259.

[126] 刘保和. "元神"非"神志"："脑为元神之府"刍议 [J]. 河北中医药学报，2001，16（1）：8 - 9.

[127] 李德帅，王芙蓉，李军，等. 论脑与命门当为阴阳脏腑 [J]. 环球中医药. 2019. 12（5）：804 - 807.

[128] 李军，张学文. 脑当为脏论 [M]. 北京：人民卫生出版社，2007.

[129] 姚荷生，潘佛岩，廖家兴. 命门考 [J]. 江西中医学院学报，2010，22（1）：12 - 17.

[130] 柴瑞震. 《难经》任脉的理论探讨 [J]. 中国医药学报，2002，17（10）：590 -

592，639.

[131] 史云峰. 中华当代名医系列丛书人体调控功能理论与生命健康［M］. 北京：中医古籍出版社，2004.

[132] 高岚. 从阴阳学说角度认识胚胎发育［J］. 山西中医学院学报，2016，17（3）：7-9，12.

[133] 杨士成，海英. 从肺论治神经系统疾病［J］. 实用中医内科杂志，2019，33（5）：7-9，52.

[134] 张晓钢. 强肺魄理论在治疗精神疾病的临床应用［A］//中国中西医结合学会精神疾病专业委员会. 第15届全国学术会议暨第2届京津冀中西医结合精神疾病学年会暨全国名老中医药专家王彦恒临床经验学习班论文集［C］. 2016.

[135] 龚雪，周东，洪桢. 肠道微生物与神经及精神疾病的研究现状［J］. 中国微生态学杂志，2018，30（3）：350-357.

[136] 李益生. 论《内经》"动静相宜""因人因时制宜"的养生原则［J］. 江苏中医药，2003，38（5）：4-6.

[137] 项祺，李秉英. 论徐春甫对《黄帝内经》养生学说的发展［J］. 山西中医，1999，12（2）：3-5.

[138] 缪顺莉，王鹏. 新安医家徐春甫的脾胃观在养生中的作用［J］. 中医药临床杂志，2019，31（6）：1020-1022.

[139] 李利娜. 浅谈肾精与脑的关系［J］. 内蒙古中医药，2013.32（32）：113-114.

[140] 潘婕，张玉莲，张连城. 从肾精与脑髓之关系论治老年痴呆［J］. 辽宁中医杂志，2013，40（10）：2031-2032.

[141] 王晓彬. 中医补肾与养生延年［J］. 中国民族民间医药，2009，18（2）：118-119.

[142] 周德生. 脑科揆度奇恒录［M］. 天津：天津科学技术出版社，2016.

[143] 林明欣，于智敏，张萌. 《外经微言》命门学说发微［J］. 中华中医药杂志，2020，35（12）：6064-6070.

[144] 林明欣. 命门学说理论研究与临床应用：基于《外经微言》的解读［M］. 上海：上海科学技术出版社，2021.